腹腔开放创面保护理论与实践

主编　任建安　吴秀文

科学出版社

北京

内 容 简 介

　　腹腔开放创面直接由裸露脏器组成，目前临床缺乏有效的主动保护措施，极易引起裸露肠管的磨损、出血与破裂，最终发展为肠空气瘘，导致患者死亡率升高。本书探讨了腹腔开放创面保护理论及技术研究方向，提出了应早期主动保护腹腔开放创面；探讨了腹腔开放创面的病理生理及分类；提出、研发及应用生物材料保护腹腔开放创面，并介绍了仿细胞外基质材料、仿生腹膜材料等生物材料的应用；重点介绍了合并肠瘘的腹腔开放创面保护及腹腔开放模型的制备；此外通过典型病例分享了不同生物材料在腹腔开放创面中的应用。

　　本书以腹腔开放创面病理生理为基础，系统、完整阐述了腹腔开放创面保护的治疗体系，可供普通外科、创伤外科、急诊外科、重症医学等科室的医护人员、医学生参考使用。

图书在版编目（CIP）数据

腹腔开放创面保护理论与实践 / 任建安，吴秀文主编. -- 北京：科学出版社，2025. 2. -- ISBN 978-7-03-079990-6

Ⅰ. R656

中国国家版本馆 CIP 数据核字第 2024D6P459 号

责任编辑：康丽涛　刘天然 / 责任校对：张小霞
责任印制：肖　兴 / 封面设计：吴朝洪

科学出版社 出版
北京东黄城根北街 16 号
邮政编码：100717
http://www.sciencep.com

三河市春园印刷有限公司印刷
科学出版社发行　各地新华书店经销

*

2025 年 2 月第 一 版　开本：787×1092　1/16
2025 年 2 月第一次印刷　印张：19 3/4
字数：452 000
定价：158.00 元
（如有印装质量问题，我社负责调换）

《腹腔开放创面保护理论与实践》
编写人员

主　编　任建安　吴秀文

编　者　（按姓氏笔画排序）

马　睿　任建安　刘　野　刘娟含

池佳宇　李　泽　李委振　李宗安

李思澄　杨双红　吴秀文　张锦鹏

陈　康　陈灿文　黄金健　敬颂祺

滕依恬　瞿桂文

前　言

腹腔开放创面形成的原因多种多样，分为被动原因和主动原因。常见的被动原因包括交通事故伤、电击伤、腹部术后切口裂开等；主动原因多为腹腔开放疗法，该疗法早期主动打开腹腔后，在治疗严重感染的同时，也会出现脏器外露。

腹腔开放创面直接由裸露脏器组成，明显区别于四肢创面。由于缺乏有效的主动保护措施，腹腔开放创面极易并发裸露肠管磨损、出血与破裂，肠破裂口最终发展为肠空气瘘，肠液外溢，严重污染腹腔，导致多器官功能衰竭。国际上腹腔开放合并肠空气瘘的死亡率高达 30%，开展腹腔开放创面保护的研究是关系生命健康的大事。

针对腹腔开放创面防治的难题，本书就腹腔开放创面保护理论的提出及相关研发技术进行介绍。本书提出的腹腔开放创面保护理论指出腹腔开放创面应早期主动保护，突破国际上使用临时关腹材料防止脏器膨出的机械观念；提出、研发及应用生物材料保护腹腔开放创面，并且创面保护生物材料已从仿细胞外基质材料进展到仿生腹膜材料，模拟腹膜多种功能，早期保护裸露脏器，防止肠管磨损、破裂。

针对不合并瘘的创面，本书就抗消化、抗感染、抗出血、抗磨损、促修复等多型多功能仿生腹膜材料进行介绍。部分成果成功实现临床转化，经临床研究证实，仿生腹膜材料保护腹腔开放创面可显著降低肠空气瘘的发生率，降低腹腔开放患者死亡率。针对已经发生瘘的创面，本书介绍了自主创建的增材制造平台，研制 3D/4D 打印肠瘘支架封堵肠破裂口，有效阻断了肠液外漏、成功恢复了肠内营养。相关技术在国内多家医院推广应用，形成了系统的"既开防破，既破防漏"的总体策略与技术。

本书是 10 余年腹腔开放创面治疗经验的总结，希望借此改变腹腔开放创面缺乏保护的被动局面，突破肠空气瘘治疗束手无策的困境，促进腹腔开放疗法广泛推广。

2024 年 4 月

目　录

第一章 腹腔开放概论

第一节 腹腔开放

腹腔开放是指腹腔无法闭合或不宜闭合，致使腹腔内脏器长期暴露的一种病理生理状态。导致腹腔开放的原因可分为被动和主动两类。被动腹腔开放由多种因素引起，如战争创伤造成的腹壁缺损，或感染等导致的腹内压升高，使腹腔难以闭合。主动腹腔开放则是指为了降低腹内压而实施的腹腔开放疗法，但同时也造成了腹腔开放的状态。

腹腔开放是一种极为棘手的腹部外科问题，需要根据不同的病因和目的进行分类和处理。腹腔开放的管理涉及腹内压、腹腔灌注压、胃肠功能、感染控制等多个方面，需要综合考虑多种因素，制订合理的方案，尽早实现腹腔闭合，维护腹腔内脏器的功能和完整性。

一、被动腹腔开放

1. 战伤形成腹腔开放创面

腹部战伤常合并广泛的腹壁缺损甚至毁损，形成腹腔开放。现代战争中，由于高新技术和高能、高爆武器的大量应用，武器杀伤力和破坏性日益增加，战伤伤情特点发生了很大变化。腹部防护薄弱，且防弹衣无法抵抗火器伤害，易导致腹壁缺损、毁损。爆炸伤成为现代战争战斗人员的主要死因。

爆炸伤是一种复杂的多因素损伤，主要由冲击波、碎片、热效应和毒气等致伤因素组成。冲击波是爆炸伤的主要致伤因素，它是一种高速传播的压力波，能在瞬间对人体产生巨大的压力差，导致组织和器官的损伤。冲击波直接作用于腹壁，造成腹壁的挫伤、破裂、撕裂或穿孔，甚至引起腹壁的脱离或脱垂。腹壁缺损多为不规则的裂口或创口，边缘不整齐，周围组织有出血、水肿、炎症和坏死等表现。冲击波还可通过腹壁传导到腹腔内，对腹腔内的空腔器官和实质器官产生不同程度的损伤。空腔器官（如胃、肠、胆囊等）由于含有气体或液体，容易发生内爆效应，即在超压作用下，气体或液体体积急剧增大，导致器官的扩张、破裂或穿孔。实质器官（如肝、脾、胰等）由于密度较高，容易发生碎裂效应，即在压力波透过不同密度组织时，在界面上发生反射，造成器官的碎裂、出血或坏死。腹腔内器官的损伤会导致腹腔内出血、腹腔内压升高、腹膜炎等并发症，进而影响腹壁的血液供应和修复能力，加重腹壁缺损的程度。此外，爆炸时会产生大量的碎片，如金属、玻璃、木片、石块等，它们以高速飞射，对腹壁造成穿透伤或擦伤。碎片的形状、大小、速度、角度和数量等因素会影响腹壁缺损的形态和严重程度。碎片还可能携带细菌或毒素，引起腹腔感染或中毒。

2. 创伤形成腹腔开放创面

交通事故伤等创伤也可致不同程度的腹壁缺损，从而导致腹腔开放。腹壁缺损的主要原因是腹内压力和剪切力的突然增加，破坏筋膜层和腹壁肌肉组织，导致腹壁缺损或疝气，腹腔内脏器由此突出或裂开。腹壁损伤的范围、位置及严重程度决定了腹壁缺损毁损患者的病理生理特点。因创伤导致的腹壁缺损最常见的部位是肠道，所以典型表现为肠壁血肿、肠壁不连续、口腔造影剂外渗和腹内游离气体。肠道损伤可导致肠梗阻、肠缺血、肠穿孔、腹膜炎甚至发展为脓毒症，引发多器官功能障碍。其他常见的实体器官损伤、血管损伤和膈肌损伤也可导致出血、休克、呼吸衰竭和器官功能障碍等一系列致死性并发症。

3. 术后并发症形成腹腔开放创面

腹部手术后腹腔开放创面形成的常见原因是腹腔内压力增高而无法关闭腹腔。术前血压控制不佳，术中停药反应、疼痛刺激、麻醉反应、液体平衡失调都是术后腹腔内压力增高的危险因素。当腹部手术并发手术部位感染时，切口裂开、脏器炎性水肿也可导致腹腔高压。此外，手术切口的感染或愈合不良可造成腹壁的薄弱或缺损，发生切口疝，也可导致腹腔开放。

二、腹腔开放疗法

腹腔开放疗法（open abdomen）是一种术后敞开腹腔不关闭切口或主动打开腹腔的治疗手段。在 20 世纪 80 年代，医生注意到腹部切口裂开与脏器外露的严重腹腔感染患者的生存率高于强行缝合切口的患者。1981 年，Duff 和 Moffat 报道了使用腹腔开放策略处理严重腹腔感染患者的惊人效果。经过 20 多年的争论、探索和总结，腹腔开放疗法逐渐被外科医生接受和采纳。近年来，腹腔开放已成为外科严重腹部创伤、感染患者损伤控制的重要治疗手段。

1. 腹内压的认识过程

腹内压（intra-abdominal pressure，IAP）急剧升高导致腹腔难以闭合，是腹腔开放的主要原因。1876 年，Wendt 发现 IAP 升高时尿量减少。Marey 和 Henricus 进一步阐明了 IAP 升高的不良后果。1911 年，Emerson 指出腹腔内压力被忽视。1951 年，Baggot 提出"急性紧张性气腹"（acute tension pneumoperitoneum）一词，描述了强行闭合高压腹腔可能致死的情况。尽管强行闭合高压腹腔引起了学术界巨大的争议，但是这种做法一直持续到 20 世纪后期。

IAP 的研究自 1959 年开始受到重视。腹高压（intra-abdominal hypertension，IAH）可导致多器官功能障碍综合征（multiple organ dysfunction syndrome，MODS），包括心血管、肺、肝、肾和中枢神经系统。20 世纪 80 年代，有研究揭示了 IAP 升高的病理生理机制和降低 IAP 的益处。1989 年，Fietsam 提出了"腹腔间室综合征"（abdominal compartment syndrome，ACS）的概念，引发了对这一复杂临床现象的深入探讨。正常 IAP 为 5～7mmHg（1mmHg=0.133kPa），当 IAP 持续 ≥ 12mmHg 时称为腹高压（表 1-1），当 IAP ＞ 20mmHg 并伴有器官功能损害时，即为 ACS。腹腔灌注压（平均动脉压 –IAP）＜ 60mmHg 时，腹腔内脏器的血液灌注将停止，导致胃肠道缺血、缺氧、肾脏滤过下降、少尿或无尿、运动和消化功能障碍，以及肠道屏障功能障碍。

表 1-1　腹内压分级标准

	分级	腹内压（mmHg）
正常		5～7
腹高压	Ⅰ	12～15
	Ⅱ	16～20
	Ⅲ	21～25
	Ⅳ	＞ 25

2. 损伤控制外科与腹腔开放疗法

损伤控制（damage control，DC）一词源于第二次世界大战时期的海军用语，描述的是舰船遭受意外破坏时，迅速实施一些简便有效的措施，以防止破坏扩散，保证舰船能够完成任务。20 世纪 90 年代初，外科医生将这一概念引入外科领域，指对危重创伤患者进行快速、简单的手术操作，以控制病情恶化，同时保留后续治疗的可能性，为患者争取恢复的时间，使其有机会接受完善、合理的再次或分期手术。这就是损伤控制外科（damage control surgery，DCS）的最初定义。DCS 是一种针对严重创伤患者的分阶段修复的外科策略，旨在防止低体温、代谢酸中毒和凝血功能障碍的"死亡三联征"带来不可逆的生理损害。三联征之间相互影响，形成恶性循环，使休克加重。这样的患者易发生心律失常等严重并发症，难以耐受长时间手术的刺激。此外，凝血障碍和代谢紊乱所致的组织出血水肿也导致手术视野模糊、修复难度大，增加了手术的风险。所以，实施 DCS，尽力稳定患者内环境，对于保证存活和增加精细手术的成功率非常重要。

实施腹腔开放疗法，就是贯彻 DCS 理念的典型代表（图 1-1）。腹腔开放疗法是一种针对腹部急重症的外科治疗方法，主要适用于 ACS、严重腹腔感染、腹部创伤和重症急性胰腺炎等。这类病变导致腹腔出血和炎症反应加重，肠蠕动减弱，肠内积液，腹壁顺应性下降，腹腔容积减少。此外，休克导致的循环功能严重受损，可引发腹腔内和腹膜后间隙水肿等多种病理生理改变，从而进一步导致腹腔容积减少，IAP 持续增高。这些因素相互影响，形成恶性循环，导致 IAH。对于伴有 IAH 的患者，如果术后立即缝合腹腔，可能会造成腹腔内外器官的灌注障碍，导致 ACS 和 MODS。强制性关闭腹腔还可导致切口破裂、缝线切割肠管等致死性并发症。所以，腹腔开放治疗是最佳的选择。腹腔开放可迅速降低 IAP，改善腹腔内器官血流灌注，降低复苏和器官功能维持的要求。器官功能衰竭常可迅速恢复，ACS 也可缓解。腹腔开放还有利于及时清除感染坏死组织、有效止血和处理肠瘘等并发症，为患者保留了接受确定性手术的机会。

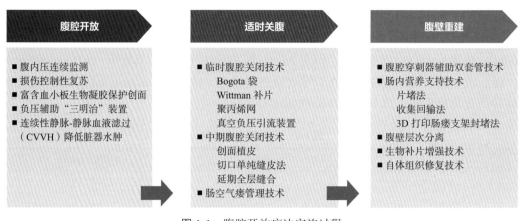

图 1-1　腹腔开放疗法实施过程

三、腹腔开放后面临的挑战

无论是主动还是被动的腹腔开放，因腹腔脏器暴露于空气中而致生理环境改变，各种并发症发生率可高达 50%。这些并发症可直接或间接地影响筋膜关闭时间，最终影响患者预后。

1. 肠空气瘘

（1）肠空气瘘的定义与主要表现

1）定义：肠空气瘘（enteroatmospheric fistula，EAF）是一种腹腔开放后的特殊类型肠瘘，其特点是肠腔瘘口直接暴露于空气中，无皮肤、皮下、其他肠管或组织的覆盖。EAF 是腹腔开放后最严重的并发症之一，发生率 5% ～ 19%。大量的肠液经 EAF 瘘口丢失，从而引发水电解质平衡紊乱、肠功能障碍等多种并发。

2）表现：与管状瘘等肠外瘘不同，EAF 具有致死性。因为肠液直接流入开放创面会污染腹腔，引起腹腔感染甚至全身性感染，同时也增加了临时关腹的难度。EAF 的发生与患者本身病理状态及腹腔开放后处理方式有关。合并炎症性肠病、憩室炎、肠道缺血、重症急性胰腺炎、肾功能障碍、营养不良等是 EAF 发生的危险因素。有研究表明，腹腔开放后使用负压创面治疗（negative-pressure wound therapy，NPWT）技术进行临时关腹也可能增加 EAF 的发生率。

（2）肠空气瘘的治疗：EAF 是由腹腔开放肠管裸露导致的一种特殊类型的肠瘘，其治疗不仅要针对 EAF 本身，还要同时处理腹腔开放创面。EAF 的治疗也需分阶段进行（表 1-2）。

表 1-2　肠空气瘘阶段性治疗流程

阶段	时间	目的
第一阶段	2 周内	感染源控制、肠外营养支持、器官功能支持等，早期保护腹腔开放创面
第二阶段	2 周至 6 个月	评估瘘口位置和形态，使 EAF 转化为肠皮肤瘘，增加肠内营养的比例，采用暂时性腹腔关闭（TAC）技术
第三阶段	6 个月或更长	等待手术时机成熟，择期进行根治性手术，进行肠瘘切除和腹壁重建

EAF 治疗的关键是如何控制瘘口肠液漏出，避免肠液污染腹腔开放创面。目前常规的处理方法有两类，一类是在瘘口内放置引流管被动引流肠液，另一类是套用造口袋引流肠液，将 EAF 转变为肠造口。上述方法虽然可以保持创面清洁，但不能阻止肠液丢失引起的水电解质平衡紊乱，特别是对于高流量瘘。编者团队将黎介寿院士针对肠皮肤瘘的"片堵法"应用于 EAF，成功控制 EAF 肠液漏出。片堵法使用的是具有一定弹性的中间夹有聚丙烯网片的薄层硅胶片。堵片可以在肠腔内贴合肠壁，起到临时恢复肠道连续性的作用。近年来，随着 3D/4D 打印技术的发展，编者团队也尝试将 3D/4D 打印的肠瘘支架用于 EAF 的封堵，临床效果好。关于 EAF 封堵的具体介绍将在本书后续章节展开。

（3）肠空气瘘的预防：预防 EAF 的发生是使用暂时性腹腔关闭（temporary abdominal closure, TAC）的目标之一。理想的 TAC 技术应具备以下特点：保护腹腔器官、防止内脏脱出、引流腹腔内感染源或污染液体、避免筋膜损伤、方便再次手术、安全且能促进最终的腹腔关闭。TAC 技术的选择直接影响患者的生存率、并发症发生率和最终的筋膜关闭时间。

除了完善 TAC 技术，腹腔开放创面的早期保护也是预防 EAF 的关键措施。可在腹腔开放创面喷涂生物蛋白胶或者富含血小板的凝胶保护创面。有研究显示，应用血小板水凝胶可显著促进创面的血管生成。创面的转化生长因子、血管内皮生长因子水平显著升高，成纤维细胞数量、新生肉芽组织、血管密度和血流灌注明显增加。编者所在团队在长期的临床实践中，原创提出腹腔开放创面保护理论，研发多种腹腔开放创面保护技术，提高了筋膜关腹率，降低了患者死亡率和 EAF 发生率。

2. 胃肠功能紊乱

腹腔开放后另一个棘手的挑战是胃肠功能紊乱。早期肠内营养支持对危重症患者有益已成为共识。在入住 ICU 24～48 小时内使用肠内营养，可降低机体的分解代谢反应，保护胃肠道功能的完整性，降低并发症总体发病率、住院时间和医疗相关费用。长期缺乏肠内营养会导致肠黏膜屏障萎缩，肠道菌群易位增加，进而引发全身性的感染，最终导致多器官功能障碍，这被称为肠道的"发动机效应"。腹腔开放后肠管大面积暴露在空气中导致的麻痹性肠梗阻，以及应用肠内营养后可能增加误吸和肠道扩张的风险，从而延迟筋膜闭合，这都成为早期肠内营养实施的障碍，也直接影响此类危重症患者的预后。所以相比一般危重症患者，腹腔开放患者的肠内营养实施难度更大、风险更高。

3. 营养不良

营养不良是危重症患者恶性转归的重要原因，这点在腹腔开放患者中体现得尤为明显。腹腔开放后脏器暴露导致机体蛋白质显著流失。氮平衡计算是评估营养支持是否充足的简便、经济的工具。有研究表明每 1L 腹腔液中含 2g 氮，这有助于我们对传统氮平衡计算公式进行修正，从而更加准确地估计腹腔开放患者对蛋白质的需求。尽管如此，这仍是一种理想化的蛋白质需求计算方式，个体差异较大，尤其是对于那些处于高分解代谢的危重症患者，差异就更为明显。此外，如果患者合并 EAF 或胃肠功能紊乱等，可能会推迟肠内营养使用时间、增加实施难度，导致营养不足。

4. 感染

对于长期住院的危重症患者，医院获得性感染，特别是 ICU 获得性感染，是不可避免的问题。在生理环境下，腹膜发挥着重要的免疫和吸收功能，有助于抑制腹腔感染。腹腔开放创面缺乏腹膜保护，加之长期居住于 ICU，极易形成感染。在合并多发伤、营养不良和免疫缺陷的腹腔开放患者中，腹部创面感染和腹腔内脓肿的形成尤为常见。预防和适当处理腹腔感染是治疗腹腔开放患者的关键。因为此类患者治疗周期长，易导致反复感染，形成多药耐药，甚至导致免疫系统抑制，所以一方面需要及时治疗感染，另一方面应避免抗生素过度使用，不断平衡这两点是抗感染治疗的难点。

5. 慢性危重症

慢性危重症（chronic critical illness，CCI）是指一类长期滞留于 ICU 需要生命支持的危重症的统称。此类疾病患者长期占用 ICU 资源，产生大量医疗相关花费，却难以获得良好的预后，是现代医学新兴难题之一。编者所在团队是我国最早一批发现、研究并呼吁防治 CCI 的团队，通过机器学习分析 8145 例 CCI 患者的临床特征，将 CCI 分为 4 种亚型（温和型、高龄型、高分解代谢型和多器官功能衰竭型），并制订了针对性的治疗策略。腹腔开放的患者因其原发病危重、治疗周期长、腹腔生理环境改变等特点，极易向 CCI 转归。这类患者多表现为持续性的炎症反应、免疫系统功能的抑制及蛋白质的高分解代谢，是腹腔开放恶性转归的重要形式，也是导致治疗失败的重要原因。

四、腹腔开放后的临时关腹

由于腹腔脏器裸露可能出现一系列并发症，包括水、电解质和蛋白质的大量丧失，腹腔内环境的紊乱，腹腔内脏器官的继发性损伤甚至 EAF，及早关闭开放的腹腔并恢复内稳态非常重要。

1. 早期筋膜关闭

为了有效地关闭腹腔，应尽早恢复筋膜的完整性。早期筋膜关闭（early abdominal fascial closure，EAFC）是指腹腔开放后 8 天内完成筋膜的缝合。一项对 344 例腹腔开放病例的回顾性研究表明，能够实现 EAFC 的患者占 63%，其并发症的发生率仅为 12%；8 天后才进行临时关腹的患者并发症发生率高达 52%。另一项回顾性研究纳入了因创伤行腹腔开放的患者，这些患者由于内脏水肿和腹壁缺损，无法立即进行筋膜的缝合。在采用封闭式负压引流治疗 4 周后，这些患者的筋膜成功关闭，其并发症的发生率也在可接受的范围内。虽然呋塞米可以缓解内脏水肿，但并不能提高 OA 早期关腹的成功率。目前，关于关腹的最佳时机，以及其与并发症的关系的研究仍然存在较大的差异，需要更多的证据来支持。

2. 延迟筋膜关闭

延迟筋膜关闭（delayed abdominal fascial closure，DAFC）是指在腹腔开放后，需要超过 8 天才能完成筋膜的关闭。由于存在多种临床需求和病理因素，如需要再次探查、器官水肿和腹壁回缩等情况，不适合立即关闭筋膜，只能采取 TAC 措施。TAC 需要满足易于再次探查、关腹成功率高、性价比高这几个要求。过去常使用永久性人工合成补片（如聚丙烯、聚四氟乙烯等）进行腹腔开放的早期确定性关闭，但易发生细菌定植并引发感染，从而导致并发症发生率增加。因此，目前已逐渐停止使用永久性人工合成补片。

巾钳钳夹法是一种简易的 TAC 方法。它的操作方法是用巾钳夹紧切口两侧距离皮缘 1cm 处的皮肤，并使巾钳间隔 1 ～ 1.5cm，随后使用塑料薄膜或碘伏纱布覆盖创面。这种方法的优点在于操作快速、成本低廉，同时还能减少体温和体液的丢失。但该方法也可能导致腹腔容积的降低、引发 ACS，以及皮肤和皮下组织的损伤。因此，在临床实践中，巾钳钳夹法并不是常规选择，仅在紧急情况下使用。

开放包扎法是早期的 TAC 技术之一。它是用人工纤维敷料或凡士林纱布覆盖腹腔开放创面，并在上面盖上纱布敷料，然后以不可吸收缝线对腹壁全层进行宽松的缝合，并在纱布敷料处结扎。在肠管水肿逐渐消退后拆除纱布，不可吸收缝线逐渐收紧，直至切口最终闭合。该方法的优点是简单易行，但缺点是开放性创面管理困难，切口渗液多，容易引起腹腔感染和创缘组织损伤等问题，故目前应用也较少。

医用 3L 袋法是用肠外营养或腹膜透析的无菌性 3L 袋，根据腹壁缺损的大小和腹腔脏器的肿胀情况，剪裁成适合的尺寸，覆盖在裸露脏器表面，边缘与皮肤或筋膜用丝线缝合。该方法适用于腹腔脏器肿胀明显的患者，但也存在腹壁组织回缩、边缘组织撕裂和腹腔引流不畅等问题。

Wittmann 补片是一种人工粘扣式装置，用于开放性腹腔的暂时性闭合，缝合于筋膜两侧，可促进延迟性筋膜闭合，成功率高达 80% 以上，其优势在于提供动态张力，使筋膜逐渐靠拢。使用聚丙烯网片等人工合成网片，也可发挥类似 Wittmann 补片的作用，使89% ~ 100% 的患者实现筋膜闭合。

真空辅助闭合（vacuum-assisted closure，VAC）技术是目前国际上 TAC 的标准方法。VAC 装置是一种由医用泡沫材料、多侧孔引流管、真空泵和负压引流装置组成。VAC 可以清除坏死组织、减少创面的细菌量、促进创面肉芽组织生长，也可以减轻创面肉芽组织肿胀、增加创面血流量、使切口相互靠拢、促进创面愈合等。但是对于伴有腹腔感染的腹腔开放患者，VAC 收益有限。一项关于腹腔感染后使用 VAC 行腹腔开放患者的多中心研究显示，NPWT 组的延迟筋膜关闭成功率甚至低于未使用 NPWT 组（41.1%vs. 60.1%）。

第二节　腹腔开放创面保护理论与技术研究方向

一、腹腔开放创面保护理论

腹腔开放后的众多挑战不是独立存在的，它们互为因果，共同影响患者转归。腹腔开放后腹膜缺失导致肠管失去了原有的腹腔生理环境的保护，加之覆盖在开放创面的敷料会磨损肠道，肠液的消化腐蚀和感染所致的炎症反应共同导致 EAF 发生。EAF 使肠道连续性中断，进一步增加早期肠内营养的难度，从而增加营养不良和全身性感染的风险，导致腹腔内稳态的严重失衡。因此，针对某一病因的精准处理是"治标之策"，尽快恢复腹腔生理环境才是"治本之道"。

国际上对于开放性腹腔后腹腔内环境的维持与保护主要关注临时关闭腹腔的外科技巧与机械，而忽视了腹腔开放创面的病理生理机制和保护方法的研究。因此，编者团队在深入研究腹腔开放后创面病理生理的基础上，提出"腹腔开放创面保护理论"，并研制多种措施以保护腹腔开放后裸露脏器，以期尽快恢复腹腔生理环境。

1. 腹腔开放创面保护理论的提出

腹腔开放创面保护理论指在腹腔开放时，通过一系列综合干预措施，尽可能恢复腹腔生理环境，从而使患者可以尽快接受确定性手术、尽早完成筋膜关腹的临床理念。目前，该理论中的综合干预措施包括但不限于使用基于组织工程的创面保护材料，促进冰冻腹的形成，达到模拟腹腔生理环境的目的。该理论突破了国际上在腹腔开放时仅仅使用临时关腹材料防止脏器膨出的传统观念，具有里程碑式的意义。

2. 腹腔开放创面保护技术的研发进展

在腹腔开放创面保护理论提出之初，由于临床上缺乏用于腹腔开放创面保护的产品，编者团队曾通过喷涂纤维蛋白胶解决创面磨损问题。虽然人源性或猪源性纤维蛋白胶具有良好的生物相容性和生物降解性，但是无法满足临床实践中的特定需求，如腹腔开放创面往往伴随着感染、出血，纤维蛋白胶不具备抗感染、止血功能；一旦肠道出现破裂口，肠液漏出可导致纤维蛋白胶的消化和快速降解。

后续针对腹腔开放创面的特点，编者团队研发的腹腔开放创面保护材料借助静电纺丝或微流控技术等组织工程技术，具有可自降解、抗磨损、抗感染、抗出血、抗消化等功能。在阻断创面各种病理进程的同时，促进创面的自修复成为临床医师对保护材料的更高要求。事实上，在使用水凝胶等材料保护创面时就发现，与细胞外基质类似的生物材料确实具有促进创面修复的功能。具有"四抗一促"功能的创面保护材料在一定程度上替代了人体正常腹膜的生理功能。因此，编者提出"仿细胞外基质"应逐步转变为"仿生腹膜"，正式纳入腹腔开放创面保护材料。

最新的腹腔开放创面保护材料是围绕"仿生腹膜"这一概念的系列成果。在生物材料的基础上，搭载间皮细胞、成纤维细胞或可定向分化的干细胞等，通过细胞间的交互作用，完成腹腔内环境稳态的恢复。

3. 促进裸露创面冰冻腹形成

冰冻腹是指在开放腹腔后，腹腔内形成的一层由纤维素、血凝块和肠系膜组成的薄膜，它是机体对腹腔内感染和缺血的一种自我保护反应。由于临时性的腹腔封闭材料不能有效地保护腹腔内的器官，特别是肠管，因此肠管表面的浆膜层、肌层和黏膜层会受到持续的摩擦和损伤，导致肠管壁的逐步破裂，形成 EAF。因此，在腹腔开放创面不能短期愈合的情况下，应采取措施促进冰冻腹的形成，并在冰冻腹上进行皮肤移植，以封闭裸露的创面，恢复腹腔的完整性，从而为肠管提供一个良好的生理环境，有效地阻止肠管的进一步损伤和瘘管形成，有利于后期进行腹壁的重建手术。在腹腔的生理环境恢复后，肠道功能也会迅速恢复，肠内营养也可以顺利进行，有助于危重症患者的转归。

二、腹腔开放创面保护技术的研究方向

腹腔开放创面的病理生理不同于四肢等创面，应研制具有"四抗一促"、兼具自修复与自降解功能的仿生腹膜，这是腹腔开放创面保护技术的主要发展方向。编者所在团队多年来围绕水凝胶等高分子材料进行系列研究。

1. 抗消化功能

壳聚糖/明胶水凝胶、羧甲基壳聚糖/醛化透明质酸水凝胶、琥珀酰壳聚糖/聚乙二醇苯甲醛水凝胶等水凝胶在抗感染、促修复等方面功能优越，但是难以有效抵抗消化液的侵蚀，极大地限制了这类水凝胶在腹腔开放创面的应用。基于前期天然高分子材料的合成经验，编者团队全面筛选聚赖氨酸等天然高分子材料，考察其理化性质、抗酸碱能力、抗酶解能力及反应成胶的潜能，发现天然来源、生物相容性好、耐酸碱、耐酶解的黄原胶能够成功解决这一问题。将黄原胶醛化，与羧甲基壳聚糖反应形成胶体，在消化液中结构稳定，抗消化功能优越。

2. 抗菌功能

腹腔感染是导致腹腔开放的常见原因，裸露肠管也容易发生感染，因此，保护材料应具有强的抗菌功能。壳聚糖的支链含有大量带正电荷的氨基，能够通过电荷作用破坏细菌的细胞壁，具有杀菌功能，对金黄色葡萄球菌、铜绿假单胞菌等多种革兰氏阳性和阴性细菌具有广谱的抗菌功能。此外，水凝胶还可通过载药系统搭载万古霉素、纳米银颗粒、纳米金颗粒等方式增强或补充其抗菌功能。

3. 止血功能

生理止血与伤口愈合密切相关，控制出血有利于组织再生。通过对天然高分子生物材料壳聚糖进行烷烃化修饰，利用烷烃链与细胞膜之间的疏水作用力固定血细胞，凝固血液，快速止血，再通过亚胺键交联四臂聚乙二醇苯甲醛，形成自修复水凝胶，既能浓缩血液止血，又能吸收渗液，具有超强的止血功能。研究表明，该水凝胶对股静脉出血、颈静脉出血、肝脏出血的止血效果均优异。

4. 抗磨损功能

聚丙烯网片与肠管表面直接摩擦，会造成肠管的损伤。壳聚糖/明胶水凝胶复合聚丙烯网片可减轻聚丙烯网片对创口的刺激，适合腹腔开放创口的早期防护。水凝胶覆盖聚丙烯网片可有效降低聚丙烯网片对肠管的摩擦和炎症，保持肠管的浆膜层完整，同时模拟腹膜的作用，有助于恢复腹腔内环境，保护暴露肠管直到肉芽组织生成。

5. 促增殖功能

自体或动物纤维蛋白胶及天然高分子材料可促进细胞增殖。编者团队将水凝胶作为载药系统搭载成纤维细胞生长因子、血管内皮生长因子等，进一步增强其促进增殖的功能，使水凝胶能加速成纤维细胞累积、促进胶原纤维沉积、巨噬细胞极化和血管新生，从而促进腹腔开放创面肉芽组织的修复再生。

6. 自修复功能

水凝胶质地柔软，容易破损，影响其功能，且水凝胶植入体内后难以人工修补或填充。自修复水凝胶是一种能够自动修复裂缝或断裂的水凝胶，从而维持创面水凝胶的完好性。芳香族席夫碱反应比常规席夫碱反应更活跃，可实现反应的动态可逆性，赋予水凝胶自修复功能。将聚乙二醇苯甲醛化，与琥珀酰壳聚糖反应形成胶体，通过动态芳香族席夫碱反应保持其网络结构，赋予水凝胶可注射和自修复的功能。

7. 自降解功能

水凝胶的降解速率影响其应用效果。水凝胶如果降解过快，会缩短其保护时间，降低其保护效果；如果降解过慢，会成为体内的异物，引发异物反应。用于创面保护的水凝胶原料均为可降解的天然高分子材料，如壳聚糖、明胶、透明质酸等，具有良好的生物相容性，且降解速率可通过配比和分子量调节。

  腹腔开放创面保护是指采用各种生物医学材料对腹腔裸露脏器进行有效保护，防止创面磨损、感染和腹壁回缩，提高确定性关腹的成功率，减少并发症的发生。笔者所在团队在充分研究腹腔开放创面发生发展病理生理机制的基础上，提出腹腔开放创面保护理论，指导开发适合不同创面类型的创面保护技术，制订合理的创面保护方案。腹腔开放创面保护理论的提出与技术的研发，为应对主动或被动的腹腔开放提供新的理论依据和技术支持，为腹部危重症患者提供更好的治疗效果和生活质量。

参 考 文 献

任建安，2015.腹腔开放疗法在腹部创伤的应用 [J].创伤外科杂志，17（3）：193-196.

任建安，2018.腹腔开放创面的早期保护 [J].医学研究生学报，31（7）：688-691.

王革非，任建安，黎介寿，2016.腹腔开放合并肠空气瘘的防治 [J].创伤外科杂志，18（7）：389-392.

Anastasiu M，Şurlin V，Beuran M，2021. The management of the open abdomen-A literature review[J]. Chirurgia（Bucur），116（6）：645-656.

Cheatham ML，Safcsak K，Brzezinski SJ，et al，2007.Nitrogen balance，protein loss，and the open abdomen[J]. Crit Care Med，35（1）：127-131.

Coccolini F，Biffl W，Catena F，et al，2015. The open abdomen，indications，management and definitive closure[J]. World J Emerg Surg，10：32.

Coccolini F，Roberts D，Ansaloni L，et al，2018. The open abdomen in trauma and non-trauma patients：WSES guidelines[J]. World J Emerg Surg，13：7.

Demetriades D，Salim A，2014. Management of the open abdomen[J]. Int Wound J，9（S1）：17-24.

Li S，Wu X，Ren J，2021. Diagnostic criteria for chronic critical illness should be standardized[J]. Crit Care Med，49（10）：e1060-e1061.

Liu P，Li S，Zheng T，et al，2023. Subphenotyping heterogeneous patients with chronic critical illness to guide individualised fluid balance treatment using machine learning：a retrospective cohort study[J]. EClinicalMedicine，59：101970.

Moore SM，Burlew CC，2016.Nutrition Support in the Open Abdomen[J].Nutr Clin Pract，31（1）：9-13.

第二章　腹腔开放创面的病理生理及分类

对腹腔开放创面发生发展的认识需要综合解剖、细胞生物学、分子生物学、病理生理学等多个维度。本章从腹腔解剖出发，介绍参与腹腔开放创面形成的各细胞亚群和关键细胞间的通信，并重点介绍病理因素打击下形成的几种腹腔开放创面的特点。

第一节　腹膜的解剖和生理

一、腹膜的发育和起源

在人类胚胎发育过程中，第1周末形成了一个三层板状结构，将羊膜腔和卵黄囊分隔开来。该结构由外胚层、内胚层和介于两者之间的中胚层组成。原始体腔的形成始于胚胎发育第3周末，体腔将由覆盖原始肠道的间皮层（由中胚层形成）、覆盖腔壁的第二层（源自体细胞板）及两者之间的空间组成。中胚层与外胚层相贴，构成体壁。脏壁中胚层与内胚层相贴，逐渐发育成脏器壁及系膜。肠系膜是腹膜衍生的结构。原始肠道闭合过程中，肠道腹侧和背侧两层相对的间皮（腹膜）聚集在一起，形成原始肠系膜。

腹腔内的脏器发育始于胚胎发育第5周。开始时，肠原基以一种膜结构（后来发育为肠系膜）连于腹壁，最表层的腹膜就是由中层细胞构成的，是解剖学意义上的"膜"。紧贴内胚层的脏壁中胚层包围原始消化管，并在其背侧及腹侧逐渐向中线靠拢，最后相贴形成双层膜状结构，后来发育为腹腔内的系膜。覆盖肠道的一层被称为脏腹膜，覆盖壁的一层被称为壁腹膜。腹膜在原肠胚形成过程中会伴随着原始肠道一起发育。

腹膜的外侧是腹膜外脂肪层，两者之间间隔疏松的结缔组织构成潜在间隙。腹膜外脂肪内外两面被腹膜下筋膜包被。

二、腹膜的解剖结构

腹壁是包裹腹腔的肌肉和组织，主要的肌肉有腹直肌、腹外斜肌、腹内斜肌和横膈肌。腹壁的结构和层次有助于保护腹腔内的器官。腹壁的九层结构主要分为皮肤、皮下组织、浅筋膜、腹外斜肌、腹内斜肌、腹横肌、腹横筋膜、腹膜外脂肪和蜂窝组织。腹壁前外侧壁由浅到深的层次分别为皮肤、脂肪、浅筋膜（部分研究者认为浅筋膜包含脂肪与疏松结缔组织）、腹外斜肌、腹内斜肌、腹横肌、腹横筋膜、腹膜外筋膜、壁腹膜。而在腹壁正前方解剖，则形成皮肤、脂肪、腹直肌鞘、腹直肌、腹膜等。在腹壁脐水平下部，浅筋膜分为两层,浅层为Camper筋膜,富含脂肪组织,俗称脂肪层,向下与股部的浅筋膜相互延续。深层为Scarpa筋膜,是膜性层,富有弹性,向下在腹股沟韧带下方一横指贴附于股部的深筋膜,即阔筋膜,但是在耻骨结节处不附着,越过耻骨联合下行到阴囊,与会阴部浅筋膜Colles筋膜延续。

腹膜是衬贴于腹、盆壁内面与腹盆腔脏器表面的一层浆膜,也是人体最大的浆膜,表面积约为1.8m^2,与皮肤相等,主要由单层间皮细胞覆盖的疏松结缔组织组成。腹膜分为互相延续的2层:脏腹膜和壁腹膜,分别覆盖于腹壁和盆壁的内面,以及腹腔和盆腔器官的表面,前者称为壁腹膜或腹膜壁层,后者称为脏腹膜或腹膜脏层,这两层间的狭窄空间被称为腹膜腔。显微结构上,脏腹膜和壁腹膜具有相似的结构,二者均由3个不同层次组成:间皮层、基底层和间皮下基质层。腹膜间皮细胞是腹膜生长发育、维持功能的重要成员,起源于中胚层的鳞状细胞,其特征是顶端具有微绒毛结构、高脆性。壁腹膜排列在腹壁内表面,脏腹膜与器官外浆膜层紧密附着在一起,覆盖内脏器官,不易分离,脏腹膜在临床上常被认为是内脏器官的一部分(图2-1)。壁腹膜的血液供应来源于腹壁动脉和盆腔壁动脉。脏腹膜的血液供应来源于肠系膜、腹腔和内脏盆腔动脉。脏腹膜的静脉血排入门静脉,而壁腹膜返回腔静脉。

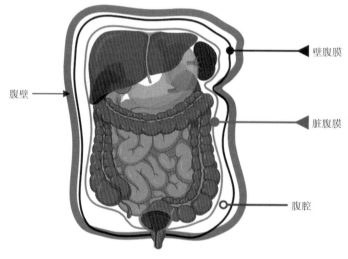

图2-1 腹部解剖结构

由于壁腹膜与脏腹膜的来源不同,其神经分布也不同,壁层接受7~11对肋间神经、肋下神经及腰神经支配,膈中央部的壁层则受两侧膈神经支配,脏层受交感神经支配。因此壁层对痛觉和其他感觉敏感,脏层则反之,但脏器也会因膨胀、牵拉神经丛、缺血或平滑肌痉挛等引起痛觉。

三、腹膜的生理功能

腹膜的功能十分强大,涉及腔内脏器润滑和机械支持、腹腔损伤修复、隔绝内外源病原体等多个方面。腹膜形成的皱襞又称为腹膜襞,它们完全或部分包裹着腔内各个器官,这些机械性的包裹保护着腔内脏器；腹膜细胞分泌大量液体润滑腹腔内的脏器（运动的器官）以支持相应器官的正常运转；腹膜中的韧带将腔内器官相互连接，将冗长的肠道固定于后腹壁。正常情况下，腹膜腔内含有少量浆液，能润滑腹膜表面，减少内脏器官活动时的摩擦。腹膜含有丰富的毛细血管及淋巴管，能吸收大量等渗液、血液或空气。间皮细胞具有一定的吞噬能力，浆液内还含有游离的巨噬细胞，可自由出入腹膜腔与周围组织之间，共同参与抵抗腹腔内外源的侵袭。腹膜也具有很强的修复能力，可由结缔组织修复因缺氧或其他原因引起的损伤，但若增生过多，将引起粘连。

1. 润滑功能

腹腔内部包含了多个重要器官，在健康条件下，腔内生理存在 5 ~ 20ml 腹膜液，血浆渗出物、输卵管液、经血逆流和常驻免疫细胞分泌均有助于腹膜液的生成。其中最主要的是间皮细胞持续产生血浆渗出物，并通过腹膜的大表面积重新吸收。人体每天大约产生1L 的腹膜液，滋润腹膜表面，并在腹膜液和血浆之间交换物质和免疫细胞。病理条件下，病原体和细菌毒素也很容易通过腹膜神经、血液和淋巴管被吸收进入腹腔，从而引起炎症。腹膜液通过特定的腹腔内循环模式从下腹转移到上腹，然后返回下腹。这种循环模式由重力牵引、产生向下的流动，继而伴随腹式呼吸运动产生向上的流动，从而完成循环。腹膜液不包含大分子，但与等离子体处于平衡状态，生理情况下它是高度纤溶的，这种活性有助于避免损伤后异常腹腔粘连或脏器间粘连的形成。

2. 物理隔离和机械支持功能

网膜和肠系膜是腹膜的两个重要折叠。网膜悬挂在胃和肠的前面，并将小肠和大部分大肠连接到后腹腔的肠系膜。网膜和肠系膜包含血管、神经、淋巴结、脂肪、用于拉伸的弹性纤维和用于增强强度的胶原纤维。网膜比肠系膜薄，外观呈花边状。它含有大量的脂肪，有助于保持器官的温暖。肠系膜呈扇形，有充足的血管辐射到肠道。

脏腹膜较薄，与脏器紧密相连，不易剥离，故常被视为脏器的组成部分，如胃、肠的浆膜即为脏腹膜。壁腹膜较厚，除在膈下、脐环与腹白线等处与腹壁紧密相连外，它与腹、盆壁有一层疏松结缔组织相隔，称为腹膜外组织。在腹后壁、盆部及腹前壁下部，腹膜外组织内含有较多的脂肪，尤其在腹后壁特别丰富，有固定与保护腹膜后位器官如肾脏的功能。

3. 免疫调节功能

腹膜液含有各种类型的免疫细胞，如巨噬细胞、自然杀伤细胞、淋巴细胞、嗜酸性粒细胞和肥大细胞，这些细胞及其分泌的多种生长因子、营养素和趋化因子在腹膜液和循环血液之间持续交换，协同参与腹腔炎症的清除。腹膜的抗炎作用对于预防腹膜炎至关重要。腹膜液中，单核细胞和巨噬细胞占总体白细胞的 50% ~ 90%，生理环境下的细胞凋亡信号、病理环境下的异常死亡细胞和应激反应均可激活单核巨噬系统，活化的巨噬细胞、树突状细胞通过增强自身吞噬能力、激活抗原呈递的适应性免疫反应等方式参与凋亡小体、坏死物和病原体的清除。腹膜细胞的胞外基质成分中涉及机械信号传感的信号因子（尤其是整合素，如 α5β1 和趋化因子受体）决定了白细胞能否及时从骨髓到外周血再到受损区域。手术、炎症或局部缺血引起的腹膜损伤通过多种交叉反应途径可触发复杂的腹膜防御机制，这个过程中免疫和修复之间的失衡可导致一系列的不良事件，如血管异常增生、组织粘连、纤维化，最终破坏腹膜。

第二节　腹腔开放创面的发展过程及分类

一、基本病理生理过程

腹腔开放创面发展的病理过程不仅涉及腹壁皮肤的缺损，腹腔中的内容物如暴露的肠管和其他实质器官也是创面愈合过程中需要着重关心的对象。当腹壁、腹膜的完整性受到损害时，腹腔内器官的基本功能会受到威胁。腹腔裸露脏器的损伤愈合程序极其复杂，涉及多种细胞类型在空间和时间上的相互协调。即便是同一种细胞，它们在损伤后的不同阶段也发挥着不同的功能，理解各种细胞类型的作用及细胞间的交互对于理解腹腔开放创面愈合机制很重要。微环境的变化，包括机械应力、趋化因子、细胞外基质（extracellular matrix，ECM）和生长因子合成分泌的变化，都可能直接影响重要细胞的募集和活化，最终导致创面愈合迟缓。

腹膜干细胞、间皮细胞、腹腔成纤维细胞和腹腔内免疫细胞在伤口愈合过程中起着关键作用。总的来说，腹腔开放创面的修复仍遵循经典的创面愈合的四个步骤，即早期止血、炎性水肿、增殖修复和组织重塑（图2-2）。

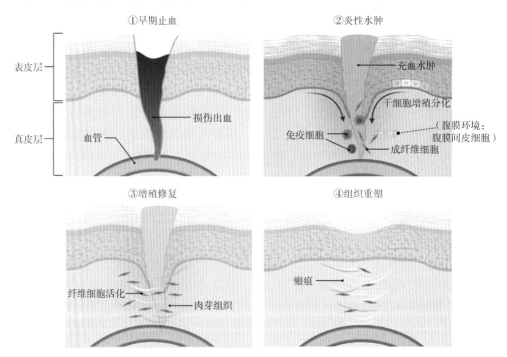

①早期止血　　　　　　　②炎性水肿

表皮层

真皮层

血管　　损伤出血

充血水肿

干细胞增殖分化

免疫细胞　　　　（腹膜环境：腹膜间皮细胞）

成纤维细胞

③增殖修复　　　　　　　④组织重塑

纤维细胞活化　　肉芽组织

瘢痕

图 2-2　创面愈合的四个步骤

时间循序上，损伤后首先出现血管损伤、急性出血和慢性渗血，继而出现急性应激反应，迅速调动常驻免疫细胞如腹腔巨噬细胞群，吸引区域中性粒细胞浸润并招募更多循环免疫细胞；炎症的打击会激活腹膜干 / 祖细胞，促进内皮细胞和成纤维细胞分化；激活的间质细胞群可分泌大量 ECM，分泌多种生长因子，促进新生血管和胶原交联网络形成，这是形成裸露脏器粘连和冰冻腹的重要基础。

1. 损伤后的早期止血

无论是主动腹腔开放还是创伤导致的被动腹腔开放，及时有效地控制创面出血都是损伤控制的出发点和基础。这一阶段创面治疗的关键在于控制急性出血和慢性渗液、维持循环稳定、挽救生命并维持酸碱平衡。该阶段是腹部急危重症患者死亡的高发期，难以控制的腹腔高压、突发的内脏器官出血、继发感染导致的脓毒症等是死亡的主要原因。因此，临床医师需注意监测患者生命体征，及时发现活动性出血，严格按照脓毒症救治方案开展早期升阶梯、适时降阶梯的液体治疗，重视营养支持，控制感染源。

急性损伤期的创面首先暴露胶原蛋白，激活凝血级联反应（包括内在和外在途径），继而启动早期炎症阶段。损伤发生后，血管内皮细胞释放强效血管收缩剂血栓素 A2 和前列腺素 2，诱发血管收缩，形成由胶原蛋白、血小板、凝血酶和纤维连接蛋白组成的血凝块。血小板，即细胞脱落下来的小块胞质，是止血和凝血的主要贡献者，第一批到达损伤区域，当接触血管内皮下基质时，血小板就会被激活。第一批到达受损区域的血小板群会协同覆盖创面并启动凝血级联反应，招募更多同类细胞以防止受损创面继续失血。血小板受体（如糖蛋白Ⅵ）与 ECM（如纤维连接蛋白、胶原蛋白和血管性血友病因子）相互作用，促进对血管壁的黏附。凝血酶随后触发血小板活化，诱导构象改变，释放 α 颗粒和含有强化凝血的生物活性分子的致密颗粒。纤维蛋白、纤维连接蛋白、玻璃体连接蛋白和血栓反应蛋白形成的不溶性凝块（痂）主要用于堵塞伤口和防止出血，同时也为进入的免疫细胞提供支架，并储存细胞因子和生长因子，以指导促修复细胞在早期修复中的行为。

损伤区域的血小板聚集和交联也为接下来招募并在损伤周围浸润的多种细胞提供临时驻留的场所。早期在损伤区域聚集的细胞可分泌多种细胞因子和生长因子，如转化生长因子 -β1、血小板衍生生长因子（platelet-derived growth factor，PDGF），它们以受配体结合的方式激活成纤维细胞和间充质细胞，诱导受体细胞群分泌一系列细胞趋化和迁移相关因子，募集并激活更多的间充质细胞及免疫细胞，如中性粒细胞和巨噬细胞，以快速清除腹腔内已经失活的组织和炎症失控的细胞群。临床前研究表明，血小板发育成熟和功能相关基因的缺陷与创面愈合受损相关，而外源性给予自体血小板可改善创面愈合。

2. 炎性水肿阶段

炎症将在脏器或腹壁受损后数分钟内启动，持续数天。适度的炎症反应对腹腔坏死物、循环感染物的清除至关重要，而失控的炎症将会导致多种严重并发症，如脏器水肿继发的腹腔高压、全身脓毒症、腹壁脓肿坏死引发的腹壁难以重建等。另外，腹腔开放后，内脏器官，特别是肠道，裸露在空气中容易磨损及破裂，若经受细菌污染，则进一步加剧炎性反应和器官功能障碍。

急性损伤时，中性粒细胞是第一个到达损伤区域的免疫细胞。中性粒细胞可以存活约24 小时，它们是杀死入侵微生物和促进创面愈合的先锋。从机制上来讲，中性粒细胞通过分泌各种抗菌物质，如活性氧（reactive oxygen species，ROS）、抗菌肽和抗菌蛋白酶等，形成中性粒细胞胞外陷阱（neutrophil extracellular trap，NET），吞噬控制坏死细胞和入侵病原体。中性粒细胞还可以通过分泌各种细胞因子和生长因子，如白介素-17和血管内皮生长因子（vascular endothelial growth factor，VEGF），趋化招募炎症细胞，并促进成纤维细胞、角化细胞和内皮细胞的增殖，从而形成损伤后的初步修复。中性粒细胞在凋亡过程中释放的细胞因子可以招募单核细胞，单核细胞在损伤后5～6小时到达受损区域。到达受损区域的单核细胞会进一步分化为成熟的巨噬细胞，巨噬细胞可以在伤口部位存活数周。

创面愈合需要不同类型细胞之间的合作，巨噬细胞在其中起着核心作用。促炎型巨噬细胞（M1型）参与对损伤的初始反应，而交替激活的巨噬细胞（M2型）对于创面愈合和组织修复是必不可少的。近年来，在临时关闭开放腹腔的基础上，国内逐渐推广以仿ECM或仿生腹膜的材料保护腹腔开放创面。传统临时关腹措施常用的聚乙烯网片敷料上主要富集的并非M1型巨噬细胞，而是促修复的M2型细胞，M2型巨噬细胞的极化反应会伴随着胶原沉积和组织金属蛋白酶-2表达，胶原纤维的交联为网片紧密覆盖开放腹腔提供了理论支持。循环单核细胞来源的巨噬细胞目前被认为是损伤修复过程中最重要的免疫细胞类型。除此之外，包括腹腔在内的大多数组织还分布有一群组织常驻巨噬细胞，成熟的GATA6（GATA-binding factor 6）阳性腹腔常驻巨噬细胞在快速侵入内脏器官参与组织修复方面发挥着重要作用。在原始清道夫受体富半胱氨酸结构域的介导下，它们可以在腹腔内脏器官和腹壁损伤后迅速形成血栓样结构，黏附在创面表面，发挥血小板样的功能。

腹腔炎症反应是抵抗病原体侵袭的主要防御手段，但不受控制的炎症会造成不可逆的脏器损伤和功能障碍，这也是严重腹腔感染患者死亡的主要原因。腹腔内免疫反应是由各种原发性损伤和其他区域病原传播而来的致病信号引发的。坏死细胞和受损组织释放损伤相关分子模式（damage-associated molecular pattern，DAMP），细菌成分释放病原体相关分子模式（pathogen-associated molecular pattern，PAMP）。这些PAMP和DAMP迅速招募中性粒细胞、激活巨噬细胞、肥大细胞、单核细胞等常驻免疫细胞。另外，由死亡细胞和入侵病原体释放的DAMP和PAMP除了放大炎性信号以外，亦可诱导造血细胞和非造血细胞的募集、增殖和活化，共同促进创面修复。在理想情况下，损伤后各类细胞亚群协调作用，减轻炎症，促进愈合。然而，如果侵袭因素持续存在，便可能使炎症扩散全身成为脓毒症甚至导致死亡，或愈合失调形成病理性腹腔粘连和器官纤维化，损害正常组织功能并导致器官衰竭。

腹腔内感染源的存在是对腹腔开放创面的极大威胁。细菌超载不仅阻碍创面愈合，还会进一步放大炎症反应，造成肠管水肿、腹腔高压，甚至是坏死。细菌的致病机制多样而复杂，它们可以以复杂的表面附着群落的形式繁殖，这些附着群落被封闭在由水合聚合物和碎片组成的ECM中，形成生物膜。生物膜不仅不受宿主免疫系统的破坏，还可能依赖炎症，将其作为持续的营养来源。生物膜中病原体携带的毒力因子上调促炎细胞因子、ROS和基质金属蛋白酶（matrix metalloproteinase，MMP）的水平，同时降低基质金属蛋白酶抑制因子1和生长因子的水平，造成宿主无法控制的过度炎症状态，细菌感染将持续存在。在细菌入侵、持续性组织坏死、炎症风暴等多重打击下，腹腔局部感染灶最终会发展为伴有脓毒症或脓毒症休克的严重腹腔感染，即腹腔脓毒症。严重腹腔感染阶段的干预措施除了初始复苏与脏器功能支持之外，最重要的措施就是外科感染源控制，即清创、引流和转流。早期精准高效地清除感染源和坏死组织，有利于减轻水肿，恢复器官血供，保证器官运转。

3. 增殖修复（再上皮化）阶段

修复是在损伤发生之后的继发性响应。在这一过程中，新生肉芽组织形成并快速增殖，血凝块被机化，结缔组织填塞创面，同时上皮组织增生，覆盖创面。正常情况下，粘连在 72 小时内便可形成。腹膜微环境含有许多对愈合至关重要的成分，包括 Ⅰ 型和 Ⅲ 型胶原蛋白、纤连蛋白、糖蛋白、成纤维细胞和巨噬细胞等。细胞合成表达多种 MMP，辅助纤维蛋白溶解反应激活，消除异常分布和过度增生的纤维，协同促进创面正常愈合。"间皮 - 间质转化"充分体现了腹膜间皮细胞的多变性和环境适应性，间皮细胞可在创面炎性信号刺激下重编程为可分泌 ECM 的间质细胞，6 ～ 12 小时可观察到显著的再上皮化现象。这个持续数天的慢性过程主要包括攀附于异物敷料或损伤区域胶原蛋白沉积及新生血管生成，这些程序涉及广泛激活的角质形成细胞、成纤维细胞、巨噬细胞和内皮细胞等多个成员的彼此协调。

在损伤后 12 小时，腹膜间皮细胞、创面区域的角质形成细胞会因机械张力、电解质变化，以及暴露于病原体、生长因子和细胞因子等环境而被激活，进而导致损伤边缘和开放创面外用异物区域内的间皮细胞和角化细胞发生上皮 - 间质转化，使得间质细胞和角化细胞沿伤口横向迁移，改造表皮层的结构，这一过程也被称为再上皮化。新生组织中的角质形成细胞会释放 MMP 来引导迁移路径，并合成更多的 ECM 蛋白（主要是胶原纤维蛋白）填充受损的基质架构。角化细胞通过多种信号通路参与调节细胞间黏附，使得自身能够随着迁移路径重新排列顺序。例如，自分泌转化生长因子 -β1 激活运动性成纤维细胞，上调 α- 平滑肌肌动蛋白并表达 Ⅰ 型胶原蛋白等。腹膜间皮来源的肌成纤维细胞可能在 ECM 蛋白的积累和修复组织的收缩中发挥作用，从而确保有效的伤口愈合或促进纤维化。这个阶段在临床中可观察到开放腹腔敷料与脏器、腹壁的彼此粘连现象，也构成了冰冻腹的雏形，有助于抑制蠕动脏器的过度暴露。

对于受损的腹腔内脏器，形态缺损的填充不是主要目的，脏器功能正常化才是增殖修复阶段的关注重点，新生血管极大程度上决定了脏器修复后的功能是否能恢复正常。作为伤口愈合的关键环节，血管的新生为愈合进程中的组织提供了氧气、生长因子和免疫支持，而血管在大量生成及成熟之后则会受控性地消退。血管生成过程涉及血管基底膜降解、内皮细胞增殖、迁移和分支，以形成新血管和血管网。缺氧是血管生成的首要且关键驱动因素，缺氧诱导因子（hypoxia-inducible factor，HIF）是细胞对缺氧反应的主要调节因子，在低氧或缺氧条件下，由含有脯氨酰羟化酶结构域的酶控制的精细协调的血管稳态被破坏，导致 HIF-1α 的积累。HIF-1α 作用于各种反应性和炎症细胞释放促血管生成因子，其中 VEGF 占据重要位置。HIF-1α 调节下游 VEGF，二者协同促进血管生成。VEGF 可由多种细胞表达，包括腹膜间皮细胞和腹壁创面周围的角质形成细胞。FOXO1 是一种参与广泛细胞过程的叉头转录因子，在损伤后角质形成细胞的前缘和基底层被显著激活，继而下调抗血管生成信号 CD36 来促进角质形成细胞中 VEGF 的信号转导。VEGF 的上调导致细胞 - 细胞连接减弱和微血管通透性增加，标志着新血管形成阶段的开始。

VEGF 下游的信号广泛且彼此交联，复杂的信号网相互协调，共同促进血管的新生，维持创面肉芽组织的生长。例如，血管损伤后，VEGF 通过与血管内皮细胞表达的生长因子受体 -2（VEGF receptor-2）结合，激活内皮细胞，促进内皮细胞增殖。在内皮细胞增殖的同时，基底层内的周细胞被激活，其支架为内皮细胞提供结构完整性。除了生物信号以外，机械信号也参与了这一环节。血管内皮细胞顶端因管腔内液体的流动而产生的剪切应力与新生血管出芽的轴向位置相关，该剪切力降低可调节基质金属蛋白酶活性，促进内皮细胞基底膜的降解，从而改变血管通透性。

在伤口愈合早期，由于炎症和修复反应都需要大量能量，初始血管反应较为强烈，这导致新生肉芽组织中血管密度远远超过正常组织，而一旦氧含量达到正常，VEGF 产生相应减少，标志着促血管生成阶段的结束。这一阶段在腹腔开放创面中往往较长，因为创面异物敷料的存留或存在较大血肿时易并发感染，且异物和血肿也成为机械性屏障，增加创面内死腔面积、干扰吞噬细胞的游走及成纤维细胞和间质细胞的迁移，并阻碍毛细血管的新生。

针对修复阶段的治疗除了各类生长和细胞因子治疗外，细胞疗法成为近些年来研究的热点，尤其是外源性给予间充质干细胞（mesenchymal stem/stromal cell，MSC）以促进伤口创面的愈合最近获得很大的突破和进步。外源性 MSC 治疗可增强成纤维细胞的存活和迁移，并增加成纤维细胞 ECM 的沉积，增强损伤愈合效果。MSC 可以促进创面修复中的血管新生，通过释放促血管生成因子，如 HIF-1、VEGF、EGF 和 CXCL12，增强血管的发育。MSC 还可以增强效应 T 细胞产生细胞因子的能力，促进巨噬细胞极化为 M2 表型，激活修复 / 抗炎程序，从而参与损伤修复。MSC 在增殖修复阶段的主要目标是以适当的方式覆盖和填充伤口，这是难以关闭的开放腹腔治疗时可以考虑的方向。

开放创面持续阶段后期的主要任务是清退炎性水肿。这一阶段一方面要采取合适的覆盖暴露脏器的措施以避免多重感染和液体持续性流失，另一方面是护理水肿脏器和感染的腹腔以尽快消除炎症，实施腹壁重建。因此，增殖修复阶段的另一重点是清除上一阶段中浸润的免疫细胞，这一过程中各类生长因子、吞噬细胞、适应性免疫细胞互相协调，发挥重要作用。经典的对炎症清除过程的相关理论认为，各类吞噬细胞群是清除坏死组织和炎性细胞的主力军。在增殖期，关键参与者是间充质细胞，如 MSC、成纤维细胞等，各类免疫细胞，包括巨噬细胞或 T 细胞可以调节它们的激活。此外，在离体实验中，T 细胞自分泌 IGF-1 驱动 CD_4^+ T 细胞加速早期伤口的愈合。调节性 T 细胞通过分泌精氨酸酶和抗炎细胞因子，促进抗炎 M2 型巨噬细胞极化，抑制区域炎症反应。

4. 粘连与组织重塑

正常情况下，随着炎症的消退，创面的修复会进入创面愈合过程的最后阶段：基质形成和组织器官重塑。重塑在很大程度上依赖大量促分解的巨噬细胞、调节性 T 细胞和辅助性 T 细胞 2（Th2 细胞）。整体来看，这是一个动态过程，许多细胞都参与了这个过程。这些细胞需要保持高度协调才能正确完成组织修复，这也是成功完成后期腹壁重建的基础。

纤维组织取代受损组织是修复环节的重要事件，新生和（或）增生纤维的降解是重塑这一环节的重中之重，这是一个受损组织通过自我更新来重建器官组织原架构的过程。机制方面，有效的组织重塑需要调动肌动蛋白细胞骨架运动、激活分泌 ECM 的细胞和与细胞黏附相关的整合素通路的活性。在人类和其他哺乳动物中，几乎所有的组织都容易通过形成瘢痕而愈合，很少有组织能够完全再生，所以，控制瘢痕的大小、减少异常增生的纤维以维持重塑后的组织器官功能成为腹腔开放创面修复的目的。过度或异常增生的纤维会造成腹壁重建阶段出现创面 ECM 沉积过多，从而导致腹壁机械张力过大，创面难以愈合，甚至在重建后出现瘢痕疙瘩和较大的瘢痕等不良事件。纤维沉积异常亦可导致各种创面远期并发症，如慢性肠管粘连、肠管与肠壁粘连甚至肠梗阻等，以上这些不良事件结局是临床医师应当避免的。

病理性瘢痕属于一种异常伤口愈合类型，其组织学特征是慢性迁延的局部炎症刺激导致的过度或者不受控制的增殖修复。瘢痕疙瘩和增生性瘢痕的镜下观察有炎症细胞分布，同时可观察到显著的成纤维细胞数量增加、新生血管生成和胶原蛋白沉积。该阶段主要是胶原蛋白沉积触发的。在成熟阶段，胶原纤维从 Ⅲ 型胶原蛋白重组为 Ⅰ 型胶原蛋白，进行组织重塑，促进上皮再生，慢慢获得肌肉的强度和灵活性。成纤维细胞是负责创面 ECM 重塑的主要细胞类型，合成分泌透明质酸、纤维连接蛋白和蛋白聚糖，取代最初的纤维蛋白凝块，并在修复后期形成成熟的胶原纤维。蛋白聚糖有助于构建成熟的交联胶原纤维，并为细胞迁移提供了路径。

在伤口愈合的最后阶段，促分解的巨噬细胞合成并释放大量 MMP 参与过度增生或异常增生胶原蛋白的降解，如 MMP-2、MMP-12 和 MMP-19，并诱导对改善局部组织完整性至关重要的 Ⅷ 型胶原的合成和在伤口受损区域的积累，通过复杂的 MMP 活性调控细胞增殖和蛋白质合成，达到 ECM 重塑成沿张力线取向的原纤维的最终效果，这一过程中的任何不受控制的信号失控都会导致创面的异常修复或延迟愈合。

最终，大多数内皮细胞、巨噬细胞和肌成纤维细胞要么离开伤口，要么发生凋亡，由于营养需求减少，新生的毛细血管也开始逐渐退化。伤口成熟是损伤修复过程的最后一步，在这个阶段，胶原纤维必须正确重组，组织器官也需要被合理重塑，才能慢慢获得机械力量和灵活性。总的来说，最后两个环节是决定组织功能是否正常恢复的重要因素，腹腔开放后期腹壁重建要基于上述几个环节的理论基础，合理开展外科干预和内科用药，以促进腹壁结构和功能的正确重建。

二、腹腔开放创面的分类方法和特点

对于腹腔开放后形成的创面，目前参考 2016 版国际通用的 Bjork 分类法进行分类（表 2-1）。该分类法基于腹腔开放后的肠道裸露程度、创面清洁程度、肠道间粘连情况及肠道破裂情况，将情况分为 4 类 9 种。该方法的核心在于根据创面状态进行分类，不仅可以反映创面现阶段的状态，更可作为指导临床处理腹腔开放创面乃至判断腹腔开放进程的重要依据。对于清洁且无粘连的创面，应当力求早期确定性关腹（延期全层关腹），而对于污染粘连或合并肠瘘的创面，可以选择为期 3 ~ 6 个月的分阶段治疗策略，医护、患者及家属均需要有长期治疗或等待手术的心理预期。

表 2-1　腹腔开放创面 Bjork 分类法（2016 版）

类别	特点
1 类	
A	清洁创面，无肠道与腹壁粘连
B	污染创面，无肠道与腹壁粘连
C	合并肠瘘，无肠道与腹壁粘连
2 类	
A	清洁创面，正处在肠道与腹壁粘连形成阶段
B	污染创面，正处在肠道与腹壁粘连形成阶段
C	合并肠瘘，正处在肠道与腹壁粘连形成阶段
3 类	
A	清洁创面，粘连完全形成，创面呈"冰冻腹"
B	污染创面，粘连完全形成，创面呈"冰冻腹"
4 类	肠空气瘘合并冰冻腹

参 考 文 献

Darby IA，Laverdet B，Bonté F，et al，2014. Fibroblasts and myofibroblasts in wound healing[J]. Clin Cosmet Investig Dermatol，7：301-311.

Dievernich A，Achenbach P，Davies L，et al，2020. Tissue remodeling macrophages morphologically dominate at the interface of polypropylene surgical meshes in the human abdomen[J]. Hernia，24（6）：1175-1189.

Eming SA，Krieg T，Davidson JM，2007. Inflammation in wound repair：molecular and cellular mechanisms[J]. J Invest Dermatol，127（3）：514-525.

Jackson WM，Nesti LJ，Tuan RS，2012. Mesenchymal stem cell therapy for attenuation of scar formation during wound healing[J]. Stem Cell Res Ther，3（3）：20.

Larouche J，Sheoran S，Maruyama K，et al，2018. Immune regulation of skin wound healing：mechanisms and novel therapeutic targets[J]. Adv Wound Care（New Rochelle），7（7）：209-231.

Leavitt T，Hu MS，Marshall CD，et al，2016. Scarless wound healing：finding the right cells and signals[J]. Cell Tissue Res，365（3）：483-493.

Li J，Chen J，Kirsner R，2007. Pathophysiology of acute wound healing[J]. Clin Dermatol，25（1）：9-18.

Mahdavian Delavary B，van der Veer WM，van Egmond M，et al，2011. Macrophages in skin injury and repair[J]. Immunobiology，216（7）：753-762.

Martin P，Leibovich SJ，2005. Inflammatory cells during wound repair：the good，the bad and the ugly[J]. Trends Cell Biol，15（11）：599-607.

Martinez-Zapata MJ，Martí-Carvajal AJ，Solà I，et al，2012. Autologous platelet-rich plasma for treating chronic wounds[J]. Cochrane Database Syst Rev，10：CD006899.

Pang DJ，Neves JF，Sumaria N，et al，2012. Understanding the complexity of γδ T-cell subsets in mouse and human[J]. Immunology，136（3）：283-290.

Rousselle P，Braye F，Dayan G，2019. Re-epithelialization of adult skin wounds：Cellular mechanisms and therapeutic strategies[J]. Adv Drug Deliv Rev，146：344-365.

Shaw TJ，Martin P，2016. Wound repair：a showcase for cell plasticity and migration[J]. Curr Opin Cell Biol，42：29-37.

Stout RD，2010. Editorial：macrophage functional phenotypes：no alternatives in dermal wound healing?[J]. J Leukoc Biol，87（1）：19-21.

Weiss SJ，1989. Tissue destruction by neutrophils[J]. N Engl J Med，320（6）：365-376.

Yates CC，Rodrigues M，Nuschke A，et al，2017. Multipotent stromal cells/mesenchymal stem cells and fibroblasts combine to minimize skin hypertrophic scarring[J]. Stem Cell Res Ther，8（1）：193.

第三章 水凝胶

新型"软"材料水凝胶因其良好的生物相容性、生物可降解性、组织黏附性、溶胀、吸水等特性成为组织工程和再生医学领域的研究热点。水凝胶在腹腔开放创面等多种创面损伤修复中也发挥关键作用，相关研究涉及基础的化学合成、转化研究乃至临床试验。本章主要根据水凝胶材料的来源，将其划分为多糖基水凝胶、蛋白质基水凝胶及合成聚合物水凝胶，并分别予以介绍。

第一节 多糖基水凝胶

一、常见多糖的种类和性质

多糖是自然界来源最为广泛的天然高分子，多数提取于植物、动物或者细菌。多糖基水凝胶具有良好的生物相容性和生物降解性。多糖的代表性物质包括壳聚糖、纤维素、透明质酸、海藻酸钠、魔芋葡甘聚糖、硫酸软骨素、黄原胶等。尽管在合成水凝胶的过程中，通常基于一些通适性的官能团和键合模式，但由于多糖之间存在物理性质和化学性质的不同，所制备的水凝胶在物理和生物学性质上存在显著差异。本节内容为常见多糖及其特征性理化性质。

（一）壳聚糖

壳聚糖（chitosan）由自然界广泛存在的几丁质经过脱乙酰作用得到，尤其是含有游离氨基的壳聚糖，是天然多糖中唯一的碱性多糖，氨基的存在使其能够有效与生物体表面的阴离子基团结合，产生物理黏附、生物抗菌等效应。

（二）纤维素

纤维素（cellulose）是由葡萄糖组成的大分子多糖。它是植物细胞壁的主要成分，在自然界中分布最广、含量最多。纤维素是一种重要的膳食纤维，人体肠道内不含有纤维素酶，因此纤维素可以作为抗消化水凝胶的制备原料。为了增加纤维素的水溶性，使之有效参与水凝胶交联反应，可对纤维素进行功能化修饰，增加其在水中的溶解度。常见的功能化纤维素包括甲基纤维素、羟丙基甲基纤维素、羟乙基纤维素、羧甲基纤维素等。

（三）透明质酸

透明质酸（hyaluronic acid）又名玻尿酸，是 D- 葡萄糖醛酸及 N- 乙酰葡糖胺组成的双糖单位糖胺聚糖。它是构成人体细胞间质、眼玻璃体、关节滑液等结缔组织的重要成分，在体内发挥锁水、维持细胞外间隙和生理性渗透压、润滑、促进细胞损伤修复的重要生理功能。同时，透明质酸具有多种可修饰的官能团，包括邻羟基、羧基结构，因此是制备水凝胶优良的原材料。近年来，以透明质酸为基础的水凝胶材料在创面保护、抗粘连等方面的转化应用研究取得较大进展。

（四）海藻酸钠

海藻酸钠（alginate sodium）是从海带或马尾藻中提取碘和甘露醇的过程中产生的副产物，其分子结构由 β-D- 甘露糖醛酸和 α-L- 古洛糖醛酸按（1 → 4）键连接而成，是一种天然高分子多糖。与其他生物多糖相比，其显著的特征是具有良好的稳定性、水溶性和黏性。海藻酸钠作为最常见的阴离子多糖，可快速与氯化钙发生离子交换，生成凝胶，因此成为构筑微流控、3D 打印、电喷印等水凝胶器件的首选。

（五）魔芋葡甘聚糖

魔芋葡甘聚糖（konjac glucomannan）是一种水溶性非离子型多糖，主链由 D- 甘露糖和 D- 葡萄糖以 β-1, 4 吡喃糖苷键连结，在主链甘露糖的 C 位上连接有以 β-1, 3 键结合的支链结构，并且某些糖残基上有乙酰基团。魔芋葡甘聚糖具有良好的水溶性，溶解在水中后，成为非牛顿流体，具有一定的黏性。该多糖含有大量羟基、羧基等亲水性基团，易于和其他高分子材料形成氢键而产生结晶，因此可用于水凝胶的制备。

（六）硫酸软骨素

硫酸软骨素（chondroitin sulfate）是通过聚糖共价连接在蛋白质上形成蛋白聚糖的一类糖胺聚糖，其广泛分布于细胞外基质和细胞表面。硫酸软骨素的糖链是由葡萄糖醛酸和 N-乙酰半乳糖胺交替聚合而成，通过一个似糖链接区连接到核心蛋白的丝氨酸残基上。基于硫酸软骨素的水凝胶在治疗关节疾病中具有优势，因为硫酸软骨素能够减少骨关节炎患者疼痛、改善关节功能、减少关节肿胀和积液、防止关节间隙狭窄。

（七）黄原胶

黄原胶（xanthan gum）又称为汉生胶，是由野油菜黄单胞杆菌以玉米淀粉等碳水化合物经发酵产生的一种应用广泛的微生物胞外多糖。它也是一种非牛顿流体，具有独特的流变性、良好的水溶性、热稳定性和酸碱稳定性。由于黄原胶固有的抗消化能力，使其具有在消化道环境下用于组织修复的应用优势。编者所在团队围绕黄原胶进行了一系列系统性研究，开发出醛化黄原胶、光固化黄原胶、多巴胺修饰黄原胶等多种功能化的黄原胶形式，用于不同机制的水凝胶制备。

（八）木聚糖

木聚糖（xylan）是一种多聚五碳糖，属于半纤维素类别，植物细胞壁中其含量仅次于纤维素。作为碳水化合物，木聚糖在自然界中占据重要地位。其基本结构单元为木糖，通过木糖苷键连接形成长链，这些长链组成主链。主链上部分基团被各种侧链基团取代，如乙酰基、阿拉伯糖基、半乳糖基、葡萄糖醛酸基、香豆酸、阿魏酸等。木聚糖通过侧链基团与植物其他成分（如纤维素、木质素、果胶等）连接，共同构筑植物体的坚固支撑骨架。

（九）卡拉胶

卡拉胶（carrageenan）是一种亲水性胶体。因为卡拉胶可以从麒麟菜、石花菜、鹿角菜等红藻类海藻中提炼，所以又称为麒麟菜胶、石花菜胶、鹿角菜胶。它是由半乳糖及脱水半乳糖所组成的多糖类硫酸酯的钙、钾、钠、铵盐。由于卡拉胶中硫酸酯结合形态的不同，其可分为 κ 型、ι 型和 λ 型。

（十）琼脂糖

琼脂糖（agarose）是一种白色或黄色珠状凝胶颗粒或粉末，为线性的多聚物，基本结构是 1，3 连结的 β-D- 半乳糖和 1，4 连结的 3，6- 内醚 -L- 半乳糖交替连接起来的长链。琼脂糖一般加热到 90℃以上溶解，温度下降到 35 ～ 40℃时形成良好的半固体状凝胶。琼脂糖的成胶依赖于氢键作用，因此，凡是能破坏氢键的因素都能导致凝胶性能的破坏。

二、多糖的功能化修饰

多糖本身缺乏丰富的功能化基团，或者因为其水溶性问题，无法有效参与水凝胶交联反应，因此需要进行必要的功能化修饰。这些修饰往往针对多糖本身特有的官能团结构进行设计，如氨基、羧基、邻羟基等，而不具有多糖种类的特异性。因此，本部分主要针对多糖内的官能团进行分析，并阐述潜在的修饰方法和水凝胶键合模式。

（一）调控多糖水溶性

大分子量壳聚糖或纤维素通常因为水溶性差，无法直接参与水凝胶的合成，因此需要对多糖进行必要的修饰，以增加其在水中的溶解度。具体措施包括多糖的甲基化、羧甲基化、羟乙基化等，本部分内容以大分子量壳聚糖的羧甲基化过程为例，阐述难溶性壳聚糖转化为可溶性羧甲基壳聚糖的化学过程。

将一定质量的壳聚糖与异丙醇混合，并在室温下搅拌。然后，多次加入 10mol/L NaOH 水溶液，继续搅拌 30 分钟。接着加入一氯乙酸，使之与壳聚糖中的氨基进行取代反应，并将得到的产物用醇进行充分清洗，最终可以得到羧甲基壳聚糖。通过反应时间、反应体系的配比调整，可以改变壳聚糖中氨基的取代度，一方面可以影响其水溶性，另一方面可以调节保留氨基的数量，从而参与后续以氨基为主体的水凝胶交联反应。

（二）多糖修饰与交联

水凝胶的形成通常依靠物理交联或是化学交联。物理交联主要指分子间通过离子间作用、氢键、结晶化等形成水凝胶。水凝胶离子间作用过程可以在较为温和的条件下进行，可避免使用有毒的有机溶剂及小分子交联剂，具有生物相容性好、可降解等优点。但此类方法合成的水凝胶分子间相互作用力一般弱于共价键的作用力，所以普遍存在力学强度较差、稳定性不够好等问题。化学交联是指高分子链段间以共价键交联。一般通过加入交联剂，利用化合物发生加成、缩合之类的化学反应，彼此之间形成化学交联，从而得到牢固的水凝胶网络。相比物理交联合成的水凝胶，化学交联方法合成的水凝胶具有更好的力学强度及稳定性，但也容易造成引发剂、交联剂及未反应的单体残留，容易引发生命体内的不良反应，导致合成的水凝胶材料生物相容性降低。

近年来，为了提高多糖参与形成水凝胶的交联活性及环境响应能力，研究人员开发出多种针对多糖化学修饰的方法，使其获得特定的官能团，并赋予水凝胶 pH 响应性、温度响应性、自修复性等多种特性。根据常见多糖的分子结构，多糖主链或侧链上的羧基、氨基、邻羟基等官能团为多糖的化学修饰提供结构基础，通过 EDC/NHS 羧基活化偶联反应、环加成反应及 Malaprade 邻二醇氧化裂解反应等，将功能性基团接枝在原有的官能团上或直接参与水凝胶交联反应（图 3-1）。常见用于水凝胶交联过程的反应类型包括可逆作用（多重氢键、酰腙键、亚胺键、双硫键、Diels-Alder 共价键、主客体反应等）和不可逆作用（碳碳加成反应、氨基酸成肽反应、脱水成酯键、氧化作用等）。

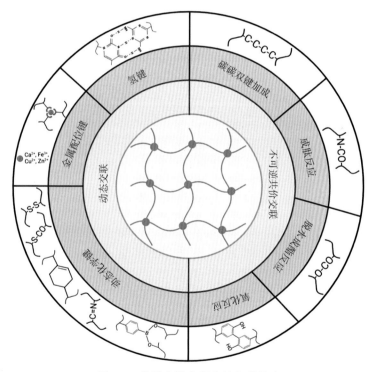

图 3-1 常见多糖水凝胶的交联策略

三、多糖的生物活性在水凝胶中的独特作用

（一）自由基清除能力

已有研究报道多种多糖具有抗氧化能力，可有效清除活性氧自由基，包括超氧阴离

子（$\cdot O_2^-$）、过氧化氢（H_2O_2）、羟自由基（$OH\cdot$）、臭氧（O_3）和单线态氧（$^1O_2$）等。不同多糖的抗氧化能力有所差异（表 3-1），这主要取决于多糖的溶解度、糖环结构、分子量、带电性，以及蛋白质基团和共价连接的酚类化合物的性质和数量。此外，阴离子多糖还能与金属离子直接螯合，起到减少和清除氧自由基的作用。多糖基水凝胶可以在体外或体内通过降解作用释放多糖，从而发挥抗氧化应激的生物学效应。

表 3-1　多糖抗氧化的有效浓度（可将自由基浓度降低 50%，EC_{50}，mg/ml）

多糖种类	$OH\cdot$	$\cdot O_2^-$
壳聚糖	0.4 ～＞ 2	5.5 ～＞ 35
羧甲基壳聚糖	＞ 2	＞ 1
酚醛接枝的壳聚糖衍生物	0.5 ～ 0.8	0.3 ～ 1
木聚糖	＞ 2	＞ 2
阿拉伯木聚糖	0.2 ～＞ 2	0.5 ～＞ 2
λ 卡拉胶	0.4	0.05
ι 卡拉胶	0.3	0.3
κ 卡拉胶	0.3	0.1
琼脂糖	2	（—）
海藻酸盐	0.4 ～ 2	0.1
褐藻聚糖硫酸酯	0.2 ～＞ 4	0.03 ～ 0.2
石莼多糖	4	0.009 ～ 0.02
酵母甘露糖蛋白	3	（—）
半乳甘露聚糖	0.8 ～＞ 2	＞ 2
甘露聚糖	＞ 2	＞ 2
淀粉	＞ 2	（—）
木葡聚糖	＞ 2	＞ 0.4
羧甲基 3β- 葡聚糖	2	3
3β- 葡聚糖硫酸盐	＞ 3	＞ 3
磷酸化 3β- 葡聚糖	1	2
昆布多糖	8	4
凝结多糖	＞ 3	（—）

注：（—）代表该项数据未测定。

（二）直接免疫激活能力

大量研究表明，多糖可以通过多种方式调节免疫系统水平。它们不仅能有效激活免疫细胞，包括 T 细胞、B 细胞、巨噬细胞和自然杀伤细胞，还能激活补体并促进细胞因子的产生，从而显示出对免疫系统的调节作用。固有免疫调节作用确保对病原体产生宿主快速反应能力，如作为免疫防御系统的重要成员，巨噬细胞可以与其他类型的免疫细胞（如中性粒细胞）抵抗外部有害因素。多糖的免疫调节功能可以对此产生调节，改变细胞因子的分泌、细胞增殖和吞噬活性。

Park 等报道称，提取自落葵植物的酸性多糖成分 BRP-4，当其剂量为 10 ～ 100μg/ml 时，可有效促进巨噬细胞 RAW264.7 产生一氧化氮（nitric oxide，NO）。Luo 等的一项研究也表明，一种从苦荬菜中提取的多糖成分 KMCP，可增加 NO 生成，从而增强巨噬细胞介导的非特异性免疫反应。还有一些特殊提取的多糖成分，如 ASP、KMCP、SF1、SF2、SPS、SBF、PG 和 SHE，可以刺激小鼠腹腔巨噬细胞和（或）巨噬细胞 RAW264.7 中 NO 的释放。有趣的是，当巨噬细胞预先被脂多糖激活后，这些多糖却表现出抑制巨噬细胞中的 NO、细胞因子和活性介质产生的生物学效应。该现象表明多糖具有双向免疫调节功能。

研究进一步显示，免疫细胞表面多种受体参与多糖的识别和胞内信号的转导，从而调控炎性反应，如 Toll 样受体 2、Toll 样受体 4、甘露糖受体、补体受体 3 和清道夫受体。这些受体被激活后，通过 ERK、MAPK、JNK 信号转导，引起细胞核内炎性因子转录活性变化，调节免疫反应。而这些内源性多糖的免疫调节作用为多糖基水凝胶的体组织修复、炎性调节作用提供了生物学基础，从而在包括腹腔开放创面修复的应用中发挥其独特优势。

第二节　蛋白质基水凝胶

蛋白质基材料丰富、廉价、生物相容且可生物降解，在食品、化妆品和生物医学领域得到广泛应用。天然蛋白质，包括胶原蛋白、明胶、角蛋白和丝素蛋白，是水凝胶合成的常见原材料。这些天然蛋白质与合成蛋白质和肽相比，具有较低的免疫原性、降解性和更加优越的生物相容性。此外，研究表明，蛋白质基水凝胶具有可调的机械性能，并提供细胞黏附分子结合的天然位点——精氨酸 - 甘氨酸 - 天冬氨酸（Arg-Gly-Asp，RGD）。除了这些天然蛋白质外，细菌发酵和代谢研究的进展使得科研人员越来越关注聚氨基酸材料，这类材料具有清晰的氨基酸组成和良好的生物安全性及降解性，所制备的水凝胶具有高亲水性和保水性，成为创面保护材料研究的重要方向。

以下介绍常用蛋白质材料的理化性质和生物学效应。

一、常见蛋白质基材料的种类和性质

（一）胶原蛋白

胶原蛋白（collagen）是动物软组织中的主要成分，也是哺乳动物体内含量最多、分布最广的结构性功能蛋白，占体内蛋白质所有含量的25% ～ 30%，在某些物种体内可高达80%。胶原蛋白分子具有很强的延展性，在冷水、稀酸、稀碱溶液中不溶，具有良好的

保水性和乳化性。胶原蛋白不易被一般蛋白酶水解，但能被胶原酶直接断裂，随后，裂解产物可被普通蛋白酶水解，最终水解得到的氨基酸组成成分较其他蛋白质材料更为复杂。通常，当反应体系的 pH 为酸性时，胶原蛋白的变性温度在 38～39℃。

从电负性角度来看，胶原蛋白是一种两性电解质。其电负性主要受两方面影响：一是胶原中每条肽链的酸性或碱性侧基的差异；二是每条肽链的两端均含有 α- 羧基和 α- 氨基，它们能在特定 pH 下，通过接受或释放质子，形成不同数量的正负电荷。简而言之，随着介质酸碱性的改变，胶原蛋白能形成带正电荷或负电荷的离子，且离子数量不同。

另外，胶原肽链侧基的酸离解常数与氨基酸侧基的酸离解常数略有差异，这是由于蛋白质受相邻电荷的影响。通常，胶原蛋白的等电点在 7.5～7.8，略显碱性，这是因为胶原中含有较多的碱性氨基酸。值得注意的是，由于胶原蛋白分子量较高，其在水溶液中呈现出胶体性质和一定的黏度。在等电点时，胶原蛋白溶液的黏度最低，但随着温度的降低，黏度会逐渐增加。

胶原蛋白溶液的黏度受多种因素影响，包括溶质浓度、溶剂类型、pH、溶剂温度及添加的电解质。在等电点时，胶原蛋白溶液的黏度最低。当 pH 偏离等电点时，胶原蛋白及其多肽会带有电荷，溶液的黏度会因此增加。离等电点越远，胶原蛋白溶液的黏度就越高。另外，温度对胶原蛋白及其多肽溶液的黏度也有影响，一般来说，随着温度的升高，溶液的黏度会降低。

值得注意的是，胶原蛋白的分子量和浓度也会影响溶液的黏度。一般来说，分子量越大，浓度越高，溶液的黏度就越高。具体来说，高分子量胶原蛋白溶液的黏度随着浓度的增加呈指数级上升，而低分子量胶原蛋白溶液的黏度则随浓度增加呈近似线性关系。

（二）明胶

明胶（gelatin）是一种大分子的亲水性胶体，是胶原部分水解后的产物。无色至浅黄色固体，呈粉状、片状或块状，有光泽，无嗅，无味。明胶的相对分子质量为 50 000～100 000，密度为 1.3～1.4g/cm³，不溶于水，但浸泡在水中时，可吸收 5～10 倍的水而膨胀软化。如果加热，则溶解成胶体，冷却至 35～40℃以下，成为凝胶状；如果将水溶液长时间煮沸，因高级结构分解而使性质发生变化，冷却后不再形成凝胶。

明胶是一种重要的蛋白质混合物，其制备方法主要有酸法和碱法。酸法制备的明胶等电点为 7.5～9.0，而碱法制备的明胶等电点为 4.8～5.0。当这两种不同工艺制得的明胶混合使用时，可能会出现不相容的现象，如乳剂分层、透明度降低、凝聚等。因此，在混合明胶时，需要关注胶的等电点及使用时的 pH。

明胶加热冷却后形成的胶质是其转化为水凝胶的关键过程。当温热的明胶水溶液冷却时，其黏度逐渐上升。如果浓度足够大，温度充分低，明胶水溶液就会转变为凝胶。这种明胶凝胶类似于固体，能保持其形状并具有弹性。值得一提的是，明胶凝胶在受热后能可逆地转变为溶液状态。

明胶的凝胶强度与其相对分子质量、氨基酸组成及制备工艺密切相关。因此，不同用途的明胶所要求的凝胶强度也会有所不同。在实际应用中，需要根据具体需求选择适合的明胶类型，以满足各种不同的使用场景。

（三）角蛋白

作为纤维结构蛋白家族的成员，角蛋白是人体皮肤外层的主要构建蛋白。它的存在有助于保护上皮组织细胞免受损伤和压力的影响。角蛋白单体集结成束，形成中间纤维蛋白，这种蛋白质不溶于水、盐液、稀酸或稀碱。

角蛋白起源于外胚层分化出的细胞，作为这些细胞内的结构蛋白之一，角蛋白在发、毛、鳞、羽、甲、蹄、角、爪、喙、丝等表皮结构中占据重要地位。此外，角蛋白也是脑灰质、脊髓和视网膜神经的组成部分。

角蛋白的空间结构主要包括α螺旋结构（因此被称为α-角蛋白）和β折叠片层结构（因此被称为β-角蛋白）两种类型。α-角蛋白常见于羊毛，而β-角蛋白则类似于丝心蛋白。角蛋白中含有丰富的胱氨酸，因此能够形成众多的二硫键，在蛋白质肽链中发挥交联作用，这使得角蛋白具有极高的化学稳定性和机械强度。

（四）丝素蛋白

丝素蛋白是一种非生物活性的结构性纤维蛋白，由18种氨基酸组成，其中甘氨酸约占43%，丙氨酸约占30%，丝氨酸约占12%。丝素蛋白分子量很大，分子结构和分子间作用十分复杂。一般来说，丝素蛋白分子链由3个亚单元即重链、轻链和糖蛋白P25组成。二硫键链接重链和轻链，然后再与糖蛋白P25通过疏水键等非共价作用结合。丝素蛋白重链由5236个氨基酸残基组成，分子质量为391kDa，轻链则由266个氨基酸残基组成，分子量为28kDa，糖蛋白P25的分子质量与轻链大小相近，约为25kDa。丝素分子中三者的比例约为6：6：1。从分子结构的角度，丝素蛋白的主要晶体结构是Silk Ⅰ和Silk Ⅱ。存在于空气-水界面处的再生丝素蛋白溶液中也有少量且不稳定的Silk Ⅲ结构。Silk Ⅰ包括螺旋及其他非β折叠的构象，而Silk Ⅱ结构主要指反向平行的β折叠构象。

天然蚕丝纤维的初始模量为5～12GPa，断裂强度为500MPa，断裂拉伸长率约为19%，与天然丝素纤维相比，再生丝素蛋白的力学性能有所下降。此外，通过共混方式可以有效提升丝素蛋白的机械强度。例如，通过共混高分子物质，如聚乙二醇（polyethylene glycol，PEG）、聚己内酯、聚乙烯醇（polyvinyl alcohol，PVA）等，可以达到改善丝素材料的力学性能；再者，微米/纳米级别的物质也可以增强丝素蛋白材料的力学强度。

此外，丝素蛋白具有良好的生物相容性和降解能力。研究表明，10%的丝素蛋白水溶液制备的桑蚕丝蛋白支架植入大鼠体内后，几周内开始降解，一年后几乎完全消失，这表明丝素蛋白材料不仅可以生物降解，也可以生物吸收，且不会产生明显的生物毒性。

（五）聚赖氨酸

聚赖氨酸（polylysine）是赖氨酸的直链聚合物，由赖氨酸α-位上的羧基和ε-位上的氨基结合形成，在乙酸乙酯、乙醇、二氯甲烷等常见的有机溶剂中溶解性差，但是能溶于水。它是经链霉菌发酵产生，具有广谱抑菌效果，抗菌性能与其聚合度有关。此外，聚赖氨酸也是一种天然防腐剂，其对大肠杆菌、产气杆菌等革兰氏阴性菌具有明显的抑菌和杀灭作用，在20世纪80年代就开始应用于食品防腐。

作为人体必需的八种氨基酸之一，ε-聚赖氨酸在人体内可降解为赖氨酸。这种氨基酸广泛存在于世界各地的食品中，因此聚赖氨酸被认为是一种营养型抑菌剂。其安全性高于其他类型的防腐剂，急性口服毒性数据为5g/kg。聚赖氨酸对一系列微生物（如酵母属的尖锐假丝酵母菌、法红夫酵母菌、产膜毕氏酵母、玫瑰掷孢酵母等真菌）、革兰氏阳性菌（如耐热脂肪芽孢杆菌、枯草芽孢杆菌、凝结芽孢杆菌等），以及革兰氏阴性菌（如产气杆菌、大肠杆菌、肺炎克雷伯菌等）都有显著且广谱的抑制和杀灭作用。

在生物医药领域，尤其是药物递送方面，聚赖氨酸展现出重要的应用潜力。例如，它可以通过与甲氨蝶呤或其他药物结合，有效降低药物的耐药性。此外，聚赖氨酸还可作为基因递送载体的骨架，用于递送质粒DNA。为克服聚赖氨酸溶解度低、反应活性差的缺陷，研究人员正努力改善这些特性以优化材料性能。研究表明，可以通过聚赖氨酸侧链氨基出发，接枝各种聚赖氨酸衍生物，从而拓展其在生物医学领域中的应用。

聚赖氨酸及其衍生物具有对多种刺激性条件（如pH、温度、酶、氧化还原反应）作出响应的特性，这为研发刺激响应性靶向给药系统提供了可能。这种系统能够提高疗效、减少不良反应，具有巨大的临床价值。此外，功能化聚赖氨酸可以提高药物负载效率，更有效地将药物分子靶向转运到所需位置，从而增强药物疗效。在生物黏合剂研究方面，聚赖氨酸水凝胶通过阳离子氨基与目标组织和黏液层紧密结合，展现出更优异的黏合强度。

（六）聚谷氨酸

γ-聚谷氨酸（poly-γ-glutamic acid，γ-PGA）是组成纳豆黏性胶体的主要成分，具有促进矿物质吸收的作用，已被列入促进矿物质吸收的保健成分表。γ-PGA特殊的分子结构使其具有极强的保湿能力。添加γ-PGA于化妆品或保养品中，能有效地增加皮肤的保湿能力，促进皮肤健康。与公认的最具保湿能力的透明质酸相比，γ-PGA的保湿效果竟然超出其2～3倍，为新一代的生物科技保湿成分。

γ-PGA分子链上有大量游离羧基、氨基和羰基等具有水合能力的官能团，其中，羧基的水合能力更为明显，加上γ-PGA分子链之间有大量的氢键存在，使得γ-PGA具有超强的保水锁水性能。它还有螯合金属离子、良好的抗菌性能、成膜特性、柔滑性强及缓释能力，非常适合用在化妆品中以提升和延长保湿功效。此外，γ-PGA还具有协同维生素C的抗氧化作用及抑制皮肤酪氨酸酶活性的美白作用。

γ-PGA的研究与发展仅有数十年的历史。目前，人们对γ-PGA的研究主要集中在实验室阶段，包括性质探讨、产生菌的优化与基因研究、发酵过程分析、提取纯化方法研究，以及衍生物的制备与性能研究。近年来，随着环保意识的提升和国家可持续发展战略的需求，绿色环保材料的研究和开发已成为主流。这股趋势也催生了γ-PGA产业化研究和探索的步伐。

二、蛋白质基水凝胶的成胶机制

蛋白质由肽键通过缩合反应连接在一起的氨基酸组成。值得注意的是，由于蛋白质的物理化学性质，主要是其机械强度相对不足这一特点，其在生物医学工程领域的转化应用面临挑战。为了克服这一障碍，许多研究将蛋白质与聚合物水凝胶结合起来，通过共价键制造具有适当结构、稳定性、强度及其他独特特征（如刺激响应性或自修复特性），从而匹配蛋白质基水凝胶所需应用领域的属性。少数蛋白质水凝胶可以完全依靠蛋白质链成胶。

所有蛋白质都具有三级结构。一级结构是其氨基酸的组成序列，二级结构为 α 螺旋、β 折叠、β 转角，三级结构则显示了蛋白质的 3D 构象。一级结构上氨基酸的组成不仅决定了蛋白质的特性，包括生物活性和亲 - 疏水性，还影响二级结构的折叠及三级结构的构象。因为蛋白质具有羧基、氨基和其他功能性基团，其可以通过物理、化学和酶交联等多种方式交联形成水凝胶。在蛋白质形成水凝胶的过程中，蛋白质分子会发生去折叠作用，形成更多的无规则卷曲，使得蛋白质分子具有更加灵活的构象，便于交联点相互接触和作用，发生凝胶化反应（图 3-2）。由于蛋白质水凝胶形成过程中，蛋白质的三级结构向二级结构转化，并且二级结构中的折叠结构减少，会形成水凝胶内部更加亲水性的环境，从而引起高溶胀性质。值得注意的是，含有半胱氨酸的蛋白质结构中存在—SH 基团，有助于水凝胶吸水和保湿，从而可以形成高溶胀保水型水凝胶。再者，蛋白质和聚合物浓度、pH 和其他亲水性官能团等参数也会影响水凝胶的溶胀率和成胶性能，可根据应用场景进行调整。已有研究证实，增加蛋白质水凝胶中蛋白质的浓度，或者将水凝胶放置于酸性胃液环境中时，水凝胶溶胀能力会发生显著改变。

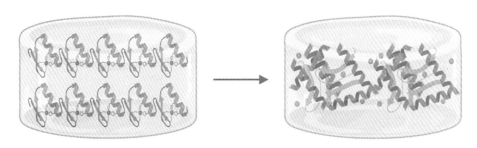

图 3-2 蛋白质水凝胶成胶过程中结构发生变化

化学交联所得到的蛋白质水凝胶结构和性能最为稳定，因此相关的研究报道最多。从本质上说，与多糖类水凝胶相似，蛋白质水凝胶也是利用蛋白质主链或侧链上的羧基、氨基等官能团，通过 EDC/NHS 羧基活化偶联反应、环加成反应等，将功能性基团接枝在原有的官能团上或直接参与水凝胶交联反应。常见的化学交联反应类型同样包括可逆作用（酰腙键、亚胺键、双硫键、Diels-Alder 共价键、主客体反应等）和不可逆作用（碳碳加成反应、氨基酸成肽反应、脱水成酯反应等）。除此之外，蛋白质分子间易发生缠结，形成不稳定交联，这一成胶方式为扩展蛋白质水凝胶的物理性质奠定了基础。

三、蛋白质水凝胶的生物学功能

蛋白质因其氨基酸序列不同而具有不同的生物学功能，这些蛋白质可以是天然来源的，也可以是通过人工设计加基因工程翻译所得到。理解具有特定氨基酸结构的蛋白质多肽片段对于设计不同功能、不同应用背景的蛋白质水凝胶至关重要（表 3-2）。

表 3-2 蛋白质的功能与特点

蛋白质种类	特点	典型应用场景
贻贝足蛋白	- 可以与组织间形成强黏附作用	生物黏附（Huang et al，2021）
类弹性样多肽角蛋白	- 可调降解 - 受控释放 - 可调节以响应不同的 pH、离子强度和温度	药物递送（MacEwan，Chilkoti，2014）
蜘蛛丝 - 角蛋白	- 生物相容性 - 缓慢降解 - 能够封装药物或生长因子 - 减轻炎症 - 稳定内环境	创面修复（Koh et al，2023）
蜘蛛丝 - 弹性蛋白 - 胶原蛋白 - 角蛋白	- 允许细胞黏附 - 具有与靶组织相似的机械性能	3D 细胞培养（Newman et al，2020）
胶原蛋白 - 角蛋白 - 纤维蛋白原	- 具有与靶组织相似的机械性能 - 吸引细胞迁移 - 促进细胞分化	组织再生（McLaughlin et al，2019）
蜘蛛丝 - 胶原蛋白	- 生物相容性 - 促进细胞黏附 - 促进细胞生长 - 可被修饰，从而调节细胞相互作用	生物制造（3D 打印）（Mirazul et al，2015）
节肢弹性蛋白	- 弹性 - 延展性 - 与特定导电化合物结合产生电机械偶联特性	可穿戴医疗器械（Hu et al，2019）

举例说明，贻贝足蛋白（mussel foot protein，Mfp）的研究显示，6 个重要的贻贝足蛋白，即 mfp-1 至 mfp-6，具有湿性黏附功能。这 6 个蛋白质的共同特征在于存在不同的残基，如多巴（DOPA）、酪氨酸、苯丙氨酸，以及阳离子、阴离子和不带电荷的基团，尽管这些残基的相对含量有所不同。特别值得注意的是，mfp-5 含有最高量的 DOPA（30mol%），该功能性残基具有很强的湿黏附性，并且被认为是斑块界面上最重要的黏附底漆。除了DOPA，其他残基（如疏水性基团和带电基团）也通过控制疏水性基团、阳离子 -π 或静电相互作用来赋予湿黏合力。尽管 DOPA 具有出色的附着力，但也容易受到有害氧化的影响。取而代之的是，贻贝通过进化含有高水平硫醇基团（2mol%）的 mfp-6 抑制 DOPA 的氧化还原化学反应，即使在氧化环境中也能维持持久的附着力。因此，对贻贝足蛋白及其相应残基的细致调控对于获得理想的湿黏着力至关重要。基于对贻贝足蛋白的认识，可以设计具有黏附功能的蛋白质水凝胶。同样的，对其他常见蛋白的功能化肽段进行研究有助于研发生物活性蛋白质水凝胶，促进组织损伤修复。

第三节 合成聚合物水凝胶

由于合成聚合物具有复杂多样的性质，其合成的水凝胶往往具备宽调节阈值和多种刺激响应性。尽管如此，在组织工程的研究领域，单纯合成聚合物水凝胶的研究与应用相对较少，原因是大多数合成聚合物难以降解，且生物相容性较差。因此，更多的研究通过将合成聚合物与天然聚合物混合，改善天然聚合物水凝胶的机械性能和调控性能。

一、人工合成聚合物基本概念与种类

聚合物是一种长链分子或大分子，通过连接重复的化学单元来构建。一个聚合物的每个分子可由数百个、数千个甚至数百万个重复单位组成。聚合物链中的单位数对决定其性质起着重要的作用。以聚乙烯为例，它是由乙烯气体的基本单位衍生出来的。随着链中单位数量的增加，产物从气体变成液体，然后变成脆性或蜡状固体。随着数量的增加，聚合物链变得足够长，开始相互纠缠，表现出聚合物特有的相关理化特性。聚合物中的单元通常由共价键结合在一起。相邻的聚合物链或同一链的不同部分可以通过分子间作用力结合在一起。在某些情况下，离子键也可能发生在聚合物中。共价键的特征是相对高能量、固定角度和短距离，它们决定了聚合物的力学、热、化学和光化学性质。

聚合物可以根据其分子链的相位、构型和排列方式以不同的状态存在。这两种主要状态分别是非晶态和结晶态。聚合物通常以半晶形式存在，其中无定形相和结晶相共存。

在无定形相中，聚合物中的分子链没有以任何特定的方式组织，尽管由于聚合物的制造过程，如挤压、熔体成型或纤维拉伸，但也可能有一定的链取向。一般来说，处于无定形相的链不遵循任何模式，是随机混合的。在链间相互作用较低的情况下，这些链具有相互滑动的灵活性，并且聚合物相对容易变形。分子链主干中的原子链段可以灵活地移动，这取决于固定它们的键及周围的空间。这使得链段能够旋转、扭曲或振动，而无须相互滑动，也不会破坏任何键。如果这种原子链灵活性仅限于振动，聚合物就会表现得像玻璃一样，一旦经历小幅应变变形，就会发生机械损伤。如果聚合物被加热，提供的能量会增加链段的动能和振幅。值得注意的是，这种聚合物没有固定的熔点。

当分子链或几条链的部分形成紧密排列的线性模式时，就会形成聚合物形式的晶体。同一分子链的片段可以形成几个不同的晶体，在这些晶体之间的链的部分被称为连接链。任何能使分子紧密堆积的结构或化学性质都有助于结晶。因此，柔性的骨架可以促进结晶，也可以促进较强的极性。相反，庞大的垂体基团和分子链的分支阻止了晶体的形成。由于晶体代表更紧密的排列链，晶体或半结晶聚合物通常更硬、更耐溶剂和不透明。与非晶相比，晶相的较高的刚度和较低的溶解度是由紧密堆积造成的强分子间力引起的。较高的韧性反映了非晶态和结晶态区域的混合，而不透明度是晶体光散射的结果。

以下介绍常见的聚合物及其性质。

（一）聚乳酸

聚乳酸（polylactic acid，PLA）作为一种创新的生物降解材料，源于植物淀粉原料。淀粉经过糖化过程转化为葡萄糖，然后通过特定菌种的发酵，制成高纯度乳酸，进一步通过化学合成方法，可以获得具有特定分子量的 PLA。因 PLA 出色的生物降解性能，其能在微生物的作用下完全分解为二氧化碳和水，不会对环境造成污染，因此被广泛认为是一种环保友好型材料。

如今，PLA 在医疗保健领域的应用日益广泛。例如，PLA 可以用于制造一次性输液器具、无须拆线的外科缝合线等。此外，低分子 PLA 还可作为药物缓释包装材料等。

（二）聚乳酸-羟基乙酸共聚物

聚乳酸-羟基乙酸共聚物［poly（lactic-co-glycolic acid），PLGA］是一种可降解的功能性高分子有机化合物，由乳酸和羟基乙酸两种单体随机聚合而成，以其良好的生物相容性、易于加工成形和成膜特性而受到广泛关注，被广泛应用于制药、医疗器械等领域。根据不同的单体比例，可以制备出各种不同型号的 PLGA，如 PLGA 75∶25，表示由 75% 的乳酸和 25% 的羟基乙酸组成。

值得注意的是，所有的 PLGA 都是非定型的，其玻璃化温度在 40～60℃。与纯乳酸或羟基乙酸聚合物相比，由于两种单体的混合，PLGA 具有较高的溶解性，可以溶于更多、更常见的溶剂，如氯化溶剂、四氢呋喃或乙酸乙酯等。

PLGA 的降解主要源于酯键的断裂，单体比例的不同会影响降解的程度，乙交酯比例越高，降解越容易。当乳酸和羟基乙酸两种单体比例为 50∶50 时，PLGA 的降解速度会加快，降解时间约为 2 个月。

（三）聚乙二醇

PEG 是聚环氧乙烷与水的加聚物，根据相对分子质量的不同，呈现出不同的物理形态。当相对分子质量在 700 以下时，它在 20℃下为无色、无味、不挥发的黏稠液体，具有一定的吸水性；相对分子质量在 700～900 时，呈现半固体状态；相对分子质量达到 1000 及以上时，呈现浅白色蜡状固体或絮片状石蜡，或流动性粉末。

随着分子量的增加，PEG 的水溶性、蒸汽压、吸水性及有机溶剂的溶解度逐渐降低，而凝固点、相对密度、闪点和黏度则相应升高。PEG 对热稳定，不易与大多数化学材料发生反应，且不水解。值得注意的是，不同平均分子量的 PEG 性质也有所差异。

PEG 可以作为软化剂和增湿剂使用，在医药工程领域，其可用于药物载体的制备等。近年来，二臂、四臂甚至八臂 PEG 功能化衍生物在 PEG 接枝、交联反应中发挥着关键作用，越来越多的 PEG 水凝胶相关研究得以报道，进一步推动了 PEG 在组织工程领域的研究和应用。

（四）聚丙烯酰胺

聚丙烯酰胺（polyacrylamide，PAAm）是一种由丙烯酰胺单体或其他单体共聚而成的高分子化合物，在水溶性高分子领域具有广泛的应用。PAAm 结构单元中含有酰胺基，这使得其具有良好的水溶性和高度的化学活性，通过接枝或交联，可以得到具有支链或网状结构的多种改性物。

PAAm 几乎不溶于大多数有机溶剂，如甲醇、乙醇、乙醚、脂肪烃和芳香烃。然而，某些极性有机溶剂除外，如乙酸、丙烯酸、氯乙酸、乙二醇、甘油、熔融尿素和甲酰胺。这些有机溶剂的溶解性有限，通常需要加热才能实现。

PAAm 可以以任意比例溶于水，形成均匀透明的溶液。高分子量溶液呈现为假塑性流体。分子量大小对溶解度的影响较小，但当溶液浓度高于 10% 时，高分子量聚合物由于分子间氢原子的键合作用，可能呈现出类似凝胶的结构。

（五）聚乙酸乙烯酯

聚乙酸乙烯酯（PVA）是由乙酸乙烯经聚合反应和醇解过程制成的一种水溶性高分子聚合物。PVA 呈白色、稳定、无毒，并以粉末状、片状或絮状固体存在。PVA 中含有许多醇基，具有极性特性，能与水形成氢键，因此可以溶于极性水。此外，PVA 还可以溶于热的含羟基溶剂，如甘油、苯酚等，但不溶于甲醇、苯、汽油等常见有机溶剂。

PVA 可视为一种带有仲羟基的线性高分子聚合物。其分子中的羟基具有较高的活性，能进行低醇类典型化学反应，如酯化、醚化、缩醛化等，并可与许多无机化合物或有机化合物发生反应。

通过经典的反复冷冻 - 融化法，可以将 PVA 水溶液凝胶化，制备成半晶 PVA 水凝胶弹性体。这种水凝胶的结晶度为 50% ~ 60%。此外，还可以通过在高密度 PVA 聚合物中添加高浓度氢氧化钠来诱导结晶，并形成物理交联的 PVA 水凝胶。这种策略使得生产具有高机械性能、低水含量、抗损伤性和形状记忆性能的物理交联 PVA 生物材料成为可能。制备的 PVA 水凝胶具有足够的收缩力，可以提起重量为自身 1100 倍的物体。

（六）聚甲基丙烯酸甲酯

聚甲基丙烯酸甲酯（polymethyl methacrylate，PMMA）是由甲基丙烯酸甲酯聚合而成的高分子化合物，是一种开发较早的重要热塑性塑料，又称为有机玻璃，俗称亚克力。有机玻璃分为无色透明、有色透明、珠光、压花四种有机玻璃，具有较好的透明性、化学稳定性、力学性能和耐候性，还有易染色、易加工、外观优美等优点。通过向天然高分子水凝胶体系中添加 PMMA，可显著提升水凝胶的机械强度，满足水凝胶高强、高韧的应用背景。

（七）聚（N- 异丙基丙烯酰胺）

聚（N- 异丙基丙烯酰胺）[poly（N-isopropylacrylamide），PNIPAAm] 是一种有机物，化学式为 $(C_6H_{11}NO)_n$，由单体 N- 异丙基丙烯酰胺聚合而成。随着刺激响应性水凝胶的研究深入和学科交叉，PNIPAAm 成为构建温度响应性水凝胶的热门材料之一，其热响应性可以由加热后在水溶液中观察到的疏水 - 亲水性相变来反映。在低于其低临界溶液温度（low critical solution temperature，LCST）（约 32℃）时，酰胺基团和水之间形成氢键。

PNIPAAm 是水溶性的，其周围的水分子形成了一个溶剂化壳，该壳使聚合物结构稳定并形成膨胀的盘绕状构象。如果外界温度大于 LCST，氢键被削弱，异丙基和主链之间的疏水作用变成主导，聚合物中的水分子被挤出，PNIPAAm 塌缩并形成球状结构。研究发现，这种相变是快速且可逆的。由于其 LCST 接近生理条件，可适用于多种生物技术，包括分子成像、药物递送、细胞分离、组织工程和生物传感。PNIPAAm 还有另一个重要特征，即其 LCST 可通过添加表面活性剂、盐或与亲水 / 疏水性共聚单体共聚进行调节。在主链中嵌入亲水性链段可以增加 LCST，与疏水性单体共聚可减小 LCST。此外，由于氢键的形成与破坏，PNIPAAm 可逆热相应滞后性很强，这使其可具有更多特殊应用。

二、人工合成聚合物在水凝胶交联体系中的作用

（一）优化水凝胶整体机械性能

由于天然聚合物材料所制备的水凝胶往往机械性能不尽如人意，故通过添加人工合成聚合物网络增加整个水凝胶交联体系的机械强度。人工合成聚合物网络通过其自身，或者是与天然聚合物网络支架的相互作用，可以形成用于耗散外部能量的多种化学键，从而改善整体水凝胶的机械强度，满足不同组织损伤修复的需求。例如，研究发现，在天然黄原胶离子网络所形成的水凝胶中，加入 PAAm 网络，能够有效优化整个水凝胶体系的机械强度和弹性。此外，在氧化甲基丙烯酸海藻酸盐水凝胶中引入八臂聚乙二醇胺网络，不同配比条件下均发现其可显著增加凝胶网络的强度。水凝胶可通过三维打印制备出特异性的形状，从而适配损伤部位。研究发现，在天然高分子水凝胶中，加入人工合成聚合物可以有效提高水凝胶的打印性能，拓宽了水凝胶在生物打印中的应用前景。

（二）赋予水凝胶刺激响应能力

通过将人工合成聚合物材料混合入天然高分子水凝胶中，可赋予水凝胶人工合成聚合物材料自身的刺激响应性，其代表就是 PNIPAAm。近年来，随着智能材料与结构的发展，水凝胶的智能响应作用越来越重要。研究不仅发现智能设计对水凝胶物理性质的提升有益，而且能够引起组织内的信号转导激活和生物学效应，从而促进修复过程。例如，研究显示，PNIPAAm 与明胶网络复合可使得水凝胶具有温敏性，通过构建水凝胶与创面的黏附界面，并诱导水凝胶收缩，传递给创面一个向内的牵拉力，从而激活组织内的力学感知信号，促进缺损创面的修复。还有研究表明，人工合成聚合物水凝胶 P（CE-MAA-MEG）可通过其 pH 响应性，成功实现结肠靶向，从而为溃疡性结肠炎的给药途径提供新的思路。

参 考 文 献

马利静，2012. PLGA 静电纺丝膜对术后腹膜粘连预防效果研究［D］. 兰州：兰州理工大学 .

缪进康，2009. 明胶及其在科技领域中的利用［J］. 明胶科学与技术，29（1）：28-49，51.

周益峰，刘岩，李兆申，2013. 胆胰管可降解支架的实验研究进展［J］. 中华胰腺病杂志，13（6）：422-424.

Hu X，Xia XX，Huang SC，et al，2019. Development of adhesive and conductive resilin-based hydrogels for wearable sensors［J］. Biomacromolecules，20（9）：3283-3293.

Huang J，Jiang Y，Liu Y，et al，2021. Marine-inspired molecular mimicry generates a drug-free，but immunogenic hydrogel adhesive protecting surgical anastomosis[J]. Bioact Mater，6（3）：770-782.

Joseph CA，McCarthy CW，Tyo AG，et al，2019. Development of an injectable nitric oxide releasing poly（ethylene）glycol-fibrin adhesive hydrogel[J]. ACS Biomater Sci Eng，5（2）：959-969.

Kim JS，Choi J，Ki CS，et al，2021. 3D silk fiber construct embedded dual-layer PEG hydrogel for articular cartilage repair - In vitro assessment[J]. Front Bioeng Biotechnol，9：653509.

Koh K，Wang JK，Chen JXY，et al，2023. Squid suckerin-spider silk fusion protein hydrogel for delivery of mesenchymal stem cell secretome to chronic wounds[J]. Adv Healthc Mater，12（1）：e2201900.

MacEwan SR，Chilkoti A，2014. Applications of elastin-like polypeptides in drug delivery[J]. J Control Release，190：314-330.

McLaughlin S，McNeill B，Podrebarac J，et al，2019. Injectable human recombinant collagen matrices limit adverse remodeling and improve cardiac function after myocardial infarction[J]. Nat Commun，10（1）：4866.

Mirazul Islam M，Cepla V，He C，et al，2015. Functional fabrication of recombinant human collagen–phosphorylcholine hydrogels for regenerative medicine applications[J]. Acta Biomater，12：70-80.

Newman K，Clark K，Gurumurthy B，et al，2020. Elastin-collagen based hydrogels as model scaffolds to induce three-dimensional adipocyte culture from adipose derived stem cells[J]. Bioengineering（Basel），7（3）：110.

Sanborn TJ，Messersmith PB，Barron AE，2002. In situ crosslinking of a biomimetic peptide-PEG hydrogel via thermally triggered activation of factor XIII [J]. Biomaterials，23（13）：2703-2710.

Shin MS，Park SB，Shin KS，2018. Molecular mechanisms of immunomodulatory activity by polysaccharide isolated from the peels of Citrus unshiu[J]. Int J Biol Macromol，112：576-583.

Yan W，Zhang B，Yadav MP，et al，2020. Corn fiber gum-soybean protein isolate double network hydrogel as oral delivery vehicles for thermosensitive bioactive compounds[J]. Food Hydrocolloids，107：105865.

Yin M，Zhang Y，Li H，2019. Advances in research on immunoregulation of macrophages by plant polysaccharides[J]. Front Immunol，10：145.

Yu J，Xu X，Yao F，et al，2014. In situ covalently cross-linked PEG hydrogel for ocular drug delivery applications[J]. Int J Pharm，470（1-2）：151-157.

第四章 水凝胶制备交联方式

第一节 物 理 交 联

水凝胶物理交联是利用聚合物链或其他组分之间的物理相互作用在水凝胶中创建三维网络的过程。物理交联依赖于非共价相互作用，通常是可逆的。物理交联法使水凝胶的制备具有可调节的性质、对外部刺激的响应性及可再加工或回收的潜力，由此产生的水凝胶在药物递送、组织工程、生物传感和其他需要控制释放、生物相容性或刺激响应性的领域中得到了应用。

一、物 理 缠 结

物理缠结是指聚合物链相互缠结，无须发生任何化学反应，即可形成稳定的水凝胶网络结构（图 4-1）。

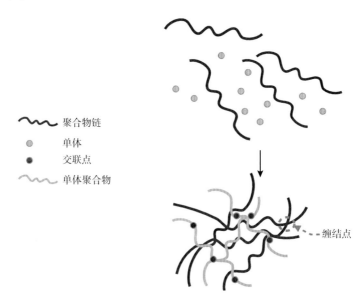

图 4-1　物理缠结形成水凝胶示意图

通过物理缠结的方式形成水凝胶通常包括以下步骤。

（1）聚合物选择：选择能够在水溶液中溶解并通过物理缠结的方式形成水凝胶的亲水

性聚合物，包括合成的或天然衍生的聚合物，如藻酸盐、卡拉胶和一些纤维素衍生物。

（2）聚合物溶解：将用于形成水凝胶的亲水聚合物溶解在适当的溶剂中，通常是水或水溶液。聚合物链应具有合适的分子量和浓度，以实现有效的缠结。

（3）凝胶化引发：通过将聚合物溶液置于特定条件或刺激下引发凝胶化。这些条件包括温度、pH 的变化，或添加促进聚合物链缠结的特定试剂或离子。

（4）聚合物链缠结：一旦触发凝胶化，聚合物链开始在溶液中相互作用并相互缠结。聚合物链的亲水性使它们容易与水分子相互作用，从而形成网络结构。

（5）水凝胶网络形成：聚合物链的缠结导致其在整个溶液中形成三维网络。缠结程度取决于聚合物浓度、分子量和任何添加剂或交联剂的存在等因素。

由物理缠结形成的水凝胶通常在特定条件下表现出可逆的凝胶 - 溶胶转变，如温度、pH 的变化，或者特定试剂的添加扰乱了聚合物链的缠结。水凝胶的这种可逆性（如可注射性或受控释放），允许其在药物递送系统或组织工程中应用。值得注意的是，与通过更强的物理或化学交联机制形成的水凝胶相比，由物理缠结形成的水凝胶可能具有较低的机械强度和稳定性，但它们具有合成容易、生物相容性好、可以结合敏感的生物活性分子等优点。

二、结　晶

结晶是指聚合物链组成有序晶体结构从而形成水凝胶的过程，通常通过冷冻和解冻循环的方式制备（图 4-2）。

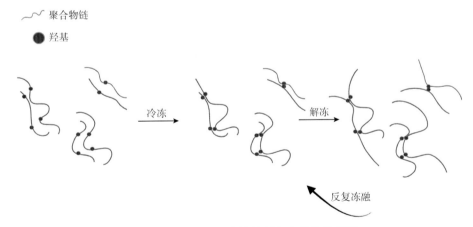

图 4-2　冻融循环形成结晶制备水凝胶示意图

通过结晶的方式形成水凝胶通常包括以下步骤。

（1）聚合物选择：选择可通过结晶方式形成水凝胶的聚合物，主要包括聚乙烯醇、聚乙二醇和某些多糖，如直链淀粉或支链淀粉。

（2）聚合物溶解：将选定的聚合物溶解在合适的溶剂中，通常是水或水溶液，以产生聚合物溶液，溶剂应允许聚合物链的有效溶解和分散。

（3）凝胶化引发：通过将聚合物溶液置于促进结晶的特定条件下启动凝胶化，通常是通过将溶液快速冷却到低于溶剂冰点的温度来实现。

（4）聚合物结晶：随着温度的降低，溶液中的聚合物链失去热量，开始排列成更稳定有序的晶体结构。

（5）晶体形成：随着持续冷却，晶体结构变大并变得更有条理。聚合物链以重复的方式排列，形成晶格。晶体的形成受聚合物浓度、冷却速度和添加剂等因素的影响。

（6）水凝胶网络形成：晶体形成后，通过提高温度的方式使溶液解冻。升温过程中冰晶融化，留下水凝胶网络。聚合物链被固定在网络结构中，有助于水凝胶的形成。

由于溶解的冰晶留下的空隙，结晶形成的水凝胶通常具有多孔结构。孔的大小和分布可以受到各种因素的影响，包括聚合物浓度、冻结和解冻条件，以及任何添加剂的存在。值得注意的是，与其他类型的水凝胶相比，结晶形成的水凝胶可能会表现出不同的机械性能。此外，凝胶-溶胶转变通常是不可逆的，需要启动新的结晶周期来重塑水凝胶结构。由结晶形成的水凝胶在组织工程、药物递送和伤口愈合等领域均有应用，其多孔结构和独特的性能具有优势。

三、自　组　装

自组装水凝胶是指通过组成分子的自发组装形成的水凝胶，这些水凝胶依靠分子的固有性质相互作用，并自行排列成三维网络结构，而不需要外部刺激或交联剂。

（一）肽自组装

肽自组装是指肽（氨基酸短链）在不需要外力或模板的情况下自行组织成超分子结构或纳米结构的过程。该过程由非共价相互作用驱动，如氢键、范德瓦耳斯力、疏水相互作用和静电相互作用等。肽由氨基酸残基组成，其序列决定了其化学和物理性质，这对其自组装行为起着至关重要的作用。肽自组装可以导致各种纳米结构的形成，包括纤维、纳米管、纳米颗粒、囊泡和水凝胶。例如，交替的亲水性和疏水性残基可以自组装成纤维结构，缠结形成水凝胶网络。含有疏水性 N 端和阳离子亲水性 C 端的两亲性多肽可以组装成稳定的螺旋超分子结构，在 37℃下可以 10 秒内成胶。常见的例子包括源自胶原蛋白、弹性蛋白等天然蛋白质的肽。

通过肽自组装的方式形成水凝胶通常包括以下步骤。

（1）肽设计：用于自组装成水凝胶的肽被设计成具有促进自组装行为的特定氨基酸序列。这些序列通常包含交替的疏水性和亲水性片段或带电残基以驱动组装过程。

（2）肽溶解：将设计的肽溶解在合适的溶剂中，通常是水或水溶液。溶剂应促进肽链的溶剂化和分散。

（3）凝胶化引发：通过触发促进肽自组装的特定条件或刺激来引发凝胶化。这可能涉及 pH、温度、离子强度的变化，或添加特定分子（称为凝胶引发剂或刺激响应剂）。

（4）初级组装：随着凝胶过程的启动，肽开始自组装成初级结构，如 α 螺旋、β 折叠或无规卷曲。肽的疏水性片段倾向聚集在一起，而亲水性片段仍然暴露于周围的溶剂。

（5）次级组装：初级组装结构进一步相互作用并相互关联，形成次级结构。这些二级结构可以包括胶原纤维、纳米纤维或其他有序排列，具体取决于肽序列和环境条件。

（6）水凝胶网络形成：二级组装结构互连并缠结，在整个肽溶液中形成三维网络。分子间力的存在，如氢键、疏水相互作用或静电相互作用，有助于网络的形成，为水凝胶提供了机械完整性和稳定性。

通过肽自组装的方式形成的水凝胶，可以通过改变肽序列、浓度、环境条件或将特定官能团纳入肽设计中来调节水凝胶机械强度、孔隙率和对外部刺激的响应性。基于肽自组装的水凝胶通常在特定条件下表现出可逆的凝胶 - 溶胶转变，如温度、pH 的变化或竞争性分子的引入。这种可逆性允许在组织工程、再生医学和药物递送中实现诸如可注射性、自愈性或控制药物释放等应用。

（二）嵌段共聚物自组装

嵌段共聚物由两个或多个具有不同化学性质的聚合物嵌段组成，在水凝胶形成过程中，两亲性嵌段共聚物可以在水性环境中自组装成胶束或其他有序结构，这些胶束可以进一步组装形成水凝胶网络（图 4-3）。

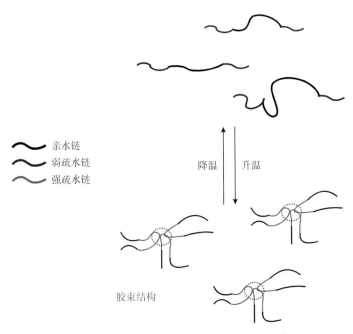

亲水链
弱疏水链
强疏水链

降温 升温

胶束结构

图 4-3 嵌段共聚物自组装形成水凝胶的示意图

通过嵌段共聚物自组装的方式形成水凝胶通常包括以下步骤。

（1）嵌段共聚物选择：具有亲水性和疏水性的嵌段共聚物通常用于自组装形成水凝胶。亲水性嵌段提供水溶性，而疏水性嵌段促进自组装结构的形成。例如，聚乙二醇 - 聚丙二醇 - 聚乙二醇和聚乳酸 - 聚乙二醇酯。

（2）嵌段共聚物溶解：将选定的嵌段共聚物溶解在合适的溶剂中，通常是水或水溶液。溶剂应允许共聚物链的溶剂化和分散。

（3）自组装启动：通过将共聚溶液置于特定条件或刺激下启动自组装，这些条件或刺激促进了亲水性和疏水性嵌段的分离，这可能涉及温度、pH 的变化，或者添加驱动自组装过程的特定试剂。

（4）相分离：随着自组装过程的启动，共聚物的亲水和疏水嵌段分离成不同的结构域或相。亲水性嵌段仍然被周围的水溶解，而疏水性嵌段聚集在一起，以最大限度地减少与水的接触。

（5）胶束或囊泡的形成：疏水性嵌段聚集形成胶束或囊泡，取决于共聚物的结构和条件。在胶束中，疏水性嵌段形成核心，被外壳上的亲水性嵌段屏蔽。在囊泡中，疏水块形成双层结构，包裹着一个水核。

（6）水凝胶网络的形成：胶束或囊泡进一步相互作用和相互缠结，在溶液中形成三维网络结构。自组装结构的缠结为水凝胶网络提供了机械完整性和稳定性。

嵌段共聚物自组装形成的水凝胶的性能受各种因素的影响，包括共聚物的组成、嵌段长度、浓度、溶剂条件，以及任何添加剂或交联剂的存在。通过嵌段共聚自组装形成的水凝胶在特定条件下可以发生可逆的凝胶 - 溶胶转变，如温度、pH 的变化或竞争分子的加入。这种可逆性允许在药物递送、组织工程和生物材料等多领域中应用，适用于控制释放、响应性或自修复等。

（三）超分子自组装

超分子自组装（supramolecular self-assembly）依靠非共价相互作用，如氢键、疏水相互作用、范德瓦耳斯力、静电相互作用、π-π 堆积和金属配位，形成水凝胶。具有互补相互作用的小分子或聚合物自组装成有序结构，形成三维网络。

1. 氢键

氢键在不同高分子链中的氢和氧或氮原子之间形成，可促成水凝胶网络的交联。通过氢键形成水凝胶涉及某些聚合物或小分子中存在的氢键供体和氢键受体基团之间的特定相互作用。

通过氢键自组装的方式形成水凝胶通常包括以下步骤。

（1）聚合物选择：含有氢键供体和受体基团的聚合物，如羟基（—OH）、羧基（—COOH）、胺（—NH$_2$）或酰胺（—CONH$_2$）基团通常用于通过氢键形成水凝胶。

（2）聚合物溶解：将选定的聚合物溶解在合适的溶剂中，通常是水或水溶液，以形成聚合物溶液。溶剂应促进聚合物链的分散和溶剂化。

（3）凝胶化引发：凝胶化是通过引入触发因素引发，如温度、pH 的变化或添加特定分子，诱导氢键的形成。触发因素促进聚合物溶液内氢键供体和氢键受体基团之间的缔合和键合。

（4）氢键形成：随着凝胶化过程的开始，一条聚合物链的氢键供体基团（如—OH、—NH$_2$）与相邻链的氢键受体基团（如—COOH、—CONH$_2$）相互作用，供体基团的氢原子与受体基团的电负性原子形成氢键，从而形成分子间氢键。

（5）水凝胶网络形成：聚合物链之间的分子间氢键导致三维网络结构的形成，该网络通过整个水凝胶中氢键的协同相互作用而稳定，氢键的程度和强度决定了水凝胶的结构完整性和机械性能。

氢键形成的水凝胶的性质可能受到多种因素的影响，包括氢键供体和氢键受体基团的性质和密度、聚合物浓度、pH、温度，以及可能影响氢键相互作用的其他溶质的存在。

2. 疏水相互作用

疏水相互作用的形成依赖于某些聚合物或小分子内疏水性片段的自组装，其发生是由于疏水性区域倾向聚集在一起并尽量减少与水的接触。

通过疏水相互作用的方式形成水凝胶通常包括以下步骤。

（1）聚合物选择：含有疏水性片段的聚合物通常用于通过疏水相互作用形成水凝胶，这些疏水性区域可以并入聚合物主链内或作为侧基。

（2）聚合物溶解：将选定的疏水性聚合物溶解在合适的溶剂中，通常是水或水溶液。溶剂应允许聚合物链分散和溶剂化。

（3）凝胶化引发：通过触发促进疏水性片段自组装的特定条件或刺激来引发凝胶化。这可能涉及温度、pH、离子强度的变化，或添加增强疏水相互作用的特定分子。

（4）疏水性聚集：当凝胶化过程开始时，聚合物链的疏水性片段或部分倾向聚集在一起，以尽量减少它们与周围水的接触。这种聚集是由于疏水效应而发生的，疏水效应驱动疏水性区域形成非极性簇。

（5）水凝胶网络形成：聚集的疏水性片段或部分进一步缔合和互连，形成三维网络结构。聚集区域之间的疏水相互作用有助于网络的稳定。

由疏水相互作用形成的水凝胶的性质可能受到多种因素的影响，包括疏水性片段的性质和大小、聚合物浓度、温度，以及可能影响疏水聚集过程的其他溶质的存在。

3. 范德瓦耳斯力

范德瓦耳斯力的形成依赖于分子或基团之间的相互作用，这些相互作用源于电子分布的暂时波动，形成了被称为范德瓦耳斯力的吸引力。虽然范德瓦耳斯力通常比共价键弱，但它仍然可以促进水凝胶的物理交联。

通过范德瓦耳斯力的方式形成水凝胶通常包括以下步骤。

（1）聚合物选择：具有能够参与范德瓦耳斯相互作用的基团或片段的聚合物通常用于通过这种机制形成水凝胶。这些基团可以包括烷基链、芳香环或其他非极性部分。

（2）聚合物溶解：将选定的聚合物溶解在合适的溶剂中，通常是水或水溶液，以产生聚合物溶液。溶剂应有利于聚合物链的溶剂化和分散。

（3）凝胶化引发：凝胶化是将聚合物溶液置于促进范德瓦耳斯相互作用形成的特定条件或刺激下而启动的。这可能涉及温度、pH 的变化，或者添加特定的试剂来增强聚合物链之间的吸引力。

（4）范德瓦耳斯相互作用的形成：随着凝胶过程的启动，聚合物链中的非极性基团或片段变得非常接近。电子分布的暂时波动导致在这些非极区之间形成范德瓦耳斯力，包括色散力和偶极诱导的偶极相互作用。

（5）水凝胶网络形成：非极性基团或片段之间的吸引范德瓦耳斯力导致聚合物链的缔合和纠缠。这导致在水凝胶内形成三维网络结构。在整个网络中范德瓦耳斯力的协同作用下，缠结在一起的聚合物链被保持在一起。

由范德瓦耳斯力形成的水凝胶与由更强的物理或化学交联机制形成的水凝胶相比，往往表现出较低的机械强度和结构稳定性。因此，范德瓦耳斯力经常与其他交联方法结合使用，以提高水凝胶的整体性能。由范德瓦耳斯力形成的水凝胶在特定条件下可以经历可逆凝胶-溶胶转变，如温度、pH 的变化，或者竞争分子的引入破坏了范德瓦耳斯力相互作用。

4. 静电相互作用

静电相互作用的形成依赖于聚合物或小分子中带正负电荷的基团之间的吸引力。这些静电相互作用是基于可电离基团的存在，如羧酸盐（—COO—）、胺（—NH_3^+）或磺酸盐（—SO_3^-）基团（图 4-4）。

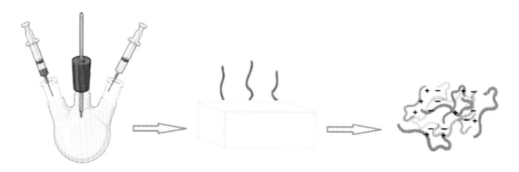

图 4-4　静电相互作用形成水凝胶的示意图

通过静电相互作用的方式形成水凝胶通常包括以下步骤。

（1）聚合物选择：含有可电离基团或聚电解质的聚合物通常通过静电相互作用形成水凝胶。这些可电离基团可以发生电离，从而在聚合物链中形成带正电或带负电的区域。

（2）聚合物溶解：将选定的聚合物溶解在合适的溶剂中，通常是水或水溶液，以产生聚合物溶液。溶剂应有利于聚合物链的溶剂化和分散。

（3）凝胶化引发：凝胶化是将聚合物溶液置于促进静电相互作用形成的特定条件下启动的。这可能涉及 pH 的变化、离子或盐的添加，以增强带电基团之间的吸引力。

（4）静电相互作用的形成：当凝胶过程开始时，聚合物链中的可电离基团发生电离，导致正电荷和负电荷的形成。聚合物链中带正电荷的基团和带负电荷的基团之间发生静电吸引，导致静电相互作用的形成。

（5）水凝胶网络形成：带电基团之间的静电相互作用允许聚合物链的缔合和纠缠。这导致在水凝胶内形成三维网络结构。通过整个网络中的静电相互作用的协同作用，缠结在一起的高分子链被保持在一起。

通过静电相互作用形成的水凝胶的性质可以受到各种因素的影响，包括可电离基团的性质和密度、聚合物浓度、pH、离子强度，以及其他离子或带电分子的存在。由静电相互作用形成的水凝胶通常在特定条件下表现出可逆的凝胶-溶胶转变，如 pH、离子强度的变化，或者干扰静电相互作用的竞争离子的添加。这种可逆性允许在药物递送系统或组织工程中应用受控释放或响应行为。

5. π-π 堆积

π-π 堆积的形成依赖于某些聚合物或小分子中存在的芳香族结构之间的特定相互作用。π-π 堆积是指在有利的 π 电子相互作用的推动下，以平行或接近平行的方式堆积芳香环。

通过 π-π 堆积的方式形成水凝胶主要包括以下步骤。

（1）聚合物选择：通常使用含有芳香族基团的聚合物，如苯环或萘环，通过 π-π 堆积形成水凝胶。这些聚合物具有促进 π-π 堆积相互作用的共轭双键体系。

（2）聚合物溶解：将选定的聚合物溶解在合适的溶剂中，通常是水或水溶液，以产生聚合物溶液。溶剂应允许聚合物链的分散和溶剂化。

（3）凝胶化引发：凝胶化是通过引入一个触发剂来启动的，如 pH、温度的变化或特定分子的添加，这会导致 π-π 堆积相互作用。触发器促进了芳环在聚合物溶液中的组装和堆积。

（4）π-π 堆积作用：当凝胶化过程开始时，带有芳香族部分的高分子链发生 π-π 堆积作用。由于相邻环之间有吸引力的 π 电子相互作用，芳环以平行或近似平行的方式排列和堆积。

（5）水凝胶网络的形成：聚合物链之间的 π-π 堆积作用导致形成三维网络结构。通过在整个水凝胶中协同堆积芳香环来稳定网络。

π-π 堆积作用的程度和强度可受到各种因素的影响，包括芳香基团的性质和大小、聚合物浓度、pH、温度，以及参与堆积作用的其他分子的存在。由 π-π 堆积形成的水凝胶通常在特定条件下表现出可逆的凝胶 - 溶胶转变，如温度、pH 的变化，或者竞争分子的引入破坏了 π-π 堆积相互作用。

6. 金属配位

金属配位作用是指金属离子与某些聚合物或小分子中的配体的络合作用。金属离子的配位形成配位键或络合物，有助于水凝胶的物理交联。

通过金属配位的方式形成水凝胶主要包括以下步骤。

（1）配体选择：选择能够与金属离子配位的配体来形成金属配位水凝胶。这些配体通常含有官能团，如羧酸盐（—COO—）、胺（—NH$_2$）或硫醇（—SH），可以作为金属离子的配体。

（2）配体溶解：选择的配体溶解在合适的溶剂中，通常是水或水溶液，以产生配体溶液。溶剂应有利于配体分子的溶剂化和分散。

（3）金属离子加成：将金属离子引入配体溶液。这些金属离子可以是二价或三价离子，如钙（Ca^{2+}）、锌（Zn^{2+}）或铁（Fe^{3+}），具有适合络合的配位数。

（4）金属 - 配体络合作用：当金属离子加入到配体溶液中时，金属离子与配体分子中的配位基团形成配位络合物。金属离子与多个配体配位，形成配位键。

（5）水凝胶网络形成：金属离子和配体之间的配位键或络合物有助于水凝胶网络的物理交联。这些络合物的形成允许聚合物链的缔合和纠缠，导致三维网络结构的形成。

金属配位形成的水凝胶的性质受到多种因素的影响，包括金属离子的类型、配体的浓度、pH 及其他竞争离子或配体的存在，这些都会影响络合过程。由金属配位形成的水凝胶通常在特定条件下表现出可逆的凝胶 - 溶胶转变，如改变 pH、添加螯合剂或引入竞争配体。这种可逆性允许在药物递送系统或组织工程中应用受控释放或响应行为。

（四）基于 DNA 的自组装

基于 DNA 的自组装是指利用 DNA 的独特性质，如碱基配对和互补序列，来驱动自组装过程。DNA 分子可以用特定的序列或官能团进行修饰，从而能够自组装成水凝胶。通过设计互补的 DNA 链，可以杂交并形成双链结构，进一步结合形成凝胶网络。

通过基于 DNA 自组装的方式形成水凝胶主要包括以下步骤。

（1）DNA 选择：选择具有互补序列的单链 DNA（ssDNA）分子用于水凝胶形成。这些序列可以被设计成促进 DNA 链之间的特定相互作用和杂交。

（2）DNA 溶解：选择的 DNA 链被溶解在合适的溶剂中，通常是水或含水的缓冲溶液，以产生 DNA 溶液。溶剂应允许有效的溶解和分散 DNA 链。

（3）凝胶化启动：通过将 DNA 溶液置于促进 DNA 自组装的特定条件或刺激下而启动凝胶。这可能涉及温度、pH 的变化，或者添加影响自组装过程的特定触发器或分子。

（4）DNA 杂交：当凝胶过程开始时，溶液中互补的 DNA 链通过碱基配对相互作用。特定的序列和碱基配对相互作用推动 DNA 链组装成双链结构或更高阶的 DNA 复合体。

（5）水凝胶网络形成：DNA 链继续杂交并组装成三维网络结构。这个网络是由 DNA 碱基配对相互作用和 DNA 链的纠缠共同作用而稳定的。

基于 DNA 自组装的水凝胶具有独特的性质，如基于温度、pH 或添加特定 DNA 链的变化的可编程性和可逆性凝胶 - 溶胶转变。这些水凝胶可以设计为具有刺激响应元件或特定的 DNA 识别位置，以实现受控释放、传感或靶向应用。基于 DNA 的水凝胶的应用包括药物递送系统、组织工程、生物传感器和分子诊断，其中 DNA 相互作用的可编程性和特异性是有利的。

四、离子相互作用

离子相互作用是指带电聚合物链和反离子之间的作用。聚电解质水凝胶，如聚丙烯酸或壳聚糖，可以通过添加盐或调节 pH 来诱导电荷相互作用形成水凝胶网络（图 4-5）。

1. 离子相互作用的分类

（1）静电相互作用：包括阳离子（带正电的离子）和阴离子（带负电的离子）之间的相互作用。由静电相互作用形成的水凝胶的例子包括聚电解质水凝胶，其中聚合物链携带带电基团并与溶液中的离子相互作用。

（2）配位相互作用：涉及金属离子与配体或螯合剂的结合。金属离子与配体中的特

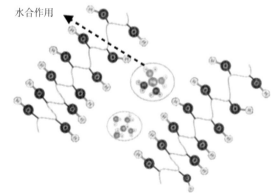

水合作用

冷冻-解冻循环的 PVA 水凝胶

图 4-5　离子相互作用形成水凝胶的示意图

定给体基团（如氧、氮或硫）配位，形成配位键。金属配位有助于聚合物链的交联和水凝胶网络的形成。

（3）离子凝胶化：是添加离子导致某些聚合物凝胶化的过程，这种机制通常在海藻酸盐或卡拉胶等天然聚合物中观察到。当这些聚合物与二价阳离子（如钙离子或镁离子）混合时，阳离子在聚合物链之间形成桥，使它们交联并导致凝胶形成。凝胶化是由离子-离子相互作用驱动的，所得的网络结构有助于水凝胶的形成。

（4）盐诱导凝胶化：是指加入盐来诱导某些聚合物的凝胶化。盐离子可以中和带电基团之间的排斥力或诱导聚合物构象的变化，导致凝胶的形成。这一机制在聚电解质水凝胶中很常见，向含有带负电的聚合物的溶液中添加盐可以中和聚合物链之间的排斥力，使它们更靠近并形成水凝胶网络。

2. 通过离子诱导的方式形成水凝胶主要包括以下几个步骤

（1）聚合物选择：选择具有可电离官能团的聚合物，如羧酸根（—COO^-）、胺（—NH_2）或磷酸根（—PO_4^{3-}），用于水凝胶的形成。这些官能团可以在离子存在的情况下发生电离，从而与带相反电荷的离子发生静电相互作用。

（2）聚合物溶解：将聚合物溶解在合适的溶剂中，通常是水或水溶液。溶剂应该能够有效地溶解和分散聚合物链。

（3）离子添加：将特定离子（通常以盐的形式）添加到聚合物溶液中。这些离子可以是单价（如 Na^+、K^+）或多价的（如 Ca^{2+}、Al^{3+}）。离子的选择取决于它们与聚合物的相容性和所需的凝胶特性。

（4）离子-聚合物相互作用：添加的离子与聚合物链中的可电离官能团相互作用。这种相互作用可以由静电力驱动，从而在离子和带电官能团之间产生吸引力。这种离子-聚合物相互作用导致聚合物网络内形成物理交联。

（5）交联和凝胶化：聚合物链之间的离子诱导相互作用产生物理交联，从而在溶液内形成三维网络结构。随着更多交联的形成，聚合物链缠结，导致水凝胶凝胶化。凝胶化可以自发发生，也可以通过特定条件引发，如温度、pH 的变化或添加交联剂。

由离子诱导相互作用形成的水凝胶的性质可能受到多种因素的影响，包括离子的类型和浓度、聚合物浓度和溶液条件。离子诱导的相互作用提供可逆交联，允许凝胶-溶胶转变及对离子浓度或环境条件变化的响应行为。由离子诱导相互作用形成的水凝胶可应用于药物递送、组织工程和传感器等领域，这些领域需要控制药物释放、生物相容性和对外部刺激的响应能力。

五、主客体识别相互作用

主客体识别相互作用是指主体分子和客体分子之间的特异性识别和结合。这些相互作用是由互补的化学结构驱动的，如络合作用、氢键、疏水相互作用或其他非共价力。通常，主客体的一个组分被结合到聚合物主链或侧基中，而互补组分被添加到水溶液中。当这两个组分接触时，它们会经历特定的识别和结合，导致物理交联的形成和随后水凝胶的凝胶化（图4-6）。

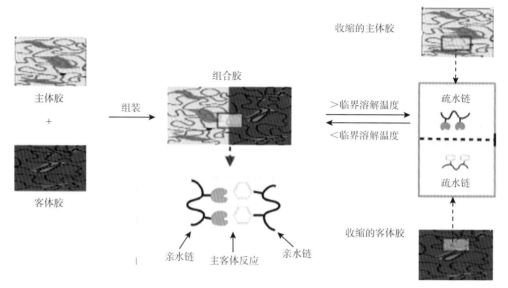

图 4-6　主客体识别相互作用形成水凝胶的示意图

1. 主客体识别相互作用的分类

（1）基于环糊精（CD）的水凝胶：环糊精是环状寡糖，可以与客体分子形成包合物。基于与环糊精的主客体相互作用的水凝胶通常被称为基于环糊精的水凝胶。环糊精可以充当主体，而各种客体分子，如有机小分子或聚合物，可以封装在环糊精空腔内。环糊精和客体之间的包合有助于水凝胶网络的形成。

（2）β-环糊精（β-CD）水凝胶：β-环糊精是一种特殊类型的环糊精，可与疏水性客体分子形成包合物。基于 β-环糊精的水凝胶涉及 β-环糊精与充当交联剂的疏水性客体分子的包合络合。β-环糊精和客体之间的主客体相互作用能够形成水凝胶网络。

（3）主客体络合水凝胶：此分类包括通过特定主体分子和客体分子之间络合形成的水凝胶。主体分子可以是大环化合物、葫芦脲、杯芳烃或其他超分子主体，而客体可以是有机小分子、药物或聚合物。主客体相互作用通常由氢键或疏水相互作用等非共价力驱动，导致水凝胶的交联和凝胶化。

（4）超分子聚合物水凝胶：这些水凝胶是由超分子聚合物通过主客体相互作用自组装形成。超分子聚合物由重复单元组成，这些重复单元可以通过非共价力相互作用，如主客体识别。聚合物链或链段之间的主客体相互作用有助于水凝胶的物理交联和凝胶化。

2. 通过主客体识别相互作用的方式形成水凝胶主要包括以下几个步骤

（1）主体和客体分子选择：根据其互补的化学结构和所需的相互作用来选择主体分子和客体分子。主体分子通常具有可容纳客体分子的空腔或结合位点。主体分子包括环糊精、葫芦脲、杯芳烃和其他超分子主体。客体分子可以是有机小分子、聚合物、药物或其他可以装入宿主空腔或通过特定结合基序与宿主相互作用的物质。

（2）主体和客体分子溶解度：主体和客体分子溶解在合适的溶剂中，通常是水或水溶液。溶剂应允许分子有效溶解和分散，确保它们的相互作用和自组装。

（3）主客体复合物形成：在水凝胶形成过程中，主体分子和客体分子相互作用形成主客体复合物。主体分子可以将客体分子封装在其空腔内，通过特定的化学相互作用与其结合，或通过互补力形成超分子组装体。这些相互作用导致主客体分子交联并形成三维网络。

（4）水凝胶网络形成：主客体复合体进一步相互作用、纠缠或自组装，形成网络结构。整个网络中主客体相互作用的协同作用为水凝胶提供了机械完整性和稳定性。网络形成的程度和凝胶特性可以通过调整主体和客体分子的浓度、组成和化学计量来调节。

通过主客体识别相互作用形成的水凝胶具有可逆凝胶 - 溶胶转变、受控释放和对外部刺激的响应性等优点。这些水凝胶的具体性质和应用取决于主体和客体分子的选择、它们的相互作用强度及识别基序的设计。基于主客体识别的水凝胶的应用包括药物递送系统、组织工程、生物传感，以及其他需要控制释放、封装或分子识别的领域。

第二节　化学交联

化学交联是一种广泛使用的形成水凝胶的方法，指聚合物链之间形成共价键，从而形成三维网络结构。化学交联可以精确控制水凝胶的物理和化学特性，可以通过调整交联程度改变水凝胶硬度、溶胀行为、孔隙率和降解率等性能，从而针对特定应用定制水凝胶。与物理交联水凝胶相比，化学交联水凝胶表现出增强的机械强度和抗变形能力。交联过程中形成的共价键提供了坚固性和耐久性，使水凝胶在机械应力下保持其结构完整性。化学交联的水凝胶通常比物理交联的水凝胶更稳定。聚合物链之间的共价键可抵抗降解，使水凝胶不易随着时间的推移而崩解或溶解。这种稳定性确保了水凝胶的长期功能和耐用性。许多化学交联水凝胶表现出优异的生物相容性，这意味着它们与生物系统相容并且不会引起明显的不良反应，这一特性使它们适用于各种生物医学应用，包括药物递送、组织工程和再生医学。值得注意的是，化学交联水凝胶的具体特性可能会因交联化学类型、所用聚合物的性质和合成条件而异。研究人员可以优化交联参数，以获得具有其预期应用所需特性的水凝胶。

一、自由基聚合

自由基聚合是通过化学交联形成水凝胶的常用方法，包括使用自由基引发、增长和终止聚合物链等环节（图 4-7）。

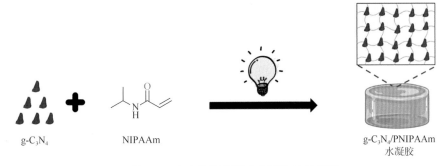

g-C₃N₄　　NIPAAm　　　　　　　　g-C₃N₄/PNIPAAm 水凝胶

图 4-7　自由基聚合形成水凝胶的示意图

1. 自由基聚合反应分类

（1）根据引发剂类型分类

1）热引发剂：热能分解引发剂，产生引发聚合反应的自由基。例如，过氧化苯甲酰或偶氮二异丁腈。

2）光引发剂：用于暴露在特定波长的光（通常是紫外线或可见光）时引发聚合。光引发剂吸收光能并进行光解过程，释放自由基。

3）氧化还原引发剂：涉及还原剂（如维生素C）和氧化剂（如过氧化氢）的组合。还原剂和氧化剂之间的反应产生自由基以引发聚合。

（2）根据聚合机制分类

1）本体聚合：在本体聚合中，单体、交联剂和引发剂以均匀混合物的形式混合在一起，聚合发生在整个体系中。本体聚合适用于制造本体水凝胶或水凝胶支架。

2）溶液聚合：是指将单体、交联剂和引发剂溶解在合适的溶剂中以形成均匀溶液。溶液内发生聚合，形成水凝胶。

（3）根据交联类型分类

1）均聚：是指单一类型单体的聚合。通过掺入具有多个交联反应位点的多官能单体发生交联。

2）共聚：是指两种或多种不同单体的聚合。交联可以通过引入多官能单体或通过聚合过程中不同单体之间的反应发生。

2. 通过自由基聚合反应的方式形成水凝胶主要包括以下几个步骤

（1）单体选择：第一步是选择形成聚合物网络的合适单体。这些单体应该是亲水性的或具有亲水性官能团以确保吸水性和水凝胶形成。用于形成水凝胶的常见单体包括丙烯酸酯、甲基丙烯酸酯、乙烯基单体和丙烯酰胺衍生物。

（2）交联剂选择：将交联剂纳入聚合体系中以创建水凝胶的3D网络结构。交联剂含有多个可以参与聚合反应的反应性官能团。常见的交联剂包括二丙烯酸酯（如乙二醇二丙烯酸酯）、二甲基丙烯酸酯（如乙二醇二甲基丙烯酸酯）或多官能丙烯酰胺衍生物（如 N，N'- 亚甲基双丙烯酰胺）。

（3）引发：自由基聚合是由自由基的存在引发的。将引发剂（可以是热引发剂或光引发剂）添加到单体 - 交联剂混合物中，热引发剂受热分解产生自由基，光引发剂在暴露于特定波长的光时吸收光能并产生自由基。

（4）聚合反应：引发步骤导致自由基的产生，尔后自由基与单体中存在的双键反应，引发聚合反应。单体经历链增长聚合过程，在生长的聚合物链的一端形成新的自由基，每个单体单元添加到增长的聚合物链中。单体和交联剂上的反应性官能团相互反应，形成共价键并形成三维网络结构。

（5）聚合反应终止：当两个自由基结合或自由基与另一种终止剂反应时，就会发生终止步骤，这可能导致共价键的形成，从而终止聚合过程。终止步骤可以是自由基 - 自由基终止（两个自由基相互反应）或自由基 - 歧化终止（自由基与另一个终止剂反应）。

（6）凝胶化：随着聚合反应的进行，体系发生凝胶化，是指从液体或黏性溶液转变为固体水凝胶。在凝胶化过程中，聚合物链通过共价键相互连接，从而形成水凝胶网络。

（7）交联控制：可以调节聚合条件，如单体与交联剂的比例、引发剂浓度、反应温度和反应时间，以控制交联程度和所得水凝胶的性质。这些参数影响水凝胶的机械强度、溶胀行为、孔隙率和降解率。

（8）聚合后处理：凝胶化后，水凝胶可以经历聚合后处理步骤，如洗涤、纯化和干燥，以去除任何未反应的单体、引发剂或杂质，并获得适合进一步使用或表征的干净水凝胶。

通过自由基聚合形成水凝胶在单体和交联剂选择、网络性能控制及易于扩展性方面提供了多种功能。聚合的具体条件和参数可以根据水凝胶的所需性质和应用而变化。

二、点击化学反应

点击化学（click chemistry）是指一组高效、选择性的化学反应，可在温和条件下快速形成共价键。这些反应广泛应用于各个领域，包括材料科学、药物发现、生物共轭和高分子化学。

（一）铜（Ⅰ）催化叠氮化物 - 炔烃环加成（Cu-catalyzed azide-alkyne cyclo-addition，CuAAC）

CuAAC 是最著名的点击化学反应之一，是指叠氮化物和炔烃官能团在铜（Ⅰ）催化剂存在下的反应。该反应可形成三唑键，并且具有高效、选择性和生物相容性。CuAAC已广泛应用于生物共轭、材料科学和药物发现（图 4-8）。

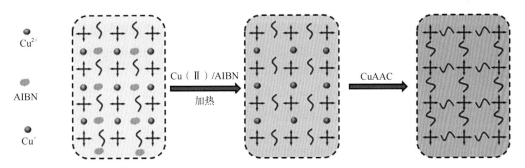

图 4-8 铜（Ⅰ）催化叠氮化物 - 炔烃环加成反应形成水凝胶的示意图

通过 CuAAC 反应的方式形成水凝胶主要包括以下几个步骤。

（1）叠氮化物和炔烃组分的选择：第一步是为水凝胶配方选择合适的叠氮化物和炔烃组分。叠氮化物可以存在于叠氮官能化聚合物、小分子叠氮化物或叠氮官能化交联剂中。炔烃可以通过炔基官能化的聚合物或炔基单体引入。

（2）叠氮化物和炔烃组分的混合：将叠氮化物和炔烃组分在适当的溶剂或水性介质中混合在一起。该混合物应提供均匀的溶液或分散体以实现均匀的反应和凝胶形成。

（3）铜（Ⅰ）催化剂：添加铜（Ⅰ）催化剂以促进叠氮化物和炔烃之间的环加成反应。铜（Ⅰ）离子可以通过使用抗坏血酸钠或三（2- 羧乙基）膦等还原剂还原铜（Ⅱ）盐来产生。铜（Ⅰ）催化剂在激活环加成反应的叠氮和炔官能团方面起着至关重要的作用。

（4）反应和凝胶化：添加铜（Ⅰ）催化剂后，叠氮基和炔基通过环加成反应形成三唑键。该反应快速、高效且具有化学选择性，导致聚合物链或分子之间形成共价键。三唑键的形成导致交联网络结构的形成，继而导致凝胶化并形成水凝胶。

（5）优化和控制：可以优化各种反应参数来控制凝胶过程和水凝胶特性。这些参数包括叠氮化物和炔烃组分的浓度、叠氮化物与炔烃的摩尔比、铜（Ⅰ）催化剂的浓度、反应时间和温度。这些参数的优化可以控制水凝胶的凝胶动力学、机械性能和溶胀行为。

（6）凝胶化后处理：凝胶化后，水凝胶可以经历凝胶化后处理步骤，如冲洗、纯化或干燥，以去除任何未反应的组分、催化剂残留物或杂质。此步骤确保水凝胶的纯度和完整性，以供进一步使用或表征。

用于水凝胶形成的CuAAC反应具有多种优点，包括高效率、化学选择性和生物相容性。所得水凝胶表现出具有可调节特性的交联网络，如机械强度、溶胀行为和降解率。由于其多功能性和与生物系统的兼容性，CuAAC反应已广泛应用于各种生物医学应用，包括药物递送、组织工程和生物共轭。

（二）应变促进叠氮-炔环加成（strain-promoted azide-alkyne cycloaddition，SPAAC）

SPAAC是叠氮-炔环加成的无铜变体。该反应利用了环辛炔的应变环结构，可以快速、选择性地与叠氮化物反应，无须铜催化剂。

通过SPAAC反应的方式形成水凝胶主要包括以下几个步骤。

（1）叠氮化物和环辛炔组分的选择：第一步是为水凝胶配方选择合适的叠氮化物和环辛炔组分。叠氮化物可以是叠氮官能化聚合物、小分子叠氮化物或叠氮官能化交联剂。环辛炔是含有环张力的张力环辛炔衍生物，使它们能够选择性地与叠氮化物反应，而不需要催化剂。

（2）叠氮化物和环辛炔组分的混合：将叠氮化物和环辛炔组分在适当的溶剂或水性介质中混合在一起。该混合物应提供均匀的溶液或分散体以实现均匀的反应和凝胶形成。

（3）反应和交联：混合后，应变环辛炔与叠氮发生环加成反应，形成三唑键。由于环辛炔的高环应变，即使存在生物分子，该反应也会快速且选择性地进行。环加成反应导致聚合物链交联或形成聚合物网络，导致凝胶化并形成水凝胶。

（4）优化和控制：可以优化各种参数来控制凝胶过程和水凝胶特性。这些参数包括叠氮化物和环辛炔组分的浓度、摩尔比、反应时间和温度。优化可以控制水凝胶的凝胶动力学、机械性能、膨胀行为和其他特性。

（5）凝胶化后处理：凝胶化后，水凝胶可以经历凝胶化后处理步骤，如冲洗、纯化或干燥，以去除任何未反应的组分、催化剂残留物或杂质。此步骤确保水凝胶的纯度和完整性，以供进一步使用或表征。

SPAAC为水凝胶形成提供了多种优势，包括高效率、选择性和生物相容性。该反应在温和条件下快速进行，无须催化剂，使其适用于生物共轭、生物成像和药物递送等应用。所得水凝胶表现出具有可调节特性的交联网络，如机械强度、溶胀行为和降解率。由于其生物正交性和与生物系统的兼容性，SPAAC在各个生物医学领域得到了广泛的应用。

（三）硫醇 - 烯反应

硫醇 - 烯反应是指硫醇（—SH）和烯烃（C=C）官能团之间反应形成碳硫（C—S）键，并提供快速反应动力学、高转化率和对交联度的出色控制。硫醇 - 烯反应经常用于水凝胶的形成、表面改性和聚合物合成（图 4-9）。

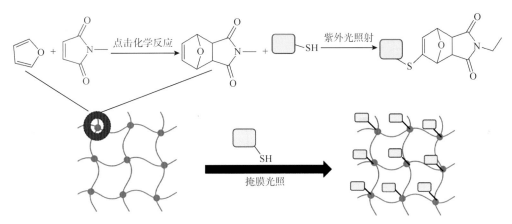

图 4-9　硫醇 - 烯反应形成水凝胶的示意图

通过硫醇 - 烯反应的方式形成水凝胶主要包括以下几个步骤。

（1）硫醇和烯烃组分的选择：第一步是为水凝胶配方选择合适的硫醇和烯烃组分。硫醇基团可以存在于含硫醇聚合物、小分子硫醇或硫醇官能化交联剂中。烯烃基团可以通过不饱和单体或含有双键的官能化聚合物链引入。

（2）硫醇和烯烃组分的混合：将硫醇和烯烃组分在适当的溶剂或水性介质中混合在一起。该混合物应提供均匀的溶液或分散体以实现均匀的反应和凝胶形成。

（3）引发：硫醇 - 烯反应可以通过多种方法引发，如使用光引发剂或氧化还原引发剂体系。光引发剂吸收光能并在暴露于特定波长的光时产生自由基，而氧化还原引发剂涉及还原剂和氧化剂组合引发反应。

（4）反应和交联：引发后，硫醇基团与烯基团反应，形成碳—硫（C—S）键。该步骤通过自由基介导的机制发生，其中硫醇自由基从硫醇或烯烃中提取氢原子，从而形成新的以硫为中心的自由基。然后以硫为中心的自由基与烯烃反应，形成共价键并在聚合物链之间交联。

（5）凝胶化：随着硫醇 - 烯反应的进行，聚合物链通过共价键的形成而相互连接，导致凝胶化并形成三维网络。网络结构保留水并形成水凝胶。

（6）反应后处理：凝胶化后，水凝胶可以经历反应后处理步骤，如冲洗或纯化，以去除任何未反应的组分或副产物。此步骤确保水凝胶的纯度和完整性，以供进一步使用或表征。

硫醇 - 烯反应为水凝胶的形成提供了多种优势，包括效率高、反应动力学快、对交联程度的良好控制，以及硫醇和烯烃组分选择的多功能性。此外，硫醇 - 烯反应通常在温和条件下进行，如在室温和可见光存在下，从而使其适合广泛的生物学和生物医学应用。

（四）第尔斯 - 阿尔德反应（Diels-Alder）

第尔斯 - 阿尔德反应是一种强大的点击化学反应，是指二烯和亲二烯体之间的反应，可通过环加成反应形成环己烯环。第尔斯 - 阿尔德反应可用于交联聚合物链或功能化聚合物网络，从而形成具有可调性能的水凝胶。该反应高效、区域选择性强且在适当条件下可逆（图 4-10）。

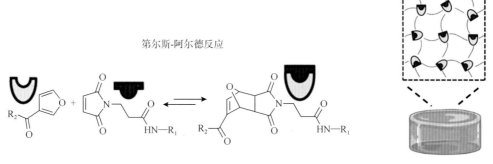

图 4-10　第尔斯 - 阿尔德反应形成水凝胶的示意图

通过第尔斯 - 阿尔德反应的方式形成水凝胶主要包括以下几个步骤。

（1）二烯和亲二烯体组分的选择：第一步是为水凝胶配方选择合适的二烯和亲二烯体组分。二烯组分可包括共轭二烯，如丁二烯或异戊二烯，或二烯官能化聚合物。亲二烯体组分可以是具有吸电子基团的化合物，如马来酰亚胺、富马酸酯或蒽衍生物。

（2）二烯和亲二烯体组分的混合：将二烯和亲二烯体组分于适当的溶剂或水性介质中混合在一起。该混合物应提供均匀的溶液或分散体以实现均匀的反应和凝胶形成。

（3）反应和交联：混合后，二烯和亲二烯体发生环加成反应，形成共价键及环己烯环。该反应可以通过将混合物加热至适当的温度（通常在 40 ～ 80℃）来热激活。环加成反应导致聚合物链交联或形成聚合物网络，导致凝胶化并形成水凝胶。

（4）优化和控制：可以优化各种参数来控制凝胶过程和水凝胶特性。这些参数包括二烯和亲二烯体组分的浓度、摩尔比、反应时间和温度。优化可以控制水凝胶的凝胶动力学、机械性能、膨胀行为和其他特性。

（5）凝胶化后处理：凝胶化后，水凝胶可以经历凝胶化后处理步骤，如冲洗、纯化或干燥，以去除任何未反应的组分或杂质。此步骤的目的是确保水凝胶的纯度和完整性，以供进一步使用或表征。

第尔斯 - 阿尔德反应为水凝胶形成提供了多种优势，包括高效率、区域选择性及针对特定应用调整反应条件的能力。所得水凝胶表现出具有可调节特性的交联网络，如机械强度、溶胀行为和降解率。由于其多功能性和与各种聚合物系统的兼容性，第尔斯 - 阿尔德反应已广泛应用于材料科学、药物递送和组织工程等。

（五）四嗪连接

四嗪连接是一种生物正交点击化学反应，已用于形成水凝胶。它是指四嗪和逆电子需求二烯（如反式环辛烯或降冰片烯）之间的反应。四嗪连接反应具有高度选择性和快速性，可实现聚合物链的特异性和高效交联或聚合物网络的功能化。

通过四嗪连接反应的方式形成水凝胶主要包括以下几个步骤。

（1）四嗪和逆电子需求二烯组分的选择：第一步是为水凝胶配方选择合适的四嗪和逆电子需求二烯组分。四嗪可以是四嗪官能化聚合物、小分子四嗪或四嗪官能化交联剂。逆电子需求二烯组分可以是诸如反式环辛烯或降冰片烯衍生物的化合物。

（2）四嗪和逆电子需求二烯组分的混合：将四嗪和逆电子需求二烯组分于适当的溶剂或水性介质中混合在一起。该混合物应提供均匀的溶液或分散体以实现均匀的反应和凝胶形成。

（3）反应和交联：混合后，四嗪和逆电子需求二烯组分发生环加成反应，形成共价键并导致交联网络的形成。即使存在生物分子，四嗪连接反应也是快速且高度选择性的，使其适合生物共轭和水凝胶形成。该反应无须催化剂或引发剂即可进行。

（4）优化和控制：可以优化各种参数来控制凝胶过程和水凝胶特性。这些参数包括四嗪和逆电子需求二烯组分的浓度、摩尔比、反应时间和温度。优化可以控制水凝胶的凝胶动力学、机械性能、膨胀行为和其他特性。

（5）凝胶化后处理：凝胶化后，水凝胶可以经历凝胶化后处理步骤，如冲洗、纯化或干燥，以去除任何未反应的组分或杂质。此步骤的目的是确保水凝胶的纯度和完整性，以供进一步使用或表征。

四嗪连接为水凝胶的形成提供了多种优势，包括生物正交性、快速反应动力学和生物相容性。所得水凝胶表现出具有可调节特性的交联网络，如机械强度、溶胀行为和降解率。四嗪连接已在生物共轭、生物成像、药物递送和组织工程中得到应用，允许对水凝胶系统进行精确和受控的修饰。

三、环氧交联反应

通过环氧交联反应形成水凝胶是指使用环氧基团以化学方式连接聚合物链并创建三维网络结构。环氧交联反应包括胺 - 环氧交联反应、硫醇 - 环氧交联反应。

（一）胺 - 环氧交联反应

胺 - 环氧交联反应是指环氧基团和胺官能团之间的反应。该反应导致共价键的形成和三维网络结构的创建。

通过胺 - 环氧交联反应的方式形成水凝胶主要包括以下几个步骤。

（1）含环氧基聚合物的选择：首先选择含有环氧基团的聚合物或聚合物前体。这些环氧基团可以通过与环氧官能单体共聚或通过聚合后改性而结合到聚合物结构中。

（2）环氧交联剂的制备：环氧交联剂是含有胺官能团的化合物。交联剂通常是具有多个胺基的小分子或短聚合物链。常见的例子包括二胺、多胺或氨基官能化聚乙二醇。

（3）混合含环氧基聚合物和环氧交联剂：将含环氧基聚合物和环氧交联剂混合在一起，可以调节聚合物和交联剂的相对浓度以控制所得水凝胶的交联密度和机械性能。

（4）添加催化剂：引入催化剂以促进胺 - 环氧交联反应。催化剂通常用于促进反应动力学并提高交联形成的效率。用于胺 - 环氧交联反应的常见催化剂包括叔胺或金属络合物，如辛酸锡（Ⅱ）或三氟甲磺酸锌。

（5）交联反应的引发：通过提供合适的反应条件来引发交联反应。反应条件包括加热、紫外线照射或在环境温度下留出足够的反应时间等。该反应通过胺官能团对环氧基团的亲核攻击进行，从而形成共价键。

（6）凝胶化和网络形成：随着胺 - 环氧交联反应的进行，聚合物中的环氧基团和交联剂中的胺基团之间形成共价键。这导致水凝胶凝胶化，形成三维网络结构。交联度和所得的网络性质可以通过调节含环氧基的聚合物、交联剂的浓度和反应条件来控制。

（7）吸水和溶胀：由于聚合物链的亲水性或亲水性区域的存在，水凝胶网络对水具有高亲和力。结果，水凝胶吸收并保留水分子在其结构内，导致凝胶膨胀。

通过胺 - 环氧交联反应形成的水凝胶具有高机械强度、稳定性和可调交联密度等特性。这些水凝胶在各个领域都有应用，包括组织工程、药物递送和生物材料研究。含环氧基聚合物、环氧交联剂和催化剂的具体选择应基于水凝胶的所需性能和系统内组分的相容性。

（二）硫醇 - 环氧交联反应

硫醇 - 环氧交联反应是指环氧基团和硫醇官能团之间的反应。该反应导致共价键的形成和三维网络结构的创建。

通过硫醇 - 环氧交联反应的方式形成水凝胶主要包括以下几个步骤。

（1）含环氧基聚合物的选择：首先选择含有环氧基团的聚合物或聚合物前体。这些环氧基团可以通过与环氧官能单体共聚或通过聚合后改性而结合到聚合物结构中。

（2）硫醇交联剂的制备：硫醇交联剂是含有硫醇官能团（—SH）的化合物。交联剂可以是小分子或具有多个硫醇基团的聚合物链。常见的例子包括硫醇、二硫醇或硫醇官能化聚合物。

（3）混合含环氧基聚合物和硫醇交联剂：将含环氧基聚合物和硫醇交联剂混合在一起。可以调节聚合物和交联剂的相对浓度以控制所得水凝胶的交联密度和机械性能。

（4）添加催化剂：引入催化剂以促进硫醇 - 环氧交联反应。催化剂通常用于增强反应动力学和提高交联形成的效率。用于硫醇 - 环氧交联反应的常见催化剂包括胺或金属盐，如辛酸锡（Ⅱ）或三氟甲磺酸锌。

（5）交联反应的引发：通过提供合适的反应条件来引发交联反应。反应条件包括加热、紫外线照射或在环境温度下留出足够的反应时间等。该反应通过硫醇官能团对环氧基团的亲核攻击进行，从而形成共价键。

（6）凝胶化和网络形成：随着硫醇 - 环氧交联反应的进行，聚合物中的环氧基团和交联剂中的硫醇基团之间形成共价键，导致水凝胶凝胶化，形成三维网络结构。交联程度和所得网络性质可以通过调节含环氧基的聚合物、硫醇交联剂的浓度和反应条件来控制。

（7）吸水和溶胀：由于聚合物链的亲水性或亲水性区域的存在，水凝胶网络对水具有高亲和力，结果为水凝胶吸收并保留水分子在其结构内，导致凝胶膨胀。

通过硫醇-环氧交联形成的水凝胶具有高机械强度、稳定性和可调交联密度等特性。这些水凝胶在各个领域都有应用，包括组织工程、药物递送和生物材料研究。含环氧基的聚合物、硫醇交联剂和催化剂的具体选择应基于水凝胶的所需性能及系统内组分的相容性。

四、酶促交联反应

酶促交联反应是指使用酶催化聚合物链或生物分子之间共价键的形成，酶充当催化剂，加速交联过程并形成三维网络结构。

1. 根据所涉及的酶的类型和交联机制分类

（1）转谷氨酰胺酶交联水凝胶：转谷氨酰胺酶通过谷氨酰胺和赖氨酸残基的交联催化蛋白质或肽之间形成共价键。这些酶可以有多种来源，如微生物、动物。转谷氨酰胺酶交联水凝胶已广泛应用于组织工程和药物递送。

（2）氧化酶交联水凝胶：氧化酶，如辣根过氧化物酶（HRP）或漆酶，通过氧化反应催化水凝胶网络的形成。这些酶利用过氧化氢或其他氧化剂产生反应性中间体，然后进行偶联反应形成共价交联。氧化酶交联水凝胶具有快速凝胶化、反应条件温和及底物选择的多功能性等优点。

（3）酪氨酸酶交联水凝胶：酪氨酸酶催化酚类化合物（包括蛋白质中的酪氨酸残基）的氧化，形成共价交联。酪氨酸酶交联水凝胶已有多种应用，如组织工程、药物递送和生物传感。

（4）蛋白酶交联水凝胶：蛋白酶可用于催化肽序列或蛋白质的交联。特定肽键的酶裂解和随后的肽键重组导致水凝胶网络的形成。蛋白酶交联水凝胶具有可调节的降解速率和与生物系统的兼容性好等优点。

（5）脂肪酶交联水凝胶：脂肪酶催化脂质的水解和酯化反应。在某些情况下，脂肪酶介导的反应可用于在水凝胶系统中形成交联。脂肪酶交联水凝胶已被探索应用于药物递送、生物传感和生物催化等。

2. 通过酶促交联反应的方式形成水凝胶主要包括以下几个步骤

（1）酶的选择：选择具有交联反应所需催化活性的酶。酶应与反应条件及参与水凝胶形成的生物分子或聚合物相容。用于酶促交联的常见酶包括转谷氨酰胺酶、氧化酶（如辣根过氧化物酶或漆酶）、蛋白酶、脂肪酶和酪氨酸酶等。

（2）底物的选择：选择适合酶促交联反应的底物。这些底物可以是蛋白质、肽、聚合物或其他生物相容性材料。底物应具有可以被酶识别和修饰的特定反应位点，从而形成交联。

（3）混合酶和底物：将酶和底物在合适的反应介质中混合。可以调节酶和底物的浓度以控制所得水凝胶的交联密度和机械性能。

（4）反应引发：通过提供合适的反应条件来引发酶促交联反应。这可能涉及调整pH、温度和所用酶特有的其他反应参数。酶通常需要特定的辅因子或辅酶才能发挥最佳功能，因此可能有必要通过添加辅因子或辅酶引发酶促交联反应。

（5）交联形成：酶通过识别底物上的特定反应位点并促进它们之间形成共价键来催化交联反应。交联的确切机制取决于所涉及的特定酶和底物。例如，转谷氨酰胺酶在谷氨酰胺和赖氨酸残基之间形成共价键，氧化酶产生偶联形成交联的反应性中间体，蛋白酶裂解并重新形成肽键，脂肪酶催化有助于交联的水解和酯化反应。

（6）凝胶化和网络形成：随着酶促交联反应的进行，底物之间形成共价键，导致水凝胶凝胶化。交联程度和由此产生的网络特性可以通过调节酶和底物浓度及反应条件来控制。

（7）吸水和溶胀：由于聚合物链的亲水性或亲水性区域的存在，水凝胶网络对水具有高亲和力，结果为水凝胶吸收并保留水分子在其结构内，导致凝胶膨胀。

通过酶促交联反应形成的水凝胶具有高机械强度、稳定性和可调交联密度等特性。酶的选择和水凝胶系统的设计取决于所需的性质、功能和应用要求。酶交联为水凝胶的形成提供了一种多功能且生物相容的方法，可以精确控制凝胶动力学及在水凝胶基质中掺入生物活性分子的潜力。这些水凝胶在各个领域都有应用，包括组织工程、药物递送和生物材料研究。酶、底物和反应条件的具体选择应基于水凝胶的所需特性和系统内组分的相容性。

五、迈克尔加成反应

迈克尔加成反应是指 α, β- 不饱和羰基化合物（亲电子试剂）和亲核试剂之间的反应。亲核试剂可以是烯醇化物、硫醇、胺或其他合适的官能团。迈克尔加成反应导致共价键的形成并在水凝胶内形成三维网络结构（图 4-11）。

通过迈克尔加成反应的方式形成水凝胶主要包括以下几个步骤。

（1）α, β- 不饱和羰基化合物的选择：选择 α, β- 不饱和羰基化合物作为亲电子试剂。该化合物通常含有与羰基共轭的双键，如 α, β- 不饱和酮或酯。羰基充当与亲核试剂发生反应的亲电子位点。

（2）亲核试剂的选择：根据水凝胶所需的性质和功能选择合适的亲核试剂。亲核试剂也可以根据所需的具体迈克尔加成反应而变化。用于水凝胶形成的常见亲核试剂包括烯醇阴离子、硫醇、胺或其他亲核官能团。

（3）混合亲电试剂和亲核试剂：将 α, β- 不饱和羰基化合物（亲电试剂）与亲核试剂结合。调节亲电子试剂和亲核试剂的浓度以控制所得水凝胶的交联密度和机械性能。

（4）催化剂或碱添加：在某些情况下，迈克尔加成反应可能需要添加催化剂或碱以促进反应动力学并提高交联形成的效率。催化剂或碱的选择取决于所使用的具体亲核试剂和亲电试剂。常见的催化剂包括胺或金属盐。

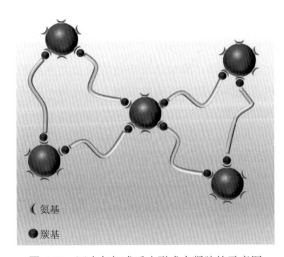

◖ 氨基
● 羰基

图 4-11 迈克尔加成反应形成水凝胶的示意图

（5）交联反应的引发：通过提供合适的反应条件引发迈克尔加成反应，包括加热、紫外线照射或在环境温度下留出足够的反应时间。该反应通过亲核试剂对 α, β- 不饱和羰基化合物的亲电子碳的亲核攻击进行，从而形成共价键。

（6）凝胶化和网络形成：随着迈克尔加成反应的进行，亲核试剂和亲电子试剂之间形成共价键。这导致水凝胶凝胶化，形成三维网络结构。交联程度和所得网络性质可以通过调节亲电子试剂、亲核试剂的浓度和反应条件来控制。

（7）吸水和溶胀：由于聚合物链的亲水性或亲水性区域的存在，水凝胶网络对水具有高亲和力，结果为水凝胶吸收并保留水分子在其结构内，导致凝胶膨胀。

通过迈克尔加成反应形成的水凝胶具有高机械强度、稳定性和可调节交联密度等特性。这些水凝胶在各个领域都有应用，包括组织工程、药物递送和生物材料研究。α, β- 不饱和羰基化合物、亲核试剂和反应条件的具体选择应基于水凝胶所需的性能和系统内组分的相容性。

六、席夫碱反应

通过席夫碱反应形成水凝胶是指醛或酮与胺缩合形成席夫碱键。该反应导致共价键的形成并在水凝胶内形成三维网络结构（图 4-12）。

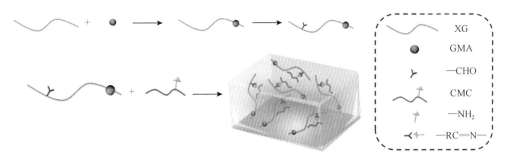

图 4-12　席夫碱反应形成水凝胶的示意图

通过席夫碱反应形成水凝胶主要包括以下几个步骤。

（1）醛或酮的选择：选择醛或酮作为将在席夫碱反应中提供羰基官能团的反应物，醛和酮含有反应性羰基（C＝O），可与胺发生缩合反应。

（2）胺的选择：选择合适的胺作为席夫碱反应中的其他反应物，胺应含有亲核氨基（—NH$_2$），可与醛或酮的羰基反应。胺可以是伯胺或仲胺，取决于水凝胶所需的性质。

（3）混合醛/酮和胺：将醛或酮与胺在所需的溶剂或反应介质中混合，调节反应物的浓度以控制所得水凝胶的交联密度和机械性能。

（4）反应引发：通过提供合适的反应条件来引发席夫碱反应，需要将溶液的 pH 调节至促进反应的范围，通常为弱酸性或弱碱性。该反应通过醛或酮的羰基与胺的氨基缩合进行，形成席夫碱键（—CR＝N—）。

（5）凝胶化和网络形成：随着席夫碱反应的进行，醛或酮与胺之间形成酰胺键，导致水凝胶凝胶化。交联程度和所得的网络性质可以通过调节反应物的浓度、pH 和反应时间来控制。

（6）吸水和溶胀：由于聚合物链的亲水性或亲水性区域的存在，水凝胶网络对水具有高亲和力。结果为水凝胶吸收并保留水分子在其结构内，导致凝胶膨胀。

通过席夫碱反应形成的水凝胶具有高机械强度、稳定性和可调节交联密度等特性，可以定制反应物和反应条件的选择以实现特定结果，如形成用于配位化学的稳定席夫碱或用于动态共价化学反应的可逆性质。席夫碱水凝胶在组织工程、药物递送和生物材料研究等各个领域都有应用。醛或酮、胺、溶剂和反应条件的具体选择应基于水凝胶的所需性质和系统内组分的相容性。

参 考 文 献

陈文杰，陈玉妹，刘海兵，等，2023. 高分子水凝胶的制备及研究进展 [J]. 山东化工，52（3）：118-120.

宫程铭，王霞，2022. 生物相容性水凝胶的研究进展 [J]. 山东化工，51（22）：84-89.

Gao Y，Peng K，Mitragotri S，2021. Covalently crosslinked hydrogels via step-growth reactions：crosslinking chemistries，polymers，and clinical impact[J]. Adv Mater，33（25）：e2006362.

Hennink WE，van Nostrum CF，2002. Novel crosslinking methods to design hydrogels[J]. Adv Drug Deliv Rev，54：13-36.

Hu J，Zhang G，Liu S，2012. Enzyme-responsive polymeric assemblies，nanoparticles and hydrogels[J]. Chem Soc Rev，41（18）：5933-5949.

Oliva N，Conde J，Wang K，et al，2017. Designing hydrogels for on-demand therapy[J]. Acc Chem Res，50（4）：669-679.

Rizwan M，Baker AEG，Shoichet MS，2021. Designing hydrogels for 3D cell culture using dynamic covalent crosslinking[J]. Adv Healthc Mater，10（12）：e2100234.

Teixeira LS，Feijen J，van Blitterswijk CA，et al，2012. Enzyme-catalyzed crosslinkable hydrogels：emerging strategies for tissue engineering[J]. Biomaterials，33（5）：1281-1290.

Zhang YS，Khademhosseini A，2017. Advances in engineering hydrogels[J]. Science，356（6337）：eaaf3627.

Zhu H，Yang H，Ma Y，et al，2020. Spatiotemporally controlled photoresponsive hydrogels：design and predictive modeling from processing through application[J]. Adv Funct Mater，30（32）：2000639.

第五章　水凝胶制备工艺

第一节　溶液混合法

通过溶液混合法制备水凝胶是指将水凝胶前体成分在合适的溶剂或溶液中混合，该方法通常用于基于合成聚合物或合成和天然聚合物组合的水凝胶。

通过溶液混合法制备水凝胶主要包括以下几个步骤。

（1）水凝胶前体成分的选择：根据水凝胶所需的性能选择合适的水凝胶前体成分。这些组分通常包括聚合物、交联剂和任何额外的添加剂或生物活性剂。聚合物可以是合成聚合物、天然聚合物或两者的组合，取决于水凝胶的具体要求。

（2）前体成分的称重和混合：根据所需的水凝胶组成，准确称重或测量预定量的聚合物、交联剂和其他添加剂。将前体成分放入合适的容器或器皿中。

（3）溶剂选择：选择与水凝胶前体成分兼容的溶剂或溶液。溶剂应有效溶解或分散聚合物和其他成分，同时为凝胶形成提供适当的环境。用于水凝胶制备的常见溶剂包括水、有机溶剂或两者的混合物。

（4）溶液制备：将溶剂或溶液添加到含有水凝胶前体成分的容器中。使用搅拌、摇动或超声处理彻底混合组分，以确保组分在溶剂中的均匀性和适当分散。混合可以在室温或升高的温度下进行，具体取决于特定水凝胶系统的要求。

（5）凝胶引发：通过引入适当的凝胶机制来引发凝胶过程。可以通过各种方法来实现凝胶引发，包括物理或化学交联、温度变化、pH调节或添加特定离子或刺激响应剂。引发过程触发聚合物链之间交联或相互作用的形成，导致水凝胶前体溶液凝胶化。

（6）凝胶监控：监控凝胶过程以确保适当的凝胶形成。可以通过观察水凝胶前体溶液的黏度、外观或其他物理性质随时间的变化来完成凝胶监控。凝胶化可以发生几分钟到几小时，具体取决于特定的水凝胶系统和凝胶化机制。

（7）凝胶化后加工：凝胶化完成后，水凝胶可以根据所需的应用进行进一步的加工。这可以包括去除过量的溶剂或溶液，将水凝胶成型为所需的形式或几何形状，或进一步的交联或改性以增强水凝胶的性质。

（8）洗涤和干燥：某些情况下，水凝胶可能需要洗涤以去除任何未反应的成分或杂质。可以通过将水凝胶浸入合适的溶剂中并轻轻搅拌来进行洗涤。洗涤后，可以干燥水凝胶以除去残留的溶剂或溶液。可以通过空气干燥、真空干燥或冷冻干燥来实现干燥，具体方式取决于水凝胶的性质和所需的最终产品。

通过溶液混合法制备水凝胶在选择组分、控制凝胶化过程和调整水凝胶的性能方面提供了灵活性。溶液混合法是一种广泛使用的多功能技术，可用于合成水凝胶，也可用于其他各领域，包括组织工程、药物递送和生物医学研究。

第二节　乳液聚合法

通过乳液聚合法制备水凝胶是指将单体分散在水性介质中以形成液滴，然后引发聚合以在液滴内产生交联聚合物网络。该方法可以生产具有受控尺寸和性质的水凝胶颗粒或微凝胶（图 5-1）。

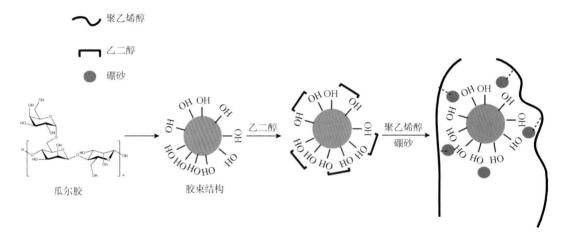

图 5-1 乳液聚合法制备水凝胶的示意图

通过乳液聚合法制备水凝胶主要包括以下几个步骤。

（1）单体选择：选择将聚合形成水凝胶的单体。单体可以根据其所需的特性进行选择，如亲水性、生物相容性或对刺激的响应性。水凝胶合成中使用的常见单体包括丙烯酸、丙烯酰胺及其衍生物。

（2）乳化剂选择：选择合适的乳化剂或表面活性剂，以稳定水介质中的单体液滴。乳化剂降低单体和水相之间的界面张力，防止液滴聚结并确保其分散。

（3）水相制备：通过向反应容器中添加水和所选乳化剂来制备水相。乳化剂分子在水 - 油界面上自行定向，形成稳定的乳液体系。

（4）单体分散体：将单体以单一单体或单体混合物的形式添加到水相中。单体通常与水不混溶，并由于乳化剂的作用而在水相内形成液滴。

（5）引发剂添加：将合适的引发剂引入水相中。引发剂可以是水溶性的或油溶性的，这取决于乳液体系。引发剂引发聚合过程并形成能够实现单体转化的活性物质，如自由基。

（6）聚合引发：通过向反应容器施加能量或热量引发聚合过程。可以通过搅拌混合物、加热或使用紫外线（ultraviolet，UV）实现聚合引发。引发剂分子分解，产生自由基，引发单体液滴内的聚合反应。

（7）聚合进程：通过观察乳液体系的外观和黏度的变化来监测聚合进程。液滴内的单体发生聚合，形成交联的聚合物网络。反应进行直至达到所需的聚合度。

（8）猝灭和停止反应：一旦实现所需的聚合，就可用猝灭反应停止进一步的聚合。可以通过冷却反应或添加猝灭剂（如还原剂或抑制剂）使自由基失活并终止聚合来完成。

（9）颗粒收集和洗涤：淬火后，通过过滤、离心或其他分离技术收集所得水凝胶颗粒或微凝胶。洗涤收集的颗粒以除去任何残留单体、未反应的引发剂或其他杂质。洗涤可以通过将颗粒反复分散在合适的溶剂中并过滤或离心分离来进行。

（10）干燥：将洗涤后的水凝胶颗粒干燥，以除去残留的溶剂或水。干燥可以通过空气干燥、真空干燥或冷冻干燥来实现，具体取决于水凝胶颗粒的性质和所需的最终产品。

通过乳液聚合制备水凝胶可以生产具有受控尺寸、孔隙率和性能的水凝胶颗粒。所得水凝胶颗粒可用作独立材料或掺入其他基质中以用于各领域，包括药物递送、组织工程和诊断试剂。

第三节　悬浮聚合法

通过悬浮聚合法制备水凝胶是指使用稳定剂将单体分散在水性介质中，然后引发聚合以形成交联的聚合物网络。该方法可以生产具有受控尺寸和性质的水凝胶颗粒。

通过悬浮聚合法制备水凝胶主要包括以下几个步骤。

（1）单体选择：选择将聚合形成水凝胶的单体。根据单体所需的特性（如亲水性、生物相容性或对刺激的响应性）选择单体。水凝胶合成中使用的常见单体包括丙烯酸、丙烯酰胺及其衍生物。

（2）稳定剂选择：选择合适的稳定剂或悬浮剂，以防止单体液滴在水介质中聚集和沉降。稳定剂应提供胶体稳定性并防止聚合过程中发生聚结。常见的稳定剂包括聚乙烯醇、聚乙二醇和纤维素衍生物。

（3）水相制备：通过向反应容器中添加水和所选稳定剂来制备水相。稳定剂分子吸附在单体液滴的表面上，防止聚集或沉降。

（4）单体分散：将单体添加到水相中，同时剧烈搅拌，使它们以液滴形式分散在水介质中。稳定剂分子有助于单体液滴的形成和稳定。

（5）引发剂添加：将合适的引发剂引入水相中。引发剂可以是水溶性的或油溶性的，取决于悬浮体系。引发剂引发聚合过程并形成能够实现单体转化的活性物质，如自由基。

（6）聚合引发：通过向反应容器施加能量或热量来引发聚合过程。可以通过搅拌混合物、加热或使用紫外线实现聚合引发。引发剂分子分解，产生自由基，引发单体液滴内的聚合反应。

（7）聚合进程：通过观察悬浮体系的外观和黏度的变化监测聚合进程。液滴内的单体发生聚合，形成交联的聚合物网络。反应进行直至达到所需的聚合度。

（8）猝灭和停止反应：一旦实现所需的聚合，就可用猝灭反应停止进一步的聚合。可以通过冷却反应或添加猝灭剂（如还原剂或抑制剂）使自由基失活并终止聚合来完成。

（9）颗粒收集和洗涤：淬火后，通过过滤、离心或其他分离技术收集所得水凝胶颗粒。洗涤收集的颗粒以除去任何残留单体、未反应的引发剂或其他杂质。洗涤可以通过将颗粒反复分散在合适的溶剂中并过滤或离心分离来进行。

（10）干燥：将洗涤后的水凝胶颗粒干燥以除去残留的溶剂或水。干燥可以通过空气干燥、真空干燥或冷冻干燥来实现，具体取决于水凝胶颗粒的性质和所需的最终产品。

通过悬浮聚合制备水凝胶可以生产具有受控尺寸、孔隙率和性能的水凝胶颗粒。所得水凝胶颗粒可用作独立材料或掺入其他基质中以用于各领域，包括药物递送、组织工程和诊断试剂。

第四节　原位聚合法

原位聚合法制备水凝胶是指在所需应用部位或特定环境内直接合成水凝胶。该方法允许原位形成水凝胶，提供对凝胶化的空间和时间控制。

通过原位聚合法制备水凝胶主要包括以下几个步骤。

（1）水凝胶前体选择：根据水凝胶所需的性能选择合适的水凝胶前体成分。这些成分通常包括单体或预聚物、交联剂和引发剂。组分的选择取决于所需的水凝胶特性、相容性和应用要求等因素。

（2）混合物制备：通过混合单体或预聚物、交联剂、引发剂和任何其他添加剂或生物活性剂制备水凝胶前体的混合物。混合物应充分混合，以确保组分的均匀性和适当的分散性。

（3）应用部位准备：准备水凝胶的应用部位或环境，这可能需要清洁的表面，需确保适当的水合作用或湿度，或创造适合凝胶化的特定条件。

（4）水凝胶前体应用：将水凝胶前体混合物直接应用到所需部位或环境中。可以使用各种技术来完成，如注射、喷涂或涂层，取决于具体的应用和要求。

（5）聚合引发：通过触发水凝胶前体混合物中存在的引发剂来引发聚合过程。可以通过不同的方法来实现，如添加催化剂、暴露于光或热、引入激活引发剂的特定刺激或触发器。

（6）凝胶化和水凝胶形成：随着聚合过程的进行，水凝胶前体混合物发生凝胶化，导致交联聚合物网络的形成。单体或预聚物聚合并形成共价键或其他相互作用，形成三维水凝胶结构。

（7）监控和优化：通过观察应用部位的黏度、外观或其他物理特性的变化来监控凝胶化过程。如有必要，调整反应条件，如温度、时间或引发剂浓度，以优化凝胶化过程并实现所需的水凝胶性能。

（8）凝胶化后加工：凝胶化完成后，形成的水凝胶可以根据具体应用要求进行进一步的加工，包括漂洗或洗涤以除去任何残留的未反应组分使水凝胶成形或模制，或将另外的材料或生物活性剂掺入水凝胶基质中。

通过原位聚合制备水凝胶可以在所需的应用部位或特定环境内直接形成水凝胶。该方法提供了对水凝胶形成的空间和时间控制，使其适用于组织工程、伤口愈合、药物递送和生物传感等。

第五节　冷冻干燥法

冷冻干燥（也称为冻干）法是制备水凝胶常用的技术，是指从水凝胶中去除水，同时保留其三维结构（图 5-2）。

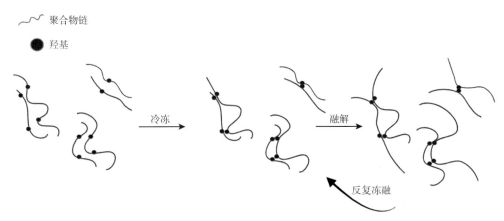

图 5-2　冷冻干燥法制备水凝胶的示意图

通过冷冻干燥法制备水凝胶主要包括以下几个步骤。

（1）水凝胶形成：制备水凝胶前体溶液。该溶液通常包含亲水性聚合物、交联剂和其他组分，具体取决于水凝胶所需的特性。聚合物可以是合成聚合物、天然聚合物或两者的组合。

（2）凝胶化：将水凝胶前体溶液进行凝胶化以形成凝胶。凝胶化可以通过多种方法实现，如化学交联、物理交联或自组装。凝胶化过程应形成具有所需机械性能和溶胀性能的稳定水凝胶网络。

（3）模制或成形：水凝胶可以在冷冻干燥前模制或成形。可以使用模具或其他成型技术（如铸造、注射或印刷）来完成。方法的选择取决于最终水凝胶的具体应用和所需形状。

（4）冷冻：一旦水凝胶达到所需的形状，就对其进行冷冻。冷冻通常是通过将水凝胶放入冰箱中或使用低温技术将水凝胶快速冷却至零度以下来完成。冷冻过程将液态水凝胶转化为固态，在凝胶基质内形成冰晶。

（5）初级干燥（升华）：冷冻后，将水凝胶转移至冷冻干燥装置中。将冷冻水凝胶置于真空环境中，然后开始初级干燥（也称为升华）。在升华过程中，水凝胶中的冷冻水直接从固态（冰）转变为气态（水蒸气），而不经过液相。该过程是通过对水凝胶进行受控加热来驱动的，有利于冰晶的升华。

（6）二次干燥（解吸）：在一次干燥之后进行二次干燥，也称为解吸。在此阶段，可能被捕获在水凝胶基质内的剩余水分子被去除。这是通过进一步升高温度并保持真空环境以促进剩余水的蒸发来实现的。

（7）水凝胶回收：干燥过程完成后，即获得冻干水凝胶。该水凝胶是干燥的多孔形式，保留了三维结构，具有高孔隙率和大表面积，可在与液体接触时实现有效的再水化。冻干水凝胶可以干燥状态储存，使用前将其浸入合适的溶剂或溶液中进行再水化。

冷冻干燥法在水凝胶的制备中具有多种优点，包括保存水凝胶结构、提高稳定性和易于储存。它广泛应用于药物递送系统、组织工程支架和生物活性材料制备等领域。可以优化冷冻干燥过程中的具体参数和条件，如冷冻速率、干燥温度和持续时间，以在所得水凝胶中实现所需的特性。

第六节　3D 打印法

通过 3D 打印（也称为生物打印）法制备水凝胶是指使用计算机控制的沉积系统逐层创建复杂的三维结构。该方法可以精确控制水凝胶材料的空间分布，以及细胞或生物活性剂的掺入。

通过 3D 打印法制备水凝胶主要包括以下几个步骤。

（1）水凝胶墨水配方：制备适合 3D 打印的水凝胶墨水或生物墨水。墨水通常由溶解或分散在溶剂或溶液中的水凝胶前体组成，如聚合物或生物活性材料。水凝胶前体和溶剂的选择取决于具体的水凝胶系统和预期应用。

（2）材料制备：通过将水凝胶前体与溶剂或溶液混合制备水凝胶墨水，包括仔细称重或测量组分并彻底将它们混合，以确保均匀性和适当的分散。油墨应具有合适的流变特性，如黏度和剪切稀化行为，以实现精确的印刷。

（3）打印系统设置：设置 3D 打印系统，通常包括计算机控制的打印机、打印喷嘴或挤出机及构建平台。打印机使用所需结构的数字设计或 3D 模型进行编程。

（4）打印过程：将水凝胶墨水加载到打印系统中并设置打印参数，如打印速度、层厚度和喷嘴直径。打印机按照编程设计将水凝胶墨水沉积到构建平台上。墨水通过喷嘴或挤出机分配，并在沉积时固化或凝胶化以保持结构完整性。

（5）逐层打印：在 3D 打印机逐层打印过程中，依次沉积水凝胶墨水以构建所需的三维结构。每一层都黏附到前一层，形成一个有凝聚力的结构。打印机可能会在各层之间暂停，以进行额外的处理，如紫外线照射或温度控制，从而促进凝胶化或交联。

（6）打印后处理：打印完成后，打印的水凝胶结构可能需要后处理步骤，包括进一步交联或凝胶化、去除任何残留溶剂或未反应的组分，或进行额外的处理以增强印刷水凝胶的机械性能或生物性能。

（7）细胞接种（可选）：在一些情况下，打印的水凝胶结构可以接种细胞或生物活性剂，以创建组织样结构或功能结构。细胞通常混合在水凝胶墨水中或在打印后通过细胞接种技术引入。

通过 3D 打印制备水凝胶可以制造具有受控结构和成分的复杂定制结构。该方法应用于组织工程、再生医学、药物递送和生物医学研究，能够用于开发具有定制特性和空间组织的功能结构。

第七节　超声辐射聚合法

通过超声辐射聚合法制备水凝胶，也称为声化学聚合，是指使用高频超声波诱导单体聚合并形成水凝胶网络（图 5-3）。

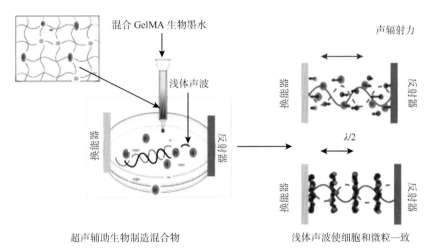

混合 GelMA 生物墨水

声辐射力

浅体声波

λ/2

换能器　　反射器

超声辅助生物制造混合物　　　　　　浅体声波使细胞和微粒一致

图 5-3　超声辐射聚合法制备水凝胶的示意图

通过超声辐射聚合法制备水凝胶主要包括以下几个步骤。

（1）单体选择：选择将进行聚合形成水凝胶的单体或预聚物，根据所需的性能（如亲水性、反应性或特定功能性）选择单体，常用的单体包括丙烯酸、丙烯酰胺及其衍生物。

（2）反应混合物制备：制备含有单体或预聚物，以及任何需要交联剂、引发剂和其他添加剂或生物活性剂的反应混合物，单体和其他组分应溶解或分散在合适的溶剂或溶液中。溶剂的选择取决于单体的溶解度和所需的聚合条件。

（3）超声处理设置：设置超声处理系统，将反应混合物放入超声处理容器，超声处理容器的设计应能够承受超声处理装置产生的高频超声波。

（4）超声处理过程：通过激活超声波发生器开始超声处理过程。超声波发生器产生高频声波，在反应混合物中传播。这些声波产生压缩和稀疏的交替循环，导致混合物内微小气泡的形成和破裂。

（5）空化和聚合：气泡的快速形成和破裂会产生局部高温和高压，这种现象称为空化。空化过程在反应混合物中产生自由基或其他活性物质，引发单体的聚合。聚合反应在空化位点内进行，导致水凝胶网络的形成。

（6）反应监测和优化：通过观察反应混合物的外观、黏度或其他物理性质的变化监测聚合反应。如有必要，调整超声处理参数，如超声处理功率、持续时间或频率，以优化聚合过程并实现所需的水凝胶性能。

（7）聚合后加工：聚合完成后，水凝胶可以根据具体应用进行进一步的加工步骤。这可能包括清洗以除去任何残留的未反应组分、将水凝胶成型或模制成所需的形式，或进行额外的处理以增强其机械性能或生物特性。

通过超声辐射聚合法制备水凝胶具有反应动力学快、聚合均相及能够生成具有受控网络结构的水凝胶等优点，是一种多功能方法，可用于各种应用，包括药物递送系统、组织工程支架和生物传感器。然而，优化超声处理参数并考虑声学对反应混合物的影响对于成功合成水凝胶至关重要。

第八节　泡沫分散聚合法

通过泡沫分散聚合法制备水凝胶是指产生含有分散在连续相中的单体液滴的稳定泡沫，然后单体聚合形成水凝胶网络，又称"发泡法"。该方法可以生产具有互连空隙和高表面积的多孔水凝胶（图5-4）。

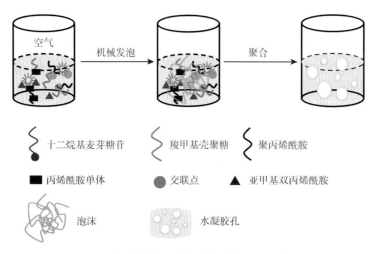

图5-4　泡沫分散聚合法制备水凝胶的示意图

通过泡沫分散聚合法制备水凝胶主要包括以下几个步骤。

（1）发泡剂的选择：选择合适的能够产生稳定泡沫的发泡剂。发泡剂应与水凝胶系统的单体和其他组分相容。常见的发泡剂包括表面活性剂、发泡剂或气体释放化合物。

（2）单体选择：选择将进行聚合形成水凝胶网络的单体或预聚物。单体的选择取决于水凝胶所需的性能，如溶胀行为、机械强度或生物相容性。应根据单体与发泡剂的相容性和聚合条件选择单体。

（3）发泡：将发泡剂引入单体溶液中，剧烈搅拌，产生泡沫。可以通过机械搅拌、摇动或使用专门的发泡设备来实现。发泡过程将单体液滴分散在连续相内，形成具有高内表面积的泡沫。

（4）聚合引发：通过向泡沫中添加合适的引发剂以引发聚合过程。引发剂可以是水溶性或油溶性的，具体选择取决于系统。引发过程产生活性物质，如自由基等，以便单体能够聚合。

（5）聚合进程：通过观察泡沫外观和性能随时间的变化监测聚合进程。泡沫内的单体发生聚合，形成交联聚合物网络。泡沫结构有助于保留单体液滴，并允许在整个泡沫中进行有效的聚合。

（6）凝胶化和泡沫稳定：随着聚合的进行，泡沫内的单体液滴交联并形成三维水凝胶网络。泡沫结构稳定了水凝胶网络并保留了多孔结构。

（7）聚合后加工：聚合完成后，可以对泡沫进行后聚合加工步骤。加工方式包括洗涤以除去任何残留的未反应的单体或引发剂、干燥以除去溶剂或水，以及将泡沫成型或切割成所需的形式或尺寸。

通过泡沫分散聚合法制备水凝胶具有形成多孔结构、增加表面积和增强机械性能等优点。所得水凝胶可用于组织工程支架、伤口敷料或过滤系统等应用。发泡条件、单体选择和聚合参数的优化对于控制泡沫稳定性、孔径和整体水凝胶性能至关重要。

第九节　模　板　法

通过模板法制备水凝胶是指使用牺牲模板，随后将其移除以在水凝胶结构内产生孔或空腔。该方法可以形成具有受控孔径和几何形状的水凝胶。

通过模板法制备水凝胶主要包括以下几个步骤。

（1）模板选择：选择合适的牺牲模板，在水凝胶形成后可以将其很容易地从水凝胶中去除。模板可以是固体，如盐晶体或聚合物珠，也可以是可蒸发或萃取的液体或气体。模板的尺寸、形状和溶解度特征将决定水凝胶内所得的孔径和几何形状。

（2）水凝胶前体选择：根据水凝胶所需的特性选择水凝胶前体成分。这些组分通常包括单体或预聚物、交联剂、引发剂和任何额外的添加剂或生物活性剂。水凝胶前体的选择取决于所需的水凝胶特性、与模板的相容性及预期应用等因素。

（3）模板准备：通过将牺牲模板塑造成所需的尺寸和几何形状准备牺牲模板。如果使用固体模板，可以将它们研磨成细颗粒或珠子。对于液体或气体模板，确保它们正确包含在模具或容器中以定义所需的形状。

（4）水凝胶前体混合物的制备：通过组合单体或预聚物、交联剂、引发剂和其他添加剂或生物活性剂制备水凝胶前体的混合物。混合物应充分混合，以确保组分的均匀性和适当的分散性。

（5）模板掺入：将牺牲模板掺入水凝胶前体混合物，通过将模板浸入前体混合物、用前体混合物涂覆模板或将前体混合物浇注在模具内的模板周围实现。确保模板均匀分布在前体混合物中，以实现均匀的孔分布。

（6）凝胶化和交联：通过触发水凝胶前体的交联启动凝胶化过程。可以通过添加引发剂，或暴露于热、光，或特定刺激，或使用特定的交联机制实现。凝胶化过程导致在牺牲模板周围形成水凝胶网络。

（7）模板去除：水凝胶固化并形成稳定的网络后，去除牺牲模板。可以根据模板的性质通过应用物理或化学方法实现。对于固体模板，是将水凝胶浸入溶解或侵蚀模板的合适溶剂中去除；对于液体或气体模板，是通过适当的技术蒸发或提取模板去除。

（8）模板去除后处理：模板去除后，水凝胶可能需要额外的处理步骤，包括清洗以去除任何残留的模板残余物或杂质，将水凝胶成型或切割成所需的形式或尺寸，以及任何额外的处理，以增强其性质或功能。

通过模板法制备水凝胶可以创建具有受控孔径和几何形状的多孔结构。所得水凝胶可用于组织工程、药物递送或作为细胞培养支架等。牺牲模板的选择，以及水凝胶前体成分和加工参数的优化对于实现所需的孔隙特性和整体水凝胶性能至关重要。

第十节　温度响应法

通过温度诱导凝胶化是指使用温度敏感聚合物制备水凝胶，该聚合物在达到特定温度阈值时经历从可溶或液态到凝胶态的相变。该方法允许在不使用化学交联剂或引发剂的情况下形成水凝胶（图 5-5）。

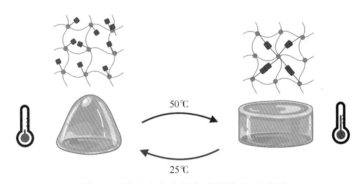

图 5-5　温度响应法制备水凝胶的示意图

通过温度响应法制备水凝胶主要包括以下几个步骤。

（1）温度敏感聚合物的选择：选择合适的温度敏感聚合物或共聚物，在特定的范围内表现出从可溶或液态到凝胶状态的急剧相变。水凝胶合成中常用的温度敏感聚合物包括聚（N- 异丙基丙烯酰胺）及其衍生物、聚（乙二醇）- 聚（乳酸）嵌段共聚物和聚乙烯醇。

（2）聚合物溶液制备：通过将温度敏感聚合物溶解在合适的溶剂或缓冲液中制备聚合物溶液。溶剂的选择取决于聚合物及其溶解特性。聚合物溶液的浓度可以根据所需的胶凝性质（如胶凝温度和凝胶强度）进行调节。

（3）凝胶温度测定：通过进行预凝胶化研究确定温度敏感聚合物的凝胶温度范围。可通过测量溶液的流变特性，如黏度或储能模量实现。胶凝温度是溶液表现出黏度或模量急剧增加时的温度，表明胶凝开始。

（4）凝胶化过程：将聚合物溶液加热至高于其凝胶化温度范围的温度，聚合物溶液在该较高温度下保持液态或可溶状态。可以使用水浴、烘箱或其他合适的加热方法加热溶液。

（5）冷却和凝胶化：将加热的聚合物溶液逐渐冷却至其凝胶化温度范围内的温度。随着温度降低，温敏聚合物发生相变，从而形成水凝胶网络。这种转变是由聚合物溶解度或水合行为的变化驱动的，导致聚合物链聚集或缠结并形成凝胶。

通过温度诱导凝胶化制备水凝胶提供了一种简单有效的形成水凝胶的方法，无需化学交联剂或引发剂。由此产生的水凝胶可以在药物递送系统、组织工程支架和药物控释装置中应用。温度敏感聚合物的选择和凝胶化参数（如聚合物浓度和冷却速率）的优化对于实现所需的凝胶化特性和水凝胶特性至关重要。

第十一节　pH 响应法

通过 pH 诱导凝胶化制备水凝胶是指使用 pH 响应性聚合物或单体，这些聚合物或单体会根据特定的 pH 而发生构象或溶解度的变化。pH 的变化触发了水凝胶网络的形成（图 5-6）。

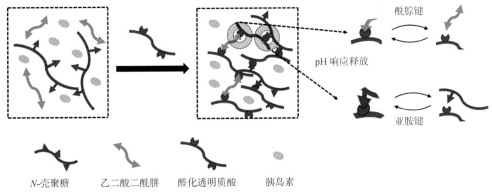

图 5-6　pH 响应法制备水凝胶的示意图

通过 pH 响应法制备水凝胶主要包括以下几个步骤。

（1）pH 响应性聚合物选择：选择合适的 pH 响应性聚合物或单体，其溶解度或构象表现出 pH 依赖性变化。水凝胶合成中常用的 pH 响应性聚合物包括聚丙烯酸、聚甲基丙烯酸及其衍生物。这些聚合物具有可电离基团，可响应 pH 的变化而发生质子化或去质子化。

（2）聚合物溶液制备：通过将 pH 响应性聚合物或单体溶解在合适的溶剂或缓冲液中制备聚合物溶液。溶剂的选择取决于聚合物及其溶解特性。聚合物溶液的浓度可以根据所需的胶凝性质进行调节，如调节胶凝 pH 和凝胶强度。

（3）pH 调节：将聚合物溶液的 pH 调节至低于或高于聚合物的 pK_a（酸解离常数）。pK_a 是聚合物 50% 电离或质子化时的 pH。pH 调节可以通过向溶液中添加酸或碱实现，具体取决于聚合物是酸性聚合物还是碱性聚合物。

（4）凝胶化过程：一旦调节聚合物溶液的 pH，由于可电离基团的电离或去离子，聚合物会发生构象变化或聚集，导致水凝胶网络的形成。凝胶化过程可快可慢，具体取决于特定的聚合物及其 pH 响应行为。

通过 pH 诱导凝胶化制备水凝胶提供了一种通用的方法来形成具有可控凝胶特性和对

pH 变化响应的水凝胶。所得水凝胶可用于各种应用，包括药物递送系统、生物传感器和组织工程支架。pH 响应性聚合物或单体的选择、凝胶化参数的优化（如聚合物浓度和 pH 调节）及考虑凝胶化所需的 pH 范围对于实现所需的凝胶化特性和水凝胶特性至关重要。

第十二节 离子诱导法

通过离子诱导交联凝胶化制备水凝胶是指使用离子引发聚合物链的交联，从而形成水凝胶网络。该方法利用聚合物链和离子之间的相互作用促进凝胶化。

通过离子诱导法制备水凝胶主要包括以下几个步骤。

（1）聚合物选择：选择具有离子诱导交联行为的合适聚合物或共聚物。具有可通过配位或静电相互作用与离子相互作用的官能团的聚合物通常用于此过程。聚合物通常包括藻酸盐、壳聚糖、卡拉胶和透明质酸。

（2）聚合物溶液制备：通过将聚合物或共聚物溶解在合适的溶剂或缓冲液中制备聚合物溶液。溶剂的选择取决于聚合物及其溶解特性。聚合物溶液的浓度可以根据所需的胶凝特性（如胶凝速度和强度）进行调节。

（3）离子溶液制备：制备含有会引起聚合物链交联的离子溶液。离子可以是单价或多价，具体取决于聚合物的交联要求。用于交联的常见离子包括钙离子（Ca^{2+}）、镁离子（Mg^{2+}）和锌离子（Zn^{2+}）。

（4）凝胶化过程：将离子溶液添加到聚合物溶液中，通常逐滴或以受控方式添加，同时轻轻摇晃混合。离子与聚合物链上的官能团相互作用，促进交联和水凝胶网络的形成。交联可以通过配位键、静电相互作用或两者的组合发生。

（5）凝胶控制：调节离子溶液的浓度或聚合物溶液的 pH 控制凝胶过程。较高的离子浓度或较低的 pH 通常会加速凝胶化过程，而较低的离子浓度或较高的 pH 会延迟凝胶化，从而允许控制所得水凝胶的胶凝时间和机械性能。

通过离子诱导交联凝胶制备水凝胶提供了一种简单且通用的方法，用以形成具有受控凝胶特性的水凝胶。所得水凝胶可用于各种应用，包括药物递送系统、组织工程支架和伤口愈合敷料。聚合物的选择、离子浓度和 pH 的优化，以及对所需凝胶动力学和性能的考虑对于实现所需的水凝胶特性至关重要。

第十三节 致孔剂法

致孔剂法是一种用于制备具有受控多孔结构水凝胶的技术。其可将作为牺牲材料或颗粒的致孔剂掺入水凝胶前体混合物中。凝胶化后，致孔剂从水凝胶中去除，留下多孔网络结构。该方法可以控制孔的直径、分布和互连性，使其适用于各种应用，包括组织工程、药物递送和细胞封装。

通过致孔剂法制备水凝胶主要包括以下几个步骤。

（1）水凝胶前体成分的选择：这些成分可包括单体、大分子单体、交联剂和其他必要的添加剂。组分的选择取决于具体的水凝胶系统和预期应用。

（2）致孔剂的选择：致孔剂是可以掺入水凝胶前体混合物中并随后除去的材料或颗粒。致孔剂可以是固体颗粒、微球，甚至是气泡。常用的致孔剂包括糖颗粒（如蔗糖）、明胶微球、聚（乳酸-乙醇酸）微球或气体发生剂。

（3）水凝胶前体混合物的制备：将水凝胶前体成分与致孔剂放在适当的溶剂或水性介质中混合。将混合物均质化，以确保致孔剂均匀分布在整个水凝胶前体溶液中。

（4）凝胶化：可以通过多种方法使水凝胶前体混合物发生凝胶化，如化学交联、光聚合或温度诱导。在凝胶化过程中，致孔剂嵌入不断生长的水凝胶网络中。

（5）致孔剂去除：凝胶化后，对含有致孔剂的水凝胶进行致孔剂去除。去除致孔剂的方法取决于所使用致孔剂的类型。例如，可以通过用水清洗水凝胶来去除糖致孔剂，因水凝胶会溶解糖颗粒，留下孔隙。通过将水凝胶浸泡在与水凝胶基质相容但溶解微球的合适溶剂中，可以滤出微球致孔剂。

（6）干燥或交联：去除致孔剂后，水凝胶可以进一步加工，如干燥或额外的交联，以稳定多孔结构。

致孔剂法可以创建具有明确且可调节的多孔结构水凝胶。孔的尺寸和分布可以通过改变致孔剂的尺寸和浓度控制。所得的多孔水凝胶可以提供更大的表面积、增强传质和改善细胞渗透，使其适用于各种生物医学应用。然而，必须优化致孔剂浓度和去除过程，以实现所需的孔隙特性并保持水凝胶网络的完整性。致孔剂法的不足之处在于固体致孔剂微粒分布不匀会造成不理想的孔结构；溶解、浸泡水洗等去除致孔剂的过程需耗费大量时间，延长了材料制备周期；孔结构的开孔性较差产物中易残留未被洗脱的致孔剂。

参 考 文 献

龚涛，廖列文，2014. 智能水凝胶制备工艺最新研究进展 [J]. 化工新型材料，42（5）：241-244.

王硕，王永贵，肖泽芳，等，2022. 生物基水凝胶制备与应用研究进展 [J]. 林产化学与工业，42（5）：122-136.

第六章 水凝胶搭载与药物递送

第一节 水凝胶搭载系统

一、水凝胶递送系统简介

水凝胶药物递送（delivery）是一种药物递送系统，它利用水凝胶的独特性质将药物包裹在其中，并将其递送到需要治疗的部位。水凝胶系统通常无毒，拥有较高的生物相容性、优秀的物理化学特性及良好的机械特性，因此可以很好地整合到宿主软组织中。内源性细胞降解时也能充当内源性细胞的支架，因此有广阔的应用前景。

（一）递送物质

水凝胶可以递送各种各样的有效物质，在人体局部或全身发挥作用。这些物质包括①小分子化合物、药物：抗生素、抗瘢痕药物、化疗药物、降糖药、分子靶向药等多种药物。②生物分子：递送核酸包括有益蛋白质的 DNA 和 RNA 或微小核糖核酸（microRNA）和小干扰 RNA（small interfering RNA，siRNA），多肽、蛋白质等。③无机分子：银离子、铁离子、亚铁离子、石墨烯、氧化石墨烯等。利用银离子的抗菌活性促进感染伤口的快速愈合，增加包括水凝的黏附性能在内的机械性能。④细胞、细菌：如间充质干细胞、益生菌、肠道菌群等。

（二）水凝胶药物递送系统的优点

水凝胶有良好的生物相容性和对药物的有效控制释放性能，用其搭载药物的优点显著。

由于水凝胶可以吸收水分并膨胀，药物可以被包裹在其中，并以控制的速度逐渐释放，从而提高药物的疗效并减少副作用，因此药物释放的速度和时间得以控制。由于水凝胶可以被注入体内的特定部位，可以直接将药物递送到需要治疗的部位，减少了药物在体内的分布和代谢，提高了治疗效果。水凝胶可以将药物包裹在其中并控制其释放速度，因此可以减少药物对健康组织的损害，并减少药物的副作用。水凝胶可以保护药物免受外部环境的影响，因此可以提高药物的稳定性，延长药物的保质期。

（三）水凝胶药物递送系统的局限性

虽然水凝胶药物递送系统具有许多优点，但也存在一些潜在的缺点或限制，需要不断改进优化。

亟待解决的局限性包括①复杂的制备方法。制备水凝胶药物递送系统需要复杂的化学和物理过程，这可能会增加制备成本和时间，限制了其在大规模制造中的应用。②水凝胶可能会对身体产生反应，与其他材料一样，水凝胶递送系统可能会引起身体的免疫反应或炎症反应，这可能会对治疗效果产生影响。③由于水凝胶递送系统的结构和制备方法的复杂性，可能会出现漏洞或缺陷，导致药物的泄漏或不稳定性。④水凝胶递送系统可能会影响药物的生物活性，如降低药物的生物利用度或改变药物的分布和代谢。⑤水凝胶递送系统的物理和化学特性可能会受到环境因素的影响，如温度、pH 和离子浓度等，这可能会影响药物的释放速度和效果。⑥可能会出现耐药性，由于药物递送的过程是被控制的，可能会导致一些细胞或病原体对药物产生耐药性，从而影响治疗效果。因此，在使用水凝胶药物递送系统时，需要仔细考虑其优点和缺点，并根据具体情况进行选择和使用。

（四）优化方案

鉴于目前水凝胶递送系统存在的部分问题，一些改进方案被提出以优化制备方法，通过优化水凝胶的制备方法，可以降低制备成本和时间，并提高制备的质量和一致性。

例如，在开发水凝胶递送系统时，需要进行充分的生物相容性研究，以确定材料是否会引起身体的不良反应，并进行必要的改进。为了减少水凝胶递送系统的漏洞或缺陷，可以通过改进材料和结构设计提高其稳定性。通过调控水凝胶的物理和化学特性，可以优化药物的递送过程，提高药物的生物利用度和效果。在开发水凝胶递送系统时，需要研究水凝胶对药物生物活性的影响，并通过改进设计提高药物的生物利用度和效果。在研究水凝胶递送系统时，需要考虑环境因素的影响，并开发适当的调节方法，以确保药物的稳定性和递送效果。

（五）未来发展

鉴于新兴物理化学等技术的发展，水凝胶药物递送系统可能在以下方面进一步突破。首先是多功能水凝胶，未来的研究可能会集中在开发具有多种功能的水凝胶，如同时具有药物递送和成像功能的水凝胶等。其次是分子水凝胶，研究人员正在探索利用分子水凝胶的特性开发更有效的药物递送系统。随着纳米技术和智能材料的发展，智能水凝胶因其可对光（紫外线）、热、pH、离子等外界刺激作出响应成为研究热点。更多拥有生物相容性、更便捷的智能水凝胶也亟待开发。

4D 打印水凝胶是凝胶发展新方向，3D 打印技术可以根据需要制造精密的水凝胶递送系统，提高其递送效率和治疗效果，并且已经在生物医学领域有着广泛的应用。最近，可以随着时间动态活动的 4D 打印水凝胶系统开始引起人们的注意，由于其优良的动态性，可以充分模拟人体内环境的动态变化，以适应不同需求。水凝胶可以用于药物组合治疗，故水凝胶药物递送系统也可能会被用于组合治疗，即将多种药物组合在一起以提高治疗效果。

二、搭载载体种类

（一）形态学分类

1. 纳米颗粒

纳米颗粒的直径一般为 10～1000nm，水凝胶搭载纳米颗粒充分发挥了水凝胶亲水性和高含水量的特性，同时兼顾了纳米颗粒的优势，因而具有独特的潜力。

纳米技术的优势包括①可提高药物安全性与有效性，如提高药物靶向递送能力、提高生物利用度、延长靶组织中的药物或基因效应；②可提高治疗剂对化学 / 酶降解的稳定性。纳米颗粒可根据药物搭载形式分为两类：纳米球及纳米胶囊（图 6-1）。药物可以均匀分散在纳米球（nanosphere）球体中。而纳米胶囊（nanocapsules）则是一种囊泡系统，将药物限制在由边界结构包围的空腔中。

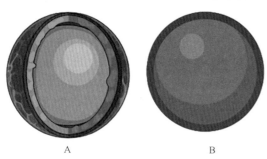

图 6-1　纳米胶囊（A）与纳米球（B）

水凝胶纳米颗粒的尺寸通常在 10～100nm，具有较大的比表面积和较高界面活性。水凝胶纳米颗粒通常由生物材料制成，具有良好的生物相容性和生物可降解性。纳米颗粒可以通过改变粒子表面的化学性质和物理性质来控制药物的递送和释放，药物递送效率较高。水凝胶纳米颗粒可以通过交联剂或其他方法来提高粒子的稳定性和储存寿命，其物理和化学特性可以通过改变制备方法和成分调节，如可以调节粒子的大小、表面电荷和药物释放速度等。

水凝胶纳米颗粒的制备方法多样，模板法、自组装法、乳化法、电喷雾法、超声波法及离子凝胶法是常用的几种方式。不同的制备方法具有不同的优缺点，可以根据具体的应用需求选择合适的方法。

模板法是指利用纳米模板或胶束等模板结构，将高分子材料或生物材料沉积在模板表面，并通过交联、凝胶化等方法形成水凝胶纳米颗粒。自组装法是利用高分子材料或生物材料的自组装特性，在适当的条件下形成水凝胶纳米颗粒。乳化法是将高分子材料或生物材料与油相乳化，随后将其在水相中凝胶化，形成水凝胶纳米颗粒。将高分子材料或生物材料溶液通过电喷雾技术产生荷电液雾，随后在电场的作用下形成水凝胶纳米颗粒，此为电喷雾法。超声波法是利用超声波的力量将高分子材料或生物材料溶解在水中，并在适当的条件下形成水凝胶纳米颗粒。离子凝胶法则将高分子材料或生物材料与离子溶液混合，利用离子交换作用形成水凝胶纳米颗粒。

2. 水凝胶微针

微针指微尺度的针头，针尖直径通常小于 1000μm，放置在固定位置，可穿透皮肤屏障，为药物递送开辟微创途径（图 6-2）。微针可穿过皮肤角质层，透皮给药以取代注射给药。

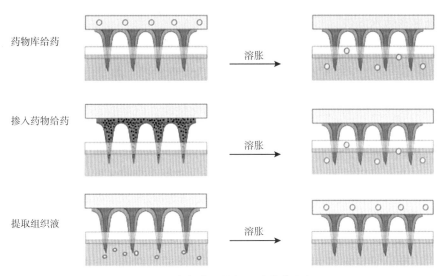

药物库给药 溶胀

掺入药物给药 溶胀

提取组织液 溶胀

图 6-2 水凝胶微针的 3 种给药途径

水凝胶微针插入皮肤时会膨胀，吸取组织液，收集生物标志物，或进行药物递送，所传递的药物被混合掺入水凝胶结构中或通过药物库进行储存。与其他类型的微针相比，水凝胶微针拥有更好的组织相容性，易于从皮肤分离或移除，对皮肤损害小。理想的微针应该具有以下特性：①生物相容性，无免疫反应；②强度足以突破角质层；③不会损害敏感递送物（如蛋白质、肽和疫苗）；④可控制其推注并可在皮肤中持续释放药物。

水凝胶微针可分为可溶解微针、可溶胀微针和可生物降解微针 3 种类型。

（1）可溶解微针：为水溶性聚合物，所制成的微针在穿入后可快速（几秒或几分钟内）、完全地溶解在皮肤中。制备材料常为多糖类，如葡聚糖、硫酸软骨素钠盐、羟丙基纤维素（hydroxypropyl cellulose，HPC）、羧甲基纤维素（carboxymethyl cellulose，CMC）、羟丙基甲基纤维素、海藻酸钠、透明质酸（hyaluronic acid，HA）、支链淀粉，以及明胶、聚乙烯吡咯烷酮、聚甲基乙烯醚等。

（2）可溶胀微针：聚（甲基乙烯醚/马来酸酐）-聚乙二醇、聚（甲基丙烯酸2-羟乙酯）、甘特雷斯、丙烯酸改性透明质酸、聚乙烯醇等。由可溶胀聚合物制成，在皮肤中膨胀而不溶解，该特性使该类微针在皮肤中提取组织液的同时释放加载的药物。相较于可溶解微针，溶胀微针在发生药物不良反应或用药过量时可随时终止治疗。

（3）可生物降解微针：包括合成类（聚乳酸、聚乙醇酸、聚乳酸共乙醇酸、聚碳酸酯、聚己内酯）和天然类（壳聚糖、丝绸、甲壳素）。该类微针在水中既不溶解也不膨胀，但可以在几个月的时间内降解为无毒成分，然后通过自然代谢途径从体内消除。适用于药物的可持续性长期输送，通过材料的降解速率调整药物释放速率和持续时间。

水凝胶微针可实现精确、可控的药物释放，具有高度生物相容性、出色的降解性、可移除性，且可收集组织液等生物样本用于疾病诊断与疗效评估。但其缺点也不容忽视，首先根据凝胶材料及其交联程度的不同，水凝胶微针不同程度的膨胀会延迟其药物吸收到血浆的速度，甚至慢于口服药物。此外，水凝胶微针控释药物与其对药物的迅速释放及稳定释放存在冲突。

3. 常规多形性水凝胶

包括贴膜状、球状、柱状、条块状、海绵状等多种形态，适应于不同创面的特定需要，可形成特制水凝胶。

4. 可注射水凝胶

可注射水凝胶是指利用水凝胶系统的剪切稀化性能，将溶胶态的水凝胶通过注射器快速注射到相应靶组织。短时间内可能需要在一定外在条件如紫外线照射、pH、温度等加持下实现水凝胶的固化。

制备可注射水凝胶的第一步是原材料的选择。注射水凝胶通常由生物材料或合成高分子材料制成，具有较好的生物相容性和可降解性。常用的高分子材料包括明胶、壳聚糖、羟基乙基纤维素等。交联剂的选择同样重要，交联剂是可注射水凝胶实现凝胶化的关键因素，通常为具有活性官能团的化合物，如二醛类、二酸类、二酐类等。

注射时，高分子材料和交联剂混合均匀，形成溶胶状物质。交联剂与高分子材料中的官能团发生反应，形成交联点，从而将高分子材料交联固化成凝胶状态。交联剂的反应速度和交联密度可以通过控制交联剂的浓度和反应条件等因素调节。

（二）材料学分类

由于此部分在前文第三章已经详细阐述，此处仅简单概述。

1. 天然聚合物

包括糖基和蛋白基凝胶，如壳聚糖、海藻酸盐、明胶、胶原蛋白、黄原胶及脱细胞基质等。上述材料拥有较好的生物相容性和生物可降解性，且易于模拟人体组织的结构和功能。

2. 合成聚合物

包括聚乙烯醇、聚环氧乙烷和聚乙烯亚胺、聚乙二醇、聚丙烯酸酯、聚丙烯酰胺、聚氨酯等。这些水凝胶具有可调节的物理和化学特性，并且普遍拥有较好的力学性能，可以通过改变制备方法和成分改变其吸水能力和药物释放速度。

3. 脱细胞基质

脱细胞基质水凝胶是以天然组织或细胞的基质成分为原料所制成的水凝胶，经过脱细胞处理后，具有优越的生物相容性和生物活性。制备过程通常包括以下步骤：收集组织或细胞的基质成分；使用酶解剂或物理方法去除细胞及细胞残留物；通过化学或物理交联方法形成水凝胶，如利用交联剂或冷冻-解冻方法。

脱细胞基质水凝胶具有众多优势，由于该类水凝胶保留了组织或细胞的基质成分，具有一定的生物活性，如可以诱导细胞增殖和分化。此外，通过改变制备方法和成分可调节脱细胞基质水凝胶的物理和化学特性，可控制其溶胀性能和药物释放速度。脱细胞基质水凝胶同时也具备了一定的可塑性，可适应各种形状和大小。

但应注意，目前的脱细胞基质多取自 Engelbreth-Holm-Swarm 小鼠肉瘤组织，其肿瘤源性导致基质胶可能携带鼠源性病原体或抗原物质，无法保障安全性。此外，基质胶从组织中直接提取，批次间差异难以避免，无法保证实验时的均一性，可能对实验结果造成一定影响。此类基质胶力学性能普遍欠佳，应用受限。

第二节 水凝胶搭载药物释放方式

一、水凝胶搭载药物的常规方式

1. 物理包埋、吸附

水凝胶所搭载的药物、生物分子、金属离子等通过氢键、离子键等作用力，或通过简单的物理包埋进入水凝胶，通过水凝胶网络的微观孔隙率决定药物释放速度。所搭载的药物颗粒直径大于水凝胶孔径，则药物释放速度减缓；药物流体动力学直径小于水凝胶网孔则易导致药物的爆发释放等。由于水凝胶系统存在溶胀特性，随着水凝胶的溶胀，网格间的距离可增大至大于药物，进而实现药物的控制释放（图6-3）。

（1）氢键：氢原子和带有电负性的大原子 X 通过共价键结合。而与电负性大但半径小的其他原子 Y（如氧、氟、氮原子等）接近时则形成 X—H⋯Y 的特殊分子间或分子内相互作用。X 和 Y 可以是相同种类的原子，也可以是不同种类的原子。

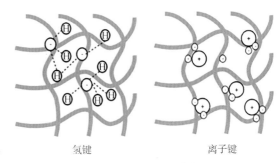

氢键　　　　　　　离子键

图6-3 物理搭载药物

（2）离子键：通过阴阳离子间的静电相互作用而形成的可逆的物理作用力。

（3）疏水作用力：非极性分子或分子的非极性基团在亲水性环境中相互吸引，自发聚集，将原本位于其间的水分子排出，在局部形成无水的微环境，利于物理搭载脂溶性药物。

2. 化学结合

化学结合指水凝胶所搭载的药物与载体水凝胶之间形成化学交联而结合，这种化学作用力此后又可通过水解、酶解过程解除。典型例子包括利用席夫碱反应将药物共价连接到水凝胶主链上。也有部分水凝胶将其自身降解产物作为药物促进创面愈合。通过化学作用力搭载药物的水凝胶常经由凝胶的侵蚀、降解实现药物的释放，降解速度可以通过调节材料的化学构成、交联程度和交联剂浓度等因素来控制。此外，可以在水凝胶中添加降解催化剂或生物活性物质等促进药物释放。

水凝胶所搭载药物的释放方式是复杂的，涉及多种影响因素，如温度、pH、离子强度等。因此，在药物递送系统的设计中，需要综合考量以实现对药物释放的精准控制。

常见的化学搭载药物的例子很多。例如，聚乙二醇 - 聚丙烯酸钠水凝胶复合物，化学搭载多柔比星、紫杉醇等药物，形成药物水凝胶复合物。这种复合物具有良好的生物相容性和可调控性，可以减缓药物的释放速率，提高药物的疗效。壳聚糖 - 海藻酸钠水凝胶复合物则可以将多糖类药物如海藻酸钠、壳聚糖等结合在水凝胶中，延长药物在体内的半衰期和释放时间，从而提高药物的疗效。蛋白质水凝胶复合物主要面向胰岛素、干扰素等蛋白质类药物，搭载后提高药物的稳定性和传递效率，同时有效降低药物在体内的毒副作用。DNA- 聚乙二醇 - 聚乙烯亚胺水凝胶复合物结合 DNA、RNA 等生物活性分子，可以提高生物活性分子的稳定性和传递效率，适用于基因治疗、肿瘤治疗等领域。

二、药物搭载原理及优缺点

水凝胶的药物搭载可以实现药物的定点递送，防止药物在体内运输过程中被降解，进而保证治疗效果，这一给药方式使得药物在眼部、口腔、胃肠及皮下注射等部位均能发挥良好的治疗效果。

（一）优缺点分析

1. 物理包埋及吸附物理性搭载

在物理搭载药物的过程中，药物分子通过静电作用、范德瓦耳斯力、氢键等方式吸附于水凝胶表面，从而构建药物和水凝胶的复合体系。该搭载方式具有以下优点：结构简单，所搭载药物影响水凝胶材料力学性能和化学性能的风险较小；药物释放原理简单；操作简便，无须特殊的化学反应条件，凝胶对药物性质无干扰作用。

水凝胶物理搭载药物的体系也存在一定局限性。现阶段所设计的水凝胶孔径远小于分子药物，虽能实现药物的缓释但尚未达到智能控制。水凝胶溶胀后孔隙增大，又会造成其中的药物爆发释放，容易对局部组织造成毒性及副作用，存在加重局部炎症的风险。

2. 化学反应共价搭载

通过共价结合搭载药物的优势在于水凝胶与药物结合较为稳固，通过侵蚀机制实现对药物的逐步释放，易于控制释放速度，解决了药物爆发释放的问题。值得注意的是，水凝胶经化学作用力交联改性药物需要经过额外实验验证药物的性能是否被改变、药效是否依然存在，以及交联后药物是否会对局部组织产生毒性反应或影响局部组织的生理功能。

水凝胶与药物经共价键结合的系统仍存在一定局限性。首先，该复合系统缺乏特异性，即它们与许多细胞或组织都有发生非特异性交互作用的可能性，从而导致药物的副作用增加。其次，该复合系统在体内维持稳定的能力有限，可导致药物的释放速率不可控或在体内的寿命过短，同时水凝胶化学搭载药物系统的构造复杂，需要经历繁复的制备过程。最后，在实际应用过程中也面临诸如合成受限、难以植入目标位置等技术困境，限制了该载药系统的可行性。

3. 药物搭载影响因素

水凝胶搭载药物的影响因素主要包括药物自身的流体动力学直径及水凝胶的孔隙率大小，其中水凝胶孔隙率相关的调控因素包括①水凝胶中凝胶物质的浓度及配比，水凝胶密度随着交联剂含量及单体含量的升高而增大，进而使得微观孔径减小，微孔数目增加；②交联物质本身的理化性质也会影响水凝胶孔隙率。

药物和水凝胶之间通过静电作用、范德瓦耳斯力、氢键等物理吸附或化学结合的方式相互作用，控制药物的搭载和释放。温度、pH、离子强度等外部环境条件因素同样影响水凝胶材料和药物之间的相互作用及药物的扩散速率。此外，药物递送系统的设计如搭载系统的形态、结构、粒径大小等同样是药物释放行为的一大变量。

水凝胶搭载药物的不同方式也各有利弊，在实际应用时应具体情况具体分析，针对不同目标部位、器官，为不同病种的患者选择合适的水凝胶药物递送系统。

（二）给药注意事项

给药时要注意给药部位。例如，水凝胶口腔给药优势在于其简易性佳、患者顺应性强、起效迅速、后期易于移除、副作用小、避免了首过效应。口腔给药时，药物溶出，被动或主动经黏膜扩散到局部血液循环系统，最终到达全身。常用的水凝胶包括羟丙基纤维素、羟乙基纤维素、聚丙烯酸、羧甲基纤维素、壳聚糖等。

水凝胶载药系统也可用于阴道给药。阴道与外界环境相通，细菌、真菌极易在阴道壁内繁殖，诱发阴道炎。阴道直接给药可直接作用于病原体，治疗效率高；且阴道表面积大，处于高渗环境，适宜作为药物吸收的路径。作为肠外替代给药方式，阴道常见递送药物包括普萘洛尔、生长激素、胰岛素、类固醇等。随着年龄增长激素水平的变化，阴道含液量、黏膜通透性发生波动，对阴道给药的药物释放和药代动力学会造成影响，因此给药时应充分考虑阴道环境因素。阴道制剂中常用的聚合物水凝胶包括聚丙烯酸酯、壳聚糖、纤维素衍生物等。

经皮给药是一种特殊类型的给药途径，用于口服或注射不耐受的患者。药物的输送速率受皮肤渗透性的影响，水凝胶通过皮肤水合促进药物的皮肤渗透发挥局部作用。

水凝胶的另一特殊应用部位为眼部，通过水凝胶的特殊设计，可以延长药物与眼部的接触时间，尤其是结膜下给药，能减少泪液对药物吸收质量的影响。水凝胶除了本身可以促进创面愈合的固有性质，其还可通过各种方式搭载多种促进皮肤创面愈合的药物，包括生长因子等，这一作用同样适用于消化道创面，如消化道穿孔、溃疡、炎症的治疗，可物理或化学搭载并递送生长因子促进溃疡、穿孔等创面的愈合。

（三）递送不同物质的注意事项

1. 小分子

药物释放动力学与药物和聚合物基质的相互作用密切相关。例如，增加水凝胶内的聚合物含量可通过非特异性相互作用减弱亲水性分子的爆发释放；在系统中加入聚电解质可以减缓带有相反电荷药物的释放；通过疏水性纳米颗粒搭载药物，其中所形成的疏水性口袋也会显著减慢药物的释放。

不同的药物在凝胶系统中的释放动力学不同，利用这一特点有望实现药物的多阶段释放。例如，将水溶性多柔比星与脂溶性紫杉醇混合在凝胶系统中，由于亲水性多柔比星遵循典型的爆发释放模式，而疏水性紫杉醇表现出缓慢释放的特点，多柔比星的第一阶段治疗与紫杉醇的第二段释放相结合，可实现对黑色素瘤小鼠的有效治疗。

此外，药物对凝胶机械性能的影响同样显著。搭载不同的药物，会不同程度改变水凝胶的成胶时间、弹性模量、溶胶凝胶转变温度等。

通过物理或化学修饰药物，也可以实现药物的缓慢释放。例如，将喜树碱聚乙二醇化，可以显著提升药物尺寸，并且由于聚乙二醇尾与凝胶系统的缠结效应，会显著减少药物的爆发释放。

除了常规的水凝胶直接递送药物分子，也可以通过原位产生治疗性分子。例如，有学者通过搭载一氧化氮供体实现对肿瘤的新生内膜抑制。

2. 蛋白质

通常来说，蛋白质药物需要反复给药以维持其效果，治疗频率从某些抗体的每月给药到胰岛素等肽激素的每日给药不等。水凝胶载体可以为在运输和储存过程中稳定蛋白质药物提供有用的创新，以及通过在给药后提供蛋白质的持久持续释放来最小化治疗频率。通常，分子量大于100kDa的蛋白质足够大，可以设计水凝胶调节其释放，主要通过凝胶降解和扩散，并且在提供货物的持续释放方面相当成功。这种方法可改善抗体、大块酶和工程蛋白等重要的治疗性蛋白质的给药效果。

对于较小的搭载物和寻求非常长的释放窗口的应用，需要替代方法来充分控制蛋白质释放。由于其高度多样化的结构和组成，增加蛋白质货物的有效尺寸可能很复杂，并且蛋白质通常不像核酸那样容易负载或加载到更大的颗粒系统中。修饰方法与此前类似，通过聚乙二醇化或封装到颗粒系统中实现药物的搭载，如将蛋白质包裹在脂质体中，实现药物的缓释。化学修饰可能影响搭载物的性能，但疏水性、静电、氢键，可以在不改变蛋白质性能的情况下实现药物的缓释，尤其是对于足量电荷的蛋白质，静电作用尤其合适。另外，还可通过模拟细胞外基质（extracellular matrix，ECM）实现药物释放，ECM中存在的大量生物聚合物可以与细胞分泌的蛋白结合，肝素和硫酸乙酰肝素所制造的水凝胶是其中的代表。羧基修饰肝素简便易行且不会影响其硫酸基团的阴离子特性，经聚乙二醇修饰的肝素进而与血管内皮生长因子交联形成水凝胶系统。由于ECM内的细胞血管内皮生长因子受体与之结合，凝胶系统受到侵蚀，逐步释放药物。

超分子相互作用同样是实现蛋白释放的可行方法。使用蛋白质工程或化学修饰使得药物表现出特定结构域，从而被凝胶基质中的特定序列识别，如通过中性粒细胞素与生物素的特定识别实现配体交换的药物释放。除了以上提出的常见方法外，还可通过靶向识别来释放药物，包括识别抗体、识别通过定向进化技术形成的核酸适配体或多肽，该类物质可特定结合药物，亲和力水平较高。此外，也可在系统中引入具有更高亲和力的配体，通过配体交换作用实现药物的快速释放。

3. 核酸

基于核酸的疗法包括可编码有益蛋白质的DNA和RNA，以及microRNA和siRNA，可以沉默特定基因的表达。最近，基因疗法已经发展到涵盖CRISPR基因编辑技术系统，实现对宿主基因组的精准编辑，还开发了称为适配体的短DNA和RNA低聚物，可以特异性结合抗体。一般来说，由于核酸的保守磷脂酰主链，所有这些生物聚合物都具有相似的物理化学特征。因此总的来说，这些搭载物相对"坚硬"（特别是双链形式）且带负电，使它们通过细胞膜的传递变得复杂。核酸还容易受到许多内源性酶的影响，这些酶会迅速降解细胞外或其他"错位"的核酸。存储在核酸中的信息是可变的，并且与长度有关，因此搭载物的整体大小可以从数十千道尔顿（如siRNA）到兆道尔顿［质粒DNA或poly(I: C)］不等。但是核酸疗法具有敏感性，难以递送到特定作用部位，这是其临床转化的主要障碍。核酸递送时特异的影响因素包括以下几种。

（1）静电力：静电作用已被广泛用于水凝胶递送核酸系统。聚阳离子可以有效结合核酸系统，保护"货物"以使其缓慢释放，结合后还容易形成更大的类似于凝胶网格尺寸的

"货物"。此外，通过与阳离子聚合物的混合也能够增加核酸穿过细胞膜的能力，使得核酸更容易到达细胞核或细胞内产生生物学作用。

（2）化学修饰：除了通过物理作用，水凝胶也可以通过化学共价修饰实现核酸的动态释放。例如，以透明质酸为基础的凝胶系统，通过环糊精和金刚烷共价结合透明质酸形成动态交联网络。加入胆固醇修饰的 miRNA 可通过胆固醇与环糊精的主客体相互作用，导致药物结合到多余的环糊精受体上形成药物的搭载。

（3）核酸水凝胶：通过在核酸内部形成凝胶系统，可实现药物的释放。例如，通过沿着聚合物长链中的特定互补序列与核酸物质结合，实现交联。由于水凝胶完全由核酸组成，部分核酸通过互补序列自组装成为多臂结构，形成凝胶系统网络。

4. 细胞

除药物递送外，水凝胶还可以被设计成天然和外源细胞的支架，提供可用于组织再生和细胞治疗的三维模板及结构。精心设计的水凝胶材料可促进有益的细胞浸润和扩增，极大地改变再生治疗的生物学结果。目前的方法包括调整水凝胶的机械和化学性质，以更接近天然 ECM；开发对细胞生长和分化控制更好的底物。许多基于水凝胶的细胞支架由天然材料组成，如胶原蛋白或藻酸盐，但聚乙二醇等合成材料由于其可被定义并可变，也可用作细胞支架。这些水凝胶可以进一步提供趋化因子或生长因子等，推动细胞分化到理想的终点。虽然许多水凝胶募集和支持内源性细胞以实现其目标，但也有一些水凝胶被证明对递送外源性治疗细胞（如干细胞或过继性 T 细胞）非常有用。

（1）细胞对水凝胶的黏附：细胞递送用水凝胶设计的先决条件是细胞可以对水凝胶产生黏附，为了生存、增殖和迁移，许多细胞需要整合素与基质材料结合。如果没有这种关键线索，大多数细胞都会经历一种特殊形式的程序性细胞死亡，称为"失巢凋亡"或"失巢"。细胞在天然 ECM 中可以附着在分布于整个 ECM 网络中的细胞黏附基序上。为了模仿这种细胞"家"，可以用配体（如肽和某些多糖）改造水凝胶，以增强细胞附着和活力，并以其他方式提示特定的细胞编程。

（2）原位水凝胶递送：许多基于水凝胶的细胞支架被设计为注射后原位成胶。根据化学凝胶策略，凝胶可能会导致细胞毒性，影响细胞活力，所以通常在体内研究之前评估细胞活性，以判断材料化学物质是否能够促进细胞生长。

为成功提供细胞疗法，凝胶化必须尽快完成，以防止细胞沉降并在注射后将细胞保留在移植部位。当输送外源细胞时，注射后的水凝胶（与剪切稀化的动态水凝胶相比）不具有在注射前或注射过程中稳定和保护细胞的良好机械质量，但它们确实在注射后立即并长期提供细胞的机械保护。例如，一旦凝胶化，水凝胶就会保护细胞免受注射部位内高压环境的影响。如上所述，在注射后的较长时间内，水凝胶通过充当支持细胞 3D 增殖和生长的支架来帮助细胞在递送位置持续存在。

（3）动态水凝胶药物递送：具有可逆交联网络性能的动态水凝胶即使在凝胶化后也可以注射，是新近的研究热点。用于细胞移植的剪切稀化水凝胶使用藻酸盐、工程蛋白组装、聚合物 - 纳米颗粒的相互作用、动态共价键、宿主 - 客体相互作用等化学物质设计。与原位凝胶方法一样，动态水凝胶可提高移植部位的细胞活力。然而，动态水凝胶由于其独特的流变特性，也可以在注射前和注射期间保持细胞活力。注射前，动态水凝胶在注射器或递送装置内表现出固体状特性，使细胞均匀悬浮在整个培养基中，从而实现可重复和一致的细胞递送。在注射过程中，剪切稀化水凝胶保护细胞免受注射器针头内施加的破坏性剪切力、拉伸力，以防止细胞膜受损。与液体相比，动态水凝胶安全引导细胞的能力提高了注射后细胞的活力。有学者通过比较水凝胶和液体载体注射方法证明了这种现象，发现在注射器针头注射过程中，高达 40% 的细胞被液体载体破坏，而水凝胶的细胞损失仅有 5%。

第三节　水凝胶控制药物释放策略

一、药物控释原理

此部分重点介绍药物搭载释放策略、原理及药物从凝胶中的释放。

（1）菲克第一定律：主要描述了分子扩散速度的相关参数。分子的扩散速度以扩散通量［符号 J，单位 mol/(m² · s)］表示，定义为单位时间内穿过单位面积横截面的分子的量。

$$J = -\frac{(\Delta x)^2}{2\tau} \frac{[C(x+\Delta x) - C(x)]}{\Delta x} = -D\frac{\partial C(x)}{\partial x} \tag{3-1}$$

式中，D 代表扩散系数，是一个常数，与温度、流体的黏度及分子大小相关。气体扩散系数比液体扩散系数高一个及以上数量级（由于液体分子中的强相互间作用力），液相扩散比固相扩散还高约一个数量级。简单来说，浓度梯度越大，扩散系数越高（温度越高，流体黏度越小，分子体积越小），分子扩散速度越快。

（2）菲克第二定律：描述了在 x 点，其物质的浓度随时间变化的规律，即某点的分子浓度随着时间的改变速度与扩散系数及浓度梯度的二阶导数呈正相关。

$$\frac{\partial C(x,\ t)}{\partial t} = D\frac{\partial^2 C(x,\ t)}{\partial x^2} \tag{3-2}$$

二、药物控释策略

药物控释策略具体包括被动扩散、溶胀控制、化学控制、侵蚀、聚合物与药物相互作用。

（一）被动扩散

1. 被动扩散是控释最常见也是最主要的机制

根据菲克第一扩散定律，药物从水凝胶基质中的扩散主要取决于凝胶基质的网孔大小，而其网孔大小又受到交联程度、组成单体的化学结构，以及外部刺激的类型和强度的影响。生物医学水凝胶的常规网孔尺寸范围为 5 ~ 100nm（溶胀状态），比大多数小分子药物大得多，因此这些药物的扩散在溶胀状态下不会显著延迟。而寡核苷酸、肽和蛋白质等大分子由于其流体力学半径较大，可以具有持续释放的效果。增加交联剂的重量百分比、增加其交联密度会导致水凝胶溶胀能力降低，这与药物释放速率有关。如果输送的溶质大于网孔，则不能输送药物，但在肿胀时，网孔尺寸增加药物的释放，因此更快的肿胀导致更快的药物释放。增加的交联密度会导致药物释放速率的降低，释放时间的延长，其限速步骤主要是聚合物链的松弛而不是药物的扩散。

扩散依赖性的药物释放往往发生在较短时间内，从几小时到几天不等。其一般分为两型，即储库型和基质型。在储库型递送系统中，水凝胶包裹于含药胶囊、小球或者薄板外侧，以实现持续的药物释放。基质型递送系统则是整体含药物，通过高分子本身的孔道实现持续的药物释放。相比于储库型递送系统，基质型递送系统的药物释放速度与时间相关，随着时间延长，药物释放速度减慢。

（1）药物尺寸（流体动力学直径）远小于网孔尺寸的药物可以在凝胶中自由扩散，并且它们往往在给药后迅速离开凝胶，有爆裂释放的特征，扩散是主要机制，但由于受到附近水凝胶表面和基底的影响，扩散速度还是比在溶液中慢。

（2）药物尺寸（流体动力学直径）与网孔大小相似的药物则经历缓慢的扩散，需要用扩散及侵蚀动力学共同描述。

（3）药物尺寸（流体动力学直径）比网孔大得多的药物则固定在水凝胶中，直到网孔因降解、膨胀、机械力而增加；药物释放主要依靠机械破坏、凝胶侵蚀、肿胀。值得注意的是，水凝胶所递送的药物直径一般＜ 15nm。

2. 药物释放过程

（1）工艺开始时水凝胶聚合物与水之间存在较大的水浓度差，导致水的渗入。在干燥系统中扩散系数极低，而高度溶胀状态下，扩散系数与纯水类似。

（2）由于水的吸收，水凝胶膨胀，导致聚合物和药物浓度的变化，以及整体尺寸的增加。

（3）与水接触，药物溶解（由于浓度梯度）扩散出水凝胶。

（4）含水量增加，药物的扩散系数大幅度增加。

（5）水溶性差时，溶解和非溶解药物在聚合物基质中共存。非溶解药物不能扩散。

（6）随着药物的释放，水凝胶材料变得更加多孔，对扩散的限制也更少。

3. 预测系统

（1）菲克扩散定律描述药物扩散：具体的定律内容在前文有所阐述。在许多情况下，假设药物的扩散系数是恒定的，以简化建模。

（2）幂律模型描述：Peppas 等开发了另一个经验方程，假设了随时间变化的幂律函数。

$$\frac{M_t}{M_\infty} = k \cdot t^n \tag{3-3}$$

式中，k 是特定系统的结构 / 几何常数；n 被指定为表示释放机制的释放指数；M_t 为任意时间 t 分子释放量；M_∞ 为最终分子释放量。

（二）溶胀控制

水凝胶溶胀时，网格尺寸变大，其溶胀程度制约网格的形变能力和引起的吸水渗透的平衡。而溶胀行为对各种外部条件变化极为敏感（详见下文控释水凝胶系统）（图 6-4）。

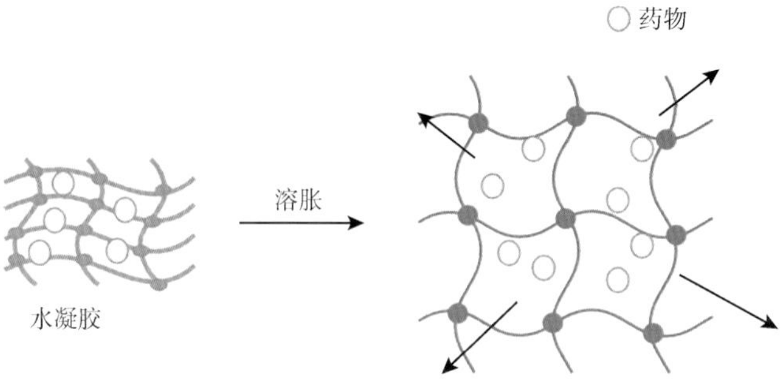

图 6-4　溶胀控制药物释放

水凝胶经历溶胀驱动的相变，从被困分子保持不动的玻璃态到分子迅速扩散的橡胶态。分子的释放速率取决于凝胶溶胀的速率。药物扩散时间和聚合物链弛豫时间决定聚合物基质药物递送的两个关键参数。在扩散控制输送系统中，药物扩散的时间尺度 t 是限速步骤，而在溶胀控制的输送系统中，聚合物弛豫的时间尺度（λ）是限速步骤。德博拉数（De）用于比较这两个时间尺度。

$$De = \frac{\lambda}{t} = \frac{\lambda D}{\delta(t)^2} \tag{3-4}$$

在扩散控制输送系统（De $\ll$ 1）中，菲克扩散主导分子释放过程，上一节中描述的扩散方程可用于预测分子释放。在溶胀控制输送系统（De $\ll$ 1）中，分子释放速率取决于聚合物网络的溶胀速率。用于描述扩散控制药物释放的经验幂律方程也可综合用于溶胀控制系统。

$$\frac{M_t}{M_\infty} = k_1 t^m + k_2 t^{2m} \tag{3-5}$$

式中，k_1、k_2、m 是常量；右侧的两个项分别表示扩散和聚合物弛豫对释放曲线的贡献。

（三）化学控制

通过化学反应实现药物的缓释，通过化学修饰药物或凝胶大分子，使得聚合物网络与药物之间发生可逆或不可逆的反应，这种技术可以显著延长药物释放并最大限度减少爆发效应，而其释放主要通过水凝胶降解动力学控制而不再是扩散，通常水凝胶网格的降解导致网格尺寸的增大，实现药物的释放。例如，药物分子与水凝胶材料之间的化学键可以通过水解、酶解等反应形式被破坏，从而释放药物。这种释放方式适用于需要精确控制药物释放时间和速率的情况。

1. 预测系统

（1）纯动力学控制释放：聚合物降解（键裂解）是速率决定步骤，并且假设扩散项可以忽略不计。

（2）反应扩散控制释放：反应（如聚合物降解、蛋白质 - 药物相互作用）和扩散项必须包含在模型中，以准确预测药物释放。

2. 常见方式

（1）水解反应：指水凝胶材料中的键被水分子水解，导致水凝胶材料的溶解和药物的释放。例如，聚乳酸和聚乳酸-羟基乙酸作为常用的水凝胶材料，可以在体内水解为水和乳酸或羟基乙酸单体，从而实现药物的释放。

（2）酶解反应：指水凝胶材料中的键被生物酶水解，导致水凝胶材料的溶解和药物的释放。例如，明胶作为一种常用的水凝胶材料，可以被体内的胶原酶和明胶酶水解，从而实现药物的释放。

（3）缩聚反应：缩聚反应是指水凝胶材料中的单体通过缩聚反应形成聚合物，导致水凝胶材料的收缩和药物的释放。例如，聚丙烯酸作为一种常用的水凝胶材料，可以通过缩聚反应形成互相交联的聚合物，从而实现药物的控制释放。

（4）氧化反应：氧化反应是指水凝胶材料中的键被氧化物氧化，导致水凝胶材料的溶解和药物的释放。例如，聚乙烯醇作为一种常用的水凝胶材料，可以在存在氧化剂的条件下氧化为水和二氧化碳，从而实现药物的释放。

需要注意的是，化学控制水凝胶药物释放的方式需要根据药物的特性和控制释放的效果进行选择及优化。同时，药物递送系统的设计需要考虑药物的特性和控制释放的效果，以实现最佳的治疗效果。

（四）侵蚀

侵蚀依赖性释放时间可达数周或数月。生物医学水凝胶通常设计为在生理条件下通过水解或酶消化等机制侵蚀或降解，将聚合物降解成可吸收、可代谢或可排泄的基础成分。侵蚀分整体侵蚀（通常是水解降解、整个凝胶网络以相同速率降解）和表面侵蚀（凝胶外部比内部体积分解得更快，常发生在疏水性成分的水凝胶中，这些疏水性成分减缓了水渗透到凝胶中心的速率）。

为了方便预测水凝胶系统缓释药物的速率，通常需要设计侵蚀预测系统，而预测系统的建立往往需要以下步骤。

1. 预测系统

第一步，建立理论模型。根据水凝胶材料的特性和药物的特性，建立适当的理论模型，用于预测药物的释放速率和方式。理论模型可以基于扩散方程、质量守恒方程、化学反应动力学等基本原理，结合实验数据进行参数拟合和验证。第二步，实验数据采集。采集侵蚀水凝胶材料中药物的实验数据，包括药物释放速率、药物释放量、水凝胶材料的形态和结构变化等。实验数据可以通过离体试验、体内试验、体外试验等多种方式进行采集。第三步，数据分析和模型验证。将实验数据输入理论模型中，进行数据分析和模型验证。通过比较模型预测结果和实验数据，调整模型参数，优化模型结构，提高模型预测精度。第四步，系统开发和应用。将理论模型和实验数据分析结果整合为一个预测系统，通过可视化界面和数据接口等方式提供预测结果。该系统可以帮助药物研究人员和制药公司更好地设计和优化药物递送系统，以实现最佳的治疗效果。

需要注意的是，侵蚀水凝胶药物释放预测系统需要结合实验数据进行验证和优化，以提高预测精度和可靠性。

2. 侵蚀系统的常见侵蚀方式

（1）表面侵蚀：是指水凝胶材料表面的部分被侵蚀或降解，导致药物分子从内部渗透到水凝胶表面，从而实现药物的释放。例如，聚乳酸和聚乳酸-羟基乙酸共聚物作为常用的水凝胶材料，可以通过表面侵蚀方式实现药物的控制释放。例如，在含有疏水性成分的水凝胶中时，水分子进入凝胶内部时间较长导致内部水解速率低于外部，造成表面侵蚀；酶解情况下，若出现酶分子大于水凝胶网格网络，造成酶难以进入凝胶内部，也会导致类似情况。

（2）体积侵蚀：指水凝胶材料整个体积被侵蚀或降解，导致药物分子从内部向外扩散和释放。通常情况下，若是通过酶解，则酶的流体动力学直径小于水凝胶网格尺寸，可以自由扩散到凝胶内部体系，整个凝胶均速降解。例如，明胶作为一种常用的水凝胶材料，可以通过体积侵蚀方式实现药物的控制释放。

（3）pH响应性侵蚀：指水凝胶材料在特定pH下被侵蚀或降解，导致药物分子从内部向外扩散和释放（图6-5）。例如，聚酰胺酸作为一种常用的水凝胶材料，可以在酸性环境下被侵蚀或降解，从而实现药物的控制释放。

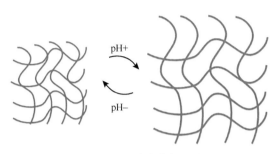

图 6-5 pH 响应药物释放

（五）聚合物与药物相互作用

聚合物与药物相互作用是一种常用的水凝胶药物释放方式，也是基于聚合物表面的化学或物理性质与药物分子之间的相互作用，从而控制药物的释放速率和方式。相对于侵蚀控制方式，这种方式具有更好的控制药物释放速率和方式的能力，因为它可以根据药物和聚合物之间的相互作用的强度，精确地控制药物的释放速率和方式。以下是常用的聚合物与药物相互作用的方式。

（1）静电相互作用：指聚合物表面的带电荷官能团与药物分子的带异性电荷官能团之间产生相互作用，从而控制药物的释放速率和方式。例如，聚电解质水凝胶材料可以通过与药物分子之间的静电相互作用控制药物的释放速率和方式。

（2）氢键相互作用：指聚合物表面的氢键供体或受体与药物分子的氢键受体或供体之间产生相互作用，从而控制药物的释放速率和方式。例如，聚丙烯酸水凝胶材料可以通过与药物分子之间的氢键相互作用控制药物的释放速率和方式。

（3）疏水相互作用：指聚合物表面的疏水性官能团与药物分子的疏水性官能团之间产生相互作用，从而控制药物的释放速率和方式。例如，聚己内酯水凝胶材料可以通过与药物分子之间的疏水相互作用控制药物的释放速率和方式。

三、控释水凝胶系统

（一）控释水凝胶系统种类

控释水凝胶系统旨在以特定的预定时间和（或）空间方式在体内提供相应的药物或化合物，以满足治疗需求。

（1）时间控制系统：水凝胶内的不同药物在凝胶内存在不同释放机制及释放时间和速

度，系统会在一定时间内持续释放药物。

（2）刺激诱导释放系统：也称为刺激敏感、刺激响应、响应性水凝胶系统。响应式水凝胶系统旨在与生理要求在正确的时间和适当的地点通过一致的方式响应波动条件，以释放其内容物。其又分为①物理诱导释放系统：温度、电、光、压力、声音和磁场是相关的物理刺激；②化学诱导释放系统：pH、溶剂组成、离子和特定的分子识别；③其他刺激诱导的释放系统。

（二）水凝胶药物搭载释放策略

（1）均一释放策略：是指药物在水凝胶中均匀分布，以实现药物的均一释放。这种策略通常适用于需要保持药物浓度稳定的情况，如化疗药物。

（2）缓慢释放策略：是指药物在水凝胶中缓慢释放，以实现药物的长效作用。这种策略通常适用于需要长时间作用的情况，如慢性病治疗。

（3）延迟释放策略：是指药物在水凝胶中被延迟释放，以实现药物在特定时间和地点的释放。这种策略通常适用于需要在特定时间和地点释放药物的情况，如靶向治疗。

（4）响应性释放策略：是指药物在水凝胶中对外部刺激或内部环境变化做出响应，以实现药物的控制释放。这种策略通常适用于需要根据特定刺激或环境变化释放药物的情况，如有温度、pH、离子强度等影响因素时。

（5）多段式释放策略：是指药物在水凝胶中按照一定的时间或条件分段释放，以实现药效的最大化和持续性。这种策略通常适用于需要在不同时间或条件下释放药物的情况，如药物治疗方案的多阶段需求。为了实现多种药物的释放，多药物动态释放也是一种常见的使用方式，多种药物存在于凝胶中，可实现创面的多阶段愈合（包括抗菌、抑制炎症、促进胶原沉积、细胞招募、组织重建、抗瘢痕形成）。通常凝胶中搭载多种药物，进行复杂设计，以实现不同药物在不同阶段释放时间或长或短的释放。

需要注意的是，不同的药物适用不同的释放策略，需要根据具体药物的特性和应用需求进行选择及优化。同时，药物递送系统的设计需要考虑药物的特性和控制释放的效果，以实现最佳的治疗效果。

参 考 文 献

Correa S，Grosskopf AK，Lopez Hernandez H，et al，2021. Translational applications of hydrogels[J]. Chem Rev，121（18）：11385-11457.

Hamidi M，Azadi A，Rafiei P，2008. Hydrogel nanoparticles in drug delivery[J]. Adv Drug Deliv Rev，60（15）：1638-1649.

Lin CC，Metters AT，2006. Hydrogels in controlled release formulations：network design and mathematical modeling[J]. Adv Drug Deliv Rev，58（12-13）：1379-1408.

Siepmann J，Peppas NA，2001. Modeling of drug release from delivery systems based on hydroxypropyl methylcellulose（HPMC）[J]. Adv Drug Deliv Rev，48（2-3）：139-157.

Turner JG，White LR，Estrela P，et al，2021. Hydrogel-forming microneedles：current advancements and future trends[J]. Macromol Biosci，21（2）：e2000307.

Wang M，Hu L，Xu C，2017. Recent advances in the design of polymeric microneedles for transdermal drug delivery and biosensing[J]. Lab on a Chip，17（8）：1373-1387.

第七章 水凝胶的性能及其应用

第一节 水凝胶保湿性能相关的应用

一、水凝胶的保湿性

水凝胶通常含有大量的水，这些水（尤其是自由水）的不断蒸发会对水凝胶的性质会产生一些不利影响。例如，水凝胶在水蒸发后会发生机械变形，变得不规则且坚硬，同时产生裂纹、机械性能降低（即拉伸应变，模量和柔韧性受到影响）。为了防止水凝胶变干，可将水凝胶存储在密闭潮湿的条件下，减少水的蒸发。水凝胶的保水性差会严重阻碍其应用，尤其是在干燥条件下，水凝胶的使用条件变得更加苛刻。

水凝胶含水率的测定方法具体如下：将溶胀平衡后的水凝胶平行称量 3 次后得到 w_0，放在冷冻干燥机干燥 12 小时，去除多余的水分后再次干燥称重 w_1，每个样品测试 3 次。

$$含水率（\%）= \frac{(w_0 - w_1)}{w_0} \times 100$$

式中，w_0，w_1 分别为水凝胶溶胀平衡、冷冻干燥 12 小时后称量 3 次的平均重量，单位均为 g。

水凝胶自身的多孔状结构使得水凝胶的比表面积增大，可以通过毛细管的虹吸作用快速吸收液体，因此水凝胶具有丰富的含水量，能为细胞的生长增殖提供良好的微环境，同时能为伤口的愈合提供相对湿润的环境，促进伤口愈合。

二、水凝胶保湿性相关的应用

1. 创面敷料

湿性愈合理论认为创面细胞在适度湿润环境下的再生能力和游移速度都比较快，而且复原速度也为完全干燥环境下的 1 倍以上。利用敷料密闭或半密闭地保持创面的湿润性，可加快细胞的生长和移行速度，加速伤口愈合，防止结痂。其原理如下：①创面局部微环境的低氧状态得以维持，促进毛细血管形成。②有利于坏死组织与纤维蛋白的溶解。③保留渗出液活性物质并促进活性物质释放。④有利于细胞增殖分化和移行。⑤减少感染。⑥促进创面愈合。

糖尿病患者并发慢性皮肤伤口（如糖尿病足溃疡、压疮、烫伤、糖尿病大疱等），很难彻底治愈，如果伤口处理不当会致残。糖尿病足溃疡患者的病情复杂，存在感染、血液循环差、血糖高等多种原因，而且其治疗时间长、费用高。基于水凝胶的湿性敷料可为糖尿病足患者提供适度的湿润环境，加速创面的愈合，减少换药次数（图 7-1）。

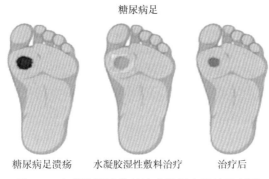

糖尿病足

糖尿病足溃疡　水凝胶湿性敷料治疗　治疗后

图 7-1　水凝胶湿性敷料治疗糖尿病足的示意图

2. 冷敷镇痛

感觉神经会随着机体局部温度的降低而使反应输出变慢，进而神经传导速度也跟着变慢，大脑中枢接收信息就会变得延迟，从而减少疼痛的感觉。冷敷可使毛细血管收缩，减少组织出血，减轻损伤部位的肿胀。此外，神经传导中冷的信号比疼痛的信号传递速度快，使得痛觉的阈值被提高，使人对痛觉的感知相对降低。

水凝胶中含有大量的水，当水凝胶与皮肤接触后，皮肤与凝胶之间存在温差，会发生热交换，导致皮肤温度下降。另外，随着水凝胶温度的升高，凝胶内部的水分蒸发又会加快，蒸发的水分带走了大量的热，使温度进一步降低。水分蒸发是一个缓慢的过程，可以起到持续降温、冷敷镇痛的效果。

3. 药物传递

得益于水凝胶自身的某些结构，如三维网络结构、强大的保水能力和多孔结构等，水凝胶在包裹和控制治疗药物及蛋白质的释放方面具有优势。负载药物的水凝胶在损伤部位相当于一个药剂库，既实现了药物的有效控释，还提高了药物的利用率。药物的传递可以通过扩散、吸水溶胀的释放机制来控制。此外，可生物降解的水凝胶搭载药物以后可以在体内被降解，以降低对机体的损伤。在药物传递的应用中，这些水凝胶可能还需要通过其化学、微观或整体机械性能的变化来响应环境刺激（图 7-2）。

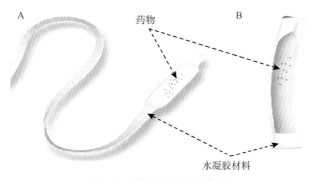

A　药物　B

水凝胶材料

图 7-2　载药水凝胶示意图

第二节　水凝胶抗磨损性能相关的应用

一、水凝胶的抗磨损性

当两个接触体相互滑动时，表面之间的摩擦力就会增加。相互滑动的频率增加对水凝胶的机械性能来说是一个巨大的挑战，这就显得润滑性对其有效功能至关重要。润滑性是由凝胶固有的流体界面层产生的，如渗出的液体膜或表面溶剂化柔性聚合物等。

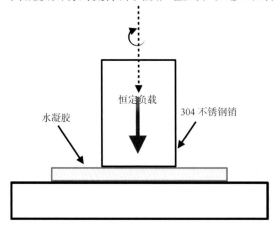

图 7-3　旋转针盘测量水凝胶磨损性的模式图

摩擦系数（coefficient of friction，COF）与磨损程度呈正相关，一定条件下，COF越大，水凝胶对表面的磨损程度越不可接受。COF 的大小为摩擦力 f 与反向施加的载荷 F 之间的比值。水凝胶的磨损性采用旋转针盘结构进行测试，在 1MPa 的压力下，0.5mol/L 的磷酸盐缓冲液（phosphate buffer solution，PBS）溶液中，用 304 不锈钢销在样品上旋转十万次来测试水凝胶的耐磨性，根据磨损深度的不同来反映不同水凝胶的抗磨损性（图 7-3）。

二、抗磨损性的影响因素

1. 摩擦系数

COF 是表征摩擦性能的有效参数，其大小与水凝胶的磨损性有着很大的关系。在一定条件下，COF 越大，试样表面磨损越严重，表面会出现相当多犁沟和黏着的痕迹，而且在试验过程中会发生严重的磨粒磨损和黏着磨损。影响 COF 的因素有很多，如水凝胶自身的强度、硬度、接触面的平整度、光滑度等都会对 COF 产生影响，进而影响水凝胶的磨损性。

2. 润滑剂

水凝胶具有良好的流体或溶剂化的表面相，这就使得其表面具有良好的润滑性，是抗磨损性的一个重要因素。

润滑剂的改善作用归因于水凝胶的多孔、可渗透结构，以及润滑剂的渗入、挤出过程，但在不同参数下的润滑机制还没有得到深入研究。实验条件不同，润滑剂的种类不同，对实验造成的影响也是不同的。例如，在研究聚乙烯醇（polyvinyl alcohol，PVA）水凝胶和多孔超高分子量聚乙烯（ultra-high molecular weight polyethylene，UHMWPE）材料时，分别采用水和牛血清作为润滑剂，与水作为润滑剂的条件相比，普通 UHMWPE 试样的 COF 略有降低。因为牛血清溶液中含有的大分子物质较多，使得溶液具有较高的黏性，在摩擦过程中能黏附在摩擦副表面，形成稳定的润滑膜，降低摩擦系数。

3. 表面改性

水凝胶表面经过改性处理以后，韧性会增强，在良好的润滑条件下作为液相的润滑液能渗透到固体试样内，形成具有黏弹性的两相混合结构，从而使 COF 和磨损量均出现不同程度的降低（图 7-4）。

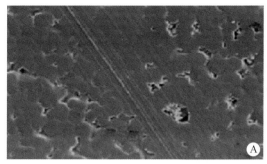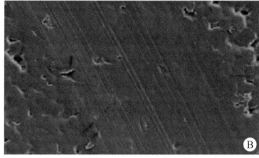

图 7-4 辐射处理前后仿生 UHMWPE 和普通 UHMWPE 的磨损表面
A. UHMWPE，未辐射处理，牛血清润滑；B. UHMWPE，辐射处理后，牛血清润滑

三、抗磨损性的相关应用

1. 骨关节炎软骨损伤修复

随着人们对生活品质的要求越来越高，运动成为人们日常生活中不可或缺的一部分。然而长时间大量运动会导致关节腔内软骨的磨损，进而导致骨损伤，诱发炎症、关节疼痛等（图 7-5A）。

关节软骨损伤的修复一直是困扰临床医生和研究者的难题。没有血管组织、缺乏先天的再生能力、无法产生足够的愈合反应等使得损伤的关节软骨的修复困难重重。损伤关节软骨的自我再生受到很大限制，目前的临床手术治疗策略，如微骨折和自体软骨细胞植入等技术存在很多不足，而且长期再生的质量较差，不能再生出功能性的透明软骨。

随着研究的深入，水凝胶作为软骨替代品已被广泛探索，因为它与软骨一样，具有含水量高、渗透性低和非常低的 COF。水凝胶用作关节软骨的替代物（图 7-5B），除了要考虑水凝胶的生物相容性、毒性、吸水性、膨胀性、可降解性、机械性能和黏附性能以外，还要着重考虑 COF 的大小和抗磨损性。因为关节活动量大，且承受了相当大一部分的力，频繁摩擦会使水凝胶的完整性及其他性质发生改变，反而会造成进一步的伤害。

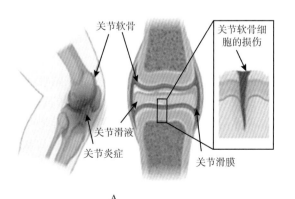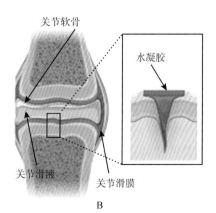

图 7-5 膝关节炎软骨损伤与水凝胶替代受损软骨示意图

水凝胶在软骨和骨组织工程中都有着不可替代的作用，如为了促进鼓膜的修复在水凝胶中添加成纤维细胞调节生长因子，为了促进椎间盘损伤的修复可在水凝胶中添加血清蛋白等。

2. 骨修复

人体往往由于某些自身因素或外界因素引起骨的缺损，对健康造成了非常大的伤害，因此骨组织修复和再生就显得尤为重要。骨移植是治疗骨缺损的一种重要手段，为患者的痊愈增添了希望。但能够提供给骨移植的材料来源十分有限，而且有的供体骨组织不健全，存在免疫排斥反应、感染与并发症等风险，骨移植的应用受到很大程度的限制。

刺激响应性水凝胶具有普通水凝胶优点，同时自身还能够感受温度、光照、pH 和磁场等外界物理、化学因素的刺激，由于受到刺激而使水凝胶的三维网状结构、固液相态等性质发生触发转变，产生一定的自愈性、可注射性和形状记忆等性能（图 7-6），可用于搭载活细胞、生长因子并植入缺损组织，实现骨组织的修复和功能重建。

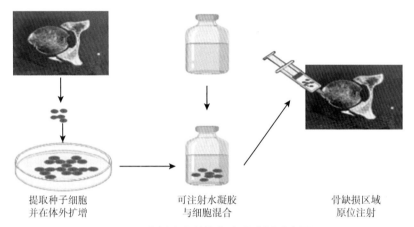

提取种子细胞
并在体外扩增　　可注射水凝胶
与细胞混合　　骨缺损区域
原位注射

图 7-6 水凝胶在骨修复中的应用示意图

第三节　水凝胶黏附性能相关的应用

传统水凝胶的表面与基底之间存在大量的水，这就形成了一层屏障，使表面与基底之间无法直接接触，进而导致表面能降低，黏附力变弱。此外，由于黏附基团与水分子之间形成氢键，显著降低了水凝胶与固体材料的界面反应，尤其对于高强度水凝胶，其刚性网络更不利于表面黏附。

随着水凝胶材料的大量应用，具有黏附性的水凝胶备受关注。水凝胶的黏附性与其官能团的数量和种类直接相关，羧基、羟基、氨基或儿茶酚基等可以与基材表面的官能团反应形成酰胺、金属配位、亚胺或其他共价键，使水凝胶具有黏附性或使其黏附性增强，形成的共价键具有很高的能量。这保证了黏合界面的强度和稳定性，提高了水凝胶与基材之间的附着力。但在剥离过程中，上述共价键发生断裂后不能重新形成，因此黏合为单次黏合，具有不可重复性。

物理相互作用，如氢键、范德瓦耳斯力、静电吸附、亲 - 疏水相互作用等，在实现水凝胶与基材表面的黏附性中也被广泛应用，具有可逆、强韧的特点。在不同基材表面形成氢键和静电相互作用，可用来制备具有黏附性的水凝胶。

一、黏附性的影响因素

1. 水分

水凝胶中的水分在黏附过程中起两种不同的作用：①水分使水凝胶具有足够的流动性，以在基质之间扩散。②水分作为边界层会削弱胶黏剂的界面附着力。因此，当水分蒸发时，水凝胶可以保持和增强黏附性能。

2. 温度

在高温或低温时，水凝胶的黏接强度由其本身的机械强度和基材表面与水凝胶的相互作用共同决定。高温时，水凝胶与底物之间的相互作用被破坏；另外，水分不断蒸发，水凝胶的网络交联密度不断增大，从而提高机械强度。因此，当温度在70℃时，水凝胶仍然可以保持原始黏接强度的48%。有研究表明，低温下适当的水凝胶结晶度可以提高材料的机械强度和韧性，在–20℃以下时水凝胶仍能保持一定的黏附能力。

3. 溶剂

溶剂不同，对水凝胶的黏附性造成的影响也是不同的。例如，吸水导致的膨胀会导致水凝胶的黏附失败和溶解。在不同的溶剂中，水凝胶附着力与其溶胀性能密切相关，溶胀率越小，黏附性越好。水凝胶亲水性较好，在水中具有较高的溶胀率，会影响其黏附性。例如，用PBS和盐酸溶液（10wt％）分别模拟体液和胃酸，水凝胶在PBS和盐酸中的溶胀率明显低于在水中的溶胀率，这是因为PBS比水具有更高的渗透压，减少了水进入水凝胶。

4. 引发剂

引发剂对水凝胶的合成起着至关重要的作用，但随着引发剂比例的增加，个别水凝胶的黏附强度反而减弱。短链聚合物比长链聚合物更容易移动，使得两性离子与底物之间相互作用的概率增加，而长链聚合物会导致更紧密的纠缠和更高的机械强度。水凝胶胶黏剂的内聚强度随引发剂比例的增大而减小。例如，两性离子聚磺基甜菜碱甲基丙烯酸酯在不锈钢上的黏附强度会降低，这是因为引发剂的比例过高导致聚合物链变短，两者之间相互作用的概率降低，进而使得其力学性能削弱，黏附性减弱。

5. 疏水剂

疏水剂浓度相同时，水凝胶样品的黏附强度在交联剂 N, N'- 亚甲基双丙烯酰胺（N, N'-Methylenebisacrylamide，MBAm）临界值处达到峰值。当 MBAm 的临界值较大时，制备的水凝胶的黏附强度趋于稳定，说明胶凝完成后，黏附强度趋于饱和。疏水缔合过强和化学交联过多会限制分子链的运动，使黏接基团难以与基体表面接触，导致黏接强度下降。此外，MBAm 在各种水凝胶中的最佳黏附强度临界值随着疏水剂浓度的增加而降低，这表明疏水性胶束链可以作为物理交联点来支持聚合物网络的溶胶 - 凝胶过渡。

6. 固含量

随着固含量的增加，相应的与基体接触的官能团也会增加，使界面结合力提高。此外，官能团的数量也是影响水凝胶的黏接强度的一个重要因素，固含量越高的水凝胶，内部离子基团越多，黏接强度也就越强。

二、黏附性相关的应用

1. 伤口敷料 - 抑制瘢痕

水凝胶的黏附性和顺应性都比较优异，通过压力作用，使增生性瘢痕和瘢痕疙瘩的形成得到减轻与抑制（图 7-7）。水分能提供适宜的温、湿度环境，适宜的温度可使瘢痕逐渐软化，颜色变浅，瘢痕表面变得平整；而适宜的湿度则通过持续的水合作用，使新生瘢痕得到抑制，陈旧瘢痕得到修复。良好的生物相容性又可减轻瘢痕形成过程中的干、痒、紧、痛，以及抑制抓挠引发的循环性瘢痕增生的产生。

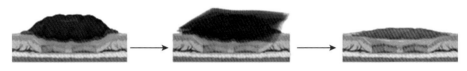

图 7-7 水凝胶抑制瘢痕形成的示意图

2. 载药黏附敷料

皮肤是人体最大的器官，暴露在外界环境中容易受到机械性损伤，遭受创伤后的机体会进行一系列复杂而有序的动态自修复过程。与传统的伤口敷料（纱布、绷带和海绵等）相比，水凝胶不仅具有吸收伤口渗出物和充当物理屏障的简单功能，而且还具有促进创面愈合的能力，以及良好的生物相容性、黏附性、与人体细胞外基质相似的微环境、高含水量等。诸多特点都显示水凝胶是作为伤口敷料的理想材料。随着进一步的研究，能承载具有止血、抗菌、消炎作用药物的载药黏附性高分子水凝胶也陆续被研发问世，下面介绍几种载药黏附性水凝胶。

（1）明胶基载药黏附水凝胶：明胶是通过水解存在于皮肤和结缔组织中的胶原得到的一种生物高分子。明胶的理化性质受多种因素的影响，如制备工艺、杂质含量、原料来源、pH 等。不同的因素影响不同的理化性质。多项研究表明明胶具有良好的生物相容性、可逆转变性、可降解性、易装饰性及黏附性等诸多优异性能，在载药伤口敷料中被广泛应用。

（2）壳聚糖基载药水凝胶：壳聚糖（chitosan，CS）是自然界中唯一带正电荷的天然多糖，由乙酰化和去乙酰化的甘氨糖聚合而成。CS 因无刺激性、无毒、无味、较高的安全性和生物相容性等诸多优点，在医药领域中被广泛应用，如由 CS 制成的手术缝合线、人造皮肤等。

良好的组织黏附性、抗菌性和止血性是制备伤口敷料时必须要考虑的因素，这也使 CS 成为制备伤口敷料最常用的天然高分子。此外，CS 中含有大量羟基和氨基，为化学修饰提供了可能，有利于功能性高分子材料的开发（图 7-8）。

（3）丝素蛋白基载药黏附水凝胶：丝素蛋白是由丙氨酸、甘氨酸、丝氨酸等多种氨基酸组成的一种天然高分子蛋白。单一丝素制备的水凝胶在黏附力和力学性能方面不能满足创伤敷料的要求，而在经过一些改性之后，水凝胶的这些不足得到很大程度的改进。例如，在丝素蛋白分子上接枝多巴胺（dopamine）并与聚乙二醇交联，水凝胶的黏附能力和力学性能将得到增强。

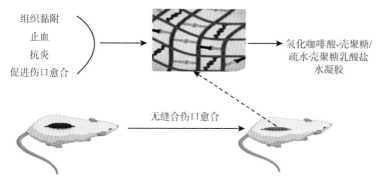

图 7-8 改性壳聚糖黏附性水凝胶在伤口愈合中的应用

3. 组织黏合剂

组织黏合剂在临床上已有实际应用，如止血、密封或连接破损的组织等（图 7-9）。但在湿组织中仍然存在附着力低、机械强度不匹配、在生理环境中性能差等问题，从而限制了其广泛应用。

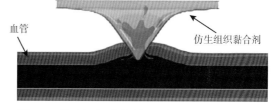

图 7-9 仿生组织黏合剂用于快速止血的示意图

4. 柔性可穿戴设备

由于具有柔性且易于与人体皮肤相贴合的特点，并且可以实现对人体某些功能的监测，柔性可穿戴电子设备的研究成为热点。为了实现实时监测，可穿戴设备需满足高效、高延展性、耐久性、低耗能、高生物相容性和轻量化等基本要求。水凝胶是一种与生物组织结构相似的典型柔性材料。基于此，太原理工大学的张虎林教授团队已经将其应用在实时体温的监测中，有望制成一款无线化、小型化、便携化的可穿戴设备。

5. 基于黏附性研发水凝胶

（1）贻贝仿生黏附水凝胶：贻贝足斑中的多巴胺具有独特的儿茶酚基团，可通过氢键、金属配位、阳离子-π相互作用、π-π相互作用和氧化还原等方式参与各种界面相互作用，这些相互作用提供了即时有效的附着力，并在随后的固化中进一步加强。儿茶酚基团通过氢键及阳离子-π相互作用可促进贻贝黏附过程中一种重要蛋白质凝聚物的形成，这些相互作用协同促进了贻贝足斑对基底的黏附。

（2）静电相互作用黏附水凝胶：在自然环境中，细菌无处不在，无论材料表面的物理性质和化学性质如何，它们通过胞外聚合物基质的自我调控几乎可以附着在任何表面。胞外聚合物基质根据底物的理化性质不同，可对表面电荷基团进行重新分配，提供了充足的吸附相互作用位点。高黏附性的两性聚电解质（polyampholyte，PA）水凝胶就是基于以上原理制得。带有等量正负电荷的中性 PA 随机分布于水凝胶的聚合物网络上，当电荷浓度较高时，相反的电荷之间会形成分子链内和链间的动态离子键，增强其黏附性。

当中性 PA 水凝胶的双电层接近聚电解质或蛋白质时，PA 被极性物质所极化，电荷重新分配，实现与极性表面之间的黏附。实验发现，PA 水凝胶对带有正、负电荷的 PA 水凝胶均有快速而牢固的黏合性，但对中性的 PVA 水凝胶则表现出较弱的黏附力，这说明它们之间的黏附行为是通过电荷相互作用实现的。此外，肝组织黏附实验结果表明，PA 水凝胶和正电性聚电解质水凝胶对生物组织均有良好的黏附性,但 PA 水凝胶会对组织结构造成破坏。相比之下,PA 水凝胶则具有良好的生物相容性,对组织的破坏性也相对较小。

(3)微阵列黏附水凝胶:研究者模仿喉盘鱼吸附原理制备了一种具有动态离子键的 PA 水凝胶。该水凝胶表面具有六边形的凸起微结构,凸起之间由凹槽分隔,这些彼此连接的凹槽可以加快水排出的速度。当水凝胶与基底接触时,动态离子键与基底之间形成桥接,同时凹槽快速将水排出。此外,不连续的六边形凸起导致接触点分离,增加了水凝胶的体积形变,提高了其柔性,阻止了界面处裂纹的连续扩展,增强了水凝胶的能量耗散,延缓了界面脱黏附。该工作利用微阵列结构与动态化学键的协同效应制备了快速、可逆、牢固的水下黏附水凝胶。

在微阵列黏附水凝胶的研究中,微针阵列贴片(microarray patch,MAP)在药物递送和生物传感方面取得了一定的成果(图 7-10)。贴片由长度小于 1mm 大小的水凝胶针头组成,它们能够绕过皮肤的角质层,真皮层中的血管和神经不会被触及,因此不会感到疼痛,皮肤表面也不会出血。MAP 在给药低分子量和高分子量治疗剂方面展现出诱人的前景,这些 MAP 由生物材料制成,并分为 5 种主要的药物递送策略:固体、空心、包被、溶解和水凝胶形成的微小粒子。

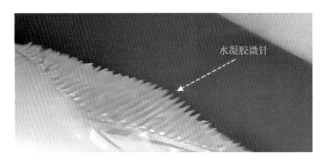

图 7-10　水凝胶微针阵列示意图

(4)纳米粒子复合黏附水凝胶:牡蛎和扇贝等软体动物会产生一种由蛋白质和 $CaCO_3$ 组成的有机 - 无机复合黏合剂。受这种复合黏合剂的启发,人们相继开发出多种有机 - 无机复合水凝胶,有机相提供柔性网络和黏附位点,硬质无机相作为可逆交联点,增强水凝胶的内聚强度和韧性。

纳米粒子可以吸附大量的聚合物链,当受到外力作用时,聚合物链从纳米颗粒上解吸附,外力作用解除后又重新吸附,如此往复,这对于提高聚合物网络的拉伸性能和能量耗散都十分有利。在外力作用下,基体上黏合区域的水凝胶会发生形变,此时吸附在纳米颗粒上的聚合物链解吸附,释放能量,而且邻近的纳米粒子会对其他聚合物链进行再吸附。此可逆过程使黏合处的水凝胶能够承受较大的形变,有效阻止了断面扩展,促进了基底与水凝胶的黏合。

第四节　水凝胶溶胀性能相关的应用

水凝胶的溶胀行为是由于亲水性聚合物链具有三维网状结构,吸收大量的水而不溶解,从而使其体积增大。在凝胶膨胀过程中,一方面,水渗透到聚合物中使其体积变大;另一方面，体积膨胀的交联聚合物的网络分子链向三维空间延伸，然后分子网络结构由于受到应力而被迫收缩，产生弹性收缩能。当这两种相反的趋势相互对立时，就会达到膨胀平衡。

溶胀率是指水凝胶溶胀到一种平衡状态时的水分含量。其具体测定方法为将冷冻干燥至恒重的水凝胶通过分析天平平行称重 3 次后取平均值（记为 w_0），于 25℃取干净的 48 孔板，将水凝胶放入孔中，并加入 10ml 的 PBS 溶液中进行溶胀，直至达到平衡状态。从溶液中取出水凝胶，为减小实验误差，用滤纸将凝胶表面的水分擦去，重复测定 3 次后取平均值记为 w_t，称重计算凝胶的溶胀率，计算公式如下：

$$动态平衡溶胀率（\%）= \frac{(w_t - w_0)}{w_0} \times 100$$

式中，w_t 为 t 时刻水凝胶称重 3 次后的平均重量（g）；w_0 为冷冻干燥凝胶称重 3 次后的初始平均重量（g）。

$$平衡溶胀率（\%）= \frac{(w_1 - w_0)}{w_0} \times 100$$

式中，w_1 为达溶胀平衡后凝胶称重 3 次后的平均重量（g）；w_0 为冷冻干燥凝胶称重 3 次后的初始平均重量（g）。

对于水凝胶的实验研究，通过测量体积变化来观察凝胶的转变是一项基本技术。因为观察到的体积应该由平均的网络结构来反映，宏观的体积变化应该由单体之间的相互作用来决定，膨胀比可以放大分子水平上的微观构象。换句话说，外部条件的微小变化可以引起宏观体积的巨大变化。

由于水凝胶在不同的领域有不同的应用，这也就要求其具备不同的性能。水凝胶虽然有非常好的吸水性，但是也不得不考虑其抗溶胀性，因为溶胀到一定程度，其内部结构和力学性能均会受到不同程度的影响，所以水凝胶的抗溶胀性也十分重要。

一、水凝胶溶胀性能的影响因素

1. 有机溶剂

水凝胶在有机溶剂与水溶液中的溶胀率不同，在水溶液中的溶胀率大些。主要原因是水凝胶均为亲水性物质，在有机溶剂中的溶胀率低，可有效防止有机溶剂溶入水凝胶。因此，经乙醇浸泡后，水凝胶在大多数有机溶剂中的黏接强度没有明显下降，甚至有所增加。而水凝胶在二甲基亚砜中浸泡后，其附着力明显下降，这与水浸泡后的结果相似。主要原因是水凝胶与玻璃之间的黏合强度主要取决于氢键。强极性溶剂会阻止水凝胶和底物之间形成氢键，从而降低黏接强度。乙醇的极性和水溶性高于氯仿和己烷。乙醇可以取代水凝胶中的水，然后由于疏溶剂相互作用，亲水性片段聚集在一起，增加了水凝胶的密度和附着力。

2. 物理、化学交联度

疏水剂的含量也会影响水凝胶的溶胀速率。例如，在相同浓度的 MBAm 下，较高的疏水剂含量降低了水凝胶的溶胀速率，相当于使水凝胶的物理交联度增加了。此外，化学交联度的增加也会降低水凝胶的溶胀率。基于此原理，诱导疏水缔合成双网状水凝胶的策略可以实现水凝胶低而可控的溶胀率，从而减缓溶胀水化对水凝胶黏合剂的破坏。

3. 链长度

平衡状态下水凝胶的溶胀率与链的长度呈反比。随着链长度增加，交联密度增大，导致水凝胶内部网络之间的间隙变窄，水分子在内部网络之间的运动受到阻碍，相当于增加了其疏水作用，因此在溶胀过程中水凝胶的吸水量也随之减少。例如，相同环境条件下水凝胶的溶胀率依次为 C_2- 水凝胶 $>C_6$- 水凝胶 $>C_8$- 水凝胶。以 C_2、C_6 和 C_8 为核形成的凝胶，因为聚合物的链长不同，所以各自的溶胀率也各不相同。

4. 温度

凝胶的温度响应性主要通过其在不同温度下的吸水溶胀率来表示，随着核心部分碳链长度的增加，凝胶的溶胀率会有一定程度的下降。这是由于疏水性链段的增加导致了疏水效应的增加和吸水率的降低。水凝胶在低温下的平衡溶胀率较高，随着温度的升高，溶胀率降低。

低温下，分子链中的亲水性基团与水分子形成氢键，使水凝胶发生溶胀，整体分子链呈松弛状态。随着温度的上升，体系的熵值会变大，原本的氢键会被削弱甚至发生断裂，而聚合物链之间的疏水作用会占主导优势，从而使水分子从疏水性的碳链水团中被释放出来，整体的凝胶网状结构聚集在一块儿呈现弯曲状态，聚合物链粘在一起，溶胀率减小。

平衡溶胀率实验结果表明，温度越低，溶胀率越高，随着温度的升高溶胀率降低，凝胶的失水速度大于吸水速度，也就是凝胶吸收水比释放水要慢得多。

5. pH

水凝胶是一种含有脂肪族叔胺基的弱离子阳离子单体，当其 pH 低于 7 时，很容易被质子化，所以会产生 pH 响应。在酸性环境下，聚合物链上的胺基发生质子化导致侧链之间的正电荷排斥，增加了凝胶网络的电荷密度，使凝胶分子处于舒展状态，从而增加其亲水性，具有较高的平衡溶胀率。然而，在碱性条件下，出现了相反的情况，因为分子未被质子化，聚合物链中的基团在水溶液中基本不发生电离，导致平衡溶胀率下降。

此外，矿化度、离子浓度和化学基团也会对水凝胶的溶胀性能产生一定的影响，其中矿化度和离子浓度影响凝胶的内、外部渗透压差，带电离子及离子半径影响凝胶内部网络的交联程度，而化学基团主要是因为基团之间发生交联形成交联点，也因此影响了凝胶内部网络的交联程度。综上所述，无论是何种因素，几乎都是通过影响凝胶内部网络的密集程度、渗透压及亲 - 疏水性等使得凝胶的溶胀性能发生变化，基于这些影响因素开发出在生物医学领域实际应用的凝胶非常有潜力。

二、水凝胶溶胀性能相关的应用

1. 组织工程基体

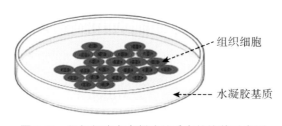

水凝胶与 ECM 的结构相似，能通过肽配位体与细胞膜上的受体共价结合，通过信息传递刺激水凝胶中的细胞，使细胞开始生长、黏附和扩散（图 7-11）。例如，当末梢神经组织的断裂长度超过 10mm 时，自修复

图 7-11　组织细胞在水凝胶基质中的培养示意图

能力受限，损伤不可修复，此时人造 ECM 对神经组织的培养就显得十分重要。而水凝胶由于本身的吸水性导致其膨胀且多孔，这就为神经细胞的培养提供了一个独特环境，为神经组织的修复提供了一种新的路径。

2. 酶载体材料

水凝胶材料吸水膨胀且多孔，其自身的三维网络结构也不会受到破坏，凝胶内的水分还可参与酶催化反应，而多孔结构相当于为酶的载入提供了一个平台，这就为水凝胶成为酶载体材料提供了条件。例如，聚丙烯酰胺水凝胶的溶胀体积会随着临界条件的微小变化而发生急剧突跃性的变化。在突变过程中，宏观上表现为凝胶的体积大小，微观上则体现为凝胶内部网络间缝隙的大小，这种能变大缩小的现象就好比开闸与关闸，其中都伴随着水分子的进出。正是基于此原理，水凝胶可用于搭载固定化酶、物质的分离等。

3. 药物控释

水凝胶的类型多种多样，不同类型的水凝胶往往拥有不同的特性。其中，对温度、pH 响应的水凝胶研究与应用比较多，而温度和 pH 主要影响水凝胶的溶胀性能。将孔结构引入水凝胶控释载体中，使目标药物与载体的接触面积增大，被控释的药物有了更多的流通路径。此外，孔结构还具有毛细作用，促进了药物的吸收与释放，载体材料的控释速率和控释率都得到了不同程度的提高。

第五节 水凝胶可移除性能相关的应用

现存凝胶设计分为可降解及不可降解水凝胶，但目前来看，即使是可降解水凝胶，其降解速率也远远低于组织的修复，最终阻碍伤口的愈合。水凝胶的可移除性是指水凝胶材料在递送药物后能够被有效地移除或降解，从而防止对患者产生不必要的副作用或影响（图 7-12）。水凝胶的可移除性是药物递送系统设计中需要考虑的一个重要方面。

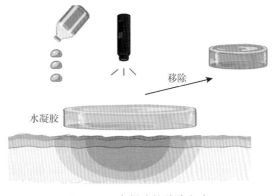

图 7-12 水凝胶的移除方式

一、水凝胶移除方法

水凝胶材料的移除方法因材料的性质和具体应用而异。下面列举了一些常见的水凝胶移除方法：第一种，通过光触发移除。光触发移除十分便利及安全，通过红外线、紫外线以无创的方式可使水凝胶迅速脱离，光触发移除功能已被整合到使用偶氮苯、螺苯并吡喃、香豆素和硝基苄基部分的水凝胶主链中，实现水凝胶的降解。第二种常用的方法是温度法移除。温度法移除是一种常用的水凝胶移除方法，适用于具有热敏性的水凝胶材料。通过调节温度，可以使材料失去稳定性，从而实现水凝胶材料的移除。

在实际应用中，水凝胶材料的移除方法选择不仅需要考虑材料的特性和药物的递送效果，还需要考虑操作的便捷性、安全性和治疗的成本等因素。

二、水凝胶可移除性相关的应用

水凝胶的可移除性使其在医学、美容及科研领域均大放异彩。

1. 医学领域应用

（1）可移除性最常被用于药物递送系统中。水凝胶材料作为药物递送系统的载体，其可移除性是实现治疗效果和改善患者生活质量的关键因素之一。通过水凝胶的可移除性，可以动态观测伤口愈合，随时更新或者改换水凝胶敷料，从而保证伤口的清洁及药物的持续有效给予。

（2）在组织工程中，水凝胶作为组织或细胞生长的临时支架，便于细胞黏附、增殖、分化，促进组织愈合。但是支架的长时间存在可能引起组织的宿主排异反应，导致局部的炎症，因此水凝胶的可移除性较为重要。

作为常规纱布的替代物，水凝胶敷料拥有比纱布更好的可移除性。在面对有急慢性渗液的伤口时，纱布吸收大量渗液后导致纱布与组织强力黏合，更换纱布时容易对伤口造成二次损伤，不但造成患者的疼痛与配合度降低，而且显著降低伤口愈合质量。而水凝胶材料通过其特殊的可移除性，可以减少二次损伤，给予伤口最温和的处理，或是通过凝胶的直接降解，减少对患者伤口的刺激频次（图7-13）。

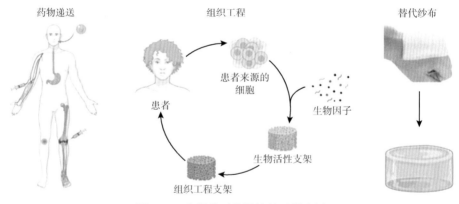

图7-13 水凝胶可移除性的医学应用

（3）用于体外诊断。在某些测试或采集样本的过程中，需要使用吸附材料或凝胶来收集样本。用于吸附和收集目标分子或细胞的水凝胶，可在需要时从样本中被移除，便于后续分析或检测。

（4）新兴的电子水凝胶材料常被用于制备软体机器人，或对人体局部、整体的生命特征进行实时监测。例如，有学者发现水凝胶的多巴胺结构、单宁酸结构等使水凝胶与组织产生动态键（包括离子键、氢键、席夫碱、范德瓦耳斯力等），从而形成一定的黏附力，这种黏附力不会过高，当需要对其进行更换或不再需要使用时，仅仅需要较小的拉力便可以撕脱水凝胶，实现移除。

总之，水凝胶的可移除性赋予了其极高的生物应用价值，使其在医学敷料、组织支架、智能监测等多方面展现出极强的优势。灵活的水凝胶材料可以实现人们根据主观想法对材料进行更换或移除。

2. 美容领域应用

水凝胶作为美容界的新星，可以保持皮肤水分和光泽，常被用于日常的皮肤护理。例如，面膜和眼膜通常使用水凝胶作为基底材料，以提供保湿和滋养效果。水凝胶面膜或眼膜可以轻松地从皮肤上剥离，无须用力拉扯或使用清洁剂。再者，眉膏和睫毛膏中的水凝胶成分能够提供防水和持久的效果，适当的卸妆产品即可轻松将水凝胶化妆品从皮肤上去除。

3. 科研领域应用

由于良好的生物相容性，水凝胶可以被用于科研实验中的多项细胞、动物实验。在进行药物传递研究时，科研人员可以将药物嵌入水凝胶中，并研究其在体内或体外的释放行为。水凝胶的可移除性使得研究人员可以控制药物的释放时间和速率，并在需要时从体内或体外移除水凝胶以进行进一步的分析。

总之，水凝胶的可移除性赋予了其在多个领域的积极应用，值得进一步被推广使用。

第六节　水凝胶渗液吸收性能相关的应用

一、水凝胶的渗液吸收性

水凝胶的渗液吸收性得益于其微观的多孔隙结构，以及其中的交联物质能够与水形成足够多的氢键实现渗液的吸收及保存。这些性质赋予了材料溶胀特性，材料的溶胀特性也与材料本身的理化性质息息相关，并与物质交联密度相关。材料的溶胀性能越高，所能吸收的水分越多，渗液吸收性能也越好。

不同于一般的去离子水的吸收，覆盖于创面的水凝胶往往能吸收创面所渗出的多种利于伤口愈合的生物因子、血小板、纤维等，以及通过材料的抗炎、抗菌性能，加速创面的愈合。但需要注意的是，使用水凝胶敷料时要注意及时更换敷料，避免过度压迫伤口，并注意观察伤口愈合情况。

二、水凝胶渗液吸收性的应用

水凝胶的渗液吸收性能使其在医疗和卫生保健领域中得到了广泛的应用。以下是一些典型的应用场景。

1. 伤口的应用

水凝胶可以扩张交联的聚合物吸收和保留创面的污染渗出物，从而分离液体中的细菌、碎屑和气味分子，促进伤口愈合。水凝胶渗液于水凝胶与伤口之间的界面吸收保留蛋白、纤维等大分子，实现伤口的快速结痂。

糖尿病创面一直是人们希望解决的一大难题，其创面的经久不愈导致大量的医疗资源倾斜，但依然不能得到很好的治疗效果。由于糖尿病创面的富营养化，暴露于空气中容易造成创面的感染。水凝胶的渗液吸收性等多个性能可降低糖尿病患者伤口感染及慢性化的风险。此外，对于糖尿病创面，水凝胶有利于保持伤口适宜的湿润环境，这是湿性愈合理论的核心内容。但慢性伤口过多的渗液会干扰重要的细胞介质的正常活动，因此具有高吸收性能的水凝胶敷料有着广阔的应用前景。此外，在水凝胶中添加部分抗氧化剂等可以减少糖尿病创面的氧化应激，减少活性氧（reactive oxygen species，ROS）的产生，从而缓解慢性炎症。

水凝胶在慢性溃疡方面也有应用。水凝胶可以吸收多余的伤口渗液并锁定液体，减少溃疡面接触细菌，从而产生感染的可能性，给予创面最适宜的湿润度但与外界隔绝的洁净环境，从而帮助减少感染和促进伤口愈合。因为慢性溃疡面会不断产生渗液，所以相较于渗液吸收功能有限的纱布，水凝胶可以更多地吸收渗液，减少伤口换药的频次，减少刺激频次，保持伤口清洁。

2. 特殊场景的应用

在激光美容治疗过程中，皮肤可能会变得干燥、脱皮和疼痛。使用水凝胶敷料可以保持皮肤湿润，减轻疼痛和不适。水凝胶敷料在刀口和压疮等皮肤损伤中使用也存在优势，它可以减轻摩擦和压力，并保持皮肤表面干燥，从而减少皮肤损伤的发生。

第七节　水凝胶止血性能相关的应用

一、水凝胶的止血性

水凝胶可通过其网状结构广泛收集血液内的凝血因子及血小板、纤维蛋白等凝血成分，促进白色、红色血栓的形成，起到快速止血的作用。水凝胶因其良好的生物学性能被广泛应用于伤口敷料、医疗美容等场合。

水凝胶的止血机制可能包括：①最简单的物理封闭，即按压止血起效果，这也是最古老最有效的止血方案。具有优良黏附性能的水凝胶在止血方面最先起物理封闭伤口的效果，机械阻断伤口表面破裂的血管，促使血管收缩及塌陷，减小出血口面积，增加止血物质滞留。②水凝胶可以通过网罗渗液而富集止血因子，并且其多孔结构利于血液迅速流入，浓缩凝血因子、红细胞，从而形成机械性的血栓止血（图7-14）。③水凝胶可以直接激活凝血因子，起到止血效果。有学者在水凝胶内直接加入凝血因子，促进止血的作用，如搭载钙离子的CS水凝胶，钙离子作为凝血因子可促进血液凝固。

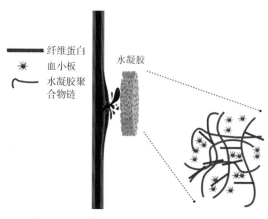

图7-14　水凝胶用于止血，富集凝血因子

二、水凝胶止血性相关的应用

水凝胶止血剂广泛应用于各种外科手术、创伤、出血等场合，其止血应用包括预防性止血和止血。

1. 预防性止血

水凝胶常用于术后吻合口或缝合口处。由于切口部位在缝合时依然存在大量的微小血管尚未处于闭合状态，具有止血性能的水凝胶在封闭伤口的同时，还能封闭血管以达到减少出血的目的，促进伤口愈合。

2. 止血

水凝胶在止血方面的应用较为广泛。例如，对于因创伤导致的体表出血，通过简单的物理封闭，富集止血因子，激活凝血因子或自身存在凝血相关成分，水凝胶可以实现对急性创面的快速止血。

对于外科手术患者，当术中的出血点无法通过传统方法止血时，可以将水凝胶直接喷涂于出血点上。水凝胶迅速吸收周围的血液，并与血液中的纤维蛋白原发生反应，形成凝胶，有效封闭出血点。水凝胶的黏性和凝胶化特性使其能够黏附于创面表面，提供持久的止血效果，减少出血并促进伤口的愈合。

对于内镜检查或介入手术过程中出现的出血情况，水凝胶也具有重要应用价值。借助导管或器械将水凝胶送达出血部位，水凝胶在接触血液后凝胶化，形成止血栓，可提供更好的可视化操作环境，缩短手术时间，降低并发症的风险。

处理活检和切片制备过程中也可以运用水凝胶进行止血。在组织活检和切片制备过程中，水凝胶可以用于止血和固定组织，保持组织的完整性，提高样本质量和可靠性。

水凝胶止血剂操作简便，且拥有较好的生物相容性，可以高效、持久、快速止血，已经在临床止血领域有一席之地。此外，水凝胶可以通过调节自身的凝胶速度和成胶的坚固程度来调节凝胶止血材料的止血特性，如在急救时选择快速凝胶材料实现快速止血，而一些水凝胶可以在较长时间内逐渐凝胶化，为伤口提供持久的止血效果和稳定的支撑。

第八节 水凝胶抗炎、抗氧化性能相关的应用

一、水凝胶的抗炎性

水凝胶可以在炎症局部形成保护层，通过自身的免疫原性、抗菌性或所搭载的药物，达到抑制伤口炎症的效果。常见的抗炎水凝胶可以根据其抗炎材料的选择分为载有抗炎药物的水凝胶和基于抗炎材料设计的水凝胶。

载有抗炎药物的水凝胶常搭载抑制免疫细胞聚集和血小板聚集以发挥抗炎作用的非甾体抗炎药。学者 Mauri 等通过酯化反应将布洛芬共价结合到水凝胶基质上，生理条件下酯

键被破坏以释放药物，解决了溶解度依赖性药物递送问题。

与载有抗炎药物的水凝胶相比，基于抗炎材料设计的水凝胶副作用更小。它们可以直接接触伤口微环境并与之发生反应，调节巨噬细胞在促炎和抗炎之间的极化趋势，促进抗炎因子的表达。此类水凝胶包括天然多糖、蜂蜜、两性离子材料等。例如，Wathoni 等设计的骶骨多糖物理交联水凝胶薄膜，可通过减少小鼠体内 Th2 细胞因子发挥抗炎作用。Wu 等设计的硫酸化两性离子水凝胶处理小鼠伤口后发现 M1 型巨噬细胞向 M2 型巨噬细胞的极化，从而体现出抗炎作用。

二、水凝胶的抗氧化性

水凝胶的抗氧化性主要与其中的抗氧化剂有关。抗氧化剂是一种能够稳定自由基的化学物质，在体内能够有效地清除自由基，减少由自由基引起的氧化反应，从而发挥抗氧化作用。

常见的天然抗氧化剂有茶多酚、花青素、黄酮类，以及内源性因子前列腺素 E2 和多巴胺等。除此之外，水凝胶还可以通过保湿作用来减少皮肤的氧化反应。皮肤表面的角质层含有一定量的水分，水凝胶可以通过锁住皮肤表面的水分，保持皮肤的湿润度，减少皮肤的氧化反应，从而提高皮肤的抗氧化能力。

三、水凝胶抗炎、抗氧化性能相关的应用

（一）抗炎性能

抗炎水凝胶是一种外用药物，聚合物为其主要成分。其通过形成一层保护性的水凝胶层，防止病原体的侵入和刺激物的刺激；药物通过皮肤吸收，局部缓解炎症反应；生长因子促进愈合和修复，加速受损组织的再生和恢复。抗炎水凝胶的优点在于可以直接作用于皮肤表面，局部治疗炎症，减少药物在体内的副作用。

过度的炎症激活导致产生过多的活性氧自由基，导致脂质、DNA、蛋白质的过氧化破坏细胞。因此具有抗炎性能的水凝胶可以明显促进伤口愈合。

烧伤和创伤患者皮肤局部产生炎症反应，导致红肿、疼痛等症状。手术伤口会引起皮肤局部的炎症反应，导致红肿、疼痛等症状。抗炎水凝胶可以通过缓解炎症反应和促进皮肤愈合，加速受损组织的再生和恢复。

水凝胶还可用于治疗湿疹、皮炎、荨麻疹、斑秃、银屑病等皮肤病，或是应对蚊虫叮咬，可以缓解炎症反应和促进皮肤愈合。

（二）抗氧化性能

在创伤治疗领域，水凝胶的抗氧化性能可减轻创伤引起的氧化应激。创伤会导致细胞氧化损伤和炎症反应，延缓创伤愈合过程。水凝胶可以提供保湿环境，减少氧化应激，促进伤口愈合，并减少瘢痕形成。

由于良好的抗氧化性，水凝胶可以被运用于人体皮肤的抗氧化以抗衰老。在护肤品中，抗氧化剂有助于中和自由基，减少氧化损伤，从而保护皮肤免受环境因素的伤害，改善皮肤的弹性和亮度。水凝胶中的抗氧化剂可以减少神经退行性疾病如阿尔茨海默病和帕金森病的发生及发展。抗氧化剂通过中和自由基，可减少细胞损伤，保护神经细胞免受氧化应激的伤害。

作为涂层，抗氧化水凝胶可以涂覆在不同材料表面上，这种涂层可以应用于金属、塑料、陶瓷等材料，以防止氧化损伤和延长材料的使用寿命。例如，医疗器械的长期使用可能导致氧化损伤和炎症反应，从而增加并发症的风险。通过在医疗器械表面涂覆水凝胶，可以形成抗氧化层，减少氧化应激，降低并发症风险，并延长器械的使用寿命。水凝胶还可以作为血糖传感器、DNA检测传感器等传感器的保护层，防止氧化应激对传感器性能的影响，提高传感器的稳定性和灵敏度。

水凝胶可以作为药物载体，包裹和保护药物分子，防止其在储存和使用的过程中被氧化或发生降解。类似的，水凝胶的抗氧化性能还可应用于食品行业。氧化是导致食品和饮料腐败的主要原因之一。通过将水凝胶添加到食品包装中，可以吸附和中和包装内的氧气，减缓食品的氧化速度，延长其保质期。

需要注意的是，水凝胶的抗氧化性能和应用取决于其成分、制备方法和设计目标。在具体应用中，需要进行进一步的研究和实验以评估其抗氧化性能和效果。

第九节　水凝胶抗感染性能相关的应用

一些水凝胶材料具有良好的抗感染性，主要是指抗菌性能，可以有效抑制细菌的生长和繁殖。这种抗菌性能通常是通过在水凝胶中引入抗菌剂、添加抗菌功能单体或改变水凝胶表面性质等方式来实现的。

常见水凝胶的抗菌性构建是通过搭载抗菌物质（抗生素、无机纳米颗粒）或是利用材料固有的抗菌性能。最常见的是负载抗生素，其可于理想位置释放抗菌成分，如Manju设计的氨基苯硼酸聚合成PVA水凝胶可用于负载环丙沙星，有效抑制革兰氏阴性菌。其次为搭载无机纳米颗粒，其因杀菌性强、抗菌谱广、细胞毒性低而备受关注。常见金属/金属氧化物纳米粒子，如Ag、Au、Zn、ZnO都具有良好的抗菌性能、耐热性和耐药性，其中以Ag纳米颗粒应用最广泛。金属颗粒可以通过静电作用吸附在细菌上，从而破坏细胞壁和细胞膜的完整性或刺激细菌产生氧化应激反应达到抗菌效果。单金属无机材料可能在抗菌方面存在局限性，因此有学者探求了将多种无机离子混入水凝胶中的杂化方案。有学者将Ag/Ag@AgCl/ZnO杂化纳米结构嵌入水凝胶中，在可见光照射下实现对大肠杆菌和金黄色葡萄球菌的有效抑制。

利用水凝胶材料的固有性质抗菌也是常用的策略。部分生物材料可直接与细菌相互作用，如CS是一种具有抗菌活性的生物材料，既可通过静电作用抗菌，也可用作抗代谢物，抑制核酸合成，达到抗菌效果。随着研究的深入，研究者发现CS与其他高分子化合物交联可以显著提升其抗菌性能。Chen等通过羧甲基CS和氧化海藻酸盐之间的席夫碱反应构建水凝胶，同时负载烟酸四环素，从而实现对大肠杆菌和金黄色葡萄球菌的显著抑菌效果。此外，很多学者将季铵、聚氨乙基等阳离子接到 CS 主链上，并将聚乙烯亚胺、阳离子肽、丝胶加入到水凝胶中增强其抗菌特性。虽然生物材料固有的抗菌性可以避免抗生素引起的副作用，但其抗菌强度仍然有待提高。

一、水凝胶抗菌性能相关的应用

水凝胶优良的抗菌特性使其在医学及生活中被广泛应用，如作为创面敷料，尤其是感染创面的敷料，水凝胶搭载部分抗生素、金属物质以实现对感染创面的有效杀菌，降低局部炎症反应，减少瘢痕增生。此外，抗菌水凝胶可以减少细菌耐药性，温控水凝胶系统、智能释放抗生素可使药物只在组织处于炎症状态时才释放；而无炎症或无细菌感染时，药物释放中断，将毒副作用减少至最低，并控制抗生素滥用，从而减少细菌耐药。医疗器械和设备的使用可能导致继发的细菌感染。水凝胶可以制备成涂层形式，涂覆在医疗器械表面，提供抗菌保护。

出人意料的是，水凝胶的抗菌性能还使其成为纺织品的理想添加剂。抗菌纺织品可以用于制作抗菌衣物、床上用品和医疗用品，以减少细菌的滋生和传播。这对于预防感染和提高舒适性非常重要。

水凝胶的抗菌性能还可以在环境卫生方面发挥重要作用。例如，在公共场所、医院和学校等场所使用含有水凝胶的抗菌清洁剂，可以清除物品表面的细菌，减少病原体的传播。作为个人护理产品，抗菌洗手液和抗菌湿巾可以使用含有水凝胶的配方，以有效抑制细菌的传播和生长。

总的来说，水凝胶的抗菌性能在医疗、个人护理、纺织品和环境卫生等领域都有广泛的应用。它可以提供有效的抗菌保护，减少细菌的滋生和传播，从而提高产品的安全性和卫生性。随着科学技术的不断进步，水凝胶的抗菌性能还将不断得到改进和应用扩展，为各个领域带来更多的福利。

二、水凝胶用于抗病毒性能相关的应用

水凝胶除了优良的抗菌性能外，其搭载抗病毒药物也能产生抗病毒活性。有报道称可吸入水凝胶微球可用于阻断冠状病毒感染。水凝胶通过乳化制得微球，并与呼吸道黏液接触，使得凝胶与黏液紧密结合，实现对病毒颗粒的物理封阻。

除此之外，有研究表明，含有季铵盐基团的水凝胶材料可以有效抑制流感病毒等病毒的传播。季铵盐基团的阳离子可以与病毒颗粒表面的阴离子结合，破坏病毒的结构和功能，从而抑制病毒的生长和繁殖。一些学者将含有银离子的水凝胶材料应用于口罩、防护服等防护用品，可以有效抑制冠状病毒等病毒的传播。银离子可以与病毒表面的蛋白质和 DNA 结合，破坏病毒的结构和功能，从而抑制病毒的生长和繁殖。

因此，抗病毒水凝胶被用于制备医疗器械，如口罩、防护服等，还可以用作疫苗的载体，以增强疫苗的免疫效果。

第十节　水凝胶促细胞增殖、分化、迁移性能相关的应用

一、水凝胶促细胞增殖、分化、迁移性能

1. 促进细胞增殖

水凝胶具有三维网状结构，可以为细胞提供支撑结构，使细胞可以在其中增殖。目前多个研究发现，增强水凝胶系统的力学性能——刚度，有利于保持干细胞活性，从而增强组织细胞的扩增复制能力。除此之外，水凝胶可以搭载部分生长因子，起到促细胞增殖作用。

2. 促进细胞分化

水凝胶可以通过调节其化学和物理性质来促进细胞分化。研究指出，过高的基质刚度并不利于细胞的分化，较软的环境有利于细胞的分化。水凝胶也可搭载分化因子，调节细胞的基因表达和蛋白质合成，从而促进细胞分化。

3. 促进细胞迁移

水凝胶可以通过提供适宜的支持和向细胞提供信号来促进细胞迁移。例如，一些水凝胶具有生物可降解性和生物活性，可以促进细胞分泌和分解附着于水凝胶表面的蛋白质，从而引导细胞向外迁移。

重要的是水凝胶可以通过细胞黏附肽精氨酸-甘氨酸-天冬氨酸序列（arginine-glycine-aspartate，RGD）来控制细胞与水凝胶的相互作用，从而调节细胞行为，RGD可以被细胞上的整联蛋白所识别，从而模拟ECM，介导水凝胶与细胞黏附，从而支持细胞迁移。此外，水凝胶可以通过向细胞提供信号如趋化因子等促进细胞迁移（图7-15）。

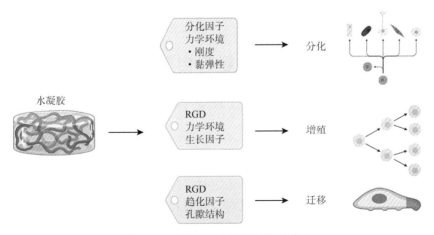

图 7-15　水凝胶促细胞增殖迁移分化

二、水凝胶促细胞增殖、分化、迁移性能相关的应用

水凝胶因其优良的促细胞增殖、分化、迁移的能力，被运用于组织工程，作为支架材料提供三维支持和释放生长因子，促进组织工程中的细胞增殖和分化，常用于修复骨组织、软骨组织、神经组织、心血管组织等。

在骨、软骨组织工程中，水凝胶可以作为支架材料用于骨缺损的修复。水凝胶可以提供细胞黏附所需的支持和信号分子，同时作为生长因子的载体，促进骨细胞的增殖和分化。研究表明，使用水凝胶可促进软骨细胞的增殖和细胞外基质的沉积，从而加速软骨组织的再生和修复。

神经组织的损伤往往被认为是不可逆的，并且神经细胞通常具有较低的迁移能力，导致神经损伤退化相关疾病较为棘手。水凝胶通过连接神经断端，促进神经元的定植和生长，引导神经细胞的定向迁移，从而促进神经组织的再生和修复。此外，水凝胶还可以用于神经组织的药物递送。水凝胶可以作为药物的载体，控制药物的释放速率和方式，将药物逐渐释放到周围组织，从而促进神经元的生长和分化，相关应用包括治疗脊髓损伤和帕金森病等。

在心血管组织工程中，水凝胶被用于修复心血管组织缺损、心脏瓣膜缺陷、冠状动脉疾病等。水凝胶可以提供支持结构，同时控制生长因子的释放速率和方式，实现组织的再生。当水凝胶被应用于血管中时，其可促进内皮细胞的增殖和修复，改善动脉粥样硬化等血管性疾病。

除了常规的医学再生领域的应用，水凝胶还可用于类器官（organoid）的培养。类器官是一种由干细胞或多能细胞分化而来的三维结构，具有类似于真实器官的结构和功能。它们可以模拟人体器官的特征、生理和病理过程，也因其与体内器官的类似性，在再生医学、疾病研究、药物筛选等领域有广泛的应用。

脱细胞基质是目前首选的类器官的培养介质，其也可被处理为水凝胶产品，但其组分较为复杂。而水凝胶由于与天然基质胶的类似性，可以用于类器官的培养。相较于小鼠来源的基质胶的批次间差异、安全性低等缺点，水凝胶系统的物理化学性质可调、可控，适于不同类器官不同时期的培养。

第十一节　水凝胶自修复与自降解性能相关的应用

一、水凝胶的自修复性能

（一）水凝胶自修复性能的分类

一般水凝胶在组织活动或暴露于外部张力时，容易发生破裂等不良情况，导致组织损伤及材料耐用性的下降，因此具备修复其自身功能和结构的自修复水凝胶应运而生。它们可以在破裂后迅速自愈，最大限度地延长了自身的使用寿命。根据其自愈机制，自修复水凝胶可分为物理自修复水凝胶和化学自修复水凝胶。

1. 物理自修复水凝胶

物理自修复水凝胶通过在分子、聚合物之间形成动态非共价相互作用（疏水相互作用、氢键、主客体相互作用、π-π 堆积等多种分子间相互作用）构成动态网络。

当疏水性链被引入亲水性聚合物链时，由于疏水相互作用，它们倾向自发聚集在一起形成三维网络结构，对于非破坏性形变材料内部微观结构造成破坏，疏水性基团从疏水性结构域脱离。当外力消失后，疏水性基团会自发进入疏水性结构域重新缔合，从而实现短时间内水凝胶自愈。氢键是生物系统二级、三级结构的最重要的物理相互作用。在低 pH 环境下，材料末端羧基大多被质子化，使得它们能够与其他的末端羧基或者酰胺基团形成氢键；高 pH 环境时，羧基被去质子化，并表现出明显的静电排斥，从而阻止了氢键。可据此原理将水凝胶从高 pH 环境转换到低 pH 环境，以促使其自修复。

2. 化学自修复水凝胶

化学自修复水凝胶是通过动态的共价键（席夫碱、二硫键、亚胺键、酰腙键等）形成动态网络。其中，席夫碱结构占自修复水凝胶中动态化学键的一大部分，并且也是少数在没有刺激的情况下就可以形成的动态共价反应。

可逆的酰腙键（图 7-16）可由酰基肼与醛或酮反应生成，类似于亚胺键，它是对温度和 pH 敏感的化学共价键，可以在不同条件下表现出明显的可逆溶胶 - 凝胶转变，有很高的自愈效率。

二硫键可在还原剂存在的情况下降解为硫醇基团，由此产生的硫醇可以在氧化时重组二硫键，从而实现水凝胶的自愈（图 7-17）。

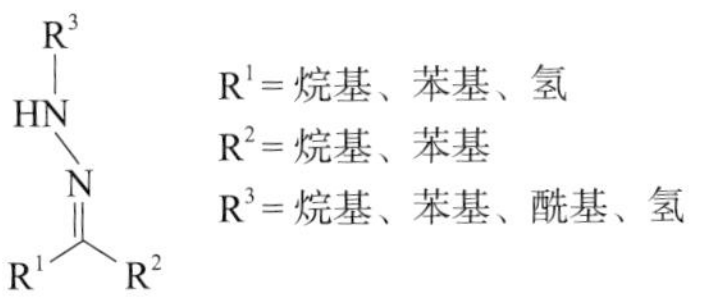

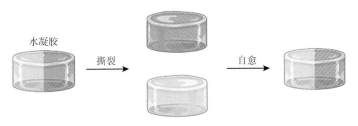

$R^1 =$ 烷基、苯基、氢
$R^2 =$ 烷基、苯基
$R^3 =$ 烷基、苯基、酰基、氢

图 7-16　酰腙键 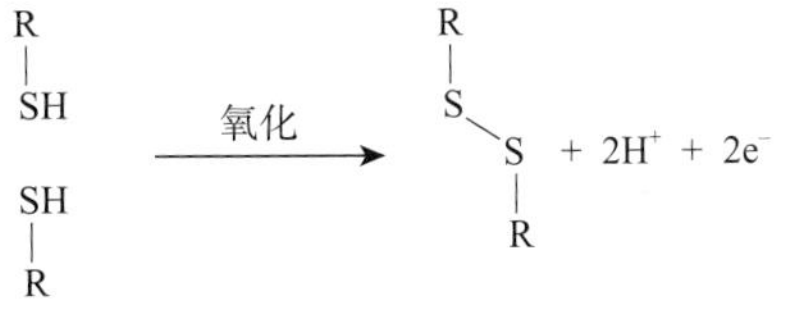　　　　　　图 7-17　二硫键

（二）水凝胶自修复性能相关的应用（图 7-18）

图 7-18　水凝胶自修复性的实验验证

自修复水凝胶具有持久性，可用于提升材料寿命，并可以在体内长期存在而不会失效。例如，在涂层和涂料中添加具有自修复性的水凝胶，可以使涂层在受到划伤或磨损时自动恢复其表面平整度和外观。这种应用可以延长材料的使用寿命并减少维护成本。

自修复水凝胶对人体运动系统显示出极高的适配性。在关节运动中，由于关节之间强的作用力，应用其中的生物材料需要高的韧性和力学性能，但过高的力学性能会对关节造成一定的损伤。自修复水凝胶在关节运动时被部分解聚，恢复正常体位时，水凝胶通过自修复恢复原始构象，实现对关节的动态支持。若为普通植入物，关节中的材料如果发生变形或损毁，将会对周围组织造成不可避免的二次伤害。

根据材料的动态自修复性，有学者设计了一种水凝胶材料，用于伤口炎症时，其会升高温度，诱导凝胶的解聚；当温度回降时，水凝胶再次重构，阻断药物的持续释放，从而实现药物的动态释放。有研究在凝胶中加入光学材料，实现水凝胶药物释放系统的可视监测。

根据最新的研究，多名科学家发现，利用合成水凝胶的动态氢键可实现水凝胶系统的刚度动态变化，此种水凝胶可用于培养肠道类器官。初始条件下，氢键较为密集，提供高刚度的类器官培养环境有利于干细胞的干性保留和细胞增殖；后期便于细胞分化，氢键的部分断裂形成了更加柔软的环境。循环过后，氢键重建，促进新一轮类器官从增殖到分化的生理过程。

水凝胶的自修复性对于电子器件的可靠性和耐用性至关重要。例如，在柔性电子器件中使用自修复性水凝胶可以修复电路中的微小断裂，保持器件的正常功能。这在柔性显示屏、可穿戴设备和智能电子皮肤等领域具有重要意义。

总之，水凝胶的自修复性显著提升了以水凝胶为基础的材料的使用寿命，降低了材料成本，减少材料多次更换或损坏所导致的损伤。

二、水凝胶的自降解性能

（一）水凝胶自降解性能的分类

根据降解性，水凝胶可分为可降解水凝胶和不可降解水凝胶。水凝胶是一种高分子材料，其自降解性能取决于具体的化学成分和结构。一般而言，水凝胶具有较好的可降解性，其主要成分是交联聚合物，链结构较为简单，键的稳定性相对较低，容易受到环境因素的影响而分解。此外，一些水凝胶材料还可能含有可生物降解的成分，如淀粉、壳聚糖等，这些成分可被微生物分解为较小的分子，加速水凝胶的降解过程。降解的具体方式包括化学降解（水解、酶解）、物理降解（温敏、光敏、pH）和生物降解等。

人体组织液或消化液中均存在大量活性酶成分，可识别降解水凝胶组分；组织内大量的吞噬细胞对凝胶大分子的降解也不可忽视。例如，甲基丙烯酸酐化明胶 GelMA 水凝胶的降解可以用胶原酶消化。Koshy 等设计的负载粒细胞 - 巨噬细胞集落刺激因子的明胶凝胶，实现了对刺激因子的控制释放，并促进了基质金属蛋白酶的产生，导致凝胶基质的降解，实现了凝胶自降解。

（二）水凝胶自降解性能相关的应用

可降解水凝胶的意义在于它能降解成对机体无损害的小分子物质，并且这些小分子降解产物通常是体内自身存在的，如氨基酸、乳酸等，而后通过机体的新陈代谢完全吸收和排泄，对机体无毒副作用。

可降解水凝胶能够控制药物的输送，通过凝胶自身的降解，实现其搭载药物的逐步输送，从而实现对药物的控释。除此之外，部分水凝胶的自身降解产物有一定的抗炎、促愈合作用，因此也被用于创面。

可降解水凝胶在消化道疾病中的应用包括治疗胃溃疡。例如，有学者制备 HA-Cat-NCSN 水凝胶，通过内镜传送到猪胃中的目标溃疡部位，并在原位保留至少 48 小时，作为一个在溃疡表面形成的保护屏障，阻止外部分解因子的渗透，增加溃疡周围区域生长因子的积累。由于水凝胶的自降解性能，患者无须经历二次操作的烦扰，所降解的物质也不会对人体造成损害，从而提高了患者的依从性。

可降解水凝胶也适用于制备组织支架，如肠瘘支架。随着时间的推移，水凝胶支架会自然降解，为新生组织的形成提供空间和支持，并且可降解性提高了其生物安全性，使得医者无须二次手术取出支架，减少患者痛苦。尤其是将可降解水凝胶与 3D 打印相结合，通过控制水凝胶的组成和结构，可以制造出具有特定形状和功能结构的组织支架。随着时间的推移，水凝胶会自降解，使得材料形态产生动态变化。

水凝胶的可降解性赋予了其更高的生物安全性和组织相容性，使其可以被很好地运用于临床药物递送、组织支架。

第十二节　水凝胶其他特性相关的应用

除了前面章节提到的水凝胶部分性质外，水凝胶在其他方面依然表现出较好的性能，包括抗消化、促血管生成等性能，在此一并介绍。

一、水凝胶抗消化性能

部分水凝胶抗消化性能优良，使得材料在消化道封堵等方面有着广泛的使用。抗消化是指水凝胶在递送或保护创面时能够抵抗胃液的低 pH 及各种消化液的性能，以维持凝胶的形态结构稳定，保证药物的持续稳定释放（图 7-19）。

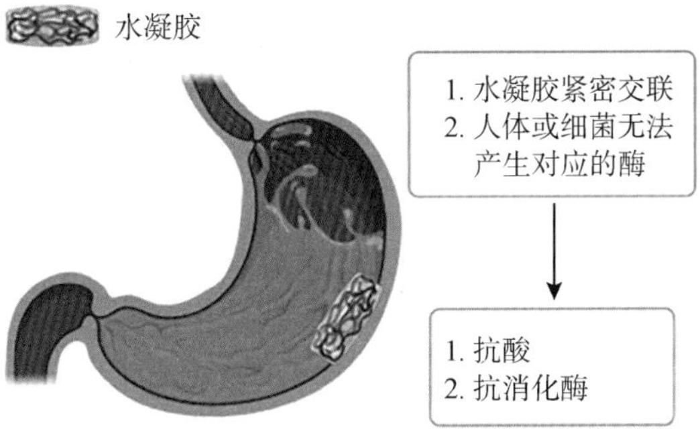

图 7-19　水凝胶用于保护胃溃疡创面

（一）抗酸

水凝胶可以具有一定的抗酸性能，即能够在酸性环境下保持其结构和功能的稳定性。这种抗酸性能通常是由水凝胶的分子结构和化学性质所决定的。

传统的化学交联水凝胶网络在极端条件下，如浸泡于较低 pH 的液体中时会急剧膨胀。而部分抗酸水凝胶黏合剂通过疏水缔合作用进行物理交联，抑制了水凝胶在这种极端条件下的进一步膨胀。

水凝胶材料通常具有较为稳定的分子结构，如线性、分支、交联、网状等结构形态。

这些分子结构可以在酸性环境下保持相对稳定，不易发生结构变化和降解，从而保持水凝胶的结构和功能的稳定性。一些大分子多聚物可通过其侧链，如抗消化黄原胶通过其侧链的保护和交联物质的高度聚合保证了材料的高度稳定性，以便其用于肠瘘的封堵。

（二）抗消化酶

部分抗消化水凝胶能够在酶解环境下保持其结构和功能的稳定性。这种抗酶解性能通常是由水凝胶的分子结构和化学性质所决定的。

部分水凝胶的交联物质本身具有较高的抗消化性能，可以通过调整水凝胶的结构来调整水凝胶的抗消化酶性能。研究指出，较小孔径的水凝胶网络更不易被消化酶渗透，致使材料表现为表面侵蚀；而较大孔径的水凝胶网络允许消化酶充分渗透，导致材料呈现体积侵蚀，使消化速率大大提升。

另外，一些水凝胶材料也可以通过化学修饰、改变分子结构等方式来提高其抗酶解性能，以适应更苛刻的应用环境。需要注意的是，水凝胶材料的抗酶解性能通常是针对特定的酶解环境和应用场景而言，并不意味着所有水凝胶材料都具有抗酶解性能。

由于优良的抗消化性能，抗消化水凝胶可以将药物或细胞等置于原本不可能存在的极端恶劣条件下，多种治疗方案成为可能。

抗消化水凝胶常被用于消化道疾病的治疗。由于胃液极低的 pH 环境，以及肠道内的碱性环境和胰酶等多种消化酶的存在，绝大多数物质都会被肠道大量消化分解。纤维蛋白胶即使添加了抗消化成分，依然会在几天内被消化殆尽。而抗消化水凝胶的设计保证了水凝胶在肠瘘、腹腔开放患者中的长期稳定性，从而有效封堵肠瘘。编者团队鉴于黄原胶的抗消化特性，设计了黄原胶基系列水凝胶，包括接枝多巴胺的黄原胶水凝胶以实现湿性黏附。研究发现其降解产物也利于组织修复，用于手术吻合口可以减少术后吻合瘘的发生，促进吻合口愈合。注射原位成胶的羧甲基壳聚糖和醛化黄原胶制成的水凝胶可用于腹腔开放创面，保护裸露创面。接枝甲基丙烯酸的黄原胶在紫外线照射下成胶，充当肠道支架支持肠瘘愈合，封堵肠液。在这些应用中，黄原胶均显示出优良的临床治疗效果，提升了患者生活质量及预后。

水凝胶的抗消化性能使其具有胃肠道保护的潜力。它可以在胃中形成保护层，减少对胃黏膜的刺激和损伤，并有助于治疗胃溃疡和胃酸反流等胃肠道问题。其最突出的应用便是治疗消化性溃疡，有学者设计出基于硫脲 - 邻苯二酚反应的生物黏附增强型水凝胶，通过实验证明该类水凝胶在胃肠道恶劣的环境中依然能够于 48 小时内保持良好黏附（胃肠蠕动、酸性、消化酶、流动液体状态），从而起到持续保护溃疡创面的作用。

除以上所提及的应用，水凝胶也可用于药物的缓释，部分药物在胃酸环境下易被分解或失去活性。因此需要使用抗消化水凝胶材料来包覆药物，以保护其在胃肠道内的生物利用度，减少药物的爆发释放，缓解爆发释放导致的药物毒性，并延长有效药物浓度时间。

二、促血管生成性能

血管生成是组织再生的必要条件。研究发现某些生物材料可以参与调节细胞因子或生长因子的稳定性、活性和分布，甚至可以直接调控局部组织的愈合和再生。

（1）水凝胶可为血管生长提供适宜的环境，如保持湿性环境、作为物理化学支持、减少局部组织炎症等。有学者利用整合素结合位点和蛋白酶敏感底物制备仿生水凝胶模拟天然 ECM，并募集间充质干细胞，为内皮细胞增殖提供良好环境，成功构建出成熟血管网络。

（2）水凝胶可搭载成纤维细胞生长因子、VEGF，刺激内皮细胞增殖、分化并诱导血管形成。有学者等将负载慢病毒转染 VEGF 的人脐静脉内皮细胞的水凝胶植入小鼠伤口，由于脐静脉内皮细胞可持续释放 VEGF 而刺激内皮细胞生长，从而促进局部血管的形成（图 7-20）。

某些水凝胶载体可直接促进血管生成。研究人员使用胶原蛋白、明胶、海藻酸钠等材料制备水凝胶载体，并将其植入受损组织中。结果表明，水凝胶载体可以促进细胞间相互作用，以及内皮细胞和平滑肌细胞的增殖及迁移，促进新血管的形成。

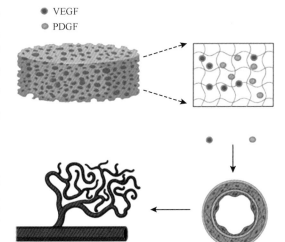

图 7-20 水凝胶搭载活性因子促血管生成

（3）由于水凝胶优良的促血管生成效果，其在生物工程领域有了广泛的应用。

首先水凝胶主要由天然高分子材料（如明胶、海藻酸盐等）制成，与人体组织相容性高，不易引起免疫反应和排斥反应。其次，水凝胶可以根据需要进行形状和大小的调整，制成不同形状的支架、薄膜、球体等，适应各种血管生成场景。最后，水凝胶还可以通过调节物理和化学性质来控制其释放生长因子的速率和量，以达到促进血管生成的最佳效果。因此，水凝胶可以通过外科手术、注射、喷雾等多种途径应用，适合不同类型的血管生成治疗。

作为一种支架材料，用于组织工程的水凝胶可促进新生血管的形成，其可提供三维支持结构，为细胞提供附着、生长和迁移的环境，从而促进血管生成。在肝脏再生和移植领域，水凝胶也具有应用潜力。水凝胶可以作为肝细胞的载体，用于培养和植入肝脏组织。它可以提供细胞附着、生长和血管生成所需的支持，促进肝脏组织的再生和修复。此外，水凝胶还可以用于肝脏移植手术中的血管重建和连接，促进移植物与宿主血管的整合。

（4）水凝胶在创面愈合和伤口修复中的应用也非常重要。它以敷料或凝胶形式应用于创伤表面，加速创面的愈合过程。水凝胶可以提供保湿、吸附和保护创面的功能，同时促进血管生成，为伤口局部提供氧气和营养物质，有助于加速伤口愈合，减少瘢痕形成，并促进组织的重建。

出乎意料的是，水凝胶被创造性地运用于抑制肿瘤的快速生长，肿瘤周围常常缺乏足够的血液供应，导致营养不良和药物难以到达。水凝胶可以被用作药物释放系统的载体，将抗癌药物嵌入其中，并在肿瘤周围形成血管生成的环境。这有助于改善药物的输送和疗效，并增加肿瘤治疗的效果。

水凝胶在心血管疾病治疗方面极为重要。对于心肌梗死等心血管病，血管生成是恢复心脏功能的关键过程。水凝胶可以被注射或植入患者的心肌组织中,促进新血管的形成,改善血液供应,减轻心肌损伤。研究人员使用含有 VEGF 的明胶水凝胶,成功地促进了大鼠心肌梗死区域的血管生成和心肌功能的恢复。水凝胶还可以用于制备支架或载体,植入血管狭窄或阻塞的区域,促进新血管的生长,使血流恢复通畅。

促血管生成在部分情况下可能会起到负面的作用,此时抑制血管生成转为医者的目标。例如,在肿瘤治疗中,肿瘤生长和转移常常伴随着血管生成和血管透明度的增加,部分水凝胶可以用于抑制肿瘤血管生成,促进肿瘤的治疗。使用含有 VEGF 拮抗剂的明胶水凝胶,成功地抑制了小鼠胃肠道肿瘤的生长和转移。

参 考 文 献

陈庆庆,2023. 天然多糖基止血凝胶的制备及性能研究[D]. 成都:成都医学院.

卢国冬,燕青芝,宿新泰,等,2007. 多孔水凝胶研究进展[J]. 化学进展,19(4):485-493.

王雪,2023. 具有超支化结构响应型水凝胶的制备与性能研究[D]. 大庆:东北石油大学.

吴刚,王成焘,张文光,2009. 仿生人工软骨材料的摩擦磨损性能及润滑机理研究[J]. 摩擦学学报,29(2):157-162.

闫佳,2020. 抗菌粘附性水凝胶的制备及其应用研究[D]. 兰州:兰州大学.

Bittmann S,Luchter E,Thiel M,et al,2010. Does honey have a role in paediatric wound management?[J]. Br J Nurs,19(15):S19-S20,S22,S24.

El Fawal GF,Abu-Serie MM,Hassan MA,et al,2018. Hydroxyethyl cellulose hydrogel for wound dressing:Fabrication,characterization and in vitro evaluation[J]. Int J Biol Macromol,111:649-659.

El-Sherbiny IM,Yacoub MH,2013. Hydrogel scaffolds for tissue engineering:Progress and challenges[J]. Glob Cardiol Sci Pract,2013(3):316-342.

Freedman BR,Uzun O,Luna NMM,et al,2021. Degradable and removable tough adhesive hydrogels[J]. Adv Mater,33(17):e2008553.

Klöck G,Pfeffermann A,Ryser C,et al,1997. Biocompatibility of mannuronic acid-rich alginates[J]. Biomaterials,18(10):707-713.

Lee KY,Ha WS,Park WH,1995. Blood compatibility and biodegradability of partially N-acylated chitosan derivatives[J]. Biomaterials,16(16):1211-1216.

Li S,Dong S,Xu W,et al,2018. Antibacterial hydrogels[J]. Advanced Science,5(5):1700527.

Mauri E,Rossetti A,Mozetic P,et al,2020. Ester coupling of ibuprofen in hydrogel matrix:a facile one-step strategy for controlled anti-inflammatory drug release[J]. Eur J Pharm Biopharm,146:143-149.

Moon JJ,Saik JE,Poché RA,et al,2010. Biomimetic hydrogels with pro-angiogenic properties[J]. Biomaterials,31(14):3840-3847.

Raman R,Hua T,Gwynne D,et al,2020. Light-degradable hydrogels as dynamic triggers for gastrointestinal applications[J]. Sci Adv,6(3):eaay0065.

Rehman SRU,Augustine R,Zahid AA,et al,2019. Reduced graphene oxide incorporated GelMA hydrogel promotes angiogenesis for wound healing applications[J]. Int J Nanomedicine,14:9603-9617.

Saleh B,Dhaliwal HK,Portillo-Lara R,et al,2019. Local immunomodulation using an adhesive hydrogel loaded with miRNA-laden nanoparticles promotes wound healing[J]. Small,15(36):e1902232.

Sun CY,Jia HY,Lei K,et al,2019. Self-healing hydrogels with stimuli responsiveness based on acylhydrazone bonds[J]. Polymer,160:246-253.

Wathoni N,Motoyama K,Higashi T,et al,2016. Physically crosslinked-sacran hydrogel films for wound dressing application[J]. Int J Biol Macromol, 89: 465-470.

Wu J, Xiao Z, Chen A, et al, 2018. Sulfated zwitterionic poly (sulfobetaine methacrylate) hydrogels promote complete skin regeneration[J]. Acta Biomater, 71: 293-305.

Xu C, Li B, Wang X, 2021. A comparison study on the magneto-responsive properties and swelling behaviors of a polyacrylamide-based hydrogel incorporating with magnetic particles[J]. Int J Mol Sci, 22 (22): 12342.

Yadav PR, Nasiri MI, Vora LK, et al, 2022. Super-swelling hydrogel-forming microneedle based transdermal drug delivery: Mathematical modelling, simulation and experimental validation[J]. Int J Pharm, 622: 121835.

Yao M, Yan Z, Sun X, et al, 2023. Strongly adhesive zwitterionic composite hydrogel paints for surgical sutures and blood-contacting devices[J]. Acta Biomate, 166: 201-211.

Zhang A, Liu Y, Qin D, et al, 2020. Research status of self-healing hydrogel for wound management: a review[J]. Int J Biol Macromol, 164: 2108-2123.

第八章　静电纺丝材料

第一节　聚合物静电纺丝材料

一、聚合物和聚合物静电纺丝简介

聚合物，又称高分子化合物，简称高分子，一般指相对分子质量高达几千到几百万的化合物。绝大多数聚合物是许多相对分子质量不同的同系物的混合物，因此聚合物的相对分子质量为平均相对分子质量。显然，聚合物的分子比低分子有机化合物的分子大得多，一般有机化合物的相对分子质量不超 1000，而高分子化合物的相对分子质量可高达 10^6。因为聚合物的相对分子质量很大，所以其在物理、化学和力学等性能上与低分子化合物有很大差异。

（1）从分子结构上看，虽然聚合物的相对分子质量很大，但组成并不复杂，它们的分子往往都是由特定的结构单元通过共价键多次重复连接而成。聚合物的分子结构基本上只有两种，一种是线型结构，另一种是体型结构。

线型结构的特点是分子中的原子以共价键连接成一条较长的链，有时也会有支链。在这种结构中，分子链之间的交联较少，因此有独立的大分子存在。这使得线型结构高聚物在溶剂中或在加热熔融状态下，能够相对容易地分离开来。由于有独立的分子存在，线型结构聚合物通常表现出弹性、可塑性，可以溶解在适当的溶剂中，并且能够在加热条件下熔化。它们通常具有较低的硬度和脆性。体型结构的特点是分子链之间有大量的交联，形成了三维网络结构。这种结构下，没有独立的大分子存在，因此缺乏弹性和可塑性，无法溶解或熔化，只能发生溶胀。体型结构聚合物通常具有较高的硬度和脆性。这两种不同的结构在分子排列和互相连接方面存在显著差异，对高分子材料的性能产生重要影响。

（2）按性能分类，可把聚合物分成塑料、橡胶和纤维三大类。静电纺丝聚合物材料主要着眼于聚合物纤维。纤维的特点是能抽丝成型，有较好的强度和挠曲性能，可作纺织材料使用。聚合物纤维又可分为天然纤维和化学纤维。化学纤维又可分为用天然高分子（如短棉绒、竹、木、毛发等）经化学加工处理、抽丝而成的人造纤维（如粘胶纤维、醋酸纤维等）和用低分子原料合成的合成纤维（如尼龙、涤纶等）。

聚合物纤维拥有线型结构聚合物的特性，如高相对分子量带来的高机械强度，分子共价键结构带来的较好的绝缘性和耐腐蚀性能，长分子链带来的较好的可塑性和高弹性。此外，其在溶解性、熔融性、溶液的行为、结晶性等方面和低分子材料也有很大的差别。

二、天然聚合物纤维

由于天然高分子材料出色的生物相容性、无毒性及生物可降解性等优势，其在生物医学领域有着广泛的应用。此外，积极开发天然高分子材料还能减少对石油化工原料的依赖，这与可持续发展目标相契合。一般而言，天然高分子材料包括多种类型，主要有多糖（如纤维素和淀粉）、蛋白质（如大豆蛋白、丝蛋白和胶原蛋白）、聚酯类材料（如聚羟基烷酸酯和聚羟基丁二酸酯），以及天然橡胶等。这些不同种类的天然高分子材料各具独特的性质和应用潜力。相对于常规的干法或湿法纺丝，可通过静电纺丝法获得直径更细的天然高分子纳米纤维。但由于天然高分子多为聚电解质，通过静电纺丝制备天然聚合物纳米纤维相对于合成高分子更为困难，因此有关天然高分子的静电纺丝研究相对较为有限。目前，天然高分子的静电纺丝主要涉及多糖类和蛋白质类等材料（表8-1）。

表 8-1　常见天然高分子的静电纺丝

种类	聚合物	溶剂
多糖类	纤维素	丙酮 / 二甲基乙酰胺
		1- 烯丙基 -3- 甲基咪唑氯盐 / 二甲基亚砜
		甲酸
	海藻酸钠	甘油混合物
	甲壳素	六氟异丙醇
	葡聚糖	水
	透明质酸	N, N- 二甲基甲酰胺 / 水
	明胶	乙酸
蛋白质类	丝素蛋白	甲酸
	胶原	六氟异丙醇
	玉米蛋白	乙醇
	小麦蛋白	乙醇
	木质素	乙醇
	天然橡胶	2- 甲基四氢呋喃

（一）多糖

多糖是一种高分子碳水化合物，由多个单糖分子通过糖苷键连接而成，通常由至少十个单糖组成。多糖在自然界广泛分布且具有重要作用。它们可以构成动植物细胞壁的关键组成部分，如肽聚糖和纤维素。此外，多糖还充当了动植物体内的储存营养物质，如糖原和淀粉。一些多糖具有特殊的生物活性，如人体中的肝素对凝血具有抑制作用，细菌细胞壁中的多糖则可用作抗原，引发免疫反应。这些功能使得多糖在生物学中具有广泛的重要性。其中，常用于静电纺丝的天然多糖有淀粉、壳聚糖、果胶、藻酸盐、支链淀粉、纤维素和葡聚糖等。特定聚合物的纺丝性能取决于多种因素，如材料特性和仪器加工条件。聚合物的材料特性主要包括分子量、链形态、缠结度、拉伸黏度、表面张力和成胶倾向等。对于不同的多糖来说，它们的纺丝能力也有所不同。影响静电纺丝性能的主要材料性质是链的缠结，该因素与聚合物的分子量直接相关：分子量的增加促进了聚合物链的缠结，从而使聚合物射流更为稳定，并避免它们破裂成液滴。但是链条的过度缠结会导致高剪切应力，从而阻止射流的形成。除此之外，聚合物的链长，更准确地说是链的形态，也会影响静电纺丝过程：具有线性链的多糖更容易缠结形成连续纤维；高度支化的链往往会阻碍聚合物的溶解，从而阻碍连续射流的形成。影响多糖静电纺丝成功的其他重要因素包括分子量、浓度，以及化学结构和剪切性能。多糖的静电纺丝需要确保足够的聚合物浓度，以便使链与相邻链之间能够形成分子键。除此之外，剪切稀化行为也可能影响射流和纤维的形成，一般认为一定程度的应变硬化对于射流和随后的纤维形成是必要的。因此，具有低剪切稀化行为的多糖（如淀粉）被认为适合静电纺丝；而剪切稀化程度较强的多糖（如果胶和藻酸盐）则表现出更低的成丝倾向。剪切稀化会降低溶液的黏度并阻碍纤维的形成，导致液体射流在电场引起的拉伸过程中很容易被破坏。因此，建议聚合物溶液弱剪切稀化，以便多糖静电纺丝可以成功地生成纤维。

根据不同来源的多糖的纺丝能力，可将静电纺丝行为分为三类：第一类，能够形成纤维的多糖；第二类，能够形成射流但不能形成纤维的多糖；第三类，不能形成射流的多糖。聚合浓度均为15%的葡聚糖和普鲁兰多糖被归为第一类。瓜尔胶、甲基纤维素（聚合浓度均为1%）和支链淀粉（5%）被归为第二类。多糖，如果胶（3.4%）、阿拉伯树胶（50%）、葡聚糖（45%）、藻酸盐（4%）和黄原胶（1%）被归为第三类。属于第三类的多糖，其相似之处在于结构中存在阴离子基团，这导致产生的多糖溶液黏度有限且聚合物链缠结不充分。因此，当这些溶液在静电纺丝过程中受到高电压时，无法形成连续射流用于生成纤维。

壳聚糖和纤维素是常见的多糖。虽然壳聚糖可在酸性水溶液中溶解以用于电纺丝，但单纯用壳聚糖通过静电纺丝得到的纳米纤维中往往存在大量珠粒。这是由于其结构内存在具有聚阳离子特性的大量氨基，从而导致溶液的表面张力增加，难以通过静电纺丝得到纯壳聚糖纤维。因此，其通常需要与其他合成或天然聚合物，如聚环氧乙烷（poly-ethylene oxide，PEO）、聚乙烯醇（polyvinyl alcohol，PVA）、聚乳酸（polylactic acid，PLA）、丝素蛋白和胶原蛋白等混合纺丝，以改善其纳米纤维制备过程。与壳聚糖不同的是，纤维素拥有较大的分子间和分子内氢键作用力，这使其在普通溶剂中溶解度较低，从而难以进行后续的电纺丝。为克服这一阻碍，研究发现，纤维素能溶解于离子液体（LiCl/DMAC、AMIMCI/DMSO）中，这为通过静电纺丝制备纳米纤维提供了可能性。此外，对纤维素进行酯化改性可以提高其溶解性和可加工性。基于此思路，使用静电纺丝技术制备纤维素衍生物的纳米纤维，然后通过水解将其转化为纤维素纳米纤维也是常用的策略。

（二）蛋白质

蛋白质是有机大分子，其基本组成单位为氨基酸，是生命的物质基础。根据来源，蛋白质可分为植物蛋白和动物蛋白。蛋白质也被广泛地用作静电纺丝原料，用于生物工程、药物研发等领域。常用的蛋白质静电纺丝原料有丝素蛋白、明胶、胶原、玉米蛋白、小麦蛋白、木质素、天然橡胶等。研究人员采用了多种方法来调控蛋白质纳米纤维的制备。通过调整溶液浓度和选择适当的溶剂可以改变蛋白质原材料的可纺性和纳米纤维的形貌。此外，引入交联剂到纺丝溶液中可显著增强蛋白质纳米纤维膜的机械强度。将蛋白质与其他聚合物混合也是常用的策略，以改善蛋白质的可纺性，并提高纳米纤维膜的机械性能。这些方法为定制和改进蛋白质纳米纤维的制备提供了有效的策略。

以丝素蛋白（silk fibroin protein，SF）为例。SF 从蚕丝中提取，是一种独特的天然蛋白质，由于具有许多优越的理化特性，如优异的生物相容性、生物可降解性、生物可吸收性、低免疫原性和可调节的机械特性，其已被用作组织工程的潜在生物聚合物。SF 由两条主链组成，一条重链（390kDa）和一条轻链（26kDa），它们通过二硫键相连。Gly-X（GX）二肽基序重复占重链的大部分（60% ~ 75%）。其中，Gly-Ala-Gly-Ala-Gly-Ser 和 Gly-Ala-Gly-Ala-Gly-Tyr 两种六肽序列占据了 GX 二肽基序区域的 70%。二肽重复序列的疏水性残基可以形成稳定的反平行 β 折叠微晶。Silk I 和 Silk II 是 SF 的主要晶体结构，其中 Silk I 是一种亚稳态晶体结构；Silk II 是最稳定的状态，因为相邻肽之间存在强氢键，可以增强刚性和拉伸强度等机械性能。SF 可以与其他生物活性物质协同组合形成基于 SF 的复合支架，如单宁酸、蒙脱土等，进一步促进细胞行为（如分化、增殖和黏附）。除此之外，还可以将基于 SF 的生物材料制造成各种材料形式，如薄膜、水凝胶、海绵、3D 结构、纳米粒子。在组织工程领域，SF 电纺丝支架的研究已在骨、软骨、韧带、肌腱、皮肤和伤口组织再生领域广泛开展。

三、化学聚合物纤维

化学聚合物纤维包括人造纤维和合成纤维。人造纤维，如粘胶纤维、醋酸纤维等，是天然高分子（如短棉绒、竹、木、毛发等）经化学加工处理、抽丝而成的；而合成纤维，如尼龙、涤纶等，则是用低分子原料经特殊工艺合成的。

合成高分子材料目前被广泛应用于静电纺丝。这些合成高分子根据其制备方法可以分为两大类：一是可溶液纺丝的合成高分子，二是可熔融纺丝的合成高分子。这种分类基于材料的特性及电纺丝的工艺需求，使得不同类型的合成高分子能够在电纺丝过程中得到有效应用。

可溶液纺丝的合成高分子主要涵盖两种类型。第一种是水溶性聚合物，如 PVA、PEO、聚丙烯酸（polyacrylic acid，PAA）、PEG，这些聚合物能够在水中溶解，后续通过静电纺丝制备纳米纤维。然而，这些纳米纤维在受到水分作用时会发生溶胀或结构变化，因此需要将它们保持在干燥环境中，以避免纤维结构的破坏。第二种是可溶解于有机溶剂的合成聚合物,包括聚丙烯腈(polyacrylonitrile,PAN)、聚酰胺(polyamide,PA)、聚氯乙烯(polyvinyl chloride,PVC)、聚偏氟乙烯[poly(vinylidene fluoride),PVDF)]、聚羟基丁酸酯(polyhydroxybutyrate,PHA)、聚乙烯醇缩丁醛(polyvinyl butyral,PVB)等。

对于化学聚合物纤维,溶液静电纺丝的另一种选择是熔融静电纺丝。熔融静电纺丝通常用于处理室温下难以溶于常规溶剂的聚合物,如聚烯烃和聚酰胺,这些材料通常需要在高温下才能在特定溶剂中溶解。然而,通过熔融静电纺丝,可以在不需要使用任何溶剂的情况下制备出直径均匀的纳米纤维,也可以避免残留溶剂对人体造成的潜在伤害,拓宽其在医学领域的应用。然而,用该方法生产直径低于 1μm 的细纤维仍然是一个巨大的挑战。溶液静电纺丝依靠溶剂的蒸发来生产纤维,而熔融静电纺丝成丝需要聚合物射流的冷却。除了纺丝区域的温度调节之外,通过减少熔体与周围壁(如孔口)之间的摩擦及减少链-链相互作用,聚合物的熔体黏度可显著降低,从而进一步影响结晶度,这对于细纤维的生成至关重要。常见用于熔融静电纺丝的合成聚合物有聚乙烯(polyethylene,PE)、聚丙烯(polypropylene,PP)、聚己内酯(polycaprolactone,PCL)、聚氨酯(polyurethane,PU)等。

四、聚合物的性质与静电纺丝

许多参数会影响静电纺丝产生的纳米纤维的性能。为了成功生产预期的纳米纤维,我们必须了解影响静电纺丝的所有参数,并在纺丝过程中仔细控制这些参数。以下几点是与聚合物静电纺丝相关的参数。

(一)聚合物的性质

1. 聚合物的类型
聚合物可以是合成的或天然的,也可以是均聚物、共聚物或共混聚合物。在共聚物中,聚合物之间存在共价键合,但在共混聚合物中,两种或多种共聚物通过物理混合形成共混聚合物。每种聚合物都具有独特的性能,而共聚物则具有其单体的混合性能。

2. 聚合物的分子量
通常,使用相同溶剂时,较高分子量的聚合物比较低分子量的聚合物更难溶,并且需要更长的时间才能溶解。此外,聚合物的分子量对其黏度有直接影响。研究发现,增加分子量可能会影响孔的大小和形状。例如,增加聚苯乙烯(polystyrene,PS)分子量会导致孔径更大、形状更不均匀。

3. 聚合物的浓度
最大纤维长度和直径随着聚合物浓度的增加而增加。

(二)溶剂的性质

1. 溶剂的类型
(1)非水溶剂:依据纯组分摩尔分数平均值,可以近似计算得到非水溶剂混合物的表

面张力。非水溶剂可以分为有机溶剂和无机溶剂

（2）水：溶剂的表面张力表现出明显的非线性特征。

2. 溶剂的蒸气压

蒸发速率和干燥时间主要由溶剂蒸气压决定。溶剂挥发性通过影响相分离过程对纳米纤维的形成发挥重要作用。具有高蒸气压的溶剂更易于蒸发并导致射流直径和速度减小。例如，聚苯乙烯与不同溶剂组合［四氢呋喃（tetrahydrofuran，THF）/二甲基甲酰胺（dimethylformamide，DMF）］纺成的纤维在较高溶剂挥发性下易于产生微米和纳米结构形态，而在较低溶剂挥发性下产生显著减少的微观结构。

3. 溶剂在空气中的扩散率

不同溶剂的蒸发速率不同，从而导致纤维直径的不同：在喷射固化发生之前，溶剂蒸发量较低，允许更长的拉伸过程，从而获得更细的纤维。通常，静电纺丝中使用的大多数典型溶剂在空气中的蒸气扩散率相差不大。

（三）溶液的性质

1. 流变行为

通过对聚合物溶液本体和界面的流变学研究发现，聚合物溶液性质与溶液的可纺性及所获得的纳米纤维形态之间存在相关性。界面行为由射流和纤维形成的连续性决定，本体参数由聚合物浓度决定并直接影响射流的引发。R. Rošic 等提出界面参数是静电纺丝实验设计不可或缺的工具。此外，界面形变与施加在其上的应力之间的关系可以通过界面流变学来解释。根据界面层形变的多样性，界面流变场可分为剪切和膨胀流变两个子类别。①剪切流变理论：主要与分散体的长期稳定性有关，界面膜的强度主要受剪切形变影响，而剪切形变与分子间相互作用有关。②膨胀流变理论：提供有关短期稳定性的信息，膨胀形变主要受界面处分子结构特征的影响。

2. 松弛时间

衡量材料从任何预应力状态弹性松弛的能力称为松弛时间。聚合物溶液的松弛时间取决于聚合物类型、分子量、浓度、分子结构和溶剂类型。研究显示，纤维的最终横截面半径随着松弛时间的增加而增加。

3. 溶液的黏度

黏度是材料流动阻力的量度，也是控制纤维形态的最有效变量之一。通常，溶液黏度与溶液内聚合物分子链缠结的程度有关。如果溶液黏度太低，可能会发生电喷雾，形成聚合物颗粒而不是纤维；且在较低黏度下，通常聚合物链缠结较低，更有可能获得珠状纤维而不是光滑纤维。而高黏度的聚合物溶液以纤维射流的形式到达收集器。因此，影响溶液黏度的因素也会影响静电纺丝过程和所得纤维。聚合物溶液的黏度常常随着温度的升高而降低，如醋酸纤维素（cellulose acetate，CA）和聚乙烯吡咯烷酮（polyvinyl pyrrolidone，PVP）。但较低黏度的溶液允许库仑力增加拉伸，因此可以产生更细的纤维。

4. 表面张力

当非常小的水滴从空气中落下时，水滴通常会形成球形，造成这种现象的液体表面特性被称为表面张力。当溶液射流从源头加速到收集器时，溶液被拉伸，而溶液表面张力可

能导致溶液分解成液滴。因此表面张力的降低可减少电纺纳米纤维上的珠状物形成。特定溶液的表面张力基本稳定，主要受温度和化学物质的影响。通常，随着温度升高或在溶液中添加不相关物质，表面张力会降低。

5. 电导率和介电常数

溶液电导率增加了一些工艺问题发生的可能性，如三维结构和更大尺寸纤维的形成。相关研究报道，当20℃时，溶剂系统介电常数为～19或更高时，可以用PCL溶液制备静电纺丝纳米纤维。而当溶剂系统的介电常数低于该值时，静电纺丝要么产生微米直径的PCL纤维，要么是电喷雾。

第二节　无机静电纺丝材料

无机纳米纤维是一种线状或管状材料，其直径、管径或厚度通常在纳米尺度。从成分上来说，氧化物纳米纤维、金属纳米纤维、碳纳米纤维、碳化物及氮化物纳米纤维等都属于无机纳米纤维范畴。而从组成和结构上来说，无机纳米纤维可分为单一组分、异质结构、介孔结构、核 - 壳结构及中空纤维等。无机纳米纤维拥有由高表面积带来的高表面能和表面活性，从而产生了小尺寸效应、表面或界面效应、量子尺寸效应和宏观量子隧道效应等。这使其在电学、光学、磁学、热学及力学等方面表现出如耐高温、耐腐蚀、电绝缘性等优异的性质。目前无机静电纺丝材料被广泛研究，其在催化、传感、生物医用、燃料电池、超级电容器等领域具有广阔的应用前景。

一、无机纳米纤维的静电纺丝制备方法

（一）一般流程

目前，可用拉伸法、模板合成法、自组装法、微乳液法和静电纺丝法等制备无机纳米纤维。其中，静电纺丝法因其简便操作、适用范围广泛和相对较高的生产效率等优势，得到广泛应用。

静电纺丝制造纳米纤维的原材料在很大程度上仅限于有机聚合物，因为准备具有合适流变特性的聚合物溶液或融化聚合物相对更为方便。虽然理论上可以在极高的温度下将无机材料熔化以用于静电纺丝无机纳米纤维，但通常认为无机材料是不可直接纺丝的。因此，目前通过静电纺丝制备无机纳米纤维需要依赖于可纺前体溶液的使用。通过静电纺丝制备无机纳米纤维通常涉及以下三个主要步骤：①制备可纺的均相前体溶液；②静电纺丝制备聚合物 / 无机溶胶复合纳米纤维；③经煅烧除去有机成分。其中，无机纳米的纤维形貌可通过调节前体溶胶、纺丝过程参数及环境条件等参数控制。静电纺丝技术已成功应用于生产多种类型的无机纳米纤维，包括氧化物、金属、多成分的无机纳米纤维等。

（二）不同类型的前体溶液

制备具有适当流变特性的前体溶液是静电纺丝成功的关键步骤。制备前体溶液的常

见基质聚合物有 PVP、PVA、聚乙酸乙烯酯（polyvinyl acetate，PVAC）或 PEO，它们已被用来与 Al_2O_3、CuO、NiO、TiO_2-SiO_2、Mn_2O_3、Mn_3O_4、ZrO_2、ZnO、Co_3O_4、Nb_2O_5、MoO_3 等金属氧化物制成前体溶液，然后制造电纺纳米纤维结构。但使用这些聚合物并以金属盐作为前体制备的纤维直径通常为数百纳米或具有相对较宽的尺寸分布，如何高效地获得更细的无机纳米纤维是研究的一个方向。有研究者还将金属醇盐经水解和缩合制备了具有可控黏度的无机溶胶，直接用于静电纺丝，该方法已成功制备了以 TiO_2-SiO_2、Al_2O_3、$PbZr_xTi_{1\sim x}O_3$ 和 SiO_2 为材料的均匀电纺纤维。

（三）纺丝过程的控制

无机前体溶液和有机聚合物溶液的静电纺丝在基本操作上没有太大区别。然而，纺丝过程中经常涉及无机前体的水解、缩合和凝胶化等反应，因此应特别注意保证该过程连续、均匀地稳步进行。在静电纺丝实验中可能遇到的问题包括喷丝头堵塞和所得纤维的不均匀性。当出现此类问题时，最可能的原因是无机物前体的水解和凝胶化速率没有得到很好的控制。如果纺丝喷嘴中凝胶化发生得太快，可以想象喷嘴的可拉伸性将变得较差，从而导致形成较粗的纤维或堵塞喷丝头。有两种方法可以帮助解决以上问题：一种方法是改变前体或在纺丝溶液中添加催化剂来调节水解和凝胶化速率；另一种方法是控制喷射机周围的环境，如湿度较小和（或）溶剂蒸气饱和的环境可以显著降低水解及凝胶化的速率，从而有利于连续纺丝。

（四）无机纳米纤维制品的控制

由无机纳米纤维制成的产品有两种类型的孔：一是通过纤维互连形成的相对较大的孔，二是单根纤维内尺寸小得多的孔。这类新型多孔材料可用于催化、吸附、分离和组织工程等。研究证明，将掺入结构导向剂的无机溶胶进行静电纺丝，可以将许多氧化物加工成介孔纳米纤维。

研究发现，通过控制纺丝条件，如湿度，可影响静电纺纳米纤维的结构。例如，研究发现，$Ti(OiPr)_4$/PVP 溶液在低相对湿度（＜40%）的环境中纺丝可产生表面光滑的纤维。如果环境相对湿度大于 70%，则所得纤维非常粗糙且多孔。还有研究者认为，纺丝过程中高挥发性溶剂的快速蒸发会促进喷嘴的冷却，导致喷嘴上的水分凝结及喷嘴内的相分离，从而进一步促进纤维表面形成孔。

除了孔隙率之外，也可以通过控制纺丝条件来改变电纺无机纳米纤维的形态。例如，$BaTiO_3$ 纤维的形态可以通过改变静电纺丝参数来控制。圆柱形多晶纤维可以通过静电纺丝含有 PVP 和溶胶 - 凝胶前体的异丙醇溶液来生成。此外，在低湿度环境下静电纺丝时增加溶胶 - 凝胶前体的浓度和进料速率，可以制备具有介孔结构的扁平带。Larsen 等证明可以通过静电纺丝制备亚微米级的二氧化硅带。

研究人员还通过调整煅烧过程中的工艺参数，包括温度和保温时间，成功实现对氧化物纳米纤维的成分、晶相和表面粗糙度的精确控制。相关研究发现，氧化钨（WO_3）纤维经过 348℃、375℃和 525℃的不同煅烧条件后，其晶相分别为四方晶相、正交晶相和四方晶相。将 PVP/TiO_2 纳米纤维置于 510℃的煅烧条件下保温 6 小时，可制备出锐钛矿晶型的 TiO$_2$ 纳米纤维。然而，当将其在 800℃保温 3 小时后，锐钛矿晶型将会转化为金红石晶型。此外，煅烧温度也会影响纤维的表面粗糙度。当煅烧温度为 800℃时，纤维表面较为平滑，但若升至 1000℃，纤维表面将变得粗糙。

值得指出的是，虽然大多数静电纺丝无机纳米纤维的工作都集中在氧化物材料上，但如果采用合适的前体和煅烧环境，也可以静电纺丝非氧化物无机纳米纤维。例如，Larsen 等通过静电纺丝含有酚醛清漆树脂和原硅酸四乙酯的溶胶溶液，然后通过高温热裂解将这些纤维转化为 SiC 纤维。Sneddon 等通过静电纺丝单一来源的聚合物陶瓷前体，然后进行热解陶瓷转化，制造了碳化硼 / 碳纳米纤维。

二、无机管状纳米结构的静电纺丝制备方法

无机管状纳米结构在许多领域具有重要的应用价值。利用静电纺丝制备无机纳米管的基本思想是通过共纺两种液体来制备具有芯 / 鞘结构的纳米纤维，然后选择性地去除芯材料，从而得到纳米管结构。静电纺丝的喷头包含两个同轴毛细管，可以通过将涂有聚合物涂层的二氧化硅毛细管插入不锈钢针头来构建。在制备过程中，两种黏性液体同时分别通过内部毛细管和外部毛细管供给。

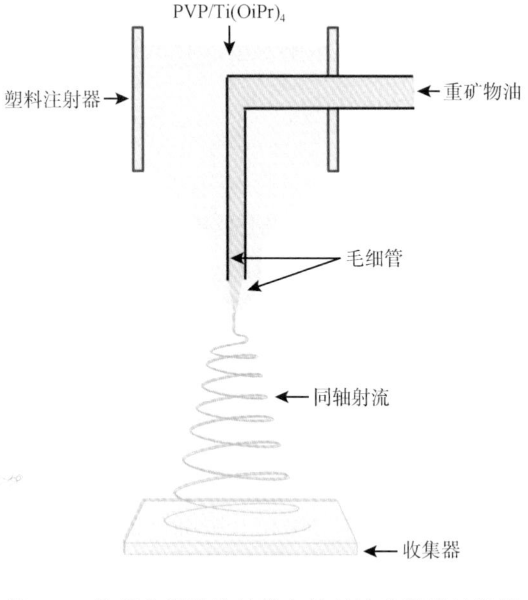

当选择合适的液体和操作条件时，如当将高压施加到外部金属毛细管上时，将形成一个泰勒锥，后续将形成稳定的同轴射流。在纺丝过程中，鞘的伸长主要是由表面电荷之间的静电排斥所驱动的（如常规的静电纺丝过程）。同时，鞘的快速拉伸会导致强烈的黏性应力，这将传递到油芯上，通过黏性拖动和（或）接触摩擦等机制拉伸油相并将其与鞘溶液一起拉长。如图 8-1 所示的制备中，研究者将重矿物油和 PVP、Ti(OiPr)$_4$ 的乙醇溶液分别作为芯和鞘的材料，成功地制备了芯 / 鞘纳米纤维（TiO$_2$-PVP/oil）。后续再通过溶剂萃取选择性去除油相得到了管状纤维，其壁由 TiO$_2$/PVP 组成。通过将初纺纤维在空气中高温煅烧，同时去除 PVP 和剩下的油，可以得到二氧化钛纳米管。通过控制电场强度、鞘液浓度和两种液体的进料速率等纺丝参数，纳米管的壁厚和内径可以在几十纳米到几百纳米的范围内变化。

图 8-1 具有芯鞘结构的静电纺丝纳米纤维的装置示意图

在所有参数中，芯液和鞘液的不混溶性对于形成连续均匀的中空纤维最为关键。研究者尝试用 PVP 乙醇溶液代替矿物油，同时使用相同的鞘溶液进行静电纺丝。在这种情况下，尽管芯液足够黏稠，可以电纺成直径细至几百纳米的纤维，但通过乙醇提取或高温煅烧除去 PVP 后，没有观察到中空结构。这一结果表明，在静电纺丝过程中，芯和鞘溶液会完全混合。

三、不同成分的无机纳米纤维

依据成分分类，氧化物纳米纤维、碳纳米纤维、金属纳米纤维等均属于无机纳米纤维。

（一）氧化物纳米纤维

静电纺丝技术作为一维纳米材料制备的主要方法之一，可以做到精确控制纤维的直径、组成和形状等特性。2002 年，Shao 及其团队使用正硅酸乙酯和 PVA 作为原材料，成功制备了二氧化硅纳米纤维，这是应用静电纺丝技术制备氧化物纳米纤维的首例。目前，静电纺丝技术已成功制备了 100 多种不同的氧化物纳米纤维。与一般的静电纺丝制备无机材料的步骤相似，制备氧化物纳米纤维也可分为三个主要步骤：制备可纺前体溶液、使用静电纺丝技术制备无机 / 聚合物混合纳米纤维、煅烧步骤以去除有机成分。

通常，纺丝液的配制始于前体溶胶的制备，这些溶胶通常由金属盐或金属醇盐的水解缩聚得到。然而，仅通过直接静电纺丝前体溶胶通常只能制备一些特定的氧化物纳米纤维，如 SiO_2 和 NiO 等。这主要是因为在纺丝过程中，前体溶胶的流变特性和水解缩合速率难以控制。为了克服这些问题，目前主要采用两种方法来调整前体溶胶的性质：一种方法是引入聚合物以改变前体溶胶的黏度，另一种方法是引入添加剂以改变前体的水解速率。因此，典型的纺丝液通常包括金属醇盐或金属盐、聚合物、添加剂及各种溶剂。常用的聚合物包括 PVA、PVP、PVAC 等。添加剂一般包括催化剂和盐，虽然添加量通常很少，但它们可以有效提高纺丝液和喷头的稳定性。催化剂，如乙酸、盐酸和丙酸，可以用来调节无机前体的水解和凝胶速率，以防止喷头堵塞。盐，如氯化钠或四甲基氯化铵，可以上调射流的电荷密度，减少纤维珠粒的生成。此外，使用两种或更多种不同组分的无机前体溶液还可以制备多组分的无机纳米纤维。

（二）碳纳米纤维

得益于高导电性、高化学稳定性和超高的比表面积等优点，碳纳米纤维在能量存储、传感、组织工程和生物医学等领域应用广泛。目前，制备碳纳米纤维的方法主要有化学气相沉积法和纺丝法。传统的锂离子电池导电添加物如炭黑可被化学气相沉积法制备的碳纳米纤维所替代：仅需少量的碳纳米纤维即可使电池的电化学性能大幅提升。但化学沉积法的昂贵成本限制了其大规模的生产应用。纺丝法有温法纺丝、凝胶纺丝、熔融纺丝和干法纺丝，但由于这几种方法制备的碳纤维的直径较大（甚至达到微米级），难以用于能量存储装置中。相对于传统纺丝方法，静电纺丝法制备的碳纳米纤维直径更细，且其结构可根据需要进行调整，因此在能量存储设备等领域有广泛的应用。静电纺丝法制备碳纳米纤维主要包括以下步骤：静电纺丝制备出聚合物纤维，稳定化处理，高温碳化。常用的碳源包括 PAN、聚酰亚胺、聚苯并噻、PVDF、沥青等。

（三）金属纳米纤维

得益于优越的导电性和高温耐受性，金属纳米纤维可应用于能源、传感等多个领域。

2006 年，Bognitzk 及其研究团队首次利用静电纺丝技术，采用 $Cu(NO_3)_2$/PVB 前体溶液成功制备了复合纳米纤维，经后续的高温煅烧后得到氧化物纳米纤维，最后在 300℃的氢气环境中将其还原成亚微米级的 Cu 纤维。Wu 及其同事成功制备了 Cu 纳米纤维：他们先将乙酸铜和 PVA 混合后得到的前驱溶液静电纺丝成平均直径为 200nm 的复合纳米纤维，然后经过 500℃的空气煅烧 2 小时，去除有机成分得到 CuO 纳米纤维，最后将其在 300℃的氢气环境中还原成直径为 50～200nm 的 Cu 纳米纤维。这些纤维表现出卓越的电学性能，可用作有机太阳能电池的电极材料。此外，Fe、Co、Ni 等金属的纳米纤维也可以通过静电纺丝技术制备。

四、无机电纺纳米纤维生物医学领域的应用

无机纳米纤维拥有广阔的应用前景，其潜在应用涉及从水过滤到更先进的生物医学工程等多个领域。得益于长而互连的结构，无机纳米纤维在不久的将来更适合代替无机纳米颗粒应用于催化剂、燃料电池、固态电池、能量收集、传感器、太阳能电池、电化学电池等领域。

高生物相容性的无机电纺纳米纤维具有互连的孔隙结构、高孔隙率和易于制备等优势，因此其在生物应用中具有强大潜力。这些纳米纤维制品可用于组织生成、伤口愈合、细胞培养和药物递送等。但目前在生物应用领域研究较多的还是无机材料与聚合物形成复合纳米纤维，相关内容将在下一节复合静电纺丝材料中详细阐述。

第三节　复合静电纺丝材料

纳米复合材料是当前复合材料领域的研究热点之一。复合材料在生物工程领域相较于单纯的聚合物或无机纳米纤维常表现出其独有的优势，本质上，这与所用材料的生化属性有关。例如，从生物相容性出发，最理想的候选材料应该是天然生物材料，如胶原蛋白。然而，胶原蛋白的缺点之一是加工后的机械性能不足。因此，另一种解决方案是对合成聚合物进行适当的改性。虽然对本体组分进行传统表面化学改性可改善合成纳米纤维的性质，但将合成聚合物与高生物活性的天然生物聚合物进行物理混合，然后将混合物通过静电纺丝转化为纳米纤维，是制造理想的生物医学应用相关纳米纤维的更简便且更具成本效益的途径。

根据定义，复合材料由两种或多种成分制成。复合纤维定义为由一种合成来源的聚合物和一种天然来源的聚合物或无机纳米颗粒复合而成的纤维。与使用碳和玻璃纤维等无机成分来增强材料物理性能的传统工程复合材料不同，使用天然生物聚合物旨在赋予复合纳米纤维生物活性。通过多种静电纺丝工艺，复合纳米纤维中的两种组分可以被设计成随机的或有序的（如芯鞘结构）分布（图 8-2）。复合纳米纤维具有许多优点：在物理学上，新型复合纳米纤维可以提供更好的亲水性和改善机械性能；在生物学上，将生物活性大分子（如胶原蛋白或生长因子）掺入复合成分中可以促进细胞表面识别，以促进或控制细胞

生物过程，如黏附、扩散、激活、迁移、增殖和分化。由于纳米纤维的尺寸，细胞可接触的高比表面积特性使生物活性效应更为凸显。此外，生长因子的受控和持续递送被认为是成功的组织工程所必需的。值得一提的是，仿生复合纳米纤维，特别是芯鞘结构，可以在不使用额外输送装置的情况下，仅通过纳米纤维支架有效地控制和输送生物活性分子。

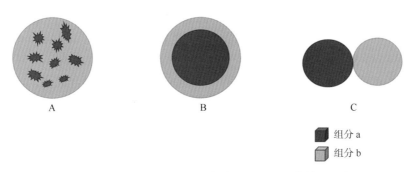

组分 a
组分 b

图 8-2　a 和 b 组分不同结构的复合纳米纤维的横截面示意图
A. 随机共混；B. 核壳结构；C. 纳米纤维混合

一、无机/有机复合纳米纤维

无机/有机复合纳米纤维一般是指以有机高分子聚合物为连续相，以无机纳米材料（如氧化物、金属、碳纳米管、石墨烯等）为分散相，两者进行复合所得到的复合纳米纤维。无机纳米粒子通常被掺入聚合物基质中，以增加功能和（或）改善组织工程支架的机械性能。无机/有机复合纳米纤维结合了无机纳米粒子和电纺纳米纤维的突出优点，在催化、机械性能、药物封装能力和细胞响应方面表现出优越的性能，有利于它们在组织工程和药物递送等领域的应用。一方面，无机/有机复合纳米纤维可以有效延长药物释放曲线；另一方面，负载的无机组分可以显著增强纳米纤维的机械性能，并促进细胞黏附、迁移、增殖和分化。

在纳米尺度的复合材料中，分散相极易自发聚集成团，因此材料的应用性能会进一步受此影响。为尽可能发挥无机纳米材料的纳米效应，需有效解决无机/有机复合材料中无机材料的均匀分散性问题，这是该领域相关研究的热点也是难点。近年来，静电纺丝技术作为制备无机/有机复合纳米纤维材料的有效方法，受到研究者的青睐。具体制备方法主要包括以下几种：①分散混合静电纺丝，即将无机纳米材料直接分散在聚合物溶液中进行静电纺丝；②溶胶-凝胶静电纺丝，即将无机纳米材料的前体溶液与聚合物溶液混合进行静电纺丝；③在聚合物溶液中原位制备无机纳米材料用于静电纺丝；④对静电纺纤维进行后处理，如紫外还原、液相沉积、原子层沉积、气-固异相反应等，最终得到无机/有机复合纳米纤维。

（一）不同类别的无机/有机复合纳米纤维

1. 氧化物/聚合物复合纳米纤维

Li 等最先将静电纺丝技术与溶胶-凝胶技术相结合，首次制备出 TiO_2/PVP 复合纳米纤维。制备氧化物/聚合物复合纳米纤维的常用方法为将无机氧化物纳米颗粒如 SiO_2、

TiO_2、MgO 等直接分散到聚合物溶液中进行静电纺丝。Kanehata 等将 Al_2O_3、SiO_2 纳米颗粒分别分散到 PVA 溶液中进行静电纺丝，一系列 Al_2O_3/PVA、SiO_2/PVA 电纺纤维被成功制备。

此外，制备氧化物 / 聚合物复合纳米纤维的方法还有对电纺聚合物纤维膜进行后处理，处理方法包括原子层沉积、液相沉积、水热合成等。Drew 及其团队运用液相沉积技术，将 PAN 纳米纤维膜浸渍在氟钛酸铵和硼酸的混合溶液中，成功在 PAN 纤维表面构筑 TiO_2 功能层，从而得到具有高催化活性的 TiO_2/PAN 复合纳米纤维膜。Oldham 等采用原子层沉积技术，将 ZnO 和 Al_2O_3 纳米颗粒薄层沉积在 PA-6 纳米纤维表面，实现了对 PA-6 纳米纤维膜润湿性与化学稳定性的精准调控。He 及其团队运用水热合成法，成功得到 TiO_2/PVDF 复合纳米纤维：他们将含有羧基的聚甲基丙烯酸和三氟丙烯酸乙酯的共聚物引入纤维表面以强化纤维表面与钛离子间的相互作用，使得 TiO_2 纳米颗粒在 PVDF 纳米纤维表面生成。

2. 金属 / 聚合物复合纳米纤维

金属纳米材料具有优异的催化活性、导电性与光学性质，其在催化、光学、电学、磁学等众多领域的应用前景广阔。此外，在生命科学领域，镁、锌、银、铜等金属微粒还具有良好的抗炎和抗菌作用。但是，金属纳米材料易自发团聚的问题很大程度上限制了该材料的实际应用。为避免其团聚，通过静电纺丝法制备金属 / 聚合物复合纳米纤维是有效的策略。

将金属纳米颗粒直接分散到聚合物溶液中进行静电纺丝是制备金属 / 聚合物复合纳米纤维的常用方法之一。静电纺丝过程中，射流在电场中的拉伸作用可帮助金属纳米颗粒沿纤维轴向排列。研究人员采用 PEG 对 Au 纳米颗粒进行功能化改性，然后通过静电纺丝将 PEG-Au 纳米颗粒在生物可降解聚乳酸 - 乙交酯 [poly（lactic-co-glycolic acid），PLGA] 纳米纤维中平行排列。所获的材料中，PEG-Au 纳米微粒的光热性质使得该材料对癌细胞具有优异的选择杀灭性能，并可有效抑制其增殖。

3. 矿物 / 聚合物复合纳米纤维

矿物材料是指以天然矿物、人工矿物为主要成分的材料，蒙脱土、硅藻土、白云石、羟基磷灰石等都属于矿物材料的范畴。矿物材料具有良好的力学性能，因此常被用作增强因子来改善材料的热稳定性、刚度和拉伸强度等性质。

研究者通过将矿物材料分散到聚合物溶液中进行静电纺丝，成功制备了一系列矿物 / 聚合物复合纳米纤维，如蒙脱土 /PU、蒙脱土 /PCL、蒙脱土 /PVA 纳米纤维等。羟基磷灰石是典型的生物活性矿物材料，研究者通常将羟基磷灰石引入到聚合物纳米纤维中以提高其机械强度，其还可促进成骨细胞黏附、增殖并加速骨缺陷修复。此外，β- 磷酸三钙、碳酸钙也是骨组织工程领域的生物活性材料，将其引入 PCL 静电纺纤维膜中可有效引导骨组织再生。

（二）无机 / 有机复合纳米纤维的生物应用

1. 组织工程方面的应用

对于无机 / 有机复合纳米纤维，无机纳米粒子通常被掺入聚合物基质中。掺杂到纳米纤维中的无机纳米粒子可以增强主体纳米纤维的物理性能（如机械性能和表面刚度）及生物功能（如营养的吸收和运输）。传统静电纺丝纳米纤维在组织工程应用中机械性能较差，而无机/有机杂化纳米纤维因拥有理想的机械耐久性而更具优势。

此外，无机纳米颗粒如碳纳米管（carbon nanotubes，CNT）、氧化石墨烯、凹凸棒石（attapulgite，ATT）和硅酸镁锂（laponite，LAP）等还可以促进细胞黏附、迁移、增殖和分化。研究显示，可以将 CNT、LAP 或纳米羟基磷灰石掺入 PLGA 纳米纤维中，在不影响均匀纤维形态的前提下增强其拉伸强度和弹性。值得一提的是，掺杂在聚合物纳米纤维中的 CNT 有增强细胞反应的独特性能。特别是与 CNT 复合的 PVA/CS 纳米纤维能够有效促进细胞附着和增殖，从而为组织工程应用提供独特的纤维支架材料。细胞反应的改善可能源于碳纳米管具有优越的蛋白质吸收特性，从而为细胞生长和增殖提供充足的营养。同样的效果也可在装载 CS/CNT、LAP/PLGA 和 HNT/PLGA 的电纺醋酸纤维素纳米纤维上观察到：所有这些纳米纤维都可以有效改善细胞反应。

根据无机纳米粒子的具体性质，无机/有机复合纳米纤维在神经组织工程中也具有巨大的应用潜力。例如，金属纳米颗粒作为表面上小丝状突起的锚定位点，可以改善神经突与基底的相互作用，从而控制神经元的生长。Baranes 等证明了金属纳米颗粒对三维 PCL-明胶纳米纤维支架上神经元的分化、生长和成熟具有有益影响。对纳米复合电纺纤维上的原代细胞和神经元细胞系的行为形态学的分析进一步揭示了复杂的神经元和轴突伸长，进一步形成了更复杂的神经元网络。此外，导电性在神经组织工程中也非常重要，这种特性可以使碳纳米管增强神经信号传递的能力。Hasanzadeh 等制造了 PU/碳纳米管复合纳米纤维，结果显示其可增强神经干细胞的附着、增殖和向成熟神经细胞的分化。

无机/有机复合纳米纤维也可用于皮肤组织工程。研究人员制备的 TiO_2/PU 复合电纺膜对 L929 细胞（小鼠成纤维细胞）表现出高度且快速的黏附性。同时，TiO_2/PU 纳米纤维可以将创面水分蒸发控制在合适水平并吸收渗出液，保持创面湿润的同时防止创面不脱水或过分渗出。因此，电纺 TiO_2/PU 纳米纤维在作为皮肤组织工程伤口敷料方面具有巨大的应用潜力。

骨骼是一种天然复合材料，由有机基质（主要是Ⅰ型胶原蛋白）和一系列无机磷灰石纳米晶体组成。为了模拟骨骼结构，将羟基磷灰石及其他磷酸钙与可生物降解和高生物相容性的聚合物相结合是骨组织工程应用的理想选择。研究人员制备了不同组分比例［PCL：$CaCO_3$ 的质量百分比（wt%）分别为 75：25 和 25：75］的 PCL/$CaCO_3$ 复合纳米纤维。结果观察到了良好的细胞附着，这表明利用 PCL/$CaCO_3$ 复合纳米纤维具有引导骨再生的潜力。此外，将羟基磷灰石纳米粒子掺入其他聚合物体系（如合成聚乳酸）所得到的复合纳米纤维也有类似的促骨再生的功能。

除了复合纳米纤维的成分外，微观结构和纤维形态对生物反应也有显著影响，这与制造工艺关系密切。到目前为止，大多数纳米复合材料是通过使用简单的搅拌和超声分散将纳米粒子与聚合物混合来制备的。与加工相关的问题之一是纳米粒子由于其大表面积和表面相互作用而易发生自发团聚，如纳米羟基磷灰石的粒径范围为 10～150nm。目前在绝大多数所报道的复合纳米纤维的微观结构中，既没有实现球形纳米粒子（如纳米羟基磷灰石粒子）在聚合物基质内的均匀分布，也没有实现非球形纳米粒子（如碳纳米管）的受控取向和排列。这不仅损害了组织工程支架的机械性能，而且降低了修复再生骨组织的时间。

为了克服这个问题，必须精心控制纳米粒子和聚合物之间的界面力。有研究者使用表面活性剂羟基硬脂酸来控制亲水性的纳米羟基磷灰石粉末和疏水性的溶解于氯仿的 PLA 之间的相互作用，他们发现纳米羟基磷灰石粉末的分散性得到改善，实现了复合纳米纤维的均匀性。然而，目前填充纳米颗粒制成的电纺纤维的一个共同不足是纤维直径相对较大。为了更好地模仿人体组织的结构和组成，必须采用更为仿生的方法。

2. 药物递送方面的应用

无机／有机复合纳米纤维在药物递送领域也有广泛的研究与应用。无机纳米颗粒的高比表面积和可调节的表面功能使其成为药物分子持续释放的合适药物载体。将无机颗粒与电纺聚合物纳米纤维复合可以整合优势，以控制药物释放速率或避免包封药物从纳米纤维中迅速释放。电纺混合纳米纤维已被用于封装各种类型的药物，用于不同的生物医学场景，特别是抗菌或抗肿瘤。

通过无机纳米粒子与静电纺丝技术的结合，可以将阿莫西林和盐酸四环素等抗菌药物封装起来形成载药纳米纤维系统。研究人员使用 HNT/PLGA 复合纳米纤维来封装和释放盐酸四环素。在这项研究中，首先通过真空灌注工艺将盐酸四环素加载到 HNT 的内腔中，然后通过静电纺丝法制成盐酸四环素 /PLGA 复合纳米纤维。结果表明，电纺盐酸四环素 /PLGA 纳米纤维和盐酸四环素 /HNT 粉末均表现出明显的初始爆发释放，第 1 天内分别有约 83.8% 和 89.4% 的 TCH 从盐酸四环素 /PLGA 纳米纤维和 TCH/HNT 粉末中释放。相比之下，含药盐酸四环素 /HNT/PLGA 复合纳米纤维表现出相对持续的 TCH 释放曲线。第 1 天内，仅有约 18.6% 和 16.3% 的盐酸四环素从 TH-1/PLGA 和 TH-2/PLGA 纳米纤维支架中释放；在 42 天后，大约有 77.6% 和 68.5% 盐酸四环素被释放出来。由此可见，盐酸四环素的释放速率可以通过载药电纺支架来控制。此外，盐酸四环素 /HNT/PLGA 纳米纤维支架还具有优异的细胞相容性，并且在液体培养基和固体培养基上均表现出抗菌活性，可有效抑制细菌生长。

除了输送抗菌药物之外，抗癌药物也已被纳入复合纳米纤维中用于治疗。多柔比星是一种高效抗肿瘤剂，常用于治疗白血病、卵巢癌和乳腺癌等多种癌症。但由于其心脏毒性、半衰期短和在水溶液中溶解度低等弊端，多柔比星的临床使用常常受到限制。研究人员开发了用于多柔比星封装、释放和抗肿瘤活性评估的 n-HA/PLGA 复合纳米纤维。体外药物释放试验结果表明，在两种 pH 条件下（pH 为 5.4 和 7.4），多柔比星 /PLGA 纤维支架中的多柔比星释放速度均明显快于 PLGA/n-HA/ 多柔比星纤维支架中的药物释放速度。通过进一步观察，PLGA/n-HA/ 多柔比星纤维释放期可超过 30 天。对于药物的治疗效果，研究者分别用含有游离多柔比星的培养基和含有多柔比星 /n-HA 粉末、多柔比星 /PLGA 纳米纤维和多柔比星 /n-HA/PLGA 纳米纤维释放的多柔比星的培养基处理 KB 细胞。细胞活力评估表明，多柔比星 /n-HA/PLGA 复合纳米纤维的治疗效果比游离多柔比星、多柔比星 /n-HA 粉末和多柔比星 /PLGA 纳米纤维差，这是由于多柔比星从复合 n-HA/PLGA 纳米纤维中释放的速率更为缓慢。负载多柔比星的碳纳米管（多柔比星 /CNT）也已被制备，成功优化药物封装百分比，并将其与 PLGA 溶液混合，用于随后的静电纺丝以形成负载多柔比星的复合纳米纤维垫。该系统在多柔比星的控制释放方面同样表现出优越的性能，因为多柔比星可以结合到 CNT 的内部或表面上。

二、有机 / 有机复合纳米纤维

有机 / 有机复合物由合成和天然来源的聚合物共混制成，其主要用于改善生物活性和功能。其中，许多研究都是基于胶原蛋白 / 合成聚合物复合物来制造生物活性支架。与合成纳米纤维相比，含有胶原蛋白的复合纳米纤维支架能促进细胞黏附、生存、迁移、增殖、分化。此外，在加工过程中引入胶原蛋白有利于产生更细的电纺纤维。除此之外，Li 等采用不同的策略，通过在明胶中掺杂少量导电聚合物聚苯胺，制备了含有聚苯胺的明胶复合纳米纤维支架，并证明了这种导电聚合物的高生物相容性。此类支架具有电活性效应，在组织工程心脏或神经组织等生物医学方向有广阔的应用前景。在另一项研究中，为了更好地模仿主要由胶原蛋白和糖胺聚糖组成的天然细胞外基质，研究人员制备了胶原蛋白 / 硫酸软骨素复合纳米纤维支架，并用其对兔结膜成纤维细胞进行体外培养，证明了其优异的生物相容性。

如前所述，引入胶原蛋白和弹性蛋白等结构蛋白是改善纳米纤维支架理化性质和生物学性能的有效方法。然而，改善电纺纳米纤维支架的生物活性也可以通过在支架中掺入极少量的功能调节生物分子（如 DNA 和各种生长因子）来实现。此后，它们以受控的方式从支架中释放到细胞微环境以调节细胞行为。显然，载药复合纳米纤维支架在局部控制细胞过程方面具有巨大潜力。然而，为更好实现生物活性的维持和生物活性分子的受控递送，仍然需要更多的探索和改进。

参 考 文 献

丁彬，俞建勇 2019. 功能静电纺纤维材料 [M]. 北京：中国纺织出版社.

乜广弟，力尚昆，卢晓峰，等，2013. 静电纺丝技术制备无机纳米纤维材料的应用 [J]. 高等学校化学学报，34（1）：15-29.

Agarwal S，Greiner A，Wendorff JH，2013. Functional materials by electrospinning of polymers[J]. Prog Polym Sci，38（6）：963-991.

Huang W，Xiao YC，Shi XY，2019. Construction of electrospun organic/inorganic hybrid nanofibers for drug delivery and tissue engineering applications[J]. Adv Fiber Mater，1（1）：32-45.

Li D，McCann JT，Xia YN，et al，2006. Electrospinning：a simple and versatile technique for producing ceramic nanofibers and nanotubes[J]. J Am Ceram Soc，89（6）：1861-1869.

Li D，Xia YN，2004. Direct fabrication of composite and ceramic hollow nanofibers by electrospinning[J]. Nano Lett，4（5）：933-938.

Valizadeh A，Mussa Farkhani S，2014. Electrospinning and electrospun nanofibres[J]. IET Nanobio-technol，8（2）：83-92.

Zhang YZ，Su B，Venugopal J，et al，2007. Biomimetic and bioactive nanofibrous scaffolds from electrospun composite nanofibers[J]. Int J Nanomedicine，2（4）：623-638.

第九章 静电纺丝支架的制备

早期的静电纺丝材料以聚合物为主，形态以纤维为主。近年来，金属、金属氧化物、碳种类和有机/无机复合材料等相继被用于制备静电纺丝。形态方面，静电纺丝开始呈现纳米纤维形态，如串珠样、管状，以及核-壳结构等层次结构。从生物应用上来说，静电纺丝纳米材料被设计用来模拟细胞外基质的结构特征；因其能吸收多余的渗出物，保持一个潮湿的微环境以促进上皮细胞的再生，并可在无痛的条件下从组织中去除，静电纺丝还被设计用来促进伤口愈合。另外，由于静电纺丝纳米材料的高孔隙率和大表面积，它们也可用于医学诊断。总的来说，静电纺丝纳米材料是制造生物功能纳米材料的强大工具，可用于组织工程、伤口愈合、药物/生物活性分子传递、诊断试剂等。本章主要介绍静电纺丝的原理、设备，以及各类静电纺丝工艺。

第一节 静电纺丝原理及设备

一、静电纺丝原理

静电纺丝的设备通常由四个主要部件组成：高压电源、注射泵、喷丝头（针头）和收集板（图 9-1）。当少量黏弹性流体通过喷丝塔泵出时，由于表面张力的限制，往往会形成球形液滴。由于液滴连接到一个高压电源，它的表面将很快被相同符号的电荷所覆盖。这些电荷之间的斥力会抵消表面张力，使球形不稳定。如果斥力足以克服表面张力，液滴将变形成锥形，并产生来自锥体顶点的射流。在喷射开始时，液滴立即进入一个通常被称为"锥状射流"状态的过程。由于电场和表面电荷之间斥力的共同作用，射流的直径继续减小，直到开始弯曲。然后喷流进入"鞭打不稳定"状态，在"鞭打"运动中快速波动。因此，当溶剂蒸发时，射流的直径随着时间的推移而急剧减小。最后，射流凝固生成具有超细直径的纤维。简而言之，静电纺丝过程涉及在静电场中拉伸聚合物溶液（或熔体），并作为挥发性溶剂除去（或熔体冷却）形成

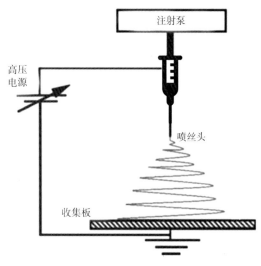

图 9-1 典型静电纺丝装置的示意图

纤维。然后将纤维沉积在各种类型的收集器上以形成非织造纤维网，或者可以直接组装成纱线等其他形式。

二、静电纺丝工艺参数及影响

静电纺丝过程对各种工艺参数高度敏感，这些工艺参数显著影响静电纺丝纳米纤维的形态、直径和性质。了解和控制这些关键的工艺参数对于实现所需的纳米纤维特性和优化电纺丝工艺是必不可少的。在传统的静电纺丝工艺中，收集的纤维网中纤维的随机取向排列通常通过简单的静电纺丝装置产生。因此，有必要控制工艺的各个方面，以实现纤维网中纤维所需的取向和形态。本部分内容将从电压和电场、溶液流速、喷丝头与收集器之间的距离、温度和湿度、周围环境影响、纳米纤维排列和官能化的后处理技术方面对静电纺丝生产过程进行描述。

电压和电场强度是静电纺丝的主要加工参数之一。设备所施加的电压在喷丝头和收集器之间产生感应电场，从而控制带电射流的伸长和加速。更高的电压导致更强的电场和更快的射流引发，从而产生更薄和更均匀的纳米纤维。然而，过高的电压可能导致射流不稳定，从而形成串珠结构或电喷雾。此外，较高的电压可能增加电击的风险并限制某些聚合物-溶剂体系的使用。控制电场强度对于实现所需的纳米纤维直径和形态至关重要。电场强度与所施加的电压直接相关，并且与喷丝头到收集器的距离呈反比。因此，微调喷丝头和收集器之间的电压和距离可以控制纳米纤维直径和对准。

溶液流速或进料速率是指聚合物溶液从喷丝头挤出的速率。高流速增加了沉积在收集器上的聚合物溶液的量，可导致纤维的直径增大。相反，较低的流速导致较薄的纳米纤维。在流速和溶剂蒸发速率之间取得平衡以确保连续和稳定的纤维形成至关重要。此外，溶液流速影响收集期间的纤维排列和取向。较高的流速可导致随机或缠结的纳米纤维沉积，而较低的流速更可能产生对齐的纳米纤维阵列。

当带电射流朝向收集器行进时，溶剂蒸发，并且聚合物链固化成纳米纤维。喷丝头到收集器的距离影响射流的飞行时间，允许更多的时间用于溶剂蒸发和纳米纤维的伸长。较短的距离导致具有较大直径、较厚的纳米纤维，而较长的距离促进较薄的纳米纤维生成。然而，极长的距离可导致干喷射不稳定性，从而导致珠粒形成。优化喷丝头到收集器的距离对于实现均匀和连续的纳米纤维沉积是必不可少的，且在控制纳米纤维排列中起重要作用。较短的距离导致随机沉积，而较长的距离更有利于对齐的纳米纤维阵列。

溶液温度和湿度，以及周围环境的溶液温度和湿度也影响静电纺丝过程。较高的溶液温度可以降低溶液黏度，使得更容易挤出聚合物溶液并形成更薄的纳米纤维。然而，过高的温度可能导致溶剂在射流到达收集器之前蒸发，从而导致射流不稳定和珠粒形成。湿度影响溶剂蒸发速率，进而影响纳米纤维固化。较低的湿度水平可导致更快的溶剂蒸发，从而导致更快的纤维形成。然而，非常低的湿度可能导致喷丝头处的快速溶剂蒸发，导致堵塞和不规则的射流形成。控制溶液温度和湿度对于电纺丝过程中的再现性和稳定性至关重要。一致的加工条件有助于实现均一的纳米纤维形态和性质。

空气速度和静电场分布等周围环境也在静电纺丝过程中起作用。空气速度可以影响静电纺丝射流的轨迹，导致纤维排列和直径的变化。较高的空气速度可导致射流弯曲和不规则的纤维沉积，而较低的速度促进更好的对齐。静电纺丝装置中静电场的分布影响带电射流的路径和稳定性。非均匀电场可导致不规则纤维沉积和不稳定性。

除了上面讨论的处理参数之外，后处理技术也可用于进一步定制纳米纤维性质。静电纺丝纳米纤维的机械拉伸可以增强分子取向，从而可以改善的机械性能。退火或热处理可以在一些聚合物体系中诱导结晶度，导致增强的热稳定性。等离子体处理或化学改性等表面官能化技术可用于将特定的化学基团或官能团引入到纳米纤维表面上。这使得可以根据预期的应用，掺入生物活性剂、改善细胞黏附或实现选择性吸附性质。总之，静电纺丝的关键工艺参数显著影响静电纺丝纳米纤维的形态、直径和性能。研究人员必须仔细优化和控制这些参数，以实现所需的纳米纤维特性，并按照特定需求定制。通过人为操纵这些参数，静电纺丝提供了可在科学和工业中获得广泛应用的、具有巨大潜力的纳米纤维的制备方法。

三、静电纺丝设备

传统静电纺丝设备通常是大型的，带有很大的收集器和高压电源，需要很大的占地空间。目前，通过改进传统大型静电纺丝设备，已经研发出多种便携式的静电纺丝设备，包括手持式静电纺丝设备、电池供电的便携式静电纺丝设备、发电机供电的便携式静电纺丝设备。本节将系统介绍这些便携式静电纺丝设备的特点及其在生物医学领域的应用。

对简单静电纺丝装置的改造可定制静电纺丝纤维结构。例如，采用如旋转鼓、平行电极和环形收集器等可以生产有序网络的静电纺丝纤维。图案化收集器也可以用于生产复杂的纤维几何形状，固定尖端及离心式喷丝头能够生产定向纳米纤维。这些技术的潜在应用可扩展到再生医学的各个分支。然而，对便携式静电纺丝设备，收集器大多是不可改变的，因为这时纺丝在目标组织原位形成，其收集器为人体组织（多为创面）。除此之外，与传统静电纺丝设备相比，便携式静电纺丝设备还涉及其他的改进，包括连接到传统电源系统的手持式喷丝头，使用带有转换器的微型高压电源，以及使用替代电源，如电池或发电机。这些静电纺丝系统的便携性，以及它们与现有敷料中发现的聚合物系统的兼容性，在发展个性化的伤口护理方面具有优势。便携式静电纺丝装置可用于各种类型的伤口，包括不同深度的切口皮肤、不规则擦伤皮肤伤口、烧伤皮肤伤口、肝切除伤口和硬脑膜修复。其使用的安全性部分取决于处理过程中较低的电流（几毫安），以及纺丝仪和伤口部位之间易于调节的操作距离（～ 2 ～ 12cm）。便携式静电纺丝设备因其体积小、重量轻和能够避免依赖市电电源的能力，可以在紧急情况或偏远地区使用。

（一）手持式静电纺丝设备

手持式静电纺丝设备为配有单针或两个同轴针的喷枪。通过手持喷枪以不同的角度使用该装置制造并沉积纤维在限定的目标区域上，随后，在伤口愈合过程中，采用便携式静电纺丝装置继续原位沉积纳米纤维。便携式设备是将纳米纤维沉积到目标区域（如切伤或擦伤的伤口表面）上的便捷手段。此外，纳米纤维可以被喷涂到烧伤部位。有研究报道，使用手持式静电纺丝设备可于 300 秒内在伤口表面形成保护膜，并且该纤维形成的保护膜可以直接从组织剥离，不会对组织造成二次损失。另外，还有一种以气流为导向的原位静电纺丝设备，可用于快速止血。这种以气流为导向的原位静电纺丝设备包括高压电源、注射泵、气泵和自制的同轴喷丝头。将气泵连接到同轴喷丝头上，以辅助静电纺丝并控制纤维沉积范围。

此外，在原位静电纺丝开始之前，气流也可以应用于清洁的伤口部位。使用该设备将所产生的纳米纤维直接静电纺丝到受损的猪肝上，可在大约 20 秒的时间内快速止血。这表明可以通过便携式静电纺丝设备开发出一种可靠的快速止血方法。通过比较原位精密静电纺丝与传统喷涂医用胶黏剂在体内止血效能上的差异，发现前者具有纤维沉积精确、效率高、用量低等优点。最近，带有便携式喷丝头的自制静电纺丝设备已经被商业生产的设备所取代。这些商业生产的手持式静电纺丝设备包括一个枪形的纺丝仪和一个气流管道。在该设备中，静电纺丝射流被气流束缚，使静电纺丝纤维精确地沉积在目标区域。该装置的可携性和可控沉积进一步增加了原位静电纺丝在创面愈合中的应用潜力。

虽然到目前为止讨论的静电纺丝装置均是便携式的，但只有纺丝仪组件是手持的，其余的设备则单元太大、太重，不能方便地握在手中。为了解决这一限制及相关的设备高成本问题，有研究者提出了一种廉价的便携式静电纺丝装置（图 9-2）。所示的设备包括一个高精度微型注射泵和一个微型高压电源，能够产生高达 33kV 的电压，足以用于生产静电纺丝。纺丝仪和电源单元可完全集成到手持装置中，整个装置更轻且更小，因此可以便捷地在任何地方使用，不受电源限制。这种高度便携的设备可能为功能纳米纤维在个性化高级创面治疗中的实际应用提供一条途径。

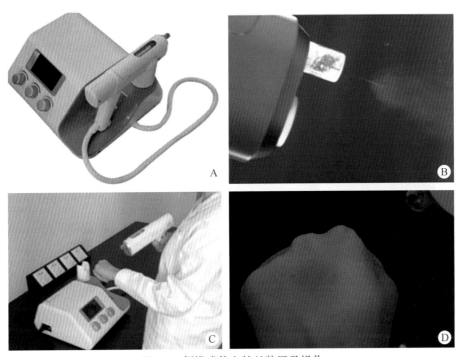

图 9-2　便携式静电纺丝装置及操作

A. 静电纺丝枪；B. 纺丝纤维于目标位置；C. 手持式静电纺丝枪的使用演示；D. 将纺丝纤维直接沉积在人体皮肤上

（二）电池供电式静电纺丝设备

目前为止所讨论的原位静电纺丝设备虽然具有一定程度的便携性，但是因为它们需要与重量大的电源连接，仍然存在许多限制。为解除电源连接的限制，可考虑用电池供电。这类电池供电的手持电纺丝装置免去了大型的电源供电和电源线，做到了真正意义上的手持。且这类电池供电的手持式静电纺丝设备可将生物降解聚合物直接纺丝到软组织创面上形成纤维敷料。在这样的设备中，高电压可以由标准电池提供。通过模块化结构，可以从不同的聚合物溶液中纺丝，从而可以应用各种聚合物载体和药物（图 9-3）。Smith 和 Reneker 等提出了一种带有储存器的电池供电静电纺丝设备，以提供多种多样的纺丝溶液。以色列 Nicast 公司开发了一种新型便携式手持设备，将生物相容性医用级聚酯、聚碳酸酯和聚氨酯聚合物直接电纺丝到伤口部位进行相关研究。在第 2 天、第 7 天和第 14 天对伤口的黏附、伤口渗出物、有无焦痂、不良反应、伤口闭合、是否易于剥离敷料和完全愈合时间进行宏观评估。研究发现该手持设备使用方便，使用时远离伤口一定距离，可有效地在伤口原位生产纳米纤维敷料，减少感染和交叉污染率。该设备现在被销售并重新命名为 SpinCare ™系统，其中包括一个手持设备和无菌的、预填充的 SpinKit ™溶液注射器。

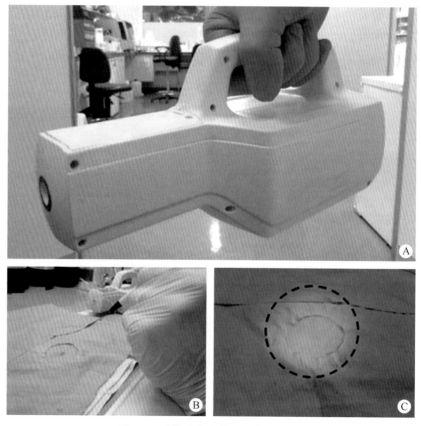

图 9-3　手持式静电纺丝设备及操作

A. 单手即可轻松提起的便携式电纺丝设备；B. 使用便携式设备和笔延伸装置在猪皮肤缺损处原位电纺纤维；C. 电纺纤维敷料完全覆盖皮肤缺损处

Long 等设计了一种简单的手持式电池操作式电纺丝设备。该装置包括一个类似于移液枪的手指按压注射器，其高压电源依赖于电池和高压转换器。转换器的正极连接到注射器上的针头，而负极连接到可用于操作装置的导电金属箔。这样设计可以确保电荷通过身体（手）接触金属箔来传输，避免电荷在身体上积聚。其带有的两个电池（3V）可提供高达 10kV 的高压，该设备能够连续运行超过 15 小时，有效工作距离在 2 ～ 10cm。此外，电池和高压转换器的组合确保了装置重量轻（约 120g）和整体尺寸小（长 5cm，厚度 3cm，高 10.5cm），实现了极高的便携性。该设备可成功地将各种聚合物，包括聚乙烯吡咯烷酮（PVP）、聚偏氟乙烯（PVDF）和聚己内酯（PCL）静电纺丝为直径数百纳米的纤维。该便携设备可以很容易地实现三维目标尺寸的构象，直接沉积成为用于创面愈合的个性化纳米纤维敷料。

该设备可以用一只手操作，在几分钟内就可以产生一个足够坚固的网，将伤口部位与潜在的感染源隔离开来。静电纺丝纤维膜良好的柔韧性和紧凑性可以通过调节沉积时间进行调整。该设备也成功地将 PVP/ 碘和 PVP/PVP- 碘复合物电纺成纤维，并在原位沉积。另外，通过在纳米纤维中引入银修饰的介孔二氧化硅纳米颗粒可增强纤维的抗菌能力，对导致伤口感染的两种主要致病菌金黄色葡萄球菌和大肠杆菌具有抗菌作用。这些策略可用于生产个性化的抗菌伤口敷料。为了实现在伤口部位精确地沉积纳米纤维，可在旋转喷嘴上安装一个金属锥，通过改变金属锥体的尺寸，调整静电纺丝纤维的沉积范围。该改良后的设备可在 10 秒内实现对大鼠肝脏损伤部位的快速止血。

上述的改进后便携式电池供电纺丝设备可用于紧急医疗救治。在这些情况下，便携性和易于操作的特点十分有利。然而，这个设备的电压是固定的，最终形成的纳米纤维取决于手指施加的压力触发器，这可能会因使用者不同而得到不一致的纤维沉积。为了解决这一问题，Ye 等提出了一种新型便携式静电纺丝设备，该设备的电压和流量都可以通过微控制器进行调节，能满足大多数静电纺丝和静电喷涂的需求。该便携式静电纺丝装置包含三个主要部件：高压转换器、线性执行器和集成在该装置中的电池。该装置的总重为 1.11kg。为了产生高压，该设备包含了一个转换器，并与 10 组可充电的镍氢电池组合，可提供从 0 ～ 14kV 的电压。此外，使用 T-NA 线性制动器（型号 TNA08A25-S）结合 MAX-232 形成一个注射器泵，可以在 0 ～ 10ml/h 提供广泛的流速选择。另外，溶液储存盒被放置在一个单独的隔间中，以便安全、方便地更换。静电纺丝可以直接从储存盒进行，也可以用喷头延长，以帮助纤维沉积到创面。特别是通过使用喷头延长装置，纤维可以通过使用洞巾精确地沉积在目标区域。此外，使用这种装置，纤维也可以原位沉积在人的手臂和手上促进创面愈合。这些结果表明，这种便携式静电纺丝装置在成本、可运输性和使用灵活性方面具有很大优势。将原位静电纺丝直接涂在皮肤上的可行性也突出了该装置在伤口愈合方面的应用潜力。

（三）发电机供电式静电纺丝设备

尽管上述电池供电的静电纺丝设备具有良好的便携性，但同时电池寿命也成为手持设备的局限性之一。为了实现不间断操作，Han 等提出了一种基于手操作的温赫斯特发电机的自供电静电纺丝设备。与电池供电的静电纺丝设备相比，由于静电感应，电压接近 15kV 的温赫斯特发电机完全可以取代高压电源。在静电纺丝过程中，通过顺时针方向转动手柄，可以在收集器的不同区域产生正负电荷。在针和集电极之间可以产生高压，因此可以产生稳定的静电纺丝射流。这种自动力静电纺丝设备已被提出用于生产创面敷料的原位静电纺丝，特别是在没有电力供应的情况下。另外，通过更换喷头和添加加热枪，该自供电装置可以改进为便携式熔体静电纺丝设备。这种新设备避免了传统熔体静电纺丝装置中可能存在的电干扰，而且更加便携。使用该设备可将 PLA 和 PCL 电纺成直径约为 20μm 的纤维。且熔体电纺纤维中没有残留溶剂，使得这些纤维毒性大大降低，更适合直接原位应用作为伤口敷料。结果表明，随着纺丝距离从 8cm 增加到 10cm，与猪肝组织接触的熔体静电纺丝纤维的温度为 33.6 ～ 24.2℃（PCL 纤维），接近人体体温。

最近，另一种包括摩擦电纳米发电机（R-TENG）、电压倍增整流电路（voltage doubling rectifying circuit，VDRC）和注射泵的自动力静电纺丝装置研发问世。R-TENG 构成了整个设备的中心部件，为该设备提供能量。该部件基于摩擦电气化和静电感应能够产生高达 1400V 的交流电压，再通过 VDRC 可获得 8.0kV 的最大恒定直流电压，适用于静电纺丝。虽然这种自供电的静电纺丝装置不需要直接供电或使用电池，但温赫斯特发电机或 R-TENG 提供的高电压可能不是很稳定。为了解决这一问题，Yan 等引入了一种太阳能电池手动便携式静电纺丝（solar cell hand operated portable electro spinning，SHPE）设备。SHPE 设备包含一个太阳能电池、一个手动发电机、一套可充电的电池和一个高压变流器。该电源依赖于光电感应和电磁感应，其产生的电力可以储存在可充电电池中，然后通过高压转换器转换成高压（～ 3.8kV），这确保了在短距离纺丝前提下的溶液或熔体静电纺丝的稳定高压。SHPE 设备能够进行原位静电纺丝，即使在户外，由于静电引力，纺丝纤维在表面形成类似皮肤的薄薄的纤维膜。在户外，使用由太阳能电池和手动发电机提供稳定电源的高便携式设备，可将纤维膜直接静电纺丝到损伤组织。除了溶液静电纺丝外，SHPE 设备还可用于熔体静电纺丝，将喷丝头变为锥形金属喷嘴。聚合物颗粒可以通过热枪或酒精灯加热成熔体，在静电纺丝过程中可以形成熔体静电纺丝喷流。在偏远地区或紧急的户外使用时，加热系统可以采用酒精灯、蜡烛或打火机的形式。

发电机供电的便携式静电纺丝装置是自供电的，在静电纺丝过程中可以达到稳定的性能，但它们存在比电池供电设备更重更大的缺点。为了实现更小的体积和重量，Duan 等提出了一种简单的发电机供电的静电纺丝设备，使用压电（piezoelectric，PZT）陶瓷发生器来取代高压供电系统，促进开发明显更小的设备（体积 5cm×1cm×1cm，重量＜ 10g）。使用 PZT 发生器可产生约 56kV 的高脉冲电压，足以完成静电纺丝过程。然而，由于脉冲电压是由 PZT 产生的，静电纺丝过程不能连续运行，该设备目前缺乏实用性，仅用于展示。尽管如此，这种方法还是为超便携式静电纺丝装置的设计建立了一种全新的方法。

目前，便携式静电纺丝设备的研究主要集中在技术设计上，而不是集中在所使用的材料上。虽然不同的聚合物已经使用这些便携式设备电纺成纤维，但除医用黏合剂外，并非所有的聚合物都适用于临床转化。原位沉积过程在许多情况下都适合生物体内的实际应用。此外，大多数设备都依赖于溶液静电纺丝，造成了纤维中存在残留溶剂的风险，使得在生物体内的应用存在巨大的安全隐患。表 9-1 总结了多种不同的便携式静电纺丝设备的优缺点。

表 9-1　不同类型的便携式静电纺丝设备的优缺点

便携式静电纺丝设备类型	优点	缺点
手持式	使用方便、高工作电压、精准的电压和流速、安全、精准的原位沉积	电力用电、体积大、重量大、价格高昂
电池供电式	便携（小型、轻便、手持）、使用方便、原位纺丝、安全、精准的原位沉积、价格适中	有限的工作高压和受电池容量限制的工作时长
发电机供电式	充足的电源、便携（小巧、轻便）、使用方便、原位纺丝、安全	有限、固定且不稳定的工作电压、有限的流速、不可控的原位沉积

第二节　溶液纺丝法

一、概　　述

如前一节所述，静电纺丝是一种多用途和创新的纳米纤维制造技术，由于其能够生产直径在纳米范围内的超细纤维，近年来受到了极大的关注。该方法涉及在聚合物溶液和接地的收集器之间产生高压静电场，导致形成聚合物溶液的带电射流，其伸长并固化成连续的纳米纤维。这种技术已用于开发具有独特性能的纳米纤维，如高表面积与体积比、可调孔隙率和优异的机械强度，从而应用于不同领域。

溶液静电纺丝又称溶剂型静电纺丝，是目前应用最广泛的静电纺丝方法之一。在该方法中，首先将聚合物溶解在合适的溶剂中以产生均匀溶液；然后将溶液加载到注射器或储器中，并在聚合物溶液和收集器之间施加电势。聚合物溶液内的相同电荷之间的排斥力克服表面张力，导致形成连续射流。随着溶剂在朝向收集器飞行期间蒸发，固体纳米纤维以随机或对齐的方式沉积，这取决于收集器设置。纳米纤维的高表面积和孔隙率使其成为过滤和分离过程中应用的理想选择，在从空气和液体流中去除颗粒和污染物方面表现出卓越的效率。生物医学工程领域，由于纳米纤维的生物相容性和与细胞外基质的相似性，纳米纤维已被用于组织工程支架、伤口敷料、药物递送系统和再生医学应用。此外，纳米纤维由于其高表面积和增强的电荷传输特性，在能量存储和转换装置（如超级电容器和锂电池）中已显示出巨大的前景。其独特的光学和电学特性使其适用于传感器、执行器和光电器件。此外，纳米纤维在防护纺织品、可穿戴电子产品和催化等许多方面都有应用。

二、绿色溶剂筛选

然而，溶剂型静电纺丝往往达不到绿色和环保的要求，因为它使用的溶剂存在诸如高易燃性、毒性、难以处理等问题。事实上，静电纺丝领域最常用的溶剂是卤化溶剂（如氯仿、三氟乙醇）和有毒溶剂（如二甲基甲酰胺），它们的使用现在受到欧盟《化学品注册、评估、授权与限制》的限制。这对于考虑到静电纺丝产品的商业化尤其重要，因为它的溶剂选择更为有限。为了使静电纺丝作为一种商业技术更有吸引力，并进一步提高可伸缩性，必须建立溶剂替代品和其他"绿色"路线，以遵守社会和法律的限制，特别是在对环境和健康的影响方面。因此，我们接下来将重点介绍使用溶剂或由"绿色"分类的溶剂或溶剂混合物在溶液纺丝法中的应用。

首先，我们要明确什么是绿色溶剂。有两个评分量表：环境、健康和安全（environmental，health and safety，EHS）量表，回收周期评估（life-cycle assessment，LCA）量表用于评估。EHS 量表的指标是通过添加每种化合物的水危害、持续性、慢性毒性、刺激、急性毒性、反应性、火灾和爆炸危险，以及释放潜力的分数来计算溶剂的"绿色"程度。LCA 量表量化了累计能源需求（cumulative energy demand，CED），并考虑了溶剂的生产、使用、潜在的回收和处置。综上所述，CED 和 EHS 指标提供了对溶剂"绿色"程度的估计，其中分数越低，溶剂越"绿色"，相关问题就越少。然而，EHS 指标和 CED 都只是估计值，并不能完全反映客观值，而且一种溶剂可以由不同的商品或原材料合成，也可以以不同的方式进行处理或回收。因此，通过这些不同步骤的能量需求可能会有显著差异，导致不同的 CED 值。

最近，新的法规和限制开始生效：欧洲分类所适用的全球协调系统（Global Harmonized System，GHS），以及《欧盟物质和混合物的分类、标签和包装法规》（欧盟 CLP 法规）。生物医学应用是对生物相容性材料的要求最高的领域之一。具体来说，组织的形成很大程度上受到植入物的影响。通常最好使用生物可降解的材料支架，以便自然降解植入的材料，只留下再生的组织。在这一领域常用的材料是合成和天然生物可降解聚合物。其中，水凝胶是最有前景的，因为它们能够保留大量的水、良好的生物相容性、低界面张力，且对机械应变的机械和摩擦刺激最小。因此，水凝胶等软复合材料能更有效地促进细胞的扩张和组织的形成。最合理的选择是使用已经存在于动物或人体组织中的聚合物，如胶原蛋白及其水解形式的明胶，天然和修饰的多糖，蛋白质和糖胺聚糖，以及衍生的多氨基酸。在这一领域常用的其他合成聚合物有聚乙烯醇、聚环氧乙烷和不同类型的丙烯酸酯。然而，这些亲水性聚合物的力学性能一旦接触生物缓冲液，往往会被迅速改变。这为细胞培养、迁移和体内植入提出了一个挑战性。此外，力学生物学中的许多发现表明，支架的弹性模量与预期宿主组织之间的匹配越接近，植入过程中的免疫原性和局部炎症反应就越低。因此，本节中我们将重点介绍用水或其他绿色溶剂交联电纺丝纤维的化学方法。

三、化学交联策略

戊二醛是使用最多的交联剂之一，可能是因为它可以作为消毒剂上市，并用于部分疾病的治疗。壳聚糖分子链拥有高浓度的氨基（～ 4.0 ～ 5.0mmol/g），明胶和胶原蛋白蛋白质只有赖氨酸含有丰富的氨基（0.286mmol/g），两者之间的差距比较大。这一特性，与在相对较低的交联剂浓度（戊二醛与明胶的重量比为 0.01 ∶ 1）下进行溶液纺丝结合，可延迟交联过程，产生相对均匀的纤维直径。相比之下，壳聚糖的交联速度太快，除非用有机酸（如甲酸）作为溶剂，否则无法生产出合格的纺丝。当使用分子链较短的二醛，如乙二醛时，明胶中赖氨酸亚基的亚胺缩合反应速度显著降低。乙二醛的反应性与戊二醛显著不同。乙二醛与胺反应后，得到的亚胺与另一摩尔亚胺（直接与醛相连）基团进一步环化，得到咪唑基团。更长的交联动力学时间可以用于开发从下到上增加纤维直径（如从 60nm

到 680nm）的梯度支架。尽管交联剂超过伯胺的 6.7 倍，但纤维在 180% 时出现断裂伸长，杨氏模量较低，为 880KPa。与此相反，从明胶和乙二醛混合物中提取的静电纺丝纤维的纳米压痕测量显示，当针尺寸分别为 2.1mm、1.4mm 和 0.9mm 时，弹性模量分别降低到 2.1KPa、3.2KPa 和 10.9KPa。其他使用二醛的明胶交联策略包括海藻酸盐和羧甲基纤维素，当与羧甲基纤维素二醛交联时，纤维的杨氏模量在 10～15MPa。

除此之外，化学交联也可以通过羧基/胺和羧基/羟基功能中的酰胺或酯缩合而发生。然而，酰胺和酯的缩合不会自发发生，因此需要使用催化剂。蛋白质中胺/羧基生物偶联的常见策略包括使用显示高活性碳二亚胺部分的反应物，如水溶性分子 1- 乙基 -3-（3- 二甲氨基丙基）碳二亚胺 [1-ethyl-3-（3-dimethylaminopropyl）carbodiimide，EDC]。碳二亚胺首先与羧基单元反应形成 O- 酰基异脲中间体，然后与伯胺/羟基反应形成酰胺/酯键，留下异脲副产物。然而，O- 酰基异脲中间体易于水解，因此在水溶液中寿命较短。N- 羟基琥珀酰亚胺（N-hydroxylsuccinimide，NHS）及其磺化同源物（sulfo-NHS）的加入可以稳定酯/酰胺偶联的产量，使其反应最大化。另一种交联策略是使用环氧基化合物。环氧基化合物对亲核试剂，如羟基、胺和硫醇具有高度的反应性。产物分别为醚胺和取代胺。然而，用 1,4- 丁二醇二乙醚交联明胶，使用 2% 的交联剂反应 24 小时反应产率仅为 10%，而使用 6% 的交联剂反应 72 小时反应产率高达 70%。交联导致纤维直径缩小，在 72 小时后下降至 280nm。

京尼平也被认为是一种双功能交联剂，在具有氨基的聚合物存在下形成稳定的胺和酰胺键，且其细胞毒性显著低于传统的戊二醛交联法。虽然交联网络的形成降低了其结晶度，但支架仍然相对脆，断裂伸长率为 4.5%～5.0%。纤维蛋白中的精氨酸和赖氨酸残基与京尼平发生交联。混合时间越高，电导率的增加会导致纤维直径的减小，交联度越高，纤维在水中膨胀时膨胀的程度就越低。另外，谷氨酰胺转氨酶是一种能够催化谷氨酰胺残基的羧酰胺基与赖氨酸残基的初级氨基之间的交联反应的酶。采用同轴针旋转 PVA 为芯流，并在不同混合时间与谷氨酰胺转氨酶预混合明胶，可以产生相对光滑的纤维，平均直径为 270nm。总结来说，相比之下，使用绿色溶剂被证明是一种有希望的实现绿色制造的技术。但与传统方法相比，它的复杂性往往会上升。它使用水溶性聚合物和绿色溶剂，使之形成特别稳定的三维纤维网络。而实际上，实现交联反应的唯一必要步骤是根据聚合物的功能类型，添加合适的交联剂和固化条件。

四、工艺要素及其影响

下文将从纺丝过程、聚合物的选择和溶液的制备展开介绍溶液静电纺丝的工艺要素。静电纺丝过程涉及几个关键阶段，这些阶段控制着纳米纤维的形成。首先，基于纳米纤维的所需性质，如机械强度、生物相容性或导电性来选择聚合物。然后将所选择的聚合物溶解在合适的溶剂中以产生均匀且稳定的溶液。溶液的质量至关重要，因为它直接影响聚合物的可纺性。溶液中聚合物的浓度及溶剂性质在确定溶液的黏度、表面张力和电导率方面起着至关重要的作用。在下一步骤中，将聚合物溶液装载到连接喷丝头的注射器中，所述喷丝头通常具有可通过其挤出溶液的针或毛细管。当在喷丝头和接地收集器之间施加高电压时，聚合物溶液形成带电射流，该带电射流通过静电排斥力而伸长。当射流朝向收集器行进时，溶剂由于高电场和周围环境而快速蒸发，导致纳米纤维固化。最后，固体纳米纤维以随机或对齐的方式收集在接地的收集器上，这取决于收集器的设计。

（一）聚合物性质

聚合物性质在可纺性中的作用：聚合物的选择显著影响静电纺丝工艺的可纺性。诸如聚合物在所选溶剂中的分子量、分子结构和溶解度等因素会影响纳米纤维的形成。高分子量聚合物由于其增加的链缠结和黏度而倾向形成更均匀和连续的纳米纤维。另外，低分子量聚合物可导致珠粒形成和降低纤维质量。此外，聚合物结构中官能团和侧链的存在可影响其与溶剂的相容性，最终影响纳米纤维的形成。将聚合物溶解在合适的溶剂中是溶液静电纺丝工艺中的关键步骤。这些方法包括搅拌、超声处理和加热。在特定条件下搅拌聚合物溶液有助于实现均匀溶解。例如，使用超声能量来分解聚合物附聚物并改善溶解度。此外，加热溶液可以降低黏度并改善聚合物溶解，特别是对于高分子量聚合物。

（二）溶剂

与聚合物相容的溶剂选择对于溶液静电纺丝至关重要，因为溶剂直接影响聚合物的可纺性和所得纤维的形态。溶剂应有效地溶解聚合物并提供良好的溶解度，防止在纺丝过程中形成聚集体或凝胶化。此外，溶剂应具有受控的蒸发速率，以允许射流在到达收集器之前有足够的时间伸长和固化。一些情况下，溶剂的共混物可用于优化纳米纤维的可纺性和性质。溶剂挥发性和对纤维形态的影响在纳米纤维的形成中起着至关重要的作用。高挥发性溶剂可快速蒸发，导致聚合物射流快速干燥并具有珠粒形成的不规则纤维形态。另外，挥发性较低的溶剂可导致较慢的干燥速率，从而允许聚合物链伸长并形成连续且光滑的纳米纤维。

（三）分子量和浓度

聚合物的分子量和在溶液中的浓度显著影响静电纺丝工艺的可纺性。较高分子量的聚合物通常可减少珠粒形成，改善纳米纤维的机械性能。然而，溶液中过高浓度的聚合物可导致黏度增加，使得挤出稳定的射流具有挑战性，并且可导致喷丝头堵塞。黏度和电导率是影响纺丝过程的关键参数，对射流形成和纤维形态的影响较为显著的是聚合物溶液的黏度。较高的黏度有助于形成稳定的射流并减少珠粒状缺陷的发生。然而，过高的黏度可导致较厚的纤维，并且可能需要使用较高的电压来引发静电纺丝过程。聚合物溶液的导电性在静电纺丝中也起重要作用。导电溶液增强射流的稳定性并促进连续纤维形成。可通过向溶液中加入导电盐或其他添加剂来调节电导率。稳定剂可以防止聚合物链的聚集并改善溶液在静电纺丝期间的稳定性。总之，了解溶液静电纺丝的基本原理对于优化工艺及实现所需的纳米纤维形态和性质是必不可少的。仔细选择聚合物、溶剂和添加剂，并控制加工参数，可以制造适用于生物医学和其他先进领域的特定的纳米纤维。

五、不足与展望

从纳米纤维制备上来说，溶液静电纺丝需要一个兼容的溶剂能够溶解给定的聚合物和形成均匀药物的解决方案，然后提供高压形成一个超细喷射，再通过溶剂蒸发转化为纤维。相比之下，熔体静电纺丝是一种无溶剂的方法，通过冷却由聚合物基体和药物组成的带电聚合物熔体喷射的毡射流来形成纤维。此外，各种材料和药物可以通过溶液静电纺丝加工，不受具体限制。然而，大多数生物分子，如蛋白质、多糖、核酸和热敏聚合物，都不能通过熔体静电纺丝来处理。实际上，溶液静电纺丝需要低分子药物在纺丝溶液中具有适当的溶解度，因此其载药能力在很大程度上取决于溶剂的选择。这仍然是一个挑战，因为聚合物和药物都要溶解在纺丝溶液中，相互之间可能存在不利影响。相反，熔体静电纺丝只需将药物在聚合物熔体中直接混合。尽管溶液静电纺丝存在许多缺点，但由于设备简单，没有聚合物和药物的限制，溶液静电纺丝的研究和应用技术仍然最多。然而，熔体静电纺丝是一种比溶液静电纺丝更安全、更环保的方法，因为它具有无溶剂残留或释放、生物医学安全优良、载药量大等优点。下文将展开介绍熔体静电纺丝技术。

第三节　熔体纺丝法

一、概　　述

静电纺丝可以从熔体或溶液中完成，各有优点。熔体静电纺丝作为一种安全的绿色方法，与溶液静电纺丝相比，其没有溶剂蒸发，形成的纤维无小孔或无有毒溶剂残留。然而，除了用于开发聚合物熔体静电纺丝技术的复杂器件外，还有其他三个问题应该被考虑在内：静电纺丝系统的高压绝缘和安全问题、纤维的细化和生产率。本节以熔体静电纺丝为重点，介绍熔体静电纺丝的原理和工艺研究。此外，还描述了一些潜在的生物医学应用，并对熔体静电纺丝的发展前景进行了展望。

二、原理及装置组成

静电纺丝设备的基本装置主要由熔体或溶液腔、喷头、高压静电发生器和接收装置组成。大多数设备的高压电极连接到纺丝头，接收电极通过作用于聚合物溶液或熔体连续供给聚合物溶液或熔体的接收装置之间的高压静电场接地。然而，当电压超过一定值形成泰勒锥时，在接收板附近的连续射流固化成导线。熔体静电纺丝设备不同于溶液静电纺丝设备，其特点是添加了精密的塑化系统，其静电电压是溶液静电纺丝的几倍。熔体静电纺丝装置的组成部分主要包括塑化系统、进料系统、流量计量系统、接收装置和高压电源（图9-4）。熔体黏度静电

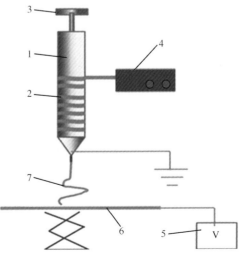

图9-4　熔体静电纺丝装置的基本部件

1.进料系统；2、4.塑化系统；3.流量计量系统；5.高压电源；6.接收装置；7.液体射流

纺丝装置有大量的研究和创新。熔体静电纺丝设备可分为单针、多针、无针（所谓无针熔体差分静电纺丝）。第十章将重点介绍这些具体的制备工艺。

与溶液静电纺丝相比，熔体静电纺丝原材料的差异导致两种纺丝工艺存在差异。聚合物熔体属于聚合物流体的致密体系，而纺丝溶液一般为稀溶液。聚合物熔体一般属于绝缘性好的介电材料，而聚合物溶液具有良好的导电性。聚合物熔融纤维的形成过程是喷射和环境热交换固化的过程，而溶液是溶剂蒸发和纤维形成的过程。因此，新材料的开发者可能更愿意对易于构建和实现的溶液静电纺丝装置进行研究，而不是相对复杂的熔体静电纺丝装置。但不可否认的是，与使用溶剂甚至有毒溶剂的溶液静电纺丝技术相比，熔体静电纺丝技术在产业扩张和生物医学应用方面具有多重优势。

聚合物熔体静电纺丝仪器设备研究目前基本上还处于初期阶段，根据材料塑化方法的不同，熔体静电纺丝装置可分为多种，包括激光加热、电加热、热空气间接加热、红外辐照间接加热和热浴间接加热等。绝大多数研究者使用间接加热的实验装置，这主要是由于受到溶液静电纺丝装置的影响，研究者习惯性地将高压电极接在熔体喷嘴或针头部分，若采用电加热或其他直接加热方式，极易击穿电加热电路或金属元件与高压电极之间的空气，从而终止纺丝过程。

三、技术特点

（一）黏度

对于溶液静电纺丝，光滑纺丝的溶液黏度必须在一定范围（5～20Pa·s）。同样，当熔体黏度过高时，电场力也难以克服黏度阻力。由分子量过低而引起的低黏度可能导致形成微球而不是纺丝。静电纺丝的一个常见问题是熔体的黏度过高，使得纤维变厚或导致纺丝失败。根据不同研究者的研究参数，熔体的黏度范围主要为20～200Pa·s。大多数研究人员使用熔体流动指数（melt flow index，MFR）表征熔体黏度，其应用范围主要为300～2000g/10min。另外，通过改性可获得更低的熔体黏度，以获得更小的纤维直径。

（二）电压

根据阈值电压公式，当加载电压超过阈值时，电场力与液滴表面张力之间的平衡被打破，喷流开始喷射。阈值电压与流体的表面张力直接相关。低黏度聚合物熔体的表面张力与溶液体系相似，但纺丝电压是溶液静电纺丝电压的2倍以上。这间接地表明熔体本身的高介电特性，并且有必要施加20～100kV的高压静电来极化和充电聚合物熔体，从而诱导喷流的产生。

在溶液静电纺丝中，5～20kV的高压静电通常被加载到注射器针头的射流发生端，大多数熔体静电纺丝研究人员都采用了相同的策略。然而，在熔体静电纺丝装置中，射流往往发生在熔体塑化端，这使得研究人员不得不采用间接加热塑化的方法或者使用绝缘材料直接加热但隔离针的方法。这在一定程度上限制了喷嘴的多样化设计。提高纺丝电压是获得更细纤维的常用措施，但当熔体静电纺丝中电压超过一定水平时，会引起电晕放电或空气击穿，导致发电机报警终止的问题。真空熔纺提高了击穿电压阈值，负载电压可以达到 $1 \sim 30kV/cm$ 而不发生击穿，使纤维可以细到300nm。然而，如果这种方法用于大规模生产，可能需要在太空中完成。

（三）射流特点

在溶液静电纺丝过程中，射流会经过稳定阶段和不稳定阶段，最后凝固沉淀，而熔体电纺丝则不同，几乎没有鞭打过程。不过，一些黏度较低的聚合物熔体在纺丝过程中也会出现旋转甚至鞭打现象。在溶液静电纺丝中，溶剂挥发和喷射鞭打被认为是纤维细化的主要原因。熔体静电纺丝的无溶剂挥发大大限制了射流的细化；熔体表面电荷的自由度没有溶液静电纺丝高，不能像溶液静电纺丝那样形成不稳定的电荷，因此不容易出现鞭打不稳定现象。

（四）纤维细度

纤维的细度会影响材料的比表面积、孔隙率和过滤阻力，从而间接决定纤维的产品性能和应用范围。溶液静电纺丝纤维的直径一般在 $100 \sim 1000nm$，孔隙在 $2 \sim 465\mu m$。这种直径导致液体、细胞或粗颗粒等物质可能会被阻塞。相比之下，用熔融电纺丝法制备的纤维一般在 $1\mu m$ 以上。有些纤维是通过激光瞬时高温加热、添加降黏剂和无机盐等方法制成的，细度在 $1\mu m$ 以内。使用气流辅助方法可使纤维直径达到 $200 \sim 300nm$。但能达到这一细度范围的材料相对单一，所需的制备设备也较为复杂。因此，为了更好地利用其绿色制造和高强度的特性，使其在应用中发挥与溶液静电纺丝纤维相匹配的性能，仍需进一步研究熔体静电纺丝纤维的细化问题。

（五）纺丝效率

大多数电纺丝溶液的单针供应速度为 $0.01 \sim 1ml/h$，而除去大部分溶剂后，只有 $1\% \sim 30\%$ 的聚合物凝固成丝。根据研究人员对供料速度的统计，单针的熔体静电纺丝流速为 $0.1 \sim 1ml/h$，100% 转化为纤维。然而，这样的纺丝效率仍难以满足市场要求。无针静电纺丝工艺可使纺丝效率有所提高。目前，Elmarco公司第二代产业化线能够达到278g/h纤维膜生产效率。但无针的熔体静电纺丝工艺为每喷头 12.5g/h，差距非常明显。此外，与溶液静电纺丝相似，为了达到最佳细化效果，熔体静电纺丝的单个射流必须与最佳微流体供应相对应。因此，有必要通过增加单位喷射面积上的喷射元件数量来提高纺丝效率，也就是在不影响喷射细化的情况下减少喷射间距。

（六）周围环境条件

在溶液静电纺丝过程中，环境温度和湿度会影响溶液黏度和溶剂蒸发速度，从而间接影响纤维细度、表面孔隙特征和纤维可纺性。由于熔体静电纺丝过程不使用溶剂，环境湿度对纺丝过程的影响不大。但是，当环境湿度过高时，过高的电压负荷更容易导致空气击穿。研究发现，通过提高喷嘴附近的环境温度，纤维细度会发生显著变化。纺丝路径的温度对纤维直径有很大影响，因此有必要建立一个控制纺丝路径温度的装置。在熔体静电纺丝过程中，为了避免空气击穿，必须尽可能避免高湿度。在需要控制高纺丝精度的情况下，还需要精确控制纺丝路径的温度，以获得更细的纤维。

四、生物医学应用

静电纺丝生产的纳米纤维由于其高孔隙率、高表面积和特殊的物理化学性质，被广泛应用于组织支架、空气过滤、微传感器等领域。熔体静电纺丝由于缺乏溶剂和无孔的纤维表面等特性，在高效过滤、纺织、吸油、生物医学、微传感器、催化剂载体等方面具有巨大的应用潜力。而熔融电纺丝纤维将以复合纤维的形式在各种应用中发挥作用。本部分重点关注其在生物医学方面的应用。熔体静电纺丝技术是无溶剂的细胞培养或药物传递的良好选择，其消除了复杂的溶剂混合和去除过程。只需要确保工艺环境是无菌清洁的空间，或纤维需接受灭菌后处理。熔体静电纺丝纤维的直径主要分布在几微米范围内，纤维间孔隙为几微米到几十微米。纤维可以通过黏附或相互支撑随机形成或构建，有利于细胞生长和分化。近年来，组织工程引起了研究人员的极大兴趣，熔体静电纺丝对组织工程和组织支架的研究十分热门。在熔体静电纺丝中引入了一种近场直写模式。研究已经证明了通过熔融静电纺丝直写设计和制造的支架在支持细胞附着、增殖、细胞外基质形成等方面具有应用前景。此外，一些实验表明，用聚合物熔体直接体外静电纺丝与细胞匹配良好，为特定组织再生策略设计的支架性能良好。熔体电纺丝管还可支撑三种不同细胞类型的体外生长，这也为组织工程带来了巨大的希望。

总的来说，熔体静电纺丝可以在没有残留溶剂的情况下制备超细纤维，避免了纺丝过程的复杂性和产品安全等一系列问题，为可控组织支架、传感器和生物材料领域提供了机会，已逐渐成为热塑性聚合物绿色制造连续纳米纤维的重要过程。然而，熔体静电纺丝仍然存在一些缺点和挑战，如吞吐量低、设备更复杂和成本高。首先，熔体电纺丝纤维直径在一定程度上相对较大。虽然所达到的纤维直径在1mm以下，但大部分仍在300nm以上。通过优化，该工艺可以实现数百纳米的纤维批量制备，因此，随着熔体速度的不断提高，纤维的细度将提高到100nm以下。此外，还需要采用化学和物理两种方法来降低熔体黏度，如超声波振动、微发泡等方法，以进一步减小纤维直径。其次，有关熔体静电纺丝原理的研究仍然很少。需要对充电和喷射改进的机制进行进一步的研究，并在此领域寻求一些突破，寻找原则上改进喷射的方法。例如，通过分子模拟从分子水平解释静电力作用下射流形成的机制，可以为进一步细化射流提供理论依据。然后，应开发一系列低分子量、低黏度的熔体静电纺丝基础材料，以满足相应的工艺研究和工业器件开发的需要，从而进一步扩大在可控组织支架、传感器、生物材料、工业机器人、微纳米制造等领域的应用。基于复合技术的各种工艺，应实现微/纳米纤维多级结构的制备，用于滤过膜、医学传感设备研发等各种领域。最后，结合直写技术和3D打印技术，采用熔融静电纺丝制备软材料、多级结构或微小实体是一种发展趋势，还可用于获取复杂微流体通道的模板，也值得人们进行大量研究。

参 考 文 献

刘钟，刘现峰，王学艳，等，2021. 便携式静电纺丝装置在医学方面的应用 [J]. 青岛大学学报（工程技术版），36（4）：40-54，61.

Avossa J，Herwig G，Toncelli C，et al，2022. Electrospinning based on benign solvents：current definitions，implications and strategies [J]. Green Chem，24（6）：2347-2375.

Ding J，Zhang J，Li J，et al，2019. Electrospun polymer biomaterials [J]. Prog Polym Sci，90：1-34.

Han JP，Xiong LK，Jiang XY，et al，2019. Bio-functional electrospun nanomaterials：From topology design to biological applications [J]. Prog Polym Sci，91：1-28.

Lian H，Meng Z，2017. Melt electrospinning vs. solution electrospinning：a comparative study of drug-loaded poly（ε-caprolactone）fibres [J]. Mater Sci Eng C Mater Biol Appl，74：117-123.

Min L L，Pan H，Chen S Y，et al，2018. Recent progress in bio-inspired electrospun materials [J]. Compos Commun，11：12-20.

Xue J，Xie J，Liu W，et al，2017. Electrospun nanofibers：new concepts，materials，and applications [J]. Acc Chem Res，50（8）：1976-1987.

Yan X，Yu M，Ramakrishna S，et al，2019. Advances in portable electrospinning devices for in situ delivery of personalized wound care [J]. Nanoscale，11（41）：19166-19178.

第十章　静电纺丝工艺

静电纺丝是一种有效的"自上而下"的纳米纤维制造方法，由于高效、通用、简单、低成本的制造优势，近几十年来其已成为世界材料科学技术领域最重要的进展之一。静电纺丝制备的纳米纤维膜已被广泛用于组织工程、创面敷料、生物传感、医用生物、功能性纺织品等领域。在初步探索静电纺丝工艺参数如何影响不同类型聚合物的可纺性之后，各种静电纺丝技术也在不断推陈出新，以更精确地制造和更精细地控制纤维形态、直径和纤维排列的多样性。

这些发展大致可以分为两种类型：①改进传统的静电纺丝装置；②将静电纺丝与其他聚合物加工技术相结合。对传统静电纺丝装置（如高压电源、喷丝塔、喷射泵和光纤集电器）的改进主要集中在喷丝头和光纤集电器上。例如，传统的单喷嘴纺丝仪或针、双/多孔喷丝头、同轴/多轴喷丝头、并排/多通道喷丝头、平纺丝仪，甚至无针喷丝头（如螺旋线圈喷丝头、圆筒或圆盘喷丝头），可实现具有广泛的单个纤维结构（如核壳结构、三轴结构、多通道结构和Janus纤维）或实现微/纳米纤维的批量生产。随着这些改进，还引入了可变气压，以协助形成静电纺丝喷流。

多流体静电纺丝已被研究多年，并用于制备一系列复杂结构的纤维。与单轴纺丝的整体纤维相比，多流体静电纺丝有一系列功能或性能上的改进。到目前为止，研究最广泛的过程是同轴、并排（或Janus）和三轴静电纺丝。另外，随着其他聚合物加工技术的发展，静电纺丝与这些加工技术的结合越来越丰富。例如，微流控技术辅助的静电纺丝可用于生产含有纳米颗粒和生物分子的电纺丝纳米纤维，也可以用于研究间充质干细胞的空间分化。将直接聚合物熔体沉积和静电纺丝相结合，可制作含有纳米纤维基质的三维支架。还可以采用局部溶解的方法，即采用压电打印机，制备各种图案化的电纺丝纤维垫。如图10-1所示，传统的单流体共混静电纺丝已逐渐发展为不同种类的双流体纺丝和多流体纺丝。在空间位置的基础上，存在两种双流体静电纺丝，即同轴静电纺丝和

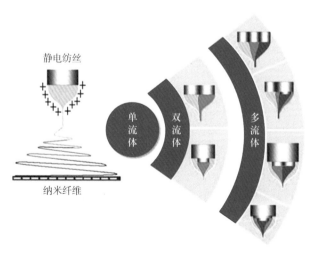

图10-1　静电纺丝从传统的单流体共混工艺到双流体和多流体工艺的发展

并排静电纺丝。多流体纺丝也有多种工艺。这些先进的技术将极大地扩大静电纺丝产生各种复杂纳米结构的能力。本章将重点介绍上述静电纺丝工艺的发展和其相关的生物医学应用。

第一节　单流体静电纺丝

单轴 / 单针静电纺丝装置是实验室规模静电纺丝实验中使用的最简单的配置之一，由连接到金属针或喷丝头的填充有聚合物溶液的单个注射器或储器组成。高压电源连接到针，而接地的收集器定位在距针尖特定距离处。所施加的电压在针尖处的液滴表面上感应电荷，导致形成被称为泰勒锥的锥形弯月面。当电场超过临界值时，聚合物溶液的带电射流从泰勒锥朝向收集器喷射，在收集器中沉积纳米纤维。单针静电纺丝易于设置，并提供对工艺参数的良好控制。然而，单流体静电纺丝在生产能力方面是有限的，并且在较大面积上实现均匀的纳米纤维对准可能具有挑战性。

第二节　多流体静电纺丝

一、技 术 原 理

传统单流体静电纺丝只能制备均一结构纳米纤维，限制了静电纺丝工艺的外延应用拓展，具有复杂结构和多功能的纳米纤维已引起越来越多的关注。同轴静电纺丝是在单轴静电纺丝的基础上改造而来的，其基本原理是在两个内径不同但同轴的毛细管中分别注入不同的溶液，二者在喷头末端汇合，在电场力的作用下固化为复合纳米纤维。具体来说，在纺丝过程中，两种溶液在毛细管口处汇合时间较短，且两种溶液的扩散系数较低，因此两种纺丝液在固化前不会混合。对内外层液体施加高压电场，内层溶液的电荷逐渐迁移到外层溶液表面。随着电压升高，电场力变大，外层溶液表面的电荷量逐渐增加。当电荷聚集到一定程度时，电荷的排斥力增大，外层溶液被拖拽并拉伸，在纺丝喷头处形成复合泰勒锥，继而从泰勒锥体拉伸出由壳层包裹着核层聚合物的同轴复合结构。复合泰勒锥被进一步牵伸成核壳结构喷射细流，在拉伸的过程中经过强烈的鞭动、弯曲变形。随着溶剂在细流牵伸过程中快速挥发和喷射流的逐渐细化，最终在接收装置上收集到复合结构的超细纤维膜。

在纺丝过程中，泰勒锥外层液体对内层液体的稳定机制有以下两种解释：①用黏弹性液体介质取代外层液体（普通纺丝中为空气）。当外层液体被进一步作为壳拉伸时，壳层液体的拉伸给予了界面更大的弹性，从而实现进一步稳定内层液体的作用。②将普通纺丝中表面张力相对较高的液气张力变为较低的液 - 气表面张力，降低了内液边界处的表面力，避免因破裂成液滴而造成"电喷现象"。也就是说，在同轴静电纺丝过程中，外层溶液受到电场力的拉伸，而内层溶液只受到外层溶液的黏性摩擦力作用。在生产复合结构纤维时，不同性质的材料汇聚，因此使得同轴静电纺丝对实验参数变得较为敏感。一方面，同轴静电纺丝顺利进行的关键在于复合泰勒锥的稳定性。另一方面，复合泰勒锥和喷射细流的稳定性又直接影响着同轴静电纺丝的电纺效果，即喷射细流的不稳定性在很大程度上影响着复合纤维的结构。复合泰勒锥的形成取决于内层液体能否在被拉伸的同时与外层液体共同作用形成复合细流。

二、工 艺 分 类

（一）同轴静电纺丝

同轴静电纺丝仪是在 1902 年开发的四种纺丝仪之一，另外三种是传统的单流体纺丝仪、空气辅助纺丝仪，以及一个具有旋转阀门分配器的纺丝仪。同轴静电纺丝（或电喷雾）在 2002 ~ 2003 年得到了进一步的发展。此外，改性同轴静电纺丝技术极大地扩展了该类型纺丝的应用。同轴静电纺丝提供了开发具有可调功能性能的不同纳米结构的可能。同轴静电纺丝可用于制造核壳纤维或中空纤维。这种核壳结构可以实现纺丝更多的功能。例如，在核层和壳层之间可以形成更好的转移电荷的异质结；壳层可以用来增加亲水性，核层可以用来增加纤维强度。同时，在改良的同轴静电纺丝中，不可纺丝的溶液可以作为壳层纺丝溶液，可防止溶剂的快速蒸发。此外，有壳层保护溶剂的情况下，在电场中可以更有效地拉伸，所产生的纤维往往更细。采用以纯溶剂或稀释溶液为壳体的改良同轴静电纺丝工艺，可以解决在喷丝头上形成固体物质和连续静电纺丝时经常出现的问题。

（二）Janus 结构

Janus 结构在 2003 年首次通过静电纺丝实现，是比单轴静电纺丝更好的选择。因为在单轴静电纺丝中，两种提供不同功能的材料会相互影响。而在 Janus 结构中，这种分离策略将使它们能够良好地执行各自的部分，甚至可以实现 2 种或 3 种相互独立的功能。如荧光和磁性能，荧光性能容易受到磁性物质的影响，如果两种材料混合在一种纤维中，则会降低荧光性能。而在 Janus 结构中，它们可以协同工作。另外，还有光吸收和亲水性、吸附性能和光催化性能等，可以通过 Janus 静电纺丝策略实现多种功能的集成。

生产 Janus 纤维的装置最开始有两种，一种装置包含两个并排的喷丝出口。另一种装置是一个小的喷丝出口被嵌套在一个更大的圆柱体（更大的喷丝出口）内部。但由于库仑排斥，流体有相互排斥并分离的趋势，这两种纺丝仪难以制备 Janus 纳米纤维。后续又开发了更多的纺丝仪制备 Janus 纤维。例如，扩大两种工作流体之间的接触面积，增强两种流体之间的黏性力。如果在两种并排的流体周围有一个壳体溶液，也可以平稳地、连续地制备 Janus 纤维。目前，可以使用 3 种力来进行 Janus 纤维，分别是库仑斥力、库仑引力和黏性力。库仑引力可将两根纤维结合在一起，对 Janus 纤维形成起着至关重要的作用。为此，采用不同力结合的方法，共轭静电纺丝工艺也可以制备尺寸均一的 Janus 纤维。在静电纺丝中可能还有其他的力。共轭静电纺丝与复杂结构喷丝头的结合可以产生更多的可能性。

（三）三轴静电纺丝

三轴静电纺丝采用三个同心嵌套的圆柱体作为喷丝塔，由于工作流体之间的相互作用，对工作参数的控制特别复杂。三轴静电纺丝也可用于电喷涂工艺，生产纳米颗粒。近年来，三轴静电纺丝开始受到越来越多的关注。例如，将三轴静电纺丝用于制备核壳结构和中空结构的纺丝纤维。使用纯溶剂作为外层可以保护内部流体，防止溶剂蒸发太快，并形成光滑的纤维。此外，空气还可以作为三轴静电纺丝中的壳体，通过提高流速来提高纤维的生产率。用三轴静电纺丝制备的中空纤维和多壁中空纤维也已经被开发。在三轴静电纺丝纤维中，中间层的作用被广泛探索。例如，中间层可以作为禁区实现分子自组装成超细纳米颗粒。然后通过去除中间层可以制备"纳米管 - 纳米线"结构。中间层也可以作为增强力学性能的增强相。经过进一步的处理，包括去除、碳化和改性，将获得各种形态和结构。将三轴静电纺丝与碳化相结合可制备三层结构的纳米纤维。另外，可去除核壳纤维的内芯，然后用纳米颗粒装饰合成中空纤维，从而通过添加的纳米颗粒来调整并增强纺丝纤维的性能。

总的来说，多流体静电纺丝的进一步发展主要包括两个方面。一方面是大规模制造复杂的纳米纤维。与单轴静电纺丝不同的是，利用多流体静电纺丝规模化生产复杂结构纳米纤维非常有限。另一方面是以合理的多室纺丝仪的设计来实现相应的多流体静电纺丝工艺。但因为有多种因素的相互影响，这往往不是一件容易的事。以双室并排纺丝仪为例，其可产生两种具有相同电荷的工作流体的排斥力，它们在共出口的接触表面积和它们的流速在电场下的行为共存，会影响最终 Janus 纤维的完整性。

三、生物医学应用

由于多流体静电纺丝技术通过"一体"工艺开发纳米纤维的优势，该技术已应用于组织工程、药物释放、创面敷料等各个领域。下文简要介绍多流体静电纺丝在上述应用中的进展。

（一）组织工程

生物材料支架在组织工程中起着至关重要的作用，它可以帮助细胞黏附、生长和增殖。组织工程中的理想生物材料支架应包含以下几点：①具有生物相容性，并允许细胞附着在其上生长；②具有适当的机械强度；③模拟天然的细胞外基质；④在植入部位提供适当的功能；⑤具有足够的耐久性。以羟基磷灰石和纤维蛋白的混合物作为核层溶液，以纯纤维蛋白作为外层溶液，采用多流体静电纺丝仪可制备用于骨组织工程的支架。与纯纤维蛋白支架相比，其核壳结构提高了支架的延伸强度和生物相容性。多液静电纺丝工艺也可用于制备血管组织支架。例如，可利用同轴静电纺丝法制备由 PCL/ 胶原核壳纳米纤维组成的管状血管组织工程支架。该支架具有良好的生物相容性和细胞亲和力。另外，具有合适的力学性能、良好的亲水性、促进成骨细胞成熟的能力和抗菌性能的核壳静电纺丝支架，以及用于血管组织再生的核壳纳米纤维等都已被开发。

另外，用于细胞黏附的生物材料必须具有以下特性：①生物相容性佳；②细胞应可与生物材料发生相互作用，通过结合特定材料来改善黏附；③一些细胞黏附生物材料应具有促进细胞增殖和引导其生长方向的能力。Janus 纳米纤维组成的高各向异性阵列膜为引导细胞增殖提供了一种新的策略。利用多流体静电纺丝，可以将各种功能分子纳入细胞黏附生物材料中。除了材料的选择，还有一些因素会影响细胞的黏附，如纺丝纤维的表面情况及质地。

引导组织再生是组织工程的焦点。实现有效的组织再生需要多种功能，传统的单轴静电纺丝工艺可以通过进一步的处理将其集成在一个整体纤维中以获得多种功能，但多流体静电纺丝可以一步实现多功能纤维的制备。通过使用多流体静电纺丝工艺，不同的纤维层执行它们的功能并协同工作。

（二）药物释放

随着现代医学的蓬勃发展，现代合成药物也呈指数级增长。但大多数合成药物存在于晶体中，不溶于水，其应用受到很大的限制。静电纺丝是一种方便、快速的成型技术，可以在很短的时间内凝固工作液。该方法首先将水不溶性药物在适当的溶剂中溶解并作为工作流体，然后通过在电场中快速蒸发来去除溶剂，将药物固定在非晶体状态。药物可以以非晶态的形式分散在纳米纤维中，这大大地拓宽了药物的应用场景。然而，在药物释放的过程中，当使用非轴向静电纺丝的单片纤维时，通常会出现初始的爆发性释放即"突释"，然后药物释放量逐渐减少。"突释"也并非完全不好，适当的突发释放过程将在短时间内将药物浓度提高到有效的药物浓度，这需要精确地控制和限制药物释放。但如果最初的爆发导致药物浓度过高，因此所致的身体毒性将会造成不利的后果，这也会使之后的药物浓度不足以产生预期的治疗效果。因此，初始的爆发释放可以控制与否非常重要。

（三）创面敷料

生物相容性和抗菌性能是对创面敷料的基本要求。银纳米颗粒、维生素 E、广谱抗菌剂（如环丙沙星、盐酸四环素和辛伐他汀）、抗菌肽等多种抗菌元素，已被结合到静电纺丝纳米纤维中来制备理想的敷料。然而，大多数都是使用单流体静电纺丝进行的，与多流体静电纺丝相比，单流体静电纺丝的纤维不能很好地验证药物释放的过程。多流体静电纺丝可将创面敷料向纳米级简化为纤维膜，具有良好的抗菌性能和抗炎性能。多流体静电纺丝的纳米纤维还可以具备其他功能，如良好的机械性能、可生物降解、促进组织愈合。

四、总结与展望

多流体静电纺丝工艺可以生产具有多种功能和结构的材料，这在使用单一溶液时是无法实现的，但同时也存在一些挑战，如扩大多流体静电纺丝和结构纺丝塔的困难。从有限的关于多流体静电纺丝的研究中可以清楚地看出，静电纺丝复杂的纳米结构总是比相应的单片纳米纤维具有更多的功能和更好的性能。原因很明显，多室纳米结构能够提供更多的可能来定制纳米纤维内的组件、成分和成分空间分布，从而作为一个更强大的平台，提供比传统的混合静电纺丝赋予静电纺丝纳米产品更多的功能和更好的性能。

第三节 无针头式静电纺丝

一、概 述

静电纺丝技术成型的方式有很多，包括针头式和无针头式静电纺丝技术两大类。此前介绍的都是针头式静电纺丝。本节将重点介绍无针头式静电纺丝。

无针头式静电纺丝技术已经作为克服传统的基于针装置的一些限制的替代方法出现。这些方法涉及使用无针的设备来产生和控制静电纺丝过程。将聚合物溶液放置在平坦处或旋转盘上，形成自由表面。向溶液施加高电压，形成带电射流，该带电射流随着溶剂蒸发而拉伸并固化成纳米纤维。无针头式静电纺丝有可规模化生产和易于在大面积上对准控制的优点。传统的针头式静电纺丝技术的发展由于生产率低，以及需要进行针头的清洗、安装和卸载等烦琐的工作而受到阻碍。通过叠加毛细血管/注射器阵列或引入多流体模式，可以显著改善并增加静电纺丝系统的输出。

然而，由于相邻带电射流之间的强干扰、流体滴落和喷嘴堵塞等主要问题，这些方案仍然不足以实现商业化。自下而上的多喷流系统可以解决液滴的局限性问题，但由于表面溶剂快速蒸发引起的喷嘴堵塞仍然无法避免。此外，每次静电纺丝后清洗数百根针也是一件单调乏味的工作。许多自下向上的无针头式静电纺丝系统已经用于解决针堵塞和液滴的问题，也解决了烦琐的针头清洗问题。多轴和多簇系统的机制是电流体动力学可诱导薄层溶液游离面顶部波动。随着电场强度的增加，这些波的振幅迅速增长，直到电力打破纳米纤维产生的波峰的表面张力。在多尖和多裂隙设置中，磁场和金属尖峰或裂隙复合体参与协助喷射激发。

无针头式静电纺丝所面临的主要问题之一是由自由表面的变化引起的大直径变化。虽然使用低黏度/浓度的聚合物溶液，但无针头式静电纺丝的生产力仍然很低，其中溶剂占静电纺丝剂的大部分，在静电纺丝过程中蒸发，小部分聚合物以纳米纤维的形式保留。无针电纺丝纤维由于大量溶剂的快速蒸发而产生弱力学性能，这是各种溶液静电纺丝技术的另一个挑战。

二、气泡静电纺丝

(一)纺丝技术原理

气泡静电纺丝是一种相当独特的技术，它利用外力迫使"薄层溶液的自由表面"——气泡形成。这样，可以更好地控制溶液薄层的尺寸和形成速度。因此，气泡静电纺丝是最有前途的无针头式静电纺丝手段之一，其以生产率高、能耗相对较低的优点而闻名，因为它引入了第三种力，即气流，作为克服表面张力的主要力。气泡静电纺丝涉及使用在聚合物溶液中产生连续气泡的微流体装置，是通过外力（静电、气流等）将熔融体或溶液产生的气泡或液膜纺成纳米材料的一种新工艺。在气泡和聚合物溶液的界面处施加的电场引起聚合物溶液从气泡喷射，导致纳米纤维形成。

气泡静电纺丝提供了通过调节气泡尺寸和频率来生产具有可调直径纤维的能力。在一个典型的静电纺丝过程中，采用高压静电来克服聚合物的表面张力。一旦施加的电力超过了聚合物涂料的表面张力，一股射流就会被喷射出来并被吸入电场中接地的集电极。在由溶剂蒸发引起的锥形体积中，射流经历鞭打运动（弯曲不稳定），导致电荷不平衡。这种鞭打运动不断地拉伸和衰减射流，直到射流最终凝固，并作为一种连续的超细纤维沉积在接地的集热器上。在气泡静电纺丝过程中，向纺丝系统中引入第三种力，即空气压力，协助电力打破表面张力。空气通过空心管从旋转溶液内部吹出溶液表面的气泡。所应用的电子场将电荷集中在气泡的顶表面。当电力和内部气压克服了气泡的表面张力时，气泡的表面破裂成许多更小的部分，然后被拉伸和拉长成纳米纤维。初始射流速度接近100m/s，纺丝过程可以在0.001～0.002秒内完成。气流的引入降低了对电力的要求，加速了喷射过程，从而产生了更高的纺丝效率。图10-2描绘了一个典型的气泡静电纺丝装置。

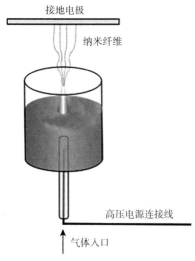

图 10-2　气泡静电纺丝的技术原理

随着气泡静电纺丝技术的发展，膜纺丝、吹泡纺丝、泡沫型纺丝等气泡纺丝技术不断更新。在这些方法中，引入了更强的气流来加速气泡 / 膜破裂的过程，并且建立了气泡动力学理论来解释大质量纳米纤维的产生机制。

（二）纺丝技术特点

纳米纤维最显著的特征之一是其单位质量的非凡表面积。对于直径 5 ～ 500nm 的纤维，单位质量的表面积为 1 万～ 100 万 m^2/kg。在直径为 3nm 的纳米纤维中，大约有一半的分子在表面。大部分原子位于纳米纤维的表面，因此纳米纤维的固有特性不同于传统的大多数原子都埋在里面的纤维。纳米纤维的高比表面积为官能团、吸收分子、离子、催化部分和纳米颗粒的附着或释放提供了帮助。导电光纤的大小对系统对电、温度、光、湿度等外界刺激的响应时间有重要影响。根据研究报道，通过缩小导电导线的尺寸，我们可以期望在纳米导线中同时获得更好的整流性能和更好的电子传递。这可能归因于固有的纤维电导率效应或几何表面，以及填充密度效应。类似的原理也适用于纳米纤维对其他类型的刺激敏感性的尺寸效应。纤维材料作为物理世界的基本构件，具有巨大的潜力。与散装材料相比，纤维具有较高的长宽比和比表面积、良好的柔韧性和各向异性物理性能，如机械性能、热导率和电导率，使纤维成为一种伟大的材料，从服装到航空航天领域，有许多独特应用。由于气泡静电纺丝的优点，已经产生了许多具有不同形态的聚合物纳米纤维，它们具有广泛的应用潜力。

（三）纺丝的类型

通过气泡静电纺丝可制备具有特殊带状形式的纳米纤维。这种纤维结构的形成可能是原始气泡表面截面破裂所产生的。由于这种特殊的二维形态，这些纤维具有超高的表面积和二维物理电导率，可以作为超级电容器、电池分离器、电极、传感器、创面敷料和过滤器等的重要材料。

通过气泡静电纺丝可制备具有三维压曲效应的纳米纤维。这些纤维的特征是连续的褶皱平面沿其轴呈螺旋状。纤维的压曲机制被认为是轴向运动的细长黏弹性射流横向振动的原因。通过这种三维形态，这些纤维的表面积大大扩大，使这些纤维在过滤、储能、超级电容器和电池的电极、传感器等方面具有优越的性能。

多孔纳米纤维是另一种典型的气泡电纺丝纤维。这些纤维表面形成了大量的纳米孔。其产生原理是从部分固化的纤维中逃逸了大量的残留溶剂。多孔结构已广泛应用于过滤、储能、药物递送和纺织品等诸多应用领域。

（四）不足与展望

吹制气泡纺丝被认为是一种替代气泡纺丝技术，其仅利用气流打破纳米/微纤维的聚合物熔体气泡。吹制气泡纺丝是受空气流动启发的一种新兴纺丝技术，已被证明是制造纳米纤维的有效方法。纳米纤维和超细纤维是世界的基本组成部分，纺丝是将纳米纤维和超微纤维应用于宏观世界的中间材料结构。纺丝制造的成功推动了气泡纺丝技术向工业化迈进了一步，也使其产品在宏观世界的应用更广泛。

综上所述，与传统的静电纺丝技术相比，气泡纺丝技术具有相当大的优势。由于第三种气流力的引入，在气压和电力的混合作用下，形成并打破了聚合物气泡。因此，需要降低电能消耗，从而实现更高的生产率。利用气泡静电纺丝技术，制备了各种具有独特表面形貌的纤维。这些特殊的表面形态进一步增加了所获得的纤维的表面积，从而提高了产品在过滤、储能、电池电极、医疗设备等领域的应用性能。吹制气泡纺丝的成功进一步扩展了纳米纤维在宏观领域的潜在应用。

三、熔体微分静电纺丝

（一）纺丝技术原理

在熔体纺丝方面，无针头式静电纺丝技术主要为熔体微分静电纺丝。熔体微分静电纺丝采用柱形纺丝仪，避免了液体堵塞针，可以有效地节约成本，解决传统针状纺丝器设备的缺陷，制备超细纤维，生产纤维小于 1mm，产率为 10～20g/h。熔体微分静电纺丝技术的灵感来自瀑布和溢出现象。当液体克服表面张力至超过平面时，液体沿喷嘴边缘均匀向下流动。通过该方法，解决了熔体在自由表面上的不均匀分布问题。首先，对熔体加热，传统的加热方法大多采用间接加热，导致熔体温度可控性差，设备过于复杂。将高压正极直接连接到电极板的接收端并不影响射流的产生，而是彻底解放了接地的纺丝喷嘴或纺丝板，允许自由设计，打破了工业发展的限制。熔体微分静电纺丝过程如下：微流体被注入喷嘴膨胀变薄，然后在电场力作用下，熔体在喷嘴表面下端形成数十个均匀分布的泰勒锥。这些泰勒锥一齐喷射，均匀地分布在喷嘴的底部边缘。该技术从单个喷嘴边缘喷射出 80 多个分流，其纺丝效率是溶液毛细管静电纺丝的 500～1000 倍。另外，将电压电极连接到熔体喷嘴，接收器接地，解决了由高压金属元件或加热元件的电击穿而导致纺丝终止的问题。同时，旋转喷嘴设计包括内锥及外锥。还有一种气体辅助熔体差分静电纺丝装置和多层电场继电器绘制方法及设备，可以解决高黏性聚合物的微流体细化问题。在锥形管嘴的中心，气流通过一个气流管道被引入。当在喷嘴尖端形成多个泰勒锥时，辅助空气可以获得更薄的熔体和精制纤维层。

（二）纺丝装置

单喷嘴熔体微分静电纺丝装置通常分为五个部分：①加热和增塑化系统；②静电发生器；③微流进料装置；④熔体流动通道；⑤无针差动喷嘴。图 10-3 所示是一种新型无针熔体微分静电纺丝装置，由可变高压电源、无针内锥喷嘴、加热装置和气缸集电器组成。它具有两个优点：①将高压连接到板电极，使喷嘴接地，因此给料装置可以消除高压的干扰。此外，还可以使用诸如加热线圈等直接加热的方法。②突破了毛细管静电纺丝的局限性，提出了熔体微分的新思路，采用无针内锥喷嘴，不仅消除了熔体差分静电纺丝工艺低的缺陷（溶液静电纺丝毛细管生产容易堵塞），也细化了纤维直径。内锥喷嘴和外锥喷嘴的区别在于喷嘴的结构。外锥喷嘴在锥体的外表面有一层薄薄的熔体层，而内锥喷嘴在锥体的内表面有一层薄薄的熔体层。当加载足够高的电强度时，这两种喷嘴都能在圆形边缘均匀地产生多个喷流。目前已有 4 个喷嘴来测试设备和阵列式纺纱装置的原型。四喷嘴试验装置由 4 个熔体差速器喷嘴、微挤出机、敷设系统和热辊组成。该设备的输出可控制在 10～100g/h 的范围内。纺丝温度在 150～300℃的范围内，该装置可实现连续生产 220～500mm 宽的纺丝。阵列纺丝装置主要由送料段、喷嘴阵列、穿孔铜电极、热辊连续接收装置和绕组装置组成。进料部分主要包括双螺杆挤出机、自动换网机和熔体计量泵。主要设备参数为：①由 32 个排列的差速器喷嘴组成，每个喷嘴可产生超过 70 个喷流。②纺丝宽度为 0.8m，产率为 300～600g/h，平均纤维直径为 200～1000nm。③厚度调节范围为 10～1000mm，工作速度调节范围为 1～10m/min。④通过模块化组装，产量可超过 6kg/h。

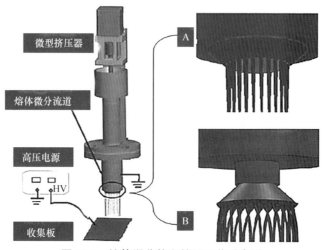

图 10-3　熔体微分静电纺丝工艺示意图

其中，微流量连续供给是自行设计的微螺杆挤出系统，以 5～50g/h 的速率实现微流量熔体的连续可控供给。熔体分布通道通过设计通道中的差动单元实现从单一流体到线形或环形流体的过渡，最终实现熔体在喷嘴上的均匀分布。无针差动喷嘴是一种具有直线或环状倾斜面的熔体均匀分布喷嘴，具有多种类型的带或不带凹槽的直线结构、伞形外锥面、内锥面等。它可以实现电场线的集中和喷嘴端部的电荷累积，从而降低阈值电压。电加热系统是直接围绕喷嘴及其上流道的直接加热装置。喷嘴接地和接收板与高压电极连接的方法避免了电加热系统和高压静电的干扰。

（三）工艺特点

熔体微分静电纺丝过程如下：供给喷嘴的微熔体在差速喷嘴表面变薄后，在电场力的作用下均匀分布，并在喷嘴表面下端形成 10 个泰勒锥。在足够的电场力作用下，多个喷嘴进行喷射。在溶液静电纺丝中，纳米蜘蛛静电纺丝的原理是无针溶液平面射流的自组织过程遵循机电学中近似一维流体平面的弥散规律，推导出射流间距，最终计算出与实验结论相似的射流数。然而，在熔体静电纺丝中，聚合物熔体是一种高黏度材料，因此无法根据求解模型计算出一致的射流数。熔体微分静电纺丝的原理是熔体在电场的作用下，克服自身与喷嘴介质之间的表面张力，在差分喷嘴表面自由分布，并按照总表面能最小化的原则自组织形成多个均匀分布的泰勒锥。

研究发现熔体的差分效应与电极间距、电压条件、差分喷嘴类型和熔体黏度密切相关。电极间距越小，接收板使用的电压越大，即平均场强增大时，射流间距减小；外锥喷嘴的电压阈值比内锥喷嘴的电压阈值小，相同尺寸的外锥喷嘴的射流间距较小；熔体黏度越低，射流间距越小。

为了提高纤维细度，纺丝材料的物理辅助措施和化学改性措施被不断开发。物理辅助措施包括多电场耦合和气流辅助。多电场耦合是指使用多级电极进行增强和细化，将多个电极线圈和一个电极板组合在一起。在气流的辅助下，纺丝纤维通过不同电压的电极线圈，在气流的限制下经过多级电场细化，最后落在电极板上。气流辅助的必要性和重要性在之前的研究中已有提及。为了将气流辅助应用于无针多喷射装置，发明了一种内锥中心进气系统。在纺丝材料改性方面，添加剂主要用于降低纺丝材料系统的加工温度或黏度。

（四）总结与展望

熔体静电纺丝超细纤维在新型织物、高效过滤、生物医药、吸油材料等应用领域显示出诸多优势。因此，解决无溶剂熔体静电纺丝的相关科技问题，实现高性能超细纤维绿色制造技术的产业化迫在眉睫。"纳米蜘蛛"静电纺丝技术避免了产量低、毛细针易堵塞的技术缺陷。通过溶剂回收系统，初步实现了从实验仪器到工业化生产设备的技术跨越。虽然"纳米蜘蛛"在溶液静电纺丝领域取得了巨大成功，但对于熔体静电纺丝而言，由于材料槽中的高温熔融聚合物易降解，所需电压是针式纺丝的 3～5 倍，极易导致设备击穿。"纳米蜘蛛"的自由液面静电纺丝原理在熔体静电纺丝中难以实现。因此，提出一种纺丝电压低、装置相对简单、产量高的熔融静电纺丝装置迫在眉睫。近年来，针对熔融静电纺丝的特点，人们努力优化机械装置的设计，并对纺丝材料进行改性，以实现超细纤维的批量制备。基于先进的高分子制造微积分理念，受自然界瀑布"水溢自流"现象的启发，首次提出了熔体微分静电纺丝技术，揭示了熔体微分静电纺丝的"拔河效应"，并研制出相应的中试设备，初步实现了熔体静电纺丝的批量生产。

熔体静电纺丝虽然进展缓慢，但也达成了一些共识：熔体微分静电纺丝不使用溶剂，是一种绿色制造方法；难以制备表面光滑连续的微/纳米纤维，使其达到100nm水平。与溶液静电纺丝不同，熔体静电纺丝有许多工艺特点需要注意；在制备三维可控高孔隙率组织工程支架方面有优势；缺乏专用材料；对温湿度的环境要求相对较低，产业化潜力巨大。基于上述共识和熔体静电纺丝的发展现状，笔者认为以下几点值得在未来重点关注：①开发一系列低分子量、低黏度的熔体静电纺丝基础材料，以满足相应的工艺研究和工业装置开发；②继续深化无针熔体静电纺丝技术的研究，特别是认清熔体静电纺丝的特点，引入辅助气流、辅助电场或辅助振动等方法，实现1μm以下超细纤维的高效制备；③根据应用目标，合理设计多种工艺组合的复合纤维膜，实现高通量、低压降的高效过滤，充分发挥熔体静电纺丝纤维层在复合纤维膜中的作用；④熔体直写静电纺丝技术通过精确的着陆点控制实现理想的三维纹理，这对于作为催化剂、传感器元件或组织细胞的载体具有重要意义，是跨学科研究的重点；⑤目前还缺乏深入的研究。

参 考 文 献

Patel S，Patel G，2019. A review and analysis on recent advancements in bubble electrospinning technology for nanofiber production[J]. Recent Pat Nanotechnol，13（2）：80-91.

Wan LY，2020. Bubble electrospinning and bubble-spun nanofibers[J]. Recent Pat Nanotechnol，14（1）：10-13.

Wang M，Wang K，Yang Y，et al，2020. Electrospun environment remediation nanofibers using unspinnable liquids as the sheath fluids：a review[J]. Polymers（Basel），12（1）：103.

Wang M，Yu DG，Li X，et al，2020. The development and bio-applications of multifluid electrospinning[J]. Materials Highlights，1（1-2）：1.

Yang G，Li XL，He Y，et al，2018. From nano to micro to macro：Electrospun hierarchically structured polymeric fibers for biomedical applications[J]. Prog Polym Sci，81：80-113.

第十一章　静电纺丝纳米纤维结构

与纤维科学中的溶液纺丝、熔融纺丝等传统纺丝技术相比，静电纺丝是利用静电力处理聚合物溶液并生产微米或纳米尺度的材料。值得注意的是，静电纺丝不仅可用于制造纳米纤维，还可广泛制造具有多种拓扑结构的纳米材料。

拓扑结构分为三组。①个体：具有各种不同内部或表面形态的单个电纺纳米材料。②混合体：将功能性纳米材料或组件整合到个体中。③集合体：由个体和（或）混合体组装而成的分层结构。个体被分为三簇。在簇1中，珠子、珠状纤维和纤维是最基本的三种形态，主要取决于聚合物溶液的浓度。在簇2中，与实心纤维相比，中空、核壳和多通道结构具有复杂的内部结构。

第一节　串珠样结构

随着聚合物浓度的增加，电纺形成的纳米纤维结构从球状演变为纤维状，串珠样（beads）纳米纤维由沿纤维轴向排列的纳米级纤维和微米级珠子组成。其中的珠子可以携带各种生物分子，当串珠纳米纤维用于药物递送时，不仅可以通过调节材料的组成、成分、空间分布和相对尺寸来控制药物递送系统，还可以通过调节串珠中珠子的数量和直径来控制药物递送系统。

一、制作工艺

（一）单流体静电纺丝制备

串珠结构在纳米纤维中的形成是由电纺过程中聚合物工作液的不稳定拉伸所导致的，如有研究者使用聚羟基丁酸-缩水甘油酯作为电纺材料，通过改变电压、溶液流速、溶剂组成等参数，观察电纺纤维的形态变化，发现射流从平滑变为波状，再变为哑铃状，最后形成珠状纤维。这一过程是射流的轴对称不稳定性导致的，包括经典的瑞利不稳定性和电场诱导的轴对称不稳定性。

在单流体静电纺丝制备串珠纳米纤维中，系统参数是反映工作液性质的重要因素，如高溶液流速有利于增加轴对称不稳定性，产生大珠子；高溶液电导率有利于增加射流带电密度，抑制轴对称不稳定性，产生平滑纤维；高溶液表面张力有利于增加轴对称不稳定性，产生珠状纤维。有研究者概括了调控串珠结构的相关参数，包括①拉伸比 λ（即丝的长度与初始长度的比值）：拉伸比越大，聚合物链越容易分离成珠和串的结构。②表面张力：

表面张力越大，聚合物链越容易收缩成球形的珠，串的直径越小。③黏度比：黏度比越大，聚合物链与溶剂之间的摩擦力越大，珠和串的变形速率越慢。④松弛时间：松弛时间越长，聚合物链越难恢复到平衡状态，串的细化过程越持久。此外，流速和距离的增加会使珠子数量先增加后减少，电压的增加会使珠子数量减少，并且载药率增加会导致珠子直径减小，纤维直径先减小后增大。

除系统参数外，改变工作流体的聚合物浓度也是简单有效的调控串珠纳米纤维的方法。有研究发现当聚酰胺酸（polyamide acid，PAA）溶液的浓度低于15wt%时，电纺出来的纳米纤维膜会出现串珠结构。若降低PAA溶液的浓度到13wt%和12wt%，则可分别得到含有大量串珠和少量串珠的纳米纤维膜，再将电纺出来的PAA纳米纤维膜经过亚胺化和碳化处理，最终得到含有串珠结构的聚酰亚胺基碳纳米纤维。串珠纳米纤维的优化通常通过调节工艺和环境参数来实现，如增加珠子数量和减小珠子长径比；调整聚合物的浓度和混合比例〔如氯仿（chloroform，CHL）/丙酮的混合比例〕影响了溶液的电导率，电导率越高，拉伸力越大，珠子形成的机制被抑制，珠子的直径变小；此外，阳离子表面活性剂有助于形成光滑且均匀的纳米纤维。

除了聚合物浓度之外，溶液的黏弹性、射流携带的电荷密度和溶液的表面张力在珠状纤维的形成中也发挥着关键作用。随着表面张力和电荷密度的降低，电纺纳米材料的形态从珠状纤维转变为纤维，其原因可能是相对分子质量低时，聚合物射流在电纺过程中容易断裂，分子链未被充分拉伸取向化，会得到串珠结构纳米纤维；当溶液浓度和黏度较低时，溶液分子链缠结度不够，受力拉伸不均匀，分子链取向化协同不一致，也会产生串珠结构纤维；如果溶液的电导率低，射流受到的拉伸作用就较弱，容易获得串珠结构纤维。此外，环境湿度过高会导致溶液中的溶剂挥发减慢，增加了射流断裂的可能性，从而形成串珠结构。

综上所述，只有系统参数、工艺参数和环境参数相互配合、匹配，静电纺丝才能稳定制备出高质量的串珠纳米纤维。

（二）同轴静电纺丝制备

若以溶剂为鞘液，同轴静电纺丝制备的整体串珠纳米纤维具有较好的形貌，可为部分难以通过单流体静电纺丝纳米纤维制备串珠的聚合物提供新思路。例如，有研究者使用了一个凹陷的内毛细管，使得内层液体能够被外层液体更紧密地包裹，从而提高了电纺的稳定性和效率。外层液体溶剂类型的不同可影响纤维质量，若调节外层溶剂的沸点、电导率和酸碱性等性质，则可控制纤维的结构和形貌。有研究者通过使用高沸点的酸性溶剂作为外层液体，制备得到串珠样纳米结构。串珠样纳米纤维的形成原理如下：①高沸点的溶剂会延长外层液体与内层液体的接触时间，导致部分外层液体与内层液体发生局部混合，从而造成内层液体的浓度不均匀；②在弯曲不稳定区域，内层液体受到强烈的拉伸和扭曲，导致浓度较低的部分容易断裂成液滴，形成串珠状；③酸性溶剂会与聚合物发生氢键作用，增加了纤维的交联程度和结点大小，也有利于形成串珠状。

也有研究者自制了静电纺丝系统，包括一个同心喷嘴、两个液体驱动器、一个高压电源和一个收集器。同心喷嘴的外出口和内出口的直径分别为1.2mm和0.3mm，内出口比外出口突出0.2mm，以确保内层液体被外层液体完全包裹。使用含有不可纺的小分子聚合物聚乙二醇（PEG）和布洛芬（ibuprofen，IBU）的小分子溶液作为外层流体，将含有乙基纤维素（ethyl cellulose，EC）和IBU的可电纺核心流体包裹起来，制备出具有"棉花糖串"结构的复合纳米纤维。串珠纳米纤维中的小分子PEG在纤维表面形成纺锤体涂层。其原理是，在改性同轴静电纺丝过程中，EC始终具有良好的静电可纺性，而PEG的静电可纺性较低，不能充分分布在芯液表面，而是逐渐分离，在弯曲和搅打中在纤维表面收缩形成纺锤体。此外，由于外层液体的PEG浓度过高，导致外层液体的表面张力大于内层液体的表面张力，使得外层液体在流线中不均匀地分布，形成一系列的液滴。当液滴干燥后，就形成了类似于纺锤的结构，而内层液体则形成了类似于线的结构。

改良的同轴电纺使其能处理不可纺的溶液，扩展了电纺的适用范围和功能性材料的制备，将药物等小分子物质作为芯液也提供了一种新的递送策略。

（三）并列静电纺丝制备

与同轴静电纺丝制备串珠纳米纤维及其应用研究相比，并列静电纺丝制备串珠纳米纤维的研究相对较少。并列电纺技术是一种利用高压静电场将两种不同的工作液同时喷出并收集在接地板上的方法。

有研究者使用负载聚乙烯吡咯烷酮（PVP）的亚甲蓝（methylene blue，MB）作为两种并列流体的圆形侧流体，并使用负载EC的酮洛芬（ketoprofen，KET）作为新月形侧流体。然后，利用一个鳄鱼夹将高压电源连接到偏心侧对侧喷嘴上，使两种工作液都能受到高压静电场的作用。通过改变圆形侧PVP/MB溶液浓度来控制圆形侧溶液的电纺性能，通过并列静电纺丝法制备了串珠纳米纤维。这两种液体在空气中会发生三种变化。①弯曲：像水龙头里出来的水一样，两种液体会向不同的方向弯曲，并形成一个角度。②鞭打：像鞭子一样，两种液体会在空中快速地摇摆，并形成一个螺旋状的路线。③收缩：像水果干一样，两种液体会因为水分蒸发、表面张力增大而收缩，并变成球状或椭球状的小颗粒。当这些小颗粒靠得很近时，它们会因为电场的吸引而粘在一起，就像珍珠项链一样，形成了串珠样结构。

二、应 用

（一）药物递送

静电纺纳米纤维具有比表面积大、孔隙率可调、连通性好、结构可控等特点。串珠纳米纤维中珠子的存在可以有效地封装模型药物，从而减少药物的初始突发释放并提供持续释放。同时，通过同轴/并列静电纺丝制备具有复合结构的静电纺纳米纤维时，可调节两种流体的成分、相对尺寸和空间分布，扩展了串珠纳米纤维的设计和开发。具有复合结构的串珠纳米纤维可以调节药物递送系统中模型药物的释放特性。

有研究人员使用同轴电纺丝技术，将含有多柔比星的丝素（silk fibroin，SF）/聚环氧乙烷（polyethylene oxide，PEO）溶液作为芯液，将不含多柔比星的SF/PEO作为外液。通过高精度注射泵控制流速，同时施加20kV的电压，使溶液从针头喷出并沉积在距离15cm的旋转鼓上，形成纳米纤维材料。根据不同的溶液质量比和流速，成功将多柔比星作为模型药物加载到纤维中。发现SF/PEO纳米纤维材料可以有效地将多柔比星包裹在纤维内部，避免了药物在表面的暴露和聚集。并且不同形态的纳米纤维材料具有不同的药物释放行为，其中同轴珠串状纤维材料具有最低的释放速率和最高的载药效率，表现出良好的控释性能。并且在不同 pH 条件下，同轴珠串状纤维材料可以实现控制多柔比星的释放。在酸性条件下（ pH=2 ），由于多柔比星的溶解度增加，纤维材料释放出更多的药物。

在一段时间内以预定的药物释放量递送药物，实现缓释和控释，这是药物递送的重要目的。通过传统的单流体静电纺丝，模型药物以无定形形式均匀分布在聚合物纳米纤维中。在这个过程中，一部分药物不可避免地分布在静电纺纳米纤维的表面。因此，载药纳米纤维膜在药物释放的早期会出现突释现象。随着静电纺丝研究的深入，串珠纳米纤维被发现可以有效解决这一问题。在应用单流体静电纺丝制备用于药物递送的串珠纳米纤维时，改变工作流体中聚合物的浓度可以有效减少药物的突释，原因是串珠纳米纤维中珠子的存在可以比传统的电纺纳米纤维更有效地封装模型药物，这增加了聚合物基质的护套厚度和药物从珠子扩散到介质中的距离。例如，有研究者将四环素盐酸盐颗粒分散在聚乳酸 - 羟基乙酸共聚物（ PLGA ）溶液中，形成含药的电纺悬浮液，然后用电纺技术将含药悬浮液喷射成串珠纳米纤维，使药物颗粒被包裹在串珠纳米纤维的珠子中。这样，四环素盐酸盐颗粒就被隔离在 PLGA 的壳层中，不会直接接触外界环境。研究还发现添加四环素盐酸盐颗粒会导致串珠状纳米纤维直径变小，可能是由于颗粒增加了溶液的电荷密度，从而增加了拉伸力。体外释放实验显示不同直径的串珠纳米纤维有不同的释放行为，直径较大的串珠纳米纤维有较低的初始释放率和较慢的释放速率，可能是由于包裹药物颗粒的壳层较厚，限制了药物的扩散。

当载药串珠纳米纤维用于药物递送时，珠子通过将模型药物封装为药物储库来提供持续释放曲线，同时防止药物的初始爆发释放。因此，越来越多类型的药物被装载进串珠纳米纤维，如药物地塞米松、IBU、喜树碱、β 胡萝卜素等。

除了可以防止药物的初始爆发释放外，串珠纳米纤维中珠子的存在还可以增加药物的累积释放。有学者将药物纳米颗粒负载到 PLGA 基质上，通过单流体静电纺丝制备了载药串珠纳米纤维，用于控制药物释放。此外，通过调节静电纺丝过程参数（流速、距离和电压），控制了串珠状纳米纤维的珠数，从而控制了药物颗粒的封装量。通过零级、一级和 Ritger-Peppas 三种数学模型来研究不同浓度和不同珠子数量的串珠纳米纤维中药物颗粒的体外释放动力学。结果表明珠子数量的增加对初始爆发释放没有显著影响，并且珠数越多，封装量越大，累积释放率越高。

通过调控多种流体的组分、组成、空间分布和相对尺寸来设计和开发具有复合结构的串珠纳米纤维，显著扩展了串珠纳米纤维的设计和开发。这种情况使得载药串珠纳米纤维能够提供先进的药物递送系统。有研究者制备了一种新型的纳米纤维衍生物——纺锤 - 线复合物即串珠纳米纤维。体外释放实验表明，这种载药串珠纳米纤维提供了双阶段药物控释曲线，第一阶段以快速方式释放 40% 的载药 IBU，第二阶段以缓释方式释放剩余的 IBU。不同的药物控释可有效地管理药物血药浓度，从而保证患者的便利并减少给药时间，提高治疗效果，为药物递送提供新思路。

（二）其他

除了药物递送外，具有串珠样结构的静电纺丝还常被用于空气过滤、能量储存、环境净化等领域。利用电纺丝技术制备了多孔串珠聚乳酸（PLA）纳米纤维膜。通过调节 PLA 溶液的溶剂组成和浓度控制纤维直径、珠粒大小、珠粒数量和珠粒表面结构等纤维形态。通过测量平均直径为 260nm 的氯化钠气溶胶颗粒的穿透性对过滤性能进行了评估，结果表明可以通过改变纤维的形态来调节 PLA 膜的过滤效率和气流阻力（气流阻力定义为过滤介质两侧的压力差，当空气流过膜的两侧时，膜的阻力导致空气压力的降低。压力降低越多，说明膜的阻力越大，空气流动越困难。气流阻力是评价空气过滤介质性能的一个重要指标，一般要求气流阻力越小越好）。适中的微珠尺寸和数量有助于降低气流阻力，而小直径纤维和微珠上的纳米孔有利于实现高过滤效率。串珠样结构的静电纺丝对空气过滤的作用是增加纤维膜的表面积和孔隙度，从而提高过滤效率和降低气流阻力。串珠样结构可以增加纤维膜的表面积，使得更多的颗粒被拦截或吸附在纤维表面。串珠样结构也可以增加纤维膜的孔隙度，使得空气流动更顺畅，减少压力损失。

膜蒸馏有望进一步回收反渗透浓缩海水，实现零液体排放。然而，高浓度盐类引起的严重结垢和天然物质引发的污垢会导致疏水性蒸馏膜严重湿润。有研究者使用电纺得到一种具有串珠状纳米结构的纤维膜，结果表明，采用分层粗糙的串珠结构纤维的双层膜可以增大膜表面的水分蒸发面积，提高膜的水通量；串珠状纳米纤维结构具有超疏水性，可以减少盐分和膜界面之间的接触面积，从而防止膜结垢；串珠状纳米纤维结构在热处理后形成了皱褶结构，这种结构可以在膜两侧产生脉冲流，从而将沉积在膜表面的盐分冲走，恢复膜的水通量。通过过滤海水中的天然物质和软化海水中的钙离子和镁离子，有效地减少了海水中的污染物和结垢物，也延长了复合膜的使用寿命。

为处理来源复杂的含油废水，有研究者通过电纺丝掺杂二氧化钛（titanium dioxide, TiO_2）的聚偏氟乙烯 [poly（vinylidene fluoride），PVDF] 纳米纤维，制备了一种智能膜（T-P 纳米纤维膜）。纳米纤维的串珠状结构和分层粗糙度使其对液体具有超强的润湿/阻隔性能，这在油水分离中是非常理想的。此外，串珠样纳米纤维结构还可以增强 TiO_2 的光催化性能，从而实现更快速和有效的自清洁和抗污染性能。另外，串珠样纳米纤维结构可以提供更均匀的 TiO_2 分布和更好的锚固效果，从而避免 TiO_2 的脱落和 PVDF 的光化学降解。在没有紫外线照射或加热恢复后，因为 T-P 纳米纤维膜的表面张力低于油的表面张力，而且具有高度粗糙的结构，增加了对油的亲和力，T-P 纳米纤维膜表现出超疏水/超亲油的性质，只允许油相通过，而阻挡水相。在经过紫外线照射后，TiO_2 表面产生了 Ti—O—H 键，增加了对水的亲和力，而且在水下形成了一个空气层，减少了对油的亲和力，T-P 纳米纤维膜表现出超亲水/超疏油的性质，只允许水相通过，而阻挡油相。通过紫外线（或阳光）照射和加热处理，该智能膜可以实现油水混合物的可逆分离，选择性地让水或油单独通过。由于 TiO_2 的光催化特性，制备的纳米纤维膜具有优异的防污和自清洁性能，对节约溶剂和材料回收利用具有重要的现实意义。

第二节　核壳结构

核壳结构（core-shell）的纳米纤维是由两种或多种不同材料组成的纳米尺度的纤维，其中一种材料形成纤维的核心，另一种或多种材料形成纤维的外壳。通过同轴或乳液电纺制备的核/壳纤维结构可将生物活性添加剂封装在聚合物纤维中，聚合物壳将提供暂时的保护并为生物活性分子提供一条受控的递送途径。

一、制作工艺

（一）同轴电纺

通过开发的同轴喷丝器，毛细管被较大的毛细管包围，内部和外部溶液分别通过单独的注射泵输送到两个毛细管中（图11-1）。一般以聚合物溶液为外层形成外壳，内核则填充聚合物溶液或携带药物、核酸等分子的液体。同轴静电纺丝的复合液滴通过表面张力维持在核/壳喷嘴的边缘，并转变成复合材料泰勒锥。核/壳射流从喷嘴尖端射出，在静电力的作用下，最终在接地的铝箔上形成核/壳或中空纤维。有研究者使用生物降解的共聚物和牛血清白蛋白（bovine serum albumin，BSA）作为壳层和核心的材料，分别溶解在全氟乙烯和去离子水中，通过调节不同的浓度、流速和电压，在室温下开展同轴电纺实验，最终收集得到由同轴电纺形成的核壳样纳米纤维

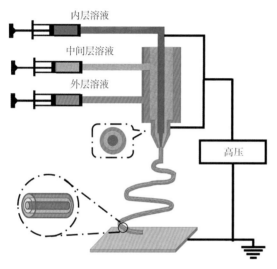

图 11-1 利用同轴电纺生成具有核壳结构的实验装置示意图

（内层溶液、中间层溶液、外层溶液、高压）

膜，并在真空中干燥以去除残留的溶剂。这种表面光滑、直径均匀的纳米纤维平均强度为 2.36MPa，平均应变为 331.5%，具有一定的韧性和柔韧性，适合作为药物载体或组织工程支架。此外，由于生物降解的共聚物具有良好的生物相容性，可以支持细胞的附着和增殖。

有研究者通过改良同轴电纺也实现了相似的核壳纤维纳米结构。他们采用后处理和三同轴喷丝板相结合的方法制备核壳纳米材料。三种不同的流体作为内部、中间和外部流体，分别装入三个塑料注射器，并通过聚乙烯管连接到一个由三个同心不锈钢毛细管组成的复合喷嘴上。每个流体的流速由一个单独的注射泵控制。当将一个适当的高电压施加到导电的喷嘴时，三种流体在喷嘴的出口处相遇并形成一个复合液滴。由于电荷排斥，复合液滴被拉伸成一个稳定的复合射流，并在电场中固化为三层结构的超细纤维，然后在接地的收集器上形成纤维膜。根据不同的材料系统，采用不同的方法去除中间层，可制备得到具有纳米线-微管结构的核/壳纤维。例如，对于 TiO_2 系统，可通过煅烧去除有机物；对于聚苯乙烯（PS）/聚丙烯腈（PAN）系统，可通过甲苯处理去除 PS 层。这种方法的优势在于它在传统同轴电纺的芯液和壳液之间引入了额外的中间液，可作为有效的间隔物来减少另外两种流体的相互作用。在适当的中间流体的保护下，可以操作更多的流体对，甚至是相互混溶的流体，以生成芯材和外壳材料之间具有明显边界的"三明治"结构超细纤维，这在很大程度上扩大了可选材料的范围。无论是同质纤维还是异质纤维，都能成功制备出剪

裁合理的"三明治"结构。

（二）乳液电纺

乳液静电纺丝与普通溶液静电纺丝类似，只是溶液被乳液代替。乳液产生射流并拉伸成超细纤维，乳液中分散的液滴变成电纺纤维的核，而连续的基质变成壳。与传统的静电纺丝相比，这种方法不需要使用同轴双毛细管喷嘴，只需要使用普通的单毛细管喷嘴，操作起来更加简单方便，并且可以应用于任何一对水溶性聚合物和疏水性（或两亲性）聚合物的组合，可制备出不同的核壳结构的纳米纤维。油包水（water in oil，W/O）乳液静电纺丝只使用水作为乳液的制备介质，并且整个过程在室温下进行，这种方法特别适合于将对温度和有机溶剂敏感的肽、蛋白质或 DNA 药物包裹在纳米纤维的核心中。

有研究者将水溶性的 PEG 和两亲性的 PEG-PLA 分别溶解在水和 CHL 中，得到两种聚合物溶液，在 PEG-PLA/CHL 溶液中加入一定量的十二烷基硫酸钠（sodium dodecyl sulfate，SDS）作为乳化剂，以降低油相的表面张力。将 PEO/ 水溶液与 PEG-PLA/CHL 溶液按一定的体积比混合，并用高剪切混合均质器以一定的转速搅拌 15 ～ 20 分钟，制备成 W/O 乳液。当电场强度达到一定值时，乳液从喷嘴射出并形成一个细长的射流，沿着电场方向飞向接地的靶板。随着射流飞行距离的增加，电场力逐渐减小，而表面张力逐渐增大，导致液滴变得不稳定并分裂成更小的液滴。这些小液滴在飞行过程中受到拉伸力的作用，变得更加细长，并且沿着纤维轴向排列。同时，由于 CHL 的挥发速度远高于水，这些小液滴在飞行过程中也受到蒸发力的作用，使得它们的体积缩小，并且油相的黏度增加。这两个因素共同导致水相从油相中分离出来，并向纤维中心移动。当水相达到一定的浓度时，它们会部分融合并形成一个连续的核心层，而油相则形成一个包裹在核心层外面的壳层。最终，在靶板上收集到了具有核 - 壳结构的复合纳米纤维。应用乳化电纺技术，他们制备了含有水溶性抗癌药物多柔比星盐酸盐的 W/O 乳液，其中水相含有多柔比星，油相是两亲性 PEG- 聚（L- 乳酸）[poly（L-lactic acid），PLLA] 二嵌段共聚物的 CHL 溶液，发现对于 W/O 乳液静电纺丝的水 - 药物递送，稳定的乳液放置几个小时可以避免药物沉淀。如果乳液不够稳定，药物可能会聚集并积聚在电纺纤维的表面，导致药物突然释放。并且在制备乳液时，将水相溶液缓慢滴加到油相溶液中，并在冰水浴中搅拌，以确保水相的微细分散和 CHL 的最小蒸发。此外，在电纺过程中，控制乳液的流速、电场强度、针头与收集板的距离等参数，可以获得均匀且理想的纤维。

二、应　　用

（一）药物递送

通过使用核 / 壳结构纤维作为载体，可以实现对药物递送的持续控制。有学者选择具有无毒、低成本和生物吸收性优点的聚己内酯（PCL）作为壳层聚合物，以乙醇中的白藜芦醇（抗氧化剂）和水中的硫酸庆大霉素（抗生素）两种药物为核，通过同轴静电纺丝制备核 / 壳纤维。药物释放曲线显示出持续释放的特征，没有突发释放的现象。

同轴静电纺丝制备的核/壳超细纤维可以方便地用作储库型药物递送装置，因其有如下优势：①避免与外界环境的接触和损失，有效地保护易变性的生物活性物质；②可以包裹任何形式的物质，无论是溶液、悬浮液还是固体粒子，只要壳层溶液能够进行电纺即可；③通过调节壳层材料的降解速率和核心材料的扩散速率，实现药物的缓释和控释；④通过增加药物的表面积和减少药物的扩散路径，可以提高药物的生物利用度；⑤通过使用生物可降解和生物相容的壳层材料，同时提供药物释放和创伤保护。

有研究者基于同轴电纺丝以 PCL 为壳，以含有 BSA 或溶菌酶的 PEG 为内核材料。通过调节内液的流速，控制了纳米纤维的核壳厚度和蛋白质的载药量，进而影响所含蛋白质的释放曲线。研究团队还发现，通过同轴静电纺丝产生的 PCL 核/壳纤维释放的溶菌酶可以保持其结构和生物活性。上述研究均利用了同轴电纺技术的简单性、高效性和温和性，制备出具有复杂结构和功能的纳米纤维，拓展了电纺技术在药物递送领域的应用范围。

乳液静电纺丝的重要应用是在 W/O 乳液中递送水溶性药物或生物分子。有研究者利用水包油乳液电纺技术制备含有水溶性抗癌药物多西他赛的 PEG-PLLA 纳米纤维，其中油相是 PEG-PLLA/CHL 溶液，添加了 SDS 作为乳化剂，通过高压电场电纺成纤维。使用乳液电纺制作核壳结构纳米纤维进行药物递送有其特有的优势：①可以将水溶性药物完全包裹在纤维内部，避免了药物在纤维表面或间隙中形成晶体，从而降低了初始的爆发释放；②可以利用不同的溶剂分别溶解药物和聚合物，不需要寻找共同的溶剂，从而扩大了药物/载体的匹配范围；③可以保护对有机溶剂敏感的蛋白质或 DNA 药物，因为药物在乳液电纺过程中主要与水接触；④可以利用 PEG-PLLA 共聚物的可生物降解性和水溶性，实现药物释放的双重控制机制，即扩散和酶降解。

还有研究人员尝试利用乳液电纺方法将两种具有不同溶解性和抗癌作用的药物（紫杉醇和盐酸多柔比星）同时加载到 PEG-PLA 双嵌段共聚物纳米纤维中，实现多药物递送的研究。通过流式细胞仪和细胞周期分析评价了纤维对 C6 胶质瘤细胞的抗肿瘤活性，发现纤维能够诱导细胞凋亡和 G_0/G_1 期阻滞，且联合药物的纤维效果最佳。多柔比星的释放行为符合储备型释放机制，即多柔比星分布在纤维的中心区域，形成芯-鞘结构；而紫杉醇的释放行为符合基质型释放机制，即药物分散在整个 PEG-PLA 纤维中。此外，多柔比星的存在还能加速紫杉醇的释放。通过这种方法实现的多药递送一方面可以同时加载亲水性和疏水性的药物，实现多药物递送和联合治疗；另一方面可以调节不同药物在纤维中的分布和含量，实现药物释放的控制和优化。核壳纳米结构的静电纺丝可以提高药物的载药效率和包埋效率，减少药物的损失和浪费，并且纤维的高比表面积和多孔性可以增加药物与靶细胞的接触机会和渗透能力。

（二）组织工程

在组织工程中，需要合适的支架为细胞提供生长模板和机械支撑。除了生物相容性和生物可降解性之外，支架还必须携带生物活性信号，如生长因子、基因、DNA 和其他脆弱的生物分子，以持续刺激细胞增殖。

有研究者使用了一种新的生物材料聚癸二酸甘油酯［poly（glycerol sebacate），PGS］，类似于弹性蛋白的可降解弹性体，适合用作组织工程的支架。通过同轴静电纺丝技术，将 PGS 预聚物和 PLLA 混合作为纤维的芯，将纯 PLLA 作为纤维的壳，成功制备 PGS/PLLA 核壳结构的纳米纤维。细胞相容性实验表明，PGS 纳米纤维支架能够促进人皮肤微血管内皮细胞的黏附、增殖和存活，生物相容性佳，是一种廉价、合成、可替代胶原蛋白的生物材料，具有在微血管等多种组织工程领域应用的潜力。同轴电纺解决了直接电纺 PGS 的难题，因为 PGS 没有合适的溶剂，而且预聚物的黏度过低，无法形成稳定的纤维。核壳结构可以保护 PGS 芯材在高温交联和后处理过程中不失去结构和性能，而且可以通过溶剂提取去除 PLLA 壳材，得到纯 PGS 纳米纤维。同轴电纺还可以对纤维直径、孔隙度、表面积等参数进行调控，从而制备出具有不同形貌和性能的支架。有研究者通过共轴静电纺丝技术制备具有核 / 壳结构的 PVP/ 聚（L- 乳酸 -ε- 己内酯）[poly（L-lactic acid-co-ε-caprolactone），PLCL] 超细纤维膜，通过人胚皮肤成纤维细胞培养实验评价了纤维膜的细胞相容性，发现 PVP/PLCL 纤维膜能够模拟天然细胞外基质的结构，促进细胞 - 细胞和细胞 - 基质之间的相互作用，表现出良好的生物相容性。不仅如此，电纺形成的微米或纳米级别的连续纤维具有高比表面积和孔隙率，有利于细胞的附着和增殖；还可以通过电纺将不同的聚合物或生物活性物质结合在一起，形成具有复合结构和功能的纤维，可以实现药物或生长因子的缓释或控释。通过同轴电纺将内层的水溶性聚合物和外层的疏水性聚合物同时电纺，形成了具有核壳结构的超细纤维膜，并在内层的溶液中加入了血小板衍生生长因子 -B。细胞实验显示该种纤维膜生物相容性佳，其中内层溶液流速适中时（0.2ml/h）制备的纤维膜表现出最佳的生物相容性。核壳结构纤维能够将生长因子或其他生物活性分子包裹在纤维的内层，避免了与外层聚合物的相容性问题，也减少了生长因子在电纺过程中失活的风险。核壳结构纤维能够提供良好的生物相容性和细胞支架功能，通过选择合适的内外层聚合物，可以调节纤维膜的水溶性、降解性和力学性能，以适应不同的组织类型和功能需求。合适的复合材料和工艺能保证封装在聚合物纤维中的生物活性物质在较长时间内保持活性。

有研究者使用由聚己内酯和聚磷酸酯共聚而成的聚合物，并将神经生长因子（nerve growth factor，NGF）与 BSA 混合后加入到聚合物溶液中，然后通过乳液电纺法制备出含有 NGF-BSA 的纤维。通过酶联免疫吸附试验测定了 NGF 从纤维中释放的动力学，发现 NGF 在 3 个月内持续释放，且释放速率相对稳定。通过 PC12 神经元分化实验，评估了释放出来的 NGF 的生物活性，发现 NGF 在 3 个月内至少部分保持了活性，能够刺激 PC12 细胞向神经元方向分化。

第三节　中空结构

具有中空结构（hollow）的静电纺丝纳米纤维是指在纳米纤维的内部形成空腔或孔洞的一种特殊形貌，具有质轻、内部空间大、比表面积高等优点。与其他制造方法获得的中空结构材料相比，静电纺丝中空纳米纤维的尺寸，特别是直径，可以通过简单地改变静电纺丝参数（如聚合物浓度）轻松地实现从 10nm 到几微米的量级调整，如改变施加的电场和进料溶液的流速，以获得具有所需取向和直径的均匀、长、连续的纳米纤维。

一、制 作 工 艺

（一）同轴电纺

同轴电纺是获得中空纳米纤维的一种流行途径，其中同轴喷丝板取代了单个喷丝板，允许将两种溶液以同轴结构送入并纺成纳米纤维，然后进行适当的后处理，如煅烧或核心溶剂萃取，可以得到中空的纳米纤维。迄今为止，通过电纺技术已制备出多种具有聚合物基体的中空纳米纤维，如聚醚砜、聚偏二氟乙烯、聚丙烯、聚四氟乙烯、聚醚酰亚胺。有研究者将 PVP 溶液和矿物油分别作为壳和核材料，用两个注射泵将它们输送到同轴喷嘴中。在喷嘴上施加 34kV 的电压，并在喷嘴外加入空气吹流，使得两种溶液在电场和空气的作用下形成纺丝射流，并被拉伸成纤维。接着，在距离喷嘴 50cm 处的旋转鼓上收集了纤维，并将其浸泡在己烷中 24 小时，以去除矿物油。最后纤维经过干燥以后，得到了具有中空结构的 PVP 纤维。通过简单的萃取来除去核材料即可制备中空纤维，并且得到的中空纤维具有特殊功能或性能，如药物释放、催化、过滤等。可以利用空气吹流来增加纺丝的流量和拉伸力，以提高纤维的生产效率和质量；通过调节核和壳材料的流量比例，以控制纤维的内外径和壁厚，以满足不同的需求。

通过同轴电纺，可以在中空纤维的内外表面分别装饰荧光染料、磁性纳米颗粒、金纳米颗粒等功能材料，从而提高了中空纤维在纳米流体学、催化、传感等方面的应用潜力。

有研究者利用四丙基氢氧化铵（tetrapropylammonium hydroxide，TPAOH）作为模板合成了 ZSM-5 纳米晶，然后将其悬浮在 PVP/ 乙醇溶液中作为外液，将石蜡油作为内液，通过同轴电纺装置将两种液体喷出并收集在铝箔上，形成 ZSM-5/PVP 复合纤维。经过 550℃ 的焙烧去除有机物后，得到了具有均匀中空结构的 ZSM-5 沸石纤维。与传统的 ZSM-5 沸石、ZSM-5 纳米晶和 ZSM-5 实心纤维进行了对比，发现 ZSM-5 中空纤维具有三级孔隙结构，即沸石纳米晶内部的微孔、纳米晶堆积形成的介孔和中空纤维本身的宏孔，这些孔隙之间有良好的连通性，有利于质量传输和催化活性中心的利用。制备的 ZSM-5 中空纤维表现出较高的丙烯产率和优异的抗结焦稳定性。该研究为研究一系列重要催化反应提供了壁厚均匀、孔隙率可调的催化剂模型。

有研究者通过引入一个额外的中间液体作为隔层，有效地减少内外液体之间的相互作用，从而使更多的液体，甚至是相互可混溶的液体，能够形成稳定的复合射流，并生成具有清晰界面的"三明治"结构的超细纤维。通过选择性地去除中间层，可以得到一个在护套和核心材料之间有一个空腔的纳米线 - 微管结构。这种方法不仅扩大了传统同轴静电纺丝法的适用范围，也提供了一种制备特殊中空结构的强大方法，这种结构可能在光学、微电子等功能领域有潜在的应用。

（二）乳液电纺

乳液电纺是一种利用单一喷嘴电纺丝设备，将两种不相容的聚合物溶液混合成乳液后进行电纺丝的方法。单喷嘴共静电纺丝技术利用两种不同的聚合物溶液来诱导相分离。使用这种单喷嘴纺丝头方法制备中空纳米纤维克服了同轴电纺的某些限制，并已被证明可用于多种不同成分的中空纳米纤维。

有研究者使用了聚甲基丙烯酸甲酯（PMMA）和 PAN 在二甲基甲酰胺（N, N-dimethy-lformamide，DMF）中的混合溶液，通过一个不锈钢针对准一个接地的旋转收集轮，实现了单喷嘴共电纺。他们提出混合溶液是亚稳态的，会分解成乳液，以 100 ～ 200μm 直径的液滴形式漂浮在 PAN/DMF 溶液中。在电纺过程中，PMMA/DMF 溶液滴会被困在 PAN/DMF 溶液射出的泰勒锥的底部，形成复合泰勒锥和复合射流，最终形成具有核壳结构的纤维，所得纤维在氮气中加热至 750℃，使 PMMA 内核蒸发或分解，而 PAN 外壳则碳化成坚硬的管壁，从而形成中空纳米纤维，甚至可以制备多通道、直径约为 200nm 的中空碳微管。研究还发现，调整 PMMA 分子量对最终结构具有深远的影响。

在另一个例子中，研究者用适当的共溶剂制备 PVP/ 锡（stannum，Sn）溶液体系以生产具有核壳结构的 PVP/Sn 前体纳米纤维。接着将收集的纤维状膜在 600℃下煅烧 3 小时，以 0.5℃/min 的升温速率，将核壳结构的 PVP/Sn 前体复合纳米纤维转化为多孔中空 SnO_2 纳米纤维。这是由于表面扩散和煅烧过程中的柯肯德尔效应核表明扩散现象，在 Sn 前体和 SnO_2 之间建立了浓度梯度。由此产生的 SnO_2 纳米纤维具有中空结构，归因于溶剂蒸发速率的差异，其中内部溶剂的蒸发速度快于通过表面的扩散速度，导致纤维内部压力积聚并形成空隙。

总而言之，通过乳液电纺得到中空纳米纤维有如下优势：①该技术不需要使用复杂的复合喷嘴，只需要使用普通的单喷嘴，降低了设备的成本和难度；②该技术不需要使用不同的溶剂或液体来填充内核，只需要使用同一种溶剂（DMF）中的不同聚合物溶液，简化了制备过程和后处理步骤；③该技术可以通过调节聚合物溶液的参数来控制核壳纤维的直径和壁厚，实现对中空纳米结构的精确设计和定制。

二、应　　用

（一）电池

中空纳米纤维由于其特有的结构，常被用于能量储存，如用于电池。钠离子电池（sodium-ion battery/Na-ion battery，NIB）可作为锂离子电池的替代品显示出巨大的潜力。有研究者通过电纺工艺制备了化学成分为 $Na_{0.7}Fe_{0.7}Mn_{0.3}O_2$ 的介孔纳米管，并评估了它们的钠存储性能。这些纳米管由直径约 200nm 的超薄碳纳米管组成，表面装饰着直径通常约为 10nm 的 $Na_{0.7}Fe_{0.7}Mn_{0.3}O_2$ 纳米颗粒。研究证明，在电流密度从 100mA/g、200mA/g、300mA/g 和 500mA/g 进行测量时，电压平台稳定，对应于一对不同的峰，阳极峰在 3.9V，阴极峰在 3.6V。这些中空纳米结构纤维在循环性能测试中表现出良好的性能，在 100mA/g 的电流密度下，1000 次循环后仍保持初始容量的 90%。即使当施加 500mA/g 的较高电流密度时，这些纳米纤维在 5000 次循环后仍显示出 70% 的容量保持率。将介孔 $Na_{0.7}Fe_{0.7}Mn_{0.3}O_2$ 纳米管的性能与纳米管的性能进行了比较，发现其容量和循环性能都有了很大的提高。这归因于超薄连续碳纳米管的大表面积、高导电性和独特的介孔，它还能有效地适应钠插入 / 丢弃循环中产生的应力。

也有其他研究者设计并制备了一种中空碳纳米纤维填充二氧化锰纳米片，作为硫的载体。使用静电纺丝获得了"馅饼状"的纸电极，这种电极是独立的，由许多类似莲藕的多通道碳纳米纤维组成。采用水热法制备二氧化锰纳米线作为硬模板，然后在其表面涂覆二氧化硅和树脂，经过碳化、碱处理和熔融扩散法，得到含二氧化锰和硫的复合材料。采用恒流充放电测试、交流阻抗谱等电化学测试手段，评估了复合物作为锂硫电池正极材料的比容量、循环稳定性、倍率性能和内阻等性能指标。中空纳米纤维有以下优点：①中空结构可以提供足够的空间来容纳高含量的硫，并且可以缓冲硫在充放电过程中的体积变化；②纳米纤维可以形成三维连续的导电网络，从而降低电子和离子传输的阻力，提高电池的倍率性能；③碳壳可以起到物理隔离的作用，防止多硫化物从内部溶出到电解液中，造成容量衰减和穿梭效应。

（二）细胞及生物活性分子的递送

有研究者尝试利用同轴电纺技术将酶包裹在微管结构中，电纺制造的微管对于封装酶是有效的。将酶溶解在水中，然后与 PEO 混合，作为核液溶液。将 PCL 溶解在 CHL 和 DMF 的混合溶剂中，作为壳液溶液。通过比较两种酶——碱性磷酸酶（alkaline phosphatase，AP）和 β- 半乳糖苷酶（β-galactosidase，β-GAL）——在不同类型的微管中的相对活性，发现壳中诱导的孔隙对分子进出微管的运动有显著影响。分子量大约 80kDa 的 AP 通过孔缓慢扩散到周围介质中。然而，分子量大约 520kDa 的 β-GAL 保留在纤维中，没有任何浸出。此项研究表明，微管在酶的递送方面有其独有优势；微管可以通过调节壳层的孔隙度和厚度，实现不同类型的酶递送，如酶微反应器或酶释放装置；可以通过选择不同的酶和聚合物，实现多种功能的酶递送，如生物传感器或生物催化剂。

有研究者将含有细菌细胞的水溶性聚合物溶液作为内核，将含有不溶于水的聚合物溶液作为外壳，通过两个同轴毛细管喷嘴生成中空聚合物微管。扫描电镜观察发现电纺微管呈部分塌陷的管状结构，细胞沿着微管轴线不均匀地分布。封装细胞保持了一定的酶活性，并且能够对诱导条件做出反应。电纺微管一方面可以保护细菌细胞免受机械或化学的损伤，增加细胞的稳定性和寿命；另一方面可以提供空间让细胞分裂和积累，增加细胞的数量和活性，并且可以通过调节壳层的渗透性，控制小分子的进出，以适应不同的环境条件。

三、多通道结构

多通道结构是指沿轴向有多个中空通道，这也是自然界中常见的结构。例如，莲藕、辣椒、秋葵等都是多通道的，导管和隔膜组成了植物的多通道。许多动物在长期进化中也采用了精致的多通道（或多室）管状结构。例如，许多鸟类的羽毛具有多通道的内部结构。为了在极其恶劣的极地环境中生存，一些极地恒温物种（如北极熊）的毛皮表现出优异的隔热性能，这也得益于它们的毛发具有多腔结构。多通道纳米纤维具有较大的比表面积、独立的通道、轻质、多组分 / 多功能集成，以及多通道之间的内壁带来的更好的结构稳定性等优点，在催化和能源应用中表现出巨大的潜力。2007 年报道过一种简单而强大的多流体静电纺丝技术，用于制造分层多通道中空纤维。他们设计了一个由多个金属毛细管组成的喷嘴，分别输送不同的液体，通过高电压将外层液体（钛酸四异丙酯溶液）和内层液体（石蜡油）拉伸成细丝，并在收集电极上形成纤维膜。经煅烧后，得到了 TiO_2 分级多通道中空纤维，通过调整参数，可以得到具有 2 ~ 5 个通道的 TiO_2 微管。由于 TiO_2 可以作为光催化的有效催化剂，进一步研究了多通道纤维的结构对光催化降解性能的影响。这种多通道结构提供了在通道内捕获更多气体分子和入射光多次反射的协同作用，除了表面积增加的贡献之外，还有效增强了光催化活性。

受鸟类羽毛的启发，研究者将多个喷丝头嵌入一根针中，制备出具有多通道结构的纳米纤维。具体而言，将 3 个相等的喷丝头在针的 3 个顶点处嵌入针中。将不混溶的外部和内部流体分别注入各自的管中，然后将混合射流分裂成纳米纤维。通过煅烧和去除有机成分进一步制造多通道结构。类似地，通过使用温度控制下的多流体复合喷射静电纺丝技术，可以制备具有多通道结构及逐步储存和释放热能的多组分纳米纤维。也有研究者设计和合成了一种自由立式的莲藕状碳纤维网络，表面和内壁均装饰有二硫化钴纳米颗粒，作为二硫化硒的载体，提高了锂储存性能。

多通道纳米纤维是一种结构稳定、用途广泛的材料，在实际应用中很有前景。可控通道束结构的问题是难以制作多流体针和选择稳定的静电纺丝系统。如果克服这些障碍，多通道纳米纤维将成为催化和储能领域真正的多功能催化剂。

第四节 多孔结构

多孔材料（porous）因其比表面积大、质量可达性高、孔容大、活性位点丰富、易于功能化、化学性质可变、重量轻、节省材料等显著性能而受到人们的广泛关注，在催化、化学分离、组织工程和生物医学等许多领域具有巨大的潜力。

通过电纺形成的纳米纤维膜，其中交织的纳米纤维形成网状多孔结构，根据孔径的大小可以分为微孔、介孔、大孔，以及不同孔径组合形成的分级多孔，不同孔径的纳米纤维的制备方法、物理性质和应用有所不同。例如，微孔材料巨大的比表面积可以提供相当大的吸附量，因此可以用于吸附。介孔材料的孔径比微孔材料大，可以吸附和分离微孔沸石难以处理的较大分子。此外，规则有序的孔结构、窄的孔径分布和孔径连续可调也使其成为优异的催化剂载体。大孔材料的孔径远大于分子，有利于物质传输和扩散的增强。因此，大孔材料在储能和生物医用材料方面具有一定的优势。为了以可控的方式获得所需的多孔结构，开发适当的制造方法非常重要。分级孔结构往往可以给材料带来功能扩展和性能增强。与简单多孔材料相比，分级多孔材料由于其高接触表面积、高存储能力，体积、形状选择性和良好控制的孔隙率，在催化吸附、传感器等方面显示出巨大的优势。

一、制作工艺

一般来说，由于较大的比表面积，多孔电纺纳米材料是通过后处理进行相分离和选择性去除一种成分来制造的。具有光滑表面的电纺纳米材料直接由均相聚合物溶液制备，而多孔结构通常由非均相聚合物溶液通过相分离获得。

在静电纺丝过程中，一些高挥发性溶剂如二氯甲烷（dichloromethane，DCM）、CHL和四氢呋喃（tetrahydrofuran，THF）或在后处理中易于去除的溶剂如聚合物如 PEO 和 PVP，通常用于形成多孔纳米纤维。具有高挥发性的溶剂可以在很短的静电纺丝时间内挥发并形成多孔结构。通过后处理选择性去除溶剂也会在表面和内部留下孔隙。结果表明，静电纺多孔纳米纤维的成孔机制主要包括挥发、蒸气诱导相分离（vapor induced phase separation，VIPS）、非溶剂诱导相分离（nonsolvent induced phase separation，NIPS）、热致变相分离（thermally induced phase separation，TIPS）和选择性去除。

静电纺多孔纳米纤维的制备方法根据不同的成孔机制主要分为模板法和相分离法。

（一）模板法

制造多孔纳米纤维的典型技术是模板法。该过程有两个步骤：①将牺牲模板添加到纺丝溶液中以形成均匀溶液；②然后通过后处理（如溶剂萃取或热处理）去除模板以获得多孔纳米纤维。该方法在高分子材料的选择上具有广泛的适应性，可以在亲水性和疏水性聚合物中构建多功能多孔结构。牺牲模板也可以有不同选择，主要可以分为聚合物、金属、无机盐等。

例如，可以将亲水性聚合物（如 PVP、PEO 和 PEG）添加到 PAN、PVDF 和 PCL 纳米纤维中作为牺牲模板，并可以通过浸入去离子水中进一步去除。干燥后，可形成多孔纳米纤维。有研究者通过将 PAN 和 PVP 按照 1∶2.5 的质量比混合，然后用 DMF 溶解，制备出 20wt% 的均匀的聚合物混合溶液，再通过湿法静电纺丝技术，从混合溶液中制备了高孔隙度的 PAN 纳米纤维膜，然后使用 85℃ 的热水浴作为提取剂，将溶液中的 PVP 溶解出来，形成多孔结构。高比表面积的 PAN 纳米纤维膜对铅离子具有极高的吸附能力（最大吸附容量达到 1520.0mg/g），并且可以在 6 次循环使用后保持 90% 以上的吸附效率，并且可以通过简单的盐酸溶液再生，而不会显著影响其吸附效率。除 PAN 外，PEG、PEO 等均可作为可溶于水的孔隙形成剂，可以在热水浴中快速和有效地去除，从而在 PAN 纳米纤维中形成均匀分布的微孔和微突起，增加了其比表面积和孔隙率。

除了水之外，盐酸等溶液也可用作溶解液，制备多孔样纳米结构。将 PAN 粉末和表面经过硬脂酸改性的碳酸钙（$CaCO_3$）纳米颗粒分别溶解或分散在 DMF 中，得到不同浓度和混合比的 $PAN/CaCO_3$ 溶液，混合溶液经过电纺后，将电纺得到的 $PAN/CaCO_3$ 复合纳米纤维网浸泡在含有不同浓度的盐酸和 DMF 的提取液中，利用盐酸溶解 $CaCO_3$ 颗粒，而 DMF 作为溶胀剂促进颗粒的迁移，从而在 PAN 纤维表面形成多孔结构。并且最终确定了最佳的浸出条件：5wt% 的酸浓度、$144cm^2$ 的网表面积、72 小时的提取时间、50℃ 的提取温度和 5wt% 的 $CaCO_3$ 含量。在这些条件下，可以得到具有最大比表面积和最佳多孔结构的 PAN 纳米纤维。通过上述研究不难发现，盐酸浓度和浸出时间可以方便地调节，从而控制浸出过程的速度和程度，实现多孔结构的定制化设计。另外，盐酸浸出可以在较低的温度下进行，节约了能源消耗，降低了成本和环境影响。并且盐酸浸出可以在常规的实验设备和条件下进行，操作简单，可重复性高，适合大规模生产。

除了液体浸出，煅烧也是去除核成分而得到多孔纳米结构的一种方法。有研究者使用 PAN 和 PMMA 作为前体，将 PAN 和 PMMA 按照不同的比例混合在 DMF 溶剂中，制备出 12wt% 的双组分电纺液。共混电纺后将收集到的双组分纳米纤维在空气中稳定化，即在 280℃ 的温度下保持 6 小时，使 PAN 分子发生环化反应，提高其热稳定性。最后将稳定化后的纳米纤维在氮气中碳化，即以 5℃/min 的升温速率加热到 900℃，并在该温度下保持 1 小时。在碳化过程中，PMMA 作为一种牺牲成分，完全分解并产生气态产物，从而在 PAN 基体中形成孔隙结构，形成多孔或中空结构。

有研究者提出一种新的 "电纺 - 相分离 - 浸出" 法来制造纳米多孔超高比表面积超细纤维。该方法首先利用高压电场将 PAN 和 PVP 共混溶液电纺成超细纤维，PAN 和 PVP 的不相容性导致 PVP 在共混纤维中形成微相区域；然后，将共混纤维在水中浸出 PVP 微相，得到多孔的 PAN 超细纤维；最后，利用场发射扫描电子显微镜观察，得到结论：随着 PVP 含量的增加，超细纤维的直径增大，但比表面积也显著增加。当超细纤维的直径为 2130nm 时，比表面积达到 70m^2/g 以上。横截面观察显示，多孔 PAN 超细纤维具有直径约为 30nm 的纳米孔洞结构。

（二）相分离法

相分离法是在聚合物纳米纤维的背景下制备多孔结构的另一种方法。通常使用三个类别来对基于相分离机制的多孔纳米纤维制造进行分类：VIPS、TIPS 和 NIPS。

1. 蒸汽诱导相分离（VIPS）

利用蒸汽诱导相分离的主要步骤可以概括如下：①将疏水性聚合物浸入低挥发性溶剂中以形成均匀溶液。②在喷射过程中，低挥发性溶剂缓慢蒸发，空气中的水蒸气与纤维表面相互作用，很容易扩散到纤维内部，与溶剂混合，形成聚合物的非溶剂。③聚合物和溶剂快速分离成富聚合物相和富溶剂相。④最后，富聚合物相最终固化成纳米纤维的整个骨架，而富含溶剂的区域由于溶剂挥发而在纤维内部留下孔隙。

通过选择各种挥发性溶剂，还可以改变纤维的孔隙结构。有研究者通过改变溶剂（DMF、THF 和 DMF-THF 混合物）和相对湿度的组合，系统地研究了聚合物、溶剂和水蒸气之间的分子相互作用对纤维形貌和孔隙结构的影响。他们发现水蒸气在高相对湿度下能够渗透到液态射流中，诱导 PS 沉淀形成坚固的外层和多孔的内部。此外，低挥发性的 DMF 有利于内部多孔结构的形成，因为水分子在聚合物完全干燥之前有足够的时间进入纤维，导致相分离和纤维孔的形成；而高挥发性的 THF 则抑制了内部多孔结构的形成，但能够在表面产生孔隙，这是由于高挥发性溶剂分子的存在，空气与纤维之间的界面常常是饱和的，这阻止了水分子的渗透和相分离的发生。他们认为纤维表面和内部孔隙的形成很大程度上受到溶剂挥发性的影响。选择适当比例的不同溶剂组成，通过相互竞争的作用，可以在纳米纤维的表面和内部同时产生多孔结构。这种方法可以为制备具有可控孔隙结构的电纺纳米纤维提供有用的指导。

此外，多孔纤维的形态也会受到不同溶剂选择的影响，这对于构建分层多孔结构至关重要。有研究者使用了 6 种不同的溶剂（二氯甲烷、丙酮、CHL、THF、乙酸乙酯和 DMF）溶解 PMMA，探讨溶剂对电纺纤维的一级和二级结构的影响。通过扫描电子显微镜观察电纺纤维的形貌，并通过旋转黏度计和电导仪测量了溶液的黏度和电导率。结果表明，不同的溶剂可以导致珠状、珠串状、均匀纤维或带状纤维等一级结构，以及多孔表面、皱褶表面或多孔内核等二级结构。当使用丙酮作为溶剂时，纤维呈现出珠状结构。当选择二氯甲烷、CHL 或乙酸乙酯作为溶剂时，纤维呈现带状结构。当采用 THF 作为溶剂时，纤维结构均匀，但表面塌陷严重。除了使用丙酮和 THF 之外，纤维表面形成了多孔结构。

使用难挥发性溶剂（如 CHL）时，形成椭圆形孔，而使用高挥发性溶剂（二氯甲烷和乙酸乙酯）时，形成圆形孔。综上，溶剂挥发速率、表面张力、电导率和黏度是影响电纺纤维形态的关键因素，而相分离机制是形成二级结构的主要原因。

2. 热致变相分离（TIPS）

以下步骤描述了用于制造静电纺丝多孔纳米纤维的 TIPS 方法：①将聚合物分散在难挥发性溶剂中以产生均匀溶液。②将前体溶液电纺成纤维。③由于纳米纤维与附近微环境之间的温差较大，在冷却过程中，聚合物与纤维中剩余的低挥发性溶剂之间发生相分离。④最后，纳米纤维内部形成多孔结构。有研究者提出一种简单而实用的方法，利用低温静电纺丝技术结合热致变相分离原理，制备具有表面孔洞的聚合物纤维。通过低温静电纺丝过程将 PCL/ 冰醋酸（glacial acetic acid，GAC）溶液喷射成纤维，并在冷板上收集。收集到的纤维先在 –20℃的冰箱中保存 2 小时，然后在真空冷冻干燥机中干燥 12 小时，得到多孔纤维。当聚合物喷射温度为 –3.6℃时，能加速 PCL/GAC 溶液发生 TIPS 转变，导致 GAC 结晶，并使得喷射出来的聚合物喷流能够快速固化成纤维。通过改变射流距离和冷板的温度，探讨了残留溶剂和温度对纤维形貌和孔洞形成的影响。当射流距离小于110mm 时，低温静电纺丝能够制备出多孔纤维；当射流距离大于 110mm 时，低温静电纺丝只能制备出光滑纤维。这表明，低温和足够的残留溶剂是生成多孔纤维的必要条件。也有研究者利用 TIPS 的方法成功制备了具有层状多孔结构的等规聚丙烯纤维。具体来说，以聚丙烯和聚偏氟乙烯为例，分别用邻苯二甲酸二辛酯和邻苯二甲酸二丁酯作为溶剂，通过调节溶剂组成和添加离子液来控制纤维的形貌和孔隙度。在静电纺丝过程中将聚合物射流的温度调节至300℃并将纳米纤维收集在 25℃的转鼓中，射流迅速冷却（图 11-2）。在 0.35秒内，发生快速相分离，形成多孔结构。纤维的形貌与相图有很好的对应关系，这主要取决于聚合物的结晶行为和相分离机制。此外，多孔纤维的比表面积比非多孔纤维高 100 倍以上，这将极大地提高它们作为分离介质的性能。

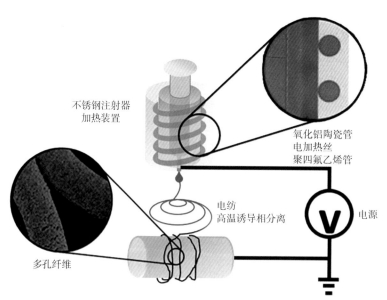

不锈钢注射器加热装置

氧化铝陶瓷管
电加热丝
聚四氟乙烯管

电纺
高温诱导相分离

电源

多孔纤维

图 11-2　高温诱导相分离示意图

3. 非溶剂诱导相分离（NIPS）

NIPS 电纺纳米多孔纤维的制备过程如下：①将聚合物分散在挥发性溶剂/低挥发性非溶剂溶液中，制备聚合物/溶剂/非溶剂三元溶液。②在静电纺丝喷射过程中，溶剂蒸发导致壳迅速凝固，而非溶剂的蒸发速率缓慢，导致其渗透和扩散到射流中。③溶液体系的组成迅速变化，发生相分离，形成非溶剂和聚合物两相非均相二元溶液。④非溶剂挥发速度较慢，保留在聚合物体系中。非溶剂完全挥发后，在其位置上留下孔隙，形成多孔结构。

最早的非溶剂诱导成孔方法是将聚乙烯醇缩丁醛溶解在不同比例的挥发性好溶剂和挥发性差溶剂的混合物中，制备了不同浓度的电纺液，并在一定的电压和距离下进行电纺实验。当优良溶剂挥发时，溶液中积累的聚合物含有不良的、不挥发的溶剂，并最终固化形成多孔膜结构。

在 NIPS 制备多孔材料的过程中，非溶剂与聚合物流体射流之间足够的相互作用时间是促进内部孔隙形成的关键因素。因此，通过设计合适的溶剂/非溶剂组合，可以精确调节溶剂和非溶剂之间的挥发性差异，以及孔的尺寸和形态。有研究者利用静电纺丝技术和 NIPS 制备了多孔 PLA 电纺纳米纤维。DCM 作为 PLA 的溶剂，具有高挥发性，而 DMF 作为非溶剂，具有低挥发性。溶剂和非溶剂挥发性的显著差异导致静电纺丝过程中 DCM 挥发较快，DMF 挥发速度较慢，从而发生相分离，在纤维内部和纤维表面产生多孔结构。如果溶剂和非溶剂的挥发速率差异不够，溶液进入两相区的速度就会减慢，难以形成孔隙。

通过在一定程度上调节溶剂/非溶剂组分比，可以改变纤维的孔隙结构。为了制造多孔节 PS 纳米纤维，研究者们通过 NIPS 方法，利用不同的二元溶剂体系，制备多孔电纺 PCL 纤维。使用 CHL、DCM、THF 和甲酸（formic acid，FA）作为 PCL 的良溶剂，以及二甲基亚砜（dimethyl sulfoxide，DMSO）作为 PCL 的劣溶剂，分别调节了溶剂混合物中良溶剂的含量，并探讨了溶剂性质对电纺 PCL 纤维的尺寸和表面形貌的影响。他们发现，当 12.5%（w/v）PCL 溶解在 CHL/DMSO（v/v：75% ~ 90%）溶液中时，可以获得直径为 1470 ~ 2270nm 的多孔、无珠纳米纤维。因为 CHL 是一种适合用于该过程的良溶剂，它具有足够高的挥发速率，不利于皮层形成。除了聚合物溶剂之外，还可以将水作为非溶剂直接引入聚合物溶液中以制备多孔纳米纤维。因此良溶剂含量对纤维形貌有显著影响，当良溶剂含量较高时，可以形成多孔纤维，当良溶剂含量较低时，可以形成带状或串珠状纤维。

总的来说，选择合适的溶剂和非溶剂系统对于 NIPS 产生的多孔结构至关重要。

二、应　　用

（一）生物医学

由于具有良好的生物相容性、柔韧性、生物可降解性和高孔隙率，静电纺多孔纳米纤维有助于药物递送，提高抗菌性能和细胞黏附性，在临床和医学领域显示出广泛的应用前景。它们通常用于药物控制释放、抗菌、伤口敷料和组织工程。

多孔纳米纤维有助于药物递送和改善药物释放，从而增强药效。有的研究者利用高湿度静电纺丝技术制备了多孔载药 PCL 纳米纤维，研究了静电纺丝工艺（湿度和电压）、不同溶剂系统，以及模型药物（氯霉素）的存在对纤维孔隙率和药物释放行为的影响。在高相对湿度（65%）THF 和 DMSO 溶剂体系中制备了大孔径多孔 PCL 纳米纤维。由于纤维之间存在大孔，无孔载药 PCL 纳米纤维具有较大的表面积。虽然它们在早期具有快速的药物释放作用，但大部分药物被包裹在纤维膜内，只有一小部分（约 20%）位于纤维表面的药物被释放。与无孔纤维相比，多孔纳米纤维由于纤维表面的孔隙，可以释放 2 倍的药物量，表现出更好的药物释放性能。因此，多孔静电纺丝纳米纤维的多孔结构可以促进药物溶解度并调节药物的释放速率。

此外，静电纺丝多孔纳米纤维在组织工程领域也引起了高度关注。有研究者通过静电纺丝技术制备了一种覆盖有卵磷脂的多孔聚（3- 羟基丁酸酯 -co-4 羟基丁酸酯）支架，将支架切割成适合的大小，并用紫外线消毒，准备用于细胞培养和动物实验。结果发现，多孔支架为间充质干细胞提供了保护骨髓的能力和足够的三维空间，以用于细胞增殖。它们与卵磷脂结合，协同促进成骨和再生。所得支架具有良好的亲水性和生物相容性，相互连通的孔隙能够向细胞输送氧气和营养物质，促进细胞附着和生长。在组织工程中产生细胞迁移和组织再生所需大孔的最佳技术之一是冷冻干燥。

（二）其他

近年来，环境污染越来越引起人们的关注。对于空气污染，捕捉和过滤空气中的有害的细颗粒物是控制空气污染的有效方法。为了有效地捕获颗粒，使气流容易通过，最佳的电纺空气过滤器应该具有高孔隙率和较小的纤维直径。电纺多孔纳米纤维具有更高的比表面积且具有孔间连通性的多孔结构，可以有效地收集微小颗粒。利用静电纺丝技术制备的环保型 PLA/ 壳聚糖多孔纳米纤维有相当的过滤空气中污染物的能力和抗菌能力。相关研究表明，电纺液的浓度对纤维的微观结构有明显的影响。当 PLA 和壳聚糖的浓度分别为 8% 和 2% 时，可以得到均匀、光滑的多孔纳米纤维。在相对湿度较高的情况下，纤维的孔径越大，孔隙率越高。当壳聚糖与 PLA 的最佳质量比为 2.5∶8，空气流量约为 14cm/s 时，多孔膜具有最佳的过滤性能。当压力降达 147.6Pa 时，过滤成功率为 98.99%。抑菌实验表明，该多孔膜对金黄色葡萄球菌和大肠杆菌也有较好的抑菌效果。空气净化实验表明，该多孔纤维膜可作为一种净化性能优异的空气过滤材料。新型的多孔碳纳米纤维因其孔结构可调、易于功能化、比表面积大，以及良好的热稳定性、化学稳定性和机械稳定性而在二氧化碳捕集方面具有巨大的优势。

同样，水污染一直是全球最大的公共卫生问题之一，也对人类健康造成重大危害。电纺多孔纳米纤维具有丰富的孔结构、可调节的孔径、可定制的通道界面、易于功能化等优点。它们在过滤、吸附、分离和光催化去除水中污染物方面显示出巨大的潜力。有研究者利用静电纺丝技术与 VIPS 相结合，制备了纳米纤维 / 纳米网状复合多孔微滤膜，用于截留包括二氧化钛颗粒和大肠杆菌在内的水媒污染物。通过对溶剂和相对湿度条件的精确控制，制得的滤膜具有 0.19μm 的亚微米孔径、93.2% 的高孔隙率、700nm 的超薄厚度和良好的连通性。在 5kPa 的压力下，膜的渗透通量可达 3907ml/2h，过滤能力可达 99.75%。这种多功能膜的成功建造可以为各种过滤应用的高质量膜的设计提供灵感。此外，电纺多孔纳米纤维被认为是一种可行的油水分离候选材料，因为它们具有高比表面积和可变的润湿性，可以增加石油的吸附性能。静电纺丝产生的多孔纳米纤维具有非常大的比表面积，可以提供相当大的吸附能力，因此可以用于吸附水中的重金属离子、染料、抗生素和其他污染物。它们的多孔结构可以扩大功能颗粒的暴露面积，提供更多的活性部位。此外，纤维中的连通气孔还可以增加污染物分子的扩散速度，从而改善吸附性能。

参 考 文 献

He H，Wu M，Zhu JW，et al，2022. Engineered spindles of little molecules around electrospun nanofibers for biphasic drug release[J]. Adv Fiber Mater，4（2）：305-317.

Hong G，Li X，Shen L，et al，2015. High recovery of lead ions from aminated polyacrylonitrile nanofibrous affinity membranes with micro/nano structure[J]. J Hazard Mater，295：161-169.

Li T，Ding X，Tian L，et al，2017. The control of beads diameter of bead-on-string electrospun nanofibers and the corresponding release behaviors of embedded drugs[J]. Mater Sci Eng C Mater Biol Appl，74：471-477.

Li Z，Zhang J，Lou XW，2015. Hollow carbon nanofibers filled with MnO₂ nanosheets as efficient sulfur hosts for lithium-sulfur batteries[J]. Angew Chem Int Ed Engl，54（44）：12886-12890.

Niu C，Meng J，Wang X，et al，2015. General synthesis of complex nanotubes by gradient electrospinning and controlled pyrolysis[J].Nat Commun，6：7402.

Wang Y，Lai C，Wang X，et al，2016. Beads-on-string structured nanofibers for smart and reversible oil/water separation with outstanding antifouling property[J]. ACS Appl Mater Interfaces，8（38）：25612-25620.

Wang Z，Zhao C，Pan Z，2015. Porous bead-on-string poly（lactic acid）fibrous membranes for air filtration[J]. J Colloid Interface Sci，441：121-129.

Xue Y Y，Guo X，Zhou H F，et al，2019. Influence of beads-on-string on Na-Ion storage behavior in electrospun carbon nanofibers[J]. Carbon，154：219-229.

Zhang J，Li Z，Lou XWD，2017.A freestanding selenium disulfide cathode based on cobal disulfide-decorated multichannel carbon fibers with enhanced lithium storage performance[J].Angew Chem Int Ed Engl，56（45）：14107-14112.

第十二章 静电纺丝支架的递送系统

近年来，随着纳米技术的迅速发展，将生物活性剂掺入高分子材料中以实现药物控制释放已成为一个颇具吸引力的研究领域。将生物活性剂封装在药物递送系统中可以保护这些药物在不利环境（如胃酸和肠液）中不被降解，还有减少副作用、增强生物相容性、实现控释、灵活调控及靶向治疗等作用。静电纺丝是封装各种生物医学分子的有前途的候选者。

与制备微纳米纤维的常规方法相比，静电纺丝具有成本低、制备简单、灵活性好、材料选择范围广等优点。静电纺丝制备的微/纳米纤维具有高孔隙率、大表面积、可控的机械性能和可变的形貌等特点，这些参数可以根据具体的给药条件和不同应用的要求进行定制。此外，电纺纤维的细胞外基质（extracellular matrix，ECM）样结构使其成为组织工程的绝佳候选者。通过静电纺丝，亲水性和疏水性药物可以单独或同时掺入微/纳米纤维的内部或表面，用于特定的医疗应用。

通过选择不同的聚合物材料（即天然材料、合成材料及其共聚物），可以调节电纺纤维的机械性能和降解性以适应特定用途，如高分子材料基物理屏障在术后粘连防治中引起了广泛的关注。聚合物屏障可以通过减少损伤组织间的相互连接，有效地避免正常器官间纤维组织的形成，如通过电纺技术制备的聚（D, L-乳酸）[poly（D, L）-lactic acid，PDLLA] / 聚乳酸-羟基乙酸共聚物 [poly（lactic-co-glycolic acid），PLGA] 复合膜，引导组织再生。实验证明电纺 PDLLA/PLGA 共聚物（50/50）复合膜具有可调节的降解速率、良好的力学性能和优异的细胞屏蔽效应，是一种理想的组织再生物理屏障材料。

由于直径和成分可控、材料选择灵活、存在理想的拓扑结构、拥有高比表面积和易于加工，静电纺丝被认为是实现药物/生物活性分子控释的最合适的候选者之一。值得注意的是，药物/生物活性分子的释放动力学、负载能力和生物相容性可以通过改变静电纺丝纳米材料的拓扑结构来调节。具体而言，可以通过调节纤维的直径、孔隙率和排列来调节释放性能。通常认为直径较小的纤维具有较高的溶出速率和较大的表面积，可以使药物释放更快。与低孔隙率纤维相比，高孔隙率纤维在聚合物材料降解过程中倾向导致更快的药物释放和物质清除。

由于拓扑的可控性，一些拓扑有利于药物/生物活性分子的递送。有学者开发了掺杂介孔二氧化硅纳米颗粒的刺激响应静电纺丝纳米纤维，以研究温度和超声波对双药载体 PLGA-荧光素（fluorescein，FLU）/罗丹明 B（rhodamine B，RHB）-介孔二氧化硅纳米粒子（mesoporous silica nanoparticle，MSN）（PLGA-FLU/RHB-MSN）电纺纤维的药物释放行为的影响。FLU 和 RHB 被用作模型药物，其中 FLU 是一种快速释放的药物，RHB 是一种缓释的药物。结果发现，温度的升高可以促进 FLU 和 RHB 的释放，但对 FLU 的影响更大。这是因为温度接近 PLGA 的玻璃化转变温度时，PLGA 的链段变得更加灵活，从而有利于 FLU 从载体中扩散出来。而 RHB 则主要封装在 MSN 的孔道中，MSN 具有很好的热稳定性，所以温度对 RHB 的释放影响较小。此外，超声波的照射也可以促进 FLU 和 RHB 的释放，但对 RHB 的影响更大。这是因为超声波产生的非热效应可以使负载 RHB 的 MSN 产生剧烈的振动，从而加速 RHB 从 MSN 中扩散出来。而当负载 RHB 的 MSN 被包裹在 PLGA 纤维中时，超声波对其刺激效果减弱，所以热效应成为主要的促进因素。研究还发现，通过调节超声波的功率和脉冲周期，可以控制溶液温度的变化，从而控制 FLU 和 RHB 的释放速率。

通过调节相关参数，可以得到串珠样、核壳结构、多通道结构和多孔结构等多种不同形状的纳米纤维。而核壳纤维的结构为药物/生物活性分子的释放提供了两个屏障，实现了更可控的方式，高度多孔的静电纺丝纳米材料也能够实现高载药量。

静电纺丝用于药物/生物活性物质的递送还有许多优点。例如，依赖于施加电压的温和静电纺丝过程对治疗剂的活性几乎没有影响。此外，由于表面积大和微/纳米级尺寸，电纺纤维对周围环境敏感，通常可以有效地将药物递送到所需部位。较大的表面积、高度多孔的结构和其他几何形态使电纺微/纳米纤维在医疗应用中更加有效。同样重要的一点是，电纺纤维可以将药剂输送到确定的部位，同时避免全身副作用。

第一节　递送药物的静电纺丝支架

与其他药物递送系统相比，电纺纳米纤维载体因其相对易用性和适应性而更具前景。此外，纳米纤维负载的药物具有独有的特点，如高表面积与体积比、简单的制造工艺等，在多种生物医学应用中引起了广泛的兴趣，近年来被用作药物储存器、伤口敷料，也用于组织重塑和预防厌氧菌定植等。

有学者应用顺序静电纺丝技术，即先电纺姜黄素负载明胶纳米纤维作为内层，再电纺乙基纤维素纳米纤维作为外层，形成多层膜结构。多层纳米纤维膜能够有效地包封姜黄素等药物，并在 96 小时内持续释放，释放机制符合非菲克扩散模型，即扩散和聚合物侵蚀同时进行。与此同时，姜黄素在多层纤维结构内保持了良好的抗氧化活性。与单层膜相比，多层膜结构有更高的热分解稳定性、更高的包封效率和更好的抗氧化能力。

基于三轴电纺技术制备的纳米纤维在药物传递领域也占有一席之地。三轴电纺使用了一个三层同心喷嘴，可以同时喷出三种不同的液体。三轴静电纺丝制备了可溶性和不溶性聚合物的双层纤维，以及使用不同浓度的相同药物的三层纤维，形成具有核壳结构的纤维。三轴电纺可以解决药物递送过程中的几大问题。①增强难溶性药物的溶解度：三轴电纺技术将难溶性药物如阿昔洛韦、双氯芬酸钠等与磷脂或脂质混合，形成内核液体，然后用可电纺的聚合物如乙基纤维素包裹，形成外壳纤维，从而制备出具有增强溶解度和渗透性的药物传递系统。这种方法可以克服单一药物在水中溶解度低的问题，也可以利用外壳聚合物的 pH 敏感性来实现肠道特异性的药物释放。②调节药物释放动力学：三轴电纺技术将同一种药物以不同的浓度或形态分别包裹在内核和外壳液体中，然后用可电纺的聚合物如乙基纤维素作为中间层，从而制备出具有双重药物释放动力学的药物传递系统。这种方法可以克服单一药物在单层或双层电纺纤维中释放速率随时间或浓度变化而变化的问题，也可以实现先快速释放外壳中的药物以达到短期效果，再缓慢释放内核中的药物以达到长期效果。③实现双重药物传递：三轴电纺技术将不同种类或不同作用机制的药物分别包裹在内核和外壳液体中，然后用可电纺的聚合物如明胶或聚乙烯醇（polyvinyl alcohol，PVA）作为中间层，从而制备出具有协同治疗效果的双重药物传递系统。这种方法可以克服单一药物在治疗复杂疾病时效果不佳或副作用大的问题，也可以实现同时释放两种药物，以增强治疗效果或减少剂量。

一、制备工艺

一般来说，制备载药电纺纳米材料主要有两种方法。一种方法是在静电纺丝后将生物活性分子固定到静电纺丝纤维的表面。另一种方法是通过共混、同轴或乳液静电纺丝将生物活性分子封装在纤维内。

第一种方法利用范德瓦耳斯力、疏水性或静电吸附相互作用，通过表面吸附或化学连接剂共价键合将搭载药物固定在纤维表面。但是由于治疗剂直接暴露于周围环境，固定通常会导致更快的释放速率。此外，表面固定可能会将蛋白质或核酸等敏感生物分子直接暴露于蛋白酶或核酸酶，以及非生理温度和 pH 下潜在有害的微环境，这种暴露可以降低治疗药物的生物活性。

将治疗剂封装在电纺纤维内可以保护敏感的生物分子免受酶促作用、体外和体内的降解及恶劣微环境的影响。因此，可以采用封装在聚合物基质扩散和材料降解的整个过程中保留裸露治疗剂的生物活性。混合电纺是首先将药物直接与聚合物溶液混合，然后将含有药物的聚合物溶液直接制成电纺。与物理吸附不同，共混静电纺丝能够将药物负载到纤维内部，从而提供更持久的药物释放曲线。

当治疗剂通过乳液或同轴静电纺丝封装时，生物活性通常可以更好地保留。乳液静电纺丝是通过将两种不混溶的液体混合并用乳化剂稳定来进行的。当溶液从喷丝头喷出并向收集器喷射时，纤维外部区域的溶剂开始蒸发，从而增加了纤维表面的黏度。黏度梯度将表面活性剂和含有治疗剂的芯材料推向中心，形成核壳纤维。

然而，共混静电纺丝存在两个明显的问题。①混合静电纺丝维持负载生物分子（尤其是蛋白质和核酸）的生物活性的能力较低。这是因为有机溶液环境，以及搅拌或超声处理的机械损伤可能导致生物分子的构象变化并损害其初始功能。②由于药剂位于近表面位置，共混静电纺丝的初始爆发释放曲线非常明显。无论用于微/纳米纤维制造的聚合物材料如何，爆发释放现象总是发生在早期。因此，混合静电纺丝可能不适合用于治疗某些需要长期治疗期间持续释放药物的疾病。

聚合物溶液和生物分子溶液可以在同轴且单独的毛细管中同时同轴静电纺丝。药物溶液和聚合物溶液分别作为同轴静电纺丝喷丝头的内层和外层。在该技术中，生物大分子溶液形成内部射流，然后共静电纺丝聚合物溶液形成外部射流。与常用的静电纺丝方法相比，用这种改进的装置制造的纤维源自两种不同的溶液，它减少了有机聚合物溶液和水基生物分子之间的相互作用，从而很好地保持了不稳定生物分子的生物活性。通过这种方式，这些生物分子的生物活性得到了很好的保留，可用于治疗。

二、应 用

递送药物可分为多种类别，如抗生素、抗病毒药物、非甾体抗炎药和抗癌药物。这些药物可以很容易地被电纺成微米／纳米纤维，并应用于多种疾病的治疗，如用于伤口愈合、癌症治疗、防止粘连等（图 12-1）。

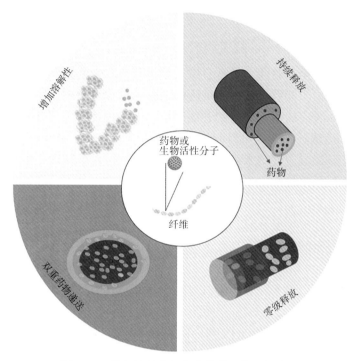

图 12-1 静电纺丝支架在药物递送方面的应用

（一）伤口愈合

伤口愈合过程包含四个不同但重叠的阶段，即止血、炎症反应、增殖和重塑。伤口修复过程需要适当的氧气交换和水分平衡。预防炎症和感染对于组织再生也至关重要。静电纺纤维封装有多种具有不同生物活性的药物，不仅可以作为理想的伤口敷料，还可以起到抗炎症和感染的作用。这些药物主要包括抗生素、抗炎剂、抗氧化剂和草药提取物。

在创面修复方面，有学者采用电纺技术制备了 PVA- 海藻酸钠复合纳米纤维，并将抗生素（如头孢等）通过主动加载的方式掺入其中。在雄兔背部制造皮肤全层厚度伤口模型，将纳米纤维贴片覆盖在伤口，发现药物载体的纳米纤维贴片能够显著促进创伤愈合，缩短愈合时间，提高创面水平的羟脯氨酸含量，说明其能够促进胶原蛋白的合成和创面组织的重建。在此项研究中，电纺纳米材料除了作为药物载体外，还形成类似皮肤的非织造网状结构覆盖在创面上，具有良好的吸收性、透气性和柔韧性，能够保持创面湿润，防止细菌感染，减少换药次数。

在骨骼肌创伤的修复方面，有研究人员将 1g 聚（L- 乳酸）（PLLA）和 40mg 布洛芬完全溶解在含有 4g 二氯甲烷和 2g N, N- 二甲基甲酰胺的混合溶剂中，使用电纺技术制备了含有 IBU 的 PLLA 支架。研究发现含药物的纤维组织在创伤愈合过程中表现出较轻的炎症反应、较快的组织再生，较高水平的血管生成因子、转化生长因子和碱性成纤维细胞生长因子（basic fibroblast growth factor，bFGF）。电纺可以制备出类似 ECM 的纳米纤维，具有高比表面积、高孔隙度和良好的生物相容性，有利于细胞的黏附、增殖和分化。电纺制备的载药支架可以实现药物的均匀分散和缓释，避免药物的过量或不足，提高药物的利用率和疗效。

（二）癌症治疗

传统的癌症化疗是全身给药，通常会给其他正常器官带来副作用。靶向和刺激响应性抗肿瘤药物递送系统由于能够增加肿瘤细胞的消除和减少全身副作用而受到越来越多的关注。药物可以通过两种方法精确递送到肿瘤部位。第一种是使用具有靶向配体的纳米颗粒通过特异性识别来运输药物，也可以利用肿瘤微环境的特征，如低 pH、高氧化还原势或过表达的酶，设计刺激响应性纳米载体，使其在肿瘤部位发生物理化学结构变化，释放药物。第二种是将载药系统植入或将药物局部递送到肿瘤中，利用近红外光、磁场或超声等外部刺激，触发纳米载体的光热效应、磁热效应或声化学效应，诱导局部温度升高或气泡形成，导致纳米载体的破裂或开放，释放药物。

电纺纤维具有充足的表面积和高孔隙率，可以成为多种药物和生物活性剂的储存库，它们的高表面体积比、可调节的降解行为和可变的机械性能是药物递送系统吸引人的特性。与药物结合的电纺膜可以植入肿瘤部位，以控制有效负载的释放，如多柔比星（doxorubicin，DOX）、紫杉醇（paclitaxel，PTX）、顺铂、氟尿嘧啶和其他常用化疗药物。

研究人员通过同轴电纺法将 DOX 封装在 PVA/ 壳聚糖（chitosan，CS）纳米纤维的核心中，其中 PVA 形成芯层，CS 形成壳层。然后通过戊二醛气相交联的方法，使外层 CS 形成交联网络。在该系统中，可以通过调节 CS 的流量来控制 DOX 的释放速率，释放出的 DOX 可以被输送到卵巢癌细胞的细胞核中，有效抑制细胞的附着和增殖。此外，通过评估纳米纤维对卵巢癌细胞的生物相容性和毒性，发现未交联和交联后的纳米纤维都没有明显的毒性，而自由 DOX 则有较高的毒性。

有研究者用乳化 - 溶剂蒸发法制备了含有 PTX 的钙 - 海藻酸微粒，然后用电纺法将其包裹在含有替莫唑胺（temozolomide，TMZ）的聚丙烯碳酸酯纤维中，形成一种串珠状的纤维结构。实验发现 TMZ + PTX 纤维能够将 PTX 的释放时间延长到 280 小时，同时降低初始释放量。并且 TMZ + PTX 纤维对胶质瘤 C6 细胞具有明显的协同抑制作用，与单一药物系统相比，TMZ + PTX 纤维具有更强的细胞毒性，且当两种药物的重量比为 1：1 时，协同效果最佳。通过电纺技术可共同输送两种不同化疗药物，从而增强了药物的协同效果和抗肿瘤活性；将两种药物直接放到切除术后的腔隙，避免了全身给药的不良反应和血脑屏障的限制。并且电纺技术能够提高 PTX 在纤维中的包封效率，实现了药物低载荷率，减少了初始药物爆发和神经毒性的风险。

茶多酚、姜黄素、芦荟和印楝素等天然提取物也已被封装在电纺纤维中用于癌症治疗。有研究者开发了负载上述天然提取物的聚己内酯（PCL）微纤维以获得不同种类的复合膜。结果表明，芦荟 / 姜黄素复合负载的 PCL 纳米纤维对 A459 和 MCF7 细胞系具有最强的抑制作用，分别达到了 18% 和 35% 的存活率，优于顺铂负载的 PCL 纳米纤维，表明该体系具有良好的抗癌效果。总的来说，纳米纤维药物递送系统是一种有前景的生物相容性支架，可以持续释放药物。多项研究的体外抗癌活性的结果表明，这种纳米制剂可以有效地用于治疗癌症，适当的天然成分组合可以协同增强各组分的抗癌活性。相应的也需要进行毒性和体内效果的研究，以进一步确定这种药物释放纳米纤维植入物的应用性。

（三）防止粘连

术后粘连是一个严重的临床问题，其特征是过量纤维组织的沉积，这些纤维组织可以连接受伤的组织和附近的正常器官。血管活性肽等细胞因子往往在手术后释放，这增加了血管通透性并导致大量纤维组织的渗出。术后粘连可诱发急性或长期并发症，这些并发症主要包括肠梗阻、腹部或盆腔疼痛、不孕和器官功能障碍。因此，寻找适当的方法来预防术后粘连至关重要。

有学者通过静电纺丝将塞来昔布掺入聚乳酸 - 聚乙二醇 ［poly（L-lactic acid）-polyethylene glycol，PELA］ 二嵌段共聚物纤维膜。研究结果表明塞来昔布负载的 PELA 纤维膜通过下调粘连组织中 ERK1/2 和 SMAD2/3 的磷酸化水平，抑制了 I 型胶原蛋白和 III 型胶原蛋白的表达，阻断了肌腱粘连形成的信号转导途径。塞来昔布负载的 PELA 纤维膜能够有效地减少肌腱周围的炎症反应和纤维组织的形成，降低肌腱粘连的严重程度并缩小其范围，提高肌腱的屈曲功能，但是也相对降低了肌腱的抗张强度和愈合质量。

腹部术后粘连一直是外科医生面临的挑战。若以静电纺丝技术使 PLGA 纳米纤维负载表没食子儿茶素 -3-O- 没食子酸酯（绿茶中最具生物活性的多酚化合物），可见该种纳米纤维膜抗大鼠腹膜粘连的功效明显优于未处理的对照组和纯 PLGA 等效物，与商业组织粘连屏障的抗粘连功效相当。

（四）其他

为了提高治疗效果，研究人员还将多种协同药物引入静电纺丝纳米材料。例如，有研究者开发了一种用 PLGA 纳米纤维膜作为载体，将夫西地酸（或其钠盐）和利福平共同释放到手术部位的方法来预防术后感染。通过体外试验评估了药物载体对金黄色葡萄球菌、表皮葡萄球菌和耐甲氧西林金黄色葡萄球菌等常见致病菌的抗菌活性，发现只有同时含有呋喃酸/呋喃酸钠和利福平的载体才能有效杀灭细菌。体内试验也验证了药物载体能够阻止耐甲氧西林金黄色葡萄球菌在钛金属植入物表面的附着，并减轻了周围组织的炎症反应。

第二节　递送蛋白的静电纺丝支架

酶封装系统利用了酶催化反应，其在生物医学应用中的潜力巨大，如利用信号转导、活性包装及高灵敏度等特点应用于生物过程监测。通过提高表面积体积比、降低扩散限制、改善存储稳定性，有望克服传统固定化方法的局限性，提高酶的储存效率并减少扩散限制。将酶和酪蛋白等天然蛋白质静电纺丝成纤维膜也得到了广泛的研究，其中天然蛋白质在添加另一种聚合物后可成为静电纺丝微 / 纳米纤维。与相同溶液的流延膜相比，封装在电纺纤维内的脂肪酶对水解橄榄油表现出更高的催化活性。

一、制 备 方 法

制备策略与制备载药静电纺丝纳米材料类似，包括直接电纺、同轴电纺、乳液和悬浮液电纺（图 12-2）。有学者用阴离子表面活性剂将酶溶解在甲苯中，然后与含有聚苯乙烯（polystyrene，PS）和聚（苯乙烯 - 马来酸酐）的甲苯溶液混合，再通过直接电纺将混合溶液制成纳米纤维。结果表明用戊二醛处理纳米纤维可以显著提高酶的稳定性和活性，因为戊二醛可以与酶的氨基基团发生交联，形成难以从纤维中溶出的酶聚集体。此外，纳米纤维比块状薄膜具有更高的酶活性，因为纳米纤维提高了底物分子到酶活性位点的传质速率。

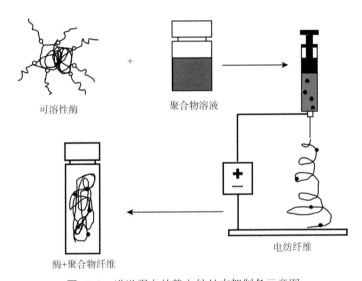

可溶性酶 　　 聚合物溶液

酶+聚合物纤维 　　 电纺纤维

图 12-2　递送蛋白的静电纺丝支架制备示意图

还有学者提出了一种反相微乳液电纺技术，将水相中含有不同酶（脂肪酶或 α 胰蛋白酶）和荧光染料（RhB 6G）的微滴分散在有机相中，然后与 PCL 或 PCL/ 聚酯酰胺的混合物混合，形成电纺液。将电纺液通过双毛细管喷嘴电纺成纳米纤维，并收集在铝箔上。通过反相微乳液电纺技术可以将水相中的酶和荧光染料分散在有机相中，从而避免了酶在有机溶剂中失活或变性的问题，也可以在纳米纤维中形成多个水相的纳米储液器，从而保护酶的稳定性和活性，并提高酶的负载量和利用率。此外，研究发现负载酶的剩余活性和释放速率主要取决于酶的位置和类型。在纤维完全降解之前，负载荧光团几乎完全释放，这表明具有持续机械完整性的纳米纤维适合作为自触发酶释放系统。

二、应 用

在过去的几年里，生物分子和静电纺丝支架的组合方式呈指数级增长。由于蛋白质在人体内的生物学和生理作用，基于蛋白质的疗法引起了研究者越来越多的兴趣。蛋白质在艾滋病、癌症、组织工程和自身免疫性疾病等诸多疾病的治疗方面功效显著。然而，蛋白质是敏感的生物分子，如果输送不当，很容易变性。因此，有必要保护蛋白质并将其有效地递送至特定位点。微/纳米纤维可有效递送蛋白质，因为微/纳米纤维的纤维结构与天然 ECM 非常相似。支架可以通过充当物理支撑来控制药物的释放曲线，并且还可以增加生物信号的表达以调节组织工程。

（一）伤口愈合

生长因子是一种由多种细胞类型分泌的内源性蛋白质，能够作用于细胞表面受体，在细胞迁移、分化和增殖等细胞活动中发挥重要作用。在伤口愈合过程中，中性粒细胞释放大量基质金属蛋白酶，形成蛋白水解微环境，降解生长因子。特定生长因子表达的减少会降低成纤维细胞的增殖和迁移能力，这对伤口愈合很重要。因此，生长因子的局部施用是治疗伤口非常有效的方法。将这些生长因子封装在药物递送系统中可以很好地保护其免受蛋白酶的侵害，从而促进伤口愈合。通过静电纺丝工艺制造的纳米纤维膜因与 3D ECM 的相似性而成为伤口愈合的一种有前景的替代品。人表皮生长因子（epidermal growth factor，EGF）等多种商业化蛋白质已被封装在电纺纤维中用于伤口修复。

有研究人员将含有氨基端的 PCL-PEG 嵌段共聚物与 PCL 混合，电纺成纳米纤维。然后通过 1-（3-二甲氨基丙基）-3-乙基碳二亚胺和 1-羟基苯并三唑活化 EGF 的羧基，将其与纳米纤维表面的氨基连接。体内试验证明，EGF 连接的纳米纤维能够持续刺激修复组织中的 EGF 受体，增强其信号转导功能；体外试验证明 EGF 连接的纳米纤维能够显著加快糖尿病溃疡的愈合速度，尤其是在创伤初期。总而言之，与其他处理方法相比，EGF-纳米纤维能够显著增加伤口愈合速度，促进角质形成细胞的增殖和分化，并增强 EGF 受体的表达。这些优势可能是由于 EGF 在纳米纤维上的化学结合，使其能够持续刺激伤口周围的细胞，而不受蛋白酶的降解或反馈抑制的影响。

研究人员不仅专注于将生长因子封装在电纺纤维中，还研究新方法以增强电纺纤维捕获先天生长因子的能力。例如，由贻贝黏合蛋白（mussel adhesive protein，MAP）和 PCL 共混形成的多功能电纺纳米纤维支架，具有持久的机械强度、细胞友好的环境及无须任何表面修饰的特点。由于 MAP 在纳米纤维表面提供了一个高度黏附性的环境，PCL/MAP 纳米纤维可以更有效地捕获 bFGF 分子。

抗菌肽是先天免疫的关键组成部分，在抵御入侵的微生物病原体方面发挥着关键作用。已有多种抗菌肽被成功负载到电纺纤维中。例如，有研究者利用电纺技术制备含有溶菌酶的 CS-乙二胺四乙酸（ethylene diamine tetraacetic acid，EDTA）纳米纤维膜，发现溶菌酶浓度最高达到 30% 时才能成功电纺出纳米纤维膜。细胞毒性评价实验发现 CS-EDTA/PVA 和含有溶菌酶的 CS-EDTA/PVA 纳米纤维膜都没有明显的毒性。在动物创面愈合中，与使用纱布或商业抗菌纱布的对照研究相比，使用溶菌酶-CS 纤维的伤口愈合速度更快。静电纺丝能够在室温下进行的特点避免了溶菌酶在高温下的变性和失活。静电纺丝能够通过调节溶液参数和电场条件控制纳米纤维膜的形貌和直径，实现对溶菌酶释放速率的调控。

（二）骨组织工程

负载蛋白质的静电纺丝支架已被广泛用于骨修复。骨组织通常由无机盐［如羟基磷灰石（hydroxyapatite，HAP）］、有机纤维基质（Ⅰ型胶原蛋白）和细胞组成。因此，骨修复需要应用无机材料来填充缺损和胶原膜，以抑制附近软组织的快速生长。电纺支架可以模仿骨骼的基本构建块并提供特征结构。与其他聚合物基质相比，电纺支架由于其类似ECM的结构，可以增强成骨细胞的分化和矿化。通过将成骨生长因子纳入电纺支架中，可以促进细胞成骨分化和骨愈合。

骨形态发生蛋白（bone morphogenetic protein，BMP）对骨代谢至关重要，可以诱导骨髓基质细胞（bone marrow stromal cell，BMSC）分化，改善骨床再生效果，并激活人间充质干细胞（human mesenchymal stem cell，hMSC）。此外，BMP还可以增加矿化结节、碱性磷酸酶和某些与成骨细胞功能相关的蛋白质的水平。因此，BMP显著影响骨融合和再生。在已知的BMP中，BMP-2是最有前景的一种，静电纺膜负载的BMP-2在骨工程中具有良好的应用潜力。有研究者制作了负载HAP和BMP-2的电纺PLLA支架，并评估了它们的骨组织形成能力。他们将PLLA、PLLA/HAP、PLLA/BMP-2和PLLA/HAP/BMP-2植入兔的胫骨中。90天后，PLLA/HAP/BMP-2膜充满新骨组织，膜中观察到大量hMSC、钙离子和磷酸根离子。结果表明，静电纺丝支架材料具有三维多孔的纳米纤维结构，能够模拟健康骨的ECM，为细胞的生长和分化提供良好的微环境。HAP和BMP-2等生物活性物质也可以掺入静电纺丝支架材料，增强支架材料的生物活性和功能性。重要的是，静电纺丝支架材料是一种可降解的聚合物材料，可以随着骨组织的重建逐渐被吸收，避免了二次手术和异物反应的风险。

可以促进血管生成的生长因子对于成骨反应也至关重要。VEGF是一种有效的血管生成生长因子，在骨修复中也得到了研究。有研究者开发了含有VEGF、BMP-2和合成磷酸钙的电纺PLGA支架，通过调节不同组分的质量比，实现了不同的支架组成和性能。这种类似ECM的复合材料具有平衡的血管生成特性、骨诱导性和骨传导性。体内研究表明，与单组分或双组分支架相比，三组分支架一方面能够显著促进细胞增殖、迁移和管腔形成，表明三组分支架具有良好的血管生成能力，另一方面还能显著增强细胞的碱性磷酸酶表达、钙沉积和骨基因表达，表明三组分支架具有良好的骨诱导能力。最令人兴奋的是，这种支架具有按序释放重组人VEGF和重组人BMP-2的能力，能够模拟自然骨再生过程中生长因子的时空表达，为骨组织工程提供了一种简单有效的制备策略。

胰岛素样生长因子-1（insulin-like growth factor-1，IGF-1）是另一种有前景的骨修复蛋白质。IGF-1影响成骨相关细胞的有丝分裂过程和软骨细胞的代谢。此外，IGF-1可以促进基质分子的合成，增加成骨细胞的增殖，影响骨组织的生长。有研究者利用共轴静电纺丝技术制备了载有BMP-2和IGF-1的三维纳米纤维膜。实验证明纤维膜中释放的BMP-2和IGF-1可以促进BMSC的增殖和成骨分化，表现出良好的生物活性和成骨诱导能力。研究表明该纤维膜具有良好的缓释性能，可以持续释放BMP-2和IGF-1，保持有效的生物活性和浓度，避免因子的过量或过少而影响骨修复效果。同时，该纤维膜具有良好的水润湿性和力学性能，可以适应骨缺损部位的湿润环境和机械负荷，保持稳定的屏障功能和支架功能。

（三）神经组织工程

由于损伤后合适的再生环境丧失，神经修复是一个棘手的问题。专注于开发可诱导神经元生长的支架的组织工程已成为神经组织工程的重要方法。一个令人满意的神经修复支架应该为组织发育提供环境和电信号。电纺支架可用于神经修复，因为它们与神经 ECM 相似，并且具有某些蛋白质的负载能力以促进神经修复。此外，已证实电纺纳米纤维的定向有利于神经干细胞的附着、分化、迁移和延伸。

神经生长因子（nerve growth factor，NGF）是一种广泛封装在电纺支架中的蛋白质，可指导神经修复。最近的一项研究利用同轴电纺将 NGF 纳入定向核壳纳米纤维中，并将支架卷入定向纤维神经导管中进行神经再生研究，确认了负载 NGF 的纤维对大鼠坐骨神经缺损神经再生的有效性。结果表明，排列的纤维提供的物理引导与 NGF 提供的双分子信号相结合，可以显著改善受伤大鼠的神经再生。还有研究先制备出含有 NGF 的 PLGA 微球，在静电纺丝过程中用上述微球直接浸渍支架。结果显示该材料可提供超过 60 天的蛋白质释放并促进初级神经细胞生长。

其他生长因子也被纳入神经再生的电纺支架中。有研究者通过电纺技术制备了随机或排列的 PCL 纳米纤维支架，并对其进行了氨基化处理，以便在纤维表面固定脑源性神经营养因子。将大鼠皮层神经干细胞在 PCL 支架上培养。结果表明 PCL 支架上的脑源性神经营养因子作为一种重要的神经营养因子，能够促进皮层神经干细胞的存活、增殖，以及向神经元和少突胶质细胞方向的分化。

第三节　递送核酸的静电纺丝支架

纳米纤维支架一直被认为是理想的组织结构，因为它们的纤维形貌与天然 ECM 非常相似，为诱导生理相关的细胞表型提供了一个 3D 微环境。由于与 ECM 的结构相似及释放基因载体的能力，掺入核酸的电纺微/纳米纤维主要用于组织工程。与直接从电纺膜递送蛋白质相比，基因递送可以实现组织细胞持续分泌新的生长因子。此外，这种方法可以诱导植入的电纺支架附近局部基因的表达并刺激新组织的形成。

一、制备方法

通过将聚合物溶液与脱氧核糖核酸（deoxyribo nucleic acid，DNA）缓冲液混合，然后进行电纺，可以将基因载体封装在静电纺丝微/纳米纤维中，从而实现基因递送（图 12-3）。

例如，有研究者将可降解的 PCL- 异丁基 - 吗啉 -2, 5- 二酮聚合物 [poly（isobutyl-morpholine-2, 5-dione），PIBMD] 和丝素（silkfibroin，SF）分别溶解在六氟异丙醇中，按照不同的重量比混合成电纺溶液。然后将含有 pZNF580 质粒的微粒（microparticle，MP）制备成悬浮液，悬浮液中其他溶剂和 pZNF580 质粒通过静电作用形成的复合物具有低毒

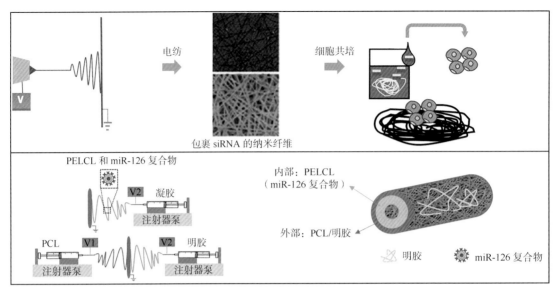

内部：PELCL
（miR-126 复合物）

外部：PCL/明胶

明胶　　 miR-126 复合物

图 12-3　递送核酸静电纺丝支架的制备及应用

性、高转染效率和靶向性。接着使用一种交替的层层电纺和电喷雾技术，将 PCL-PIBMD/SF 电纺溶液和 MP 悬浮液分别通过高压电场喷出，形成纳米纤维和微粒的混合物，收集在铝箔上。再将收集到的复合支架浸泡在无水乙醇中 15 分钟，使 SF 发生 β 折叠结构转变，提高支架的水不溶性。最后将支架在真空烘箱中干燥，得到最终的含有基因复合物的复合支架。

对于支架的构建，其结构稳定性及生化活性应满足一些特定的要求。具体而言，支架应能够为基因的位点特异性递送提供可控且可持续的方式。支架内的生物大分子在生物系统中得到充分的保护，直到它们完全释放。有学者使用不同浓度的 PLA-PEG-PLA 嵌段共聚物和高分子量的 PLGA 作为聚合物溶液，将 pCMVb 质粒（编码 β- 半乳糖苷酶）加入其中，然后通过静电纺丝制备出纳米结构的 DNA/ 聚合物复合支架并成功编码了 β- 半乳糖苷酶蛋白。在这过程中使用高分子量的 PLGA（75kDa）作为主要的聚合物成分，以保证支架的力学稳定性和生物降解性，PLA-PEG-PLA 嵌段共聚物作为辅助的聚合物成分，以增加支架的亲水性和 DNA 的相容性。研究者控制了嵌段共聚物在总聚合物含量中的比例（10%，12%，15%），以影响支架的形貌和 DNA 的释放动力学。在这项研究中，DNA 最大释放发生在第 2 小时，并导致高水平的基因表达，DNA 的释放持续超过 20 天，表明电纺支架递送基因的效率很高。电纺支架中核酸的可控释放提高了转移效率和基因表达，这使得其在医学中的应用成为可能。

二、应　　用

（一）基因沉默

用于组织工程的电纺纤维支架中掺入的核糖核酸（ribonucleic acid，RNA）干扰分子包括微小 RNA（microRNA，miRNA）和小干扰 RNA（small interfering RNA，siRNA）。

miRNA 和 siRNA 通常作为 RNA 分子递送至细胞质，在那里它们结合并沉默内源 mRNA 的表达。

有研究者将 siRNA 结合到电纺聚对苯二甲酸乙二醇酯（polyethylene terephthalate，PET），他们使用阳离子聚合物聚乙烯亚胺（polyethyleneimine，PEI）作为转染试剂，将 siRNA 与电纺 PET 材料通过简单的浸涂技术结合起来，然后将浸涂后的电纺 PET 放置在人类主动脉平滑肌细胞（aortic smooth muscle cell，AoSMC）层上，观察 siRNA 的吸附、释放和基因沉默效果。PEI-siRNA 复合物能够显著增加 siRNA 在电纺 PET 上的吸附，并且不影响 AoSMC 的附着和生存。并且 PEI-siRNA 复合物能够被 AoSMC 摄取，并且能够有效地沉默目标基因血栓调节蛋白 2（thrombo modulin 2）。总而言之，这种方法是一种可行的基因沉默策略，可以改善血管和其他假体的组织反应，并且具有简单和可转化的优势。

同样通过简单的浸涂技术，有研究者将 PEI-siRNA 复合物吸附到电纺 PET 材料上，作为一种人工动脉移植物。PEI-siRNA 复合物可以从电纺 PET 材料中释放，并在渗入的 AoSMC 中导致 *TSP-2* 基因沉默，与传统的 siRNA 推注递送相比，静电纺丝纳米材料介导的 siRNA 递送将基因沉默持续时间延长至少 2～3 倍。另外，电纺技术可以制备具有 ECM 类似结构和扩展表面积的电纺 PET 材料，为 siRNA 的吸附提供了更多的空间和接触面。

通过设计适当的拓扑结构，基因沉默的持续时间进一步延长。例如，有研究者制备了含有 siRNA 的 PCL 和 PCL-PEG 纳米纤维，并用人胚肾细胞 HEK 293 细胞系和小鼠成纤维细胞 NIH 3T3 细胞系进行了体外转染试验，评估了释放的 siRNA 和直接种植在纳米纤维上的细胞对靶基因的沉默效率和细胞活性，结果发现：① siRNA 可以成功地封装在 PCL 和 PCL-PEG 纳米纤维中，并保持其结构和生物活性。② siRNA 从纳米纤维中缓慢而持续地释放，释放速率可以通过调节 PEG 的含量来改变。③直接种植在 siRNA- 纳米纤维上的 HEK 293 细胞和 NIH 3T3 细胞也可以摄取 siRNA，并沉默靶基因，沉默效率高于溶液中裸露的 siRNA。将 siRNA 与电纺纳米纤维结合，提供了一种结合拓扑和生化信号调控细胞功能和分化的方法，这种平台有望在基因治疗和再生医学方面发挥重要作用。

CRISPR/Cas9 系统精确修饰特定的 DNA 序列。该系统被确定为细菌中的适应性免疫系统，旨在识别和抵抗称为噬菌体的病毒入侵者。最初的策略是将 Cas9：sgRNA 复合物与 PLA 溶液混合，通过静电纺丝的方式，制备含有基因编辑剂的纤维支架，将聚多巴胺（polydopamine，PDA）和层粘连蛋白（laminin，LN）分别溶解在乙醇和水中，按照一定的比例混合，制备涂层溶液，来增强 Cas9：sgRNA 复合物在仿生纤维支架上的吸附效率。再将目标细胞种植在涂层后的纤维支架上，使其与支架接触，从而使细胞摄取 Cas9：sgRNA 复合物。荧光显微镜和基因切割检测实验证明了在 PDA 和 LN 的共同涂层下，基因编辑效率最高，并且实现了高效的基因编辑。

最近，有研究者将编码 CRISPR 系统的 pDNA 固定在自组装肽（self-assembly peptide，SAP）包覆的排列有序的 PCL 纤维上，该系统由 dCas9 与 VP64-p65-Rta 转录激活子融合在 C 端，以激活哺乳动物细胞中的胶质细胞源性神经营养因子（glial cell derived neurotrophic factor，GDNF）的表达。该纤维平台是通过用带负电荷的 SAP 涂覆 PCL 纤维，然后吸附由 PEI 与编码 dCas9 的 pDNA 络合或 PEI 与编码靶向 GDNF 的 sgRNA 的 pDNA

络合组成的带正电荷的复合物而制成的。用细胞黏附肽功能化的带正电荷的 SAP 也被吸附到带负电荷的 SAP 涂层上，以提高细胞黏附能力。由此产生的基因负载和细胞黏附肽功能化支架含有平均直径约为 960nm 的纤维。此外，在纤维上培养的 U2OS 细胞成功地获得了导致细胞中产生 CRISPR/dCas9 系统的复合物。CRISPR/dCas9 系统的摄取激活了GDNF 的表达并增加了 GDNF 的产生和分泌。这些细胞 GDNF 分泌的增加促进了大鼠皮质神经元和背根神经节外植体的神经突生长，说明这种电纺纤维 CRISPR/dCas9 传递系统有潜力作为组织工程和再生医学的有效平台。

（二）血管组织工程

血管内皮平滑肌细胞和内皮细胞分别是血管外层和内层的基本组成部分。因此，为了提高负载核酸的电纺微 / 纳米纤维的血管组织工程效率，需要制造双层电纺支架来模拟血管的自然结构，并依次递送不同的基因质粒以刺激增殖每层的细胞数。用于核酸递送的电纺支架不仅可以为血管组织工程提供真正的指导，而且可以增加血管生成生长因子的分泌。有研究者采用聚（乙二醇）-b- 聚（L- 丙交酯 -ε- 己内酯）[poly（ethylene glycol）-b-poly（L-lactide-co-ε-caprolactone），PELCL] 乳液静电纺丝和 PCL/ 明胶的双功率静电纺丝制备了双层血管支架。PELCL 的内层负载着 miR-126 在精氨酸 - 谷氨酸 - 天冬氨酸 - 缬氨酸（arginine-glutamicacid-asparticacid-valine，REDV）肽修饰的三甲基壳聚糖 -g- 聚乙二醇中的复合物，调节血管内皮细胞的反应，而 PCL/ 明胶的外层则有助于机械稳定性。复合支架中的 miR-126 可以持续释放达 56 天，并且释放速率与复合物的种类有关。通过将电纺血管支架植入兔颈动脉进行了体内试验，观察了 4 周和 8 周后的血管内皮化情况，发现 miR-126 载荷的支架可以显著提高内皮化程度，并且没有明显的血栓形成或狭窄；体外试验也证明 PELCL 支架能够显著降低 SPRED-1 的蛋白 mRNA 水平 [SPRED-1 是 miR-126 的一个靶基因，它可以抑制血管生成因子（如 VEGF）的信号转导]，从而增强了血管生成信号的传递。总体而言，这种基于电纺纤维膜和靶向载体的递送系统可以实现局部特异性地将 miR-126 传递到内皮细胞中，从而调控血管再生相关的信号通路，并且具有良好的生物相容性和机械性能。

也有研究者合成了一种可降解的 PCL-PIBMD，并与 SF 混合制备了不同比例的电纺溶液。然后通过交替的电纺和电喷技术，将含有 pEGFP-ZNF580 质粒（pZNF580）的 MP 嵌入到 PCL-PIBMD/SF 纳米纤维支架中，形成了"三明治"式的复合支架。复合支架具有良好的生物相容性和低血小板黏附性，能够有效地促进人脐静脉内皮细胞的附着、扩散和增殖。此外，电纺制备的具有纳米级纤维的三维支架，模拟细胞外基质的形态和功能，为血管组织工程提供了理想的支架材料。

也有研究者采用反相微乳液法制备了含有编码 VEGF 和 bFGF 的 pDNA 的磷酸钙纳米粒子，再将纳米粒子混合到 PELA 溶液中，通过电纺技术制备了含有 CP-pDNA 纳米粒子的纤维。CP-pDNA 纳米粒子载荷的纤维能够促进人脐静脉内皮细胞和人主动脉平滑肌细胞在体外的增殖、转染和基质分泌，尤其是同时含有 VEGF 和 bFGF 的 CP-pDNA 纳米粒子载荷的纤维，能够显著提高 VEGF 和 bFGF 蛋白的表达水平。将 CP-pDNA 纳米粒子载荷的纤维植入到 SD 大鼠的皮下进行体外试验也证明 CP-pDNA 纳米粒子载荷的纤维能够在体内诱导成熟血管的生成，同时促进内皮细胞和平滑肌细胞的迁移和分化，形成具有完整基底膜和肌层的成熟血管。

（三）伤口愈合

装载有角质细胞生长因子（keratinocyte growth factor，KGF）质粒的支架曾被植入小鼠的全层伤口中。伤口组织学成熟度的改善表明，具有高度控制的 DNA 传递的功能化静电纺丝结构是治疗皮肤伤口的有前途的生物活性底物。

在这种负载 DNA 的复合物的处理下，伤口区域中质粒衍生的 KGF 的表达显著增加，并且伤口上皮再形成、肉芽反应和角质形成细胞增殖也得到增强。有研究者采用了乳化电纺技术，将 bFGF 包裹在 PELA 共聚物纤维的核壳结构中，制备了具有缓释功能的 bFGF/PELA 纤维。进一步将 bFGF/PELA 纤维作为敷料覆盖在糖尿病大鼠背部的全层皮肤创伤上，观察了创伤愈合的宏观过程和组织学变化。结果表明 bFGF/PELA 纤维敷料能够有效地促进糖尿病大鼠皮肤创伤愈合，提高创伤恢复率，促进完全的表皮化和皮肤附件再生，增加血管密度和成熟度，增强胶原沉积和基质重塑，使再生皮肤的结构和功能接近正常皮肤。这些效果可能是由于 bFGF/PELA 纤维敷料能够持续地释放出具有高生物活性的 bFGF，刺激皮肤组织中各种细胞类型的增殖、分化、迁移和基质分泌，同时也受到 PELA 纤维本身的降解产物和微环境因素的影响。另外，一些糖尿病患者表达更高水平的甲基膦酸（methylphosphonic acid，MMP），因此不可避免地会出现伤口恢复延迟的情况。故有研究者设计了一个 MMP 可裂解的肽键将线性 PEI 连接到纳米纤维表面，并通过静电作用将 pEGFP-N1 质粒 DNA（可以在转染的细胞中表达绿色荧光蛋白）吸附到线性 PEI 上，静电作用吸附 DNA 可以保持 DNA 的生物活性和完整性，避免化学修饰或交联造成的损伤或毒性。当暴露于高 MMP 水平（如糖尿病溃疡）时，肽键不稳定的连接很容易断裂，然后 pEGFP-N1 质粒 DNA 和线性 PEI 的复合物逐渐释放。它作为局部基因传递系统具有治疗糖尿病溃疡的巨大潜力。

（四）骨组织工程

BMP-2 是骨再生的重要骨诱导蛋白。编码 BMP-2 的质粒 DNA 已加载到电纺支架中用于治疗骨缺损。有研究者构建了 BMP-2 质粒 DNA 封装的 PLGA/HAP 电纺微纤维。用静电纺丝法制备了不同 HAP 含量（0%、5% 和 10%）的 PLGA/HAP 复合支架材料，通过 3 种途径将 DNA 纳米粒子包裹在支架材料中（裸 DNA、DNA/CS 纳米颗粒滴入纤维支架或混入 PLGA/HAP 溶液）。药物释放结果表明，HAP 的应用诱导了更大百分比的 DNA 释放。用 hMSC 进行的细胞培养实验证明了包含 DNA/CS 纳米颗粒的纤维支架具有更高的细胞附着能力、更高的细胞活力和更高的 BMP-2 蛋白表达水平，说明这种纤维支架对骨再生有促进作用。

传递转录因子编码的质粒 DNA 来调节许多内源基因的表达也有利于骨组织工程。有研究者通过表面固定含有 *RUNX2* 基因的脂质体来诱导 MSC 向成骨细胞分化（*RUNX2* 被认为是参与成骨细胞表型诱导的中心基因）。结果表明与对照组相比，含有 *RUNX2* 基因载体脂质体的 PCL 纳米纤维支架能够显著提高人 BMSC 的代谢活性和总蛋白合成，并能够持续地诱导人 BMSC 表达 *RUNX2* 基因和蛋白，以及其他成骨相关基因和蛋白。

第四节　递送细胞的静电纺丝支架

细胞封装是一种通过形成物理屏障来支持细胞结构，并减少与破坏剂的接触来保护细胞的技术。静电纺丝可以在室温下将活细胞封装在多功能聚合物纳米纤维中。静电纺丝过程不需要使用加热、冷冻或可能损害封装材料的有机溶剂。因此，将细胞悬浮液混合到各种合成和天然衍生的聚合物溶液中进行静电纺丝。

溶解在水溶液中的生物聚合物被广泛使用，因为它们可以促进纤维内封装细胞的活力。细胞的封装在微生物燃料电池、食品系统、环境修复和再生医学等生物技术应用方面具有潜力。微生物的室温储存和运输最大限度地提高了微生物在医疗保健、能源和环境方面的能力。

一、制备工艺

（一）直接封装

除了通过附着微生物对电纺纤维系统进行表面功能化之外，使用直接或核壳封装方法的封装策略近年来也受到了关注。这些技术可以在一个步骤中将各种微生物与纤维系统整合，从而避免了进一步加工的需要。基本上，在直接封装方法中，包括细菌、藻类、病毒和酵母在内的活微生物作为细胞生物质整合在静电纺丝溶液中。不使用有毒或有害溶剂，并且优选可溶于无害溶剂（如水）的生物相容性聚合物，可避免微生物细胞活力的损失。尽管静电纺丝方案可能需要对细胞施加致命的高电压，但通过在静电纺丝溶液中添加防腐化学品（如 5% 甘油），创造低温条件或高度浓缩的活细胞，在静电纺丝后可以获得所需数量的活细胞。

有研究者已将工业相关的埃希氏菌属、发酵单胞菌属和假单胞菌属的细菌菌株用聚乙二醇 - 聚氧化丙烯 - 聚乙二醇三嵌段聚合物纤维通过静电纺丝进行有效封装。为了获得 3D 结构，使用硅片收集纤维，继续使用含有硫酸亚铁、抗坏血酸和过硫酸铵的催化系统对电纺基质进行交联；在交联过程结束时将电纺膜浸入去离子水中，以去除 PEO 和支架的膨胀。研究结果表明，静电纺丝技术在以合成生物膜形式包裹和固定细菌同时保持其代谢活性方面具有潜力。

也有研究者直接将乳酸杆菌悬液均匀分散到 PVA 中，再电纺得到含有乳酸杆菌的复合纤维。采用多种检测手段对纳米纤维的形貌、结构、化学组成和热稳定性进行了表征，结果表明电纺过程不会影响乳酸杆菌的稳定性和代谢活性，且乳酸杆菌在纳米纤维中具有较好的存活率和长期保存性。

（二）同轴电纺

尽管静电纺丝已被广泛用于开发包封活性剂的纳米纤维复合膜，但包封治疗剂和生物活性剂仍存在许多困难。因此，已采用多种方法来制备具有不同组成的内核和外壳的纳米纤维，共静电纺丝和乳液静电纺丝被认为是有效且经济地制备核壳纳米纤维的可行选择。在核心中提供封装剂的核壳纳米纤维仍然具有生物活性，因为纳米纤维的外壳有利于内核的受保护环境。因此，核壳电纺纳米纤维主要通过封装抗生素、蛋白质和生长因子等多种活性剂来探索其在靶向药物递送和组织工程应用中的功效。

由于细胞的直径只有几微米，直接电纺很难很好地封装细胞。因此，利用同轴电纺将活细胞封装在纤维内，并使用聚合物基质作为外层，可尽量保证生物纳米制造过程中不发生细胞损伤。有研究者使用同轴电纺制备了封装有红细胞的核壳纤维，并且细胞保持了纤维内部的细胞完整性和功能，这种纳米纤维是由聚（N-异丙基丙烯酰胺）（PNIPAAm）、PCL 和纳豆激酶溶液共混物的单喷丝板静电纺丝制成的。PNIPAAm 和 PCL 共混物在电纺过程中的自组装产生了以 PNIPAAm 为壳层的核壳层 PCL/PNIPAAm 纳米纤维。PNIPAAm 核壳纳米纤维的性能可随温度变化在疏水性和亲水性之间切换，增强了血液的稳定性。当纳米纤维与血液接触时，纳米纤维释放 NK 以抵抗纳米纤维表面上的血小板黏附，促进从高于 PNIPAAm 相变温度的血液中直接捕获和分离红细胞。同时，被捕获的红细胞很容易在温度刺激下从纳米纤维中释放出来，而且没有受到损伤。在保持细胞完整性和功能的同时获得高达 100% 的释放效率。

除了研究获得核壳电纺生物复合材料之外，人们还对核壳聚合物材料的选择产生了兴趣。为了生产同轴电纺核壳纤维，有研究者评估了纯亲水性甘油核和甲酸淀粉作为包封剂用于制备悬浮介质的加工性能。高淀粉酶淀粉甲酸酯外壳可作为潜在的益生元物质，甘油核心可作为优异的冷冻保护剂，增强细菌细胞的活力、稳定性，并可作为渗透压调节剂。此外，为了证明对环境因素敏感的生物治疗产品的封装，在核心溶液中使用细菌副干酪乳杆菌作为模型系统，然后评估细菌在 4℃、25℃和 37℃等不同储存条件下 21 天的存活率。结果证实淀粉 - 甲酸酯纤维含有更多的细菌，表明其负载性能。甲酸淀粉 / 甘油纤维提供了一个潜在的生物治疗产品的封装平台。

（三）表面固定

电纺过程中的不利因素包括有机溶剂、电场和环境的急剧变化，这无疑会损害生物活性。因此，近年来，通过将微生物细胞固定在纳米纤维表面以实现潜在应用。有研究者构建了含有绿色荧光蛋白报告基因的质粒 pGEXM-pelB-EGFP，并通过电穿孔法转化到大肠杆菌 Nissle 1917 中，使其能够分泌绿色荧光蛋白作为模型蛋白，通过两种方法将工程菌吸附到静电纺丝表面，一种是通过戊二醛连接，在氨基化的纤维表面和细菌表面的氨基之间形成共价键；另一种是通过亲和吸附，利用细菌和纤维表面的甘露糖之间的强联系。与同轴电纺相比，这两种表面固定技术具有操作简单、固定效率高、抗洗脱性强、保持细菌活性等优点，但是同样也有一些不足，如共价结合可能破坏细菌的结构和功能，并可能引起环境污染；亲和吸附可能受到其他物质的干扰，并可能导致细菌在纤维表面不均匀分布。

同时人们注意到，纳米纤维的纤维直径和表面化学往往会对微生物细胞的黏附和增殖产生影响。有研究者使用共聚焦和扫描电子显微镜研究不同细菌种类（包括铜绿假单胞菌、大肠杆菌和金黄色葡萄球菌）与不同直径的电纺聚苯乙烯纳米纤维的相互作用。实验结果表明，当纤维直径接近细菌大小时，细菌在纤维网上形成最紧密的集落，利用纤维作为支架进行交联和分泌胞外多糖。当纤维直径小于细菌长度时，杆状细菌（大肠杆菌和铜绿假单胞菌）需要改变形态来包裹纤维，这可能影响了它们的功能和存活率，导致死亡细菌较多。

二、应　　用

肠道是细菌群落的家园，这些细菌可以通过帮助消化、控制免疫反应和影响大脑功能来影响人类健康。可通过口服给药来调节肠道群落，然而益生菌必须在胃肠道的恶劣环境中存活下来才能到达肠道微生物群。静电纺丝可用于封装高负载的细菌细胞，以便将足够的细胞输送到肠道中。

有研究者通过使用静电纺丝/电喷雾技术，生成了一种生物混合系统，该系统的由浓缩乳清蛋白和普鲁兰多糖组成的生物聚合物基质中包含益生菌双歧杆菌菌株。简而言之，理想的生物聚合物浓度经过优化，以制作功能性生物混合胶囊，并且易于作为食品成分处理。脱脂奶或磷酸盐缓冲液用于制备动物双歧杆菌亚种。以乳酸双歧杆菌为载体，在PBS和脱脂牛奶中分别制备了微胶囊，具有不同的形态和对生物混合系统的保护能力。在不同相对湿度（75%、53%、11%和0%）和不同温度（包括20℃和4℃）下进行细菌细胞活力测量。结果发现，与使用PBS相比，使用脱脂牛奶对细菌存活有更好的作用。此外，木塑复合材料被发现是细菌细胞更好的保护基质，可以在较高的相对湿度下延长细菌的生存能力。比较细胞活力的测试表明，与游离细胞相比，封装在生物聚合物基质中的细菌细胞活力显著增加，特别是在20℃下，这表明细菌封装可保护细菌细胞免受环境条件影响并延长其存活时间。

阴道益生菌可以口服或阴道给药。电纺阴道细菌可以类似于卫生棉条或卫生巾的形式来治疗细菌性阴道病或其他感染。由于阴道微生物群主要由乳杆菌菌株组成，有研究者评估了9株乳杆菌菌株和1株乳球菌菌株在电纺成聚环氧乙烷纳米纤维时的活力。结果表明，电纺后所有乳酸菌都保持了一定程度的活性，但不同种类的乳酸菌存活率下降的幅度不同，从0到3个数量级不等。结果发现，乳酸菌存活率下降与其表面疏水性呈负相关，即表面疏水性越高，存活率下降越少。这可能是因为表面疏水性较高的乳酸菌能够更好地与PEO相容，从而获得更好的保护。此外，研究还发现乳酸菌存活率下降与其细胞长度也有一定关系，即细胞长度越长，存活率下降越多。这可能是因为细胞长度较长的乳酸菌在电场中受到更大的拉伸力，从而导致其结构和功能受损。总而言之，电纺技术是一种有前景的方法，可以将乳酸菌制成固态给药系统，用于维持引导内环境的稳定。

参 考 文 献

Abrigo M，Kingshott P，McArthur SL，2015. Electrospun polystyrene fiber diameter influencing bacterial attachment，proliferation，and growth[J]. ACS Appl Mater Interfaces，7（14）：7644-7652.

Chin JS，Chooi WH，Wang H，et al，2019. Scaffold-mediated non-viral delivery platform for CRISPR/Cas9-based genome editing[J]. Acta Biomater，90：60-70.

Jiang S, Zhao X, Chen S, et al, 2014. Down-regulating ERK1/2 and SMAD2/3 phosphorylation by physical barrier of celecoxib-loaded electrospun fibrous membranes prevents tendon adhesions[J]. Biomaterials, 35(37): 9920-9929.

Lancuški A, Abu Ammar A, Avrahami R, et al, 2017. Design of starch-formate compound fibers as encapsulation platform for biotherapeutics[J]. Carbohydr Polym, 158: 68-76.

Monteiro N, Ribeiro D, Martins A, et al, 2014.Instructive Nanofibrous Scaffold Comprising Runt-Related Transcription Factor 2 Gene Delivery for Bone Tissue Engineering[J]. Acs Nano, 8(8): 8082-8094.

Nabzdyk CS, Chun MC, Oliver-Allen HS, et al, 2014. Gene silencing in human aortic smooth muscle cells induced by PEI-siRNA complexes released from dip-coated electrospun poly(ethylene terephthalate) grafts[J]. Biomaterials, 35(9): 3071-3079.

Wang P, Li Y, Zhang C, et al, 2020. Sequential electrospinning of multilayer ethylcellulose/gelatin/ethylcellulose nanofibrous film for sustained release of curcumin[J]. Food Chem, 308: 125599.

Xia B, Lv Y, 2018. Dual-delivery of VEGF and NGF by emulsion electrospun nanofibrous scaffold for peripheral nerve regeneration[J]. Mater Sci Eng C Mater Biol Appl, 82: 253-264.

Zhang K, Chooi WH, Liu S, et al, 2020. Localized delivery of CRISPR/dCas9 via layer-by-layer self-assembling peptide coating on nanofibers for neural tissue engineering[J]. Biomaterials, 256: 120225.

Zhou F, Jia X, Yang Y, et al, 2016. Nanofiber-mediated microRNA-126 delivery to vascular endothelial cells for blood vessel regeneration[J]. Acta Biomater, 43: 303-313.

第十三章　静电纺丝支架的应用

第一节　皮肤组织再生支架

一、皮肤组织及损伤简介

皮肤是人体最大的器官，占体重的 7%，对机体具有重要的保护作用。皮肤由两部分组成，即表皮和真皮（图 13-1）。表皮可分为五层，即角质层、透明层、颗粒层、棘层、基底层。这五层均由不同阶段的角质形成细胞组成。表皮内没有血管，但有大量的游离神经末梢。真皮为皮肤提供结构和弹性，由结缔组织组成，包括复杂的纤维网络和黏多糖。生活中引起皮肤损伤的原因有很多，包括烧伤、挫伤、血肿等。

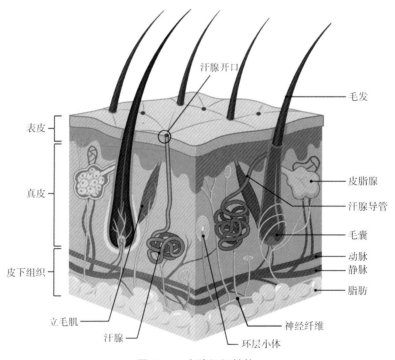

图 13-1　皮肤组织结构

据世界卫生组织估计，全球每年有 265 000 人因烧伤死亡，每年约有 600 万人烧伤患者需要救治，平均住院时间为 8.4 天。此外，糖尿病等常见疾病大大增加了慢性伤口的发生率，全球超过 600 万人患有慢性伤口。庞大的患病人群给全世界的卫生保健系统造成相当大的社会和经济负担，使得治疗皮肤损伤具有极大的社会意义。

然而，皮肤的再生能力有限。基底层表皮干细胞是未分化细胞的亚群，具有几乎无限的增殖能力。由于基底层表皮干细胞的存在，受损的表皮通常能够进行自我更新。然而，当损伤严重时（如烧伤和慢性伤口等全层皮肤损伤中表皮和真皮都损伤），受损的皮肤无法自行再生。急性大面积全层皮肤伤口不仅会导致伤口覆盖完全消失，还会引发机体生理不稳定等一系列问题。因此用于皮肤再生的组织工程受到广泛关注。

目前，皮肤全层伤口治疗的临床"金标准"是移植全部表皮和部分真皮的断层自体皮移植手术。供皮从身体的健康部位取出，用于治疗同一个体的受损区域。如果残留真皮中有足够的血流量，患者就会从受伤部位再生出表皮。然而，这种方法在治疗全层皮肤伤口方面受到限制，因为全层皮肤伤口常常缺乏有血管的真皮层。此外，如果大量皮肤受损，供皮采集将受到幸存完好皮肤面积的限制。因此，同种异体或异种皮肤移植技术被应用。例如，尸体皮肤的同种异体移植通常用作全层烧伤的临时保护，但会受到免疫排斥。异种皮肤移植涉及物种间组织的转移，与同种异体移植类似，它们存在更严重的免疫排斥和疾病传播等并发症。

随着组织工程和再生医学技术的进步，利用生物相容性佳的聚合物支架进行皮肤创面修复的策略受到广泛关注。研究者发现，细胞在直径小于其本身直径的纳米纤维周围会较好地黏附和排列。静电纺丝是组织工程应用中最广泛采用的制造纳米纤维的方法。由于纳米纤维的结构与天然皮肤 ECM 高度相似，静电纺丝纳米纤维支架可以通过调节得到所需的孔分布、高表面积与体积比、高渗透性，以及良好的细胞黏附和增殖等性质。与传统敷料相比，该组织工程支架可以有效吸收渗出物、抑制微生物感染、防止伤口区域的液体和蛋白质流失、改善伤口的顺应性并减少瘢痕组织形成，表现出优异的抗黏附特性并引导内源性细胞增殖和重塑的能力。此外，纳米纤维支架常与生物活性因子或干细胞相结合，以加速伤口的愈合。

二、不同材料的静电纺丝支架用于皮肤组织的再生

（一）天然聚合物

由于其生物起源和纳米形貌，胶原纳米纤维支架是迄今为止最具仿生性的皮肤替代品。研究证明胶原纳米纤维对人角质形成细胞黏附、增殖和早期伤口愈合具有促进作用。Ⅰ型胶原蛋白具有纤维状结构，可在体外促进细胞黏附、增殖和分化。有研究者将小牛皮肤来源的Ⅰ型胶原蛋白通过静电纺丝制成纳米纤维，应用于组织工程。与冻干胶原蛋白支架相比，电纺胶原蛋白更有利于细胞附着、生长和增殖，并且可以减少伤口收缩。含有低分子量鱼鳞胶原蛋白和壳聚糖的复合电纺纳米纤维膜被证明具有抗菌活性，支持人体皮肤成纤维细胞黏附和增殖，因此有望成为皮肤替代品。值得一提的是，这种从鱼鳞中分离出来的新型胶原材料有望替代从陆生动物中分离出来的胶原蛋白，后者可能更易导致人与动物交叉感染。

明胶是一种重要的天然生物高分子材料，由动物皮肤、骨、筋膜等结缔组织中的胶原部分降解后得到。明胶可以作为胶原蛋白的替代品，因为它具有生物来源、可生物降解和高生物相容性等特性。纤维间距离为 5 ～ 10μm 的电纺明胶支架已被体外证明适合作为真皮 - 表皮全层皮肤替代品。研究发现，通过戊二醛蒸气交联稳定的电纺明胶纳米纤维支架

有利于人真皮成纤维细胞增殖。含有银纳米颗粒的电纺明胶纳米纤维垫被制成伤口敷料，银纳米颗粒可赋予该材料抗菌活性。该复合明胶纳米纤维不仅可以促进细胞黏附和增殖，还可以防止伤口部位的感染，提高伤口的愈合效率。

甲壳素和壳聚糖已被广泛应用于生物医学领域，如用作药物递送载体、手术缝线，特别是伤口敷料。甲壳素具有类似于 ECM 中的透明质酸和硫酸软骨素等的结构特征，生物降解性和生物相容性好，还具有改善凝血、免疫等众多生物功能，可用于抗血栓形成，也可作为伤口愈合剂。甲壳素和特定衍生物可以通过在伤口愈合的第一天促进成纤维细胞合成胶原蛋白来加速恢复伤口的拉伸强度。此外，在甲壳素纳米纤维支架中，成纤维细胞和角质形成细胞表现出相对更符合生理的附着和铺展行为。研究显示，甲壳素纳米纤维支架可在大鼠皮下移植后的 28 天内完全降解，没有任何炎症反应。这种实验现象可能是纳米纤维比微米纤维具有更高表面积与体积比的结果。壳聚糖是甲壳素脱乙酰化的衍生物，含有葡萄糖胺单元。它是仅次于胶原蛋白的最广泛用于伤口愈合的聚合物。壳聚糖具有许多优点，如生物相容性、生物降解性，以及止血和抗菌活性，这主要归因于其聚阳离子性质。壳聚糖由于其静电作用，可以加速胶原蛋白的合成，并能与成纤维细胞生长因子有效结合，从而改善伤口的愈合过程。但由于壳聚糖难以溶解于常用的有机溶剂中且其溶解形式为离子性质，壳聚糖纳米纤维很难获得。因此，壳聚糖常与其他天然或合成聚合物（如聚乙烯醇、明胶等）物理混合。据报道，壳聚糖 -PVA 纳米纤维具有良好的细胞相容性，并能促进伤口愈合。由于壳聚糖的抗菌特性和明胶的细胞黏附特性，壳聚糖 - 明胶混合物的纳米纤维支架也被许多研究作为皮肤再生的潜在组织工程支架。

丝素蛋白因其良好的生物相容性、生物可降解性和较轻的炎症反应而备受关注。丝素蛋白纳米纤维支架具有高表面积与体积比、宽范围的孔径分布和增强的机械性能，作为伤口敷料材料和皮肤组织工程支架是非常理想的。丝素蛋白纳米纤维支架可经过水蒸气和甲醇处理，以提供结构生物稳定性并提高其机械性能。已证明丝素蛋白支架有利于培养成纤维细胞、人角质形成细胞和干细胞，并能改善细胞黏附、增殖和分化（图 13-2）。

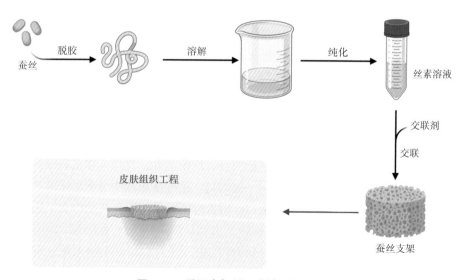

图 13-2 蚕丝支架用于皮肤组织工程

伤口缺氧是皮肤再生的主要阻碍之一，它会抑制正常的愈合过程。静电纺丝肌红蛋白和血红蛋白纳米纤维可以被氧气氧合，这些支架在伤口部位可以释放氧气并促进体内伤口愈合。改善氧气输送被认为有利于满足局部代谢率提高情况下的氧气需求，并可能增加机体对感染的抵抗力。

透明质酸是 ECM 的主要成分之一，具有生物相容性，并具有优异的抗粘连性能，已作为生物聚合物应用于伤口愈合，如用作皮肤生物工程支架和药物递送工具。研究发现，透明质酸的降解产物可以促进血管生成，且对伤口愈合的所有阶段都有积极影响，有助于加速伤口愈合。

（二）合成聚合物

各种合成材料也被用来生产用于皮肤伤口愈合的纳米纤维支架，因为它们具有良好的机械和生物降解特性，支持新的组织向内生长，且合成材料价格低廉，可实现大规模生产。此外，合成材料可溶于更广泛的溶剂，简化了它们的静电纺丝过程。已有研究对聚己内酯（PCL）、聚氨酯（PU）、聚乳酸 - 乙交酯（PLGA）和聚 L- 丙交酯 [poly（L-lactide），PLLA] 等合成材料的静电纺丝支架在皮肤生物工程中的应用进行评估。

由于其独特的性能，PU 作为一种用于伤口敷料的材料已被广泛研究。研究发现，静电纺丝 PU 纳米纤维支架拥有优异的透氧性，可有效控制水分蒸发损失，并允许液体从伤口渗出，同时抑制伤口脱水。此外，PU 纳米纤维支架的超细孔隙率可防止外源微生物的侵入。这些结果表明静电纺 PU 纳米纤维支架具有作为伤口敷料材料的潜力。但由于 PU 具有长期的生物稳定性，只能作为体内的临时敷料，在完成其功能后需要将其去除。尽管可生物降解的 PU 已用于组织工程，但其降解产物被发现具有剧毒性、致癌性和致突变性。对于皮肤生物工程，可生物降解聚合物的降解产物必须是无毒的，并且不应引起任何明显的异物反应，因为这会阻碍组织再生过程。

PCL 由于其生物相容性、理想的机械强度和生物可降解特性，已被广泛用作皮肤生物工程中的首选聚合物。PCL 成本相对较低，通常可溶于有机溶剂，是一种高弹性聚酯，无毒性且降解速度慢。研究发现聚乙交酯（polyglycolide，PGA）具有优于平均水平的生物相容性和可重复的机械性能。然而，由于其亲水性，它的降解速度非常快，在体内 2 ～ 4 周即可降解，因此 PGA 仅在需要快速降解时应用。PLA 结构中存在甲基，因此它比 PGA 更具疏水性，可溶解在有机溶剂中实现静电纺丝；它还表现出空间位阻，可显著减缓水解，通常会在 30 ～ 50 周内降解。

PLGA 是聚乙交酯和聚乳酸的共聚物，与单独的 PGA 和 PLA 相比，其具有更良好的几何、机械和生物降解性能。电纺 PLGA 纳米纤维支架已被证明是皮肤生物工程最理想的可生物降解聚合物之一，因为它们能够匹配受伤皮肤的伤口愈合速率，并支持角质形成细胞和成纤维细胞生长及 ECM 生成。除了促进胶原蛋白等细胞外成分生成的作用外，PLGA 电纺支架还显示出足够的内部空间用于组织向内生长。

（三）复合聚合物

当由单一聚合物生产电纺纳米纤维时，纳米纤维可能具有高密度，这被称为渔网效应。但是高纤维密度会减少细胞渗透。合成聚合物通常缺乏细胞识别信号，而再生天然生物聚合物通常机械性能不足。天然和合成材料的组合有望克服这些问题并融合多种材料的优势特征，即合成材料的耐久性、强度及天然材料的特定细胞亲和力。此外，合成和天然聚合物的混合纳米纤维避免了渔网效应及非必要的交联。合成聚合物可以提供纤维骨架，而天然生物聚合物则支持细胞附着和增殖。

大量基于天然 / 合成材料的复合聚合物被用于促进伤口愈合和皮肤重建。胶原蛋白和 PCL 的混合电纺纳米纤维支架具有治疗皮肤组织缺陷和烧伤的潜力。研究发现混合的 PCL/ 胶原纳米纤维支架可以支持成纤维细胞的生长、增殖和迁移，可作为皮肤生物工程的合适支架。Yang 等构建了由 I 型胶原蛋白和 PLGA 组成的电纺支架，研究发现含有 30% 胶原蛋白的支架支持人真皮成纤维细胞良好的附着和活力。因此，通过调整电纺混合支架中胶原蛋白与 PLGA 的比例，可以改善细胞的附着和增殖，以及胶原蛋白的产生。此外，支架的高孔隙率和大孔径为成纤维细胞迁移到支架中提供了良好的机会，使其成为皮肤组织工程支架的合适选择。

聚（L- 乳酸）-b- 聚（ε- 己内酯）（PLLCL）和明胶的复合电纺纳米纤维也被用于皮肤组织的修复，结果表明该支架可以提供合适的人工 ECM，具有良好的生物相容性和化学特性，可用于皮肤再生。体外评估表明，对于细胞增殖，与其他重量比的明胶 / 聚（L- 乳酸）-b- 聚（ε- 己内酯）支架相比，重量比为 60∶40 的明胶 / 聚（L- 乳酸）-b- 聚（ε- 己内酯）支架上的成纤维细胞增殖更多。体内研究表明，与对照组的结果相比，明胶 / 聚（L- 乳酸）-b- 聚（ε- 己内酯）支架在移植的前 10 天内显著促进了伤口闭合和再生，且纳米纤维支架中新鲜再生的皮肤接近正常皮肤组织的皮肤。

由于壳聚糖的抗菌特性和明胶的细胞黏附特性，壳聚糖 / 明胶的混合纳米纤维支架也被作为皮肤组织工程应用的潜在支架。由壳聚糖 / 胶原蛋白、壳聚糖 / 聚乙烯醇（PVA）、壳聚糖 / 聚（3- 羟基丁酸 -co-3- 羟基戊酸）构建的纳米纤维支架表现出高细胞相容性和对多种微生物良好的抗菌活性，并可加速伤口愈合。

（四）具有生物活性因子的静电纺纳米纤维

除了上述优点外，纳米纤维还能够仿生 ECM 的结构，可用于 ECM 功能的生物模拟。活性成分和功能因子可以被静电纺丝到纳米纤维中，然后从纳米纤维中释放出来（图 13-3）。当生物活性成分合并和（或）固定于 3D 结构中时，电纺纳米纤维支架可提供合适的分子信号转导。

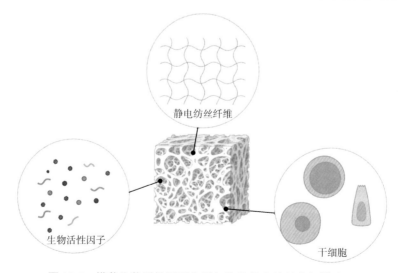

静电纺丝纤维

生物活性因子

干细胞

图 13-3 搭载生物活性因子和干细胞的静电纺丝支架模式图

抗菌剂、金属纳米颗粒、镇痛剂、生长因子、维生素及植物药提取物等多种物质，以及可影响伤口愈合的动物油提取物，已被纳入纳米纤维支架中，以实现受控释放。聚合物与生物活性成分的相互作用，以及生物活性因子在聚合物溶液中的溶解度将影响生物活性分子在纳米纤维支架中的分布，从而影响药物释放曲线。溶液中的药物稳定性也是需要考虑的关键因素。值得注意的是，向溶液中添加生物活性因子可能会改变溶液的性质，从而影响静电纺丝过程。

三、不同结构的静电纺丝支架用于皮肤组织的再生

（一）随机取向的纤维网支架

传统的静电纺丝随机支架由随机沉积在收集器上的纤维组成，随机沉积是施加电场以克服聚合物溶液表面张力而产生的射流不稳定的结果。

对比随机和对齐两种沉积策略在支架的纳米纤维形态、亲水性、机械性能，以及细胞黏附和增殖方面的差异，发现这两种策略都能产生具有合适特性的结构来促进皮肤再生，但由于皮肤通常具有网状随机取向的纤维特征，使得随机网状的静电纺丝结构更适合模仿天然皮肤的 ECM。研究人员评估了用戊二醛交联的随机取向胶原电纺纤维对成年豚鼠皮肤再生的促进效果。体外和体内结果表明，植入 16 天后伤口成功闭合，没有观察到不良炎症反应或其他并发症，这显示了该策略在真皮重建方面的巨大潜力。此外，PLGA 与不同物质结合后作为抗菌伤口敷料，制备用于伤口愈合的随机取向电纺纤维支架。体内应用负载夫西地酸的 PLGA 电纺超细纤维支架，发现其可促进伤口愈合和减少感染。将随机取向的静电纺丝聚(乙烯醇)/海藻酸钠作为体内伤口敷料与已市售的部分伤口敷料进行比较，结果显示新型静电纺丝支架在术后第 15 天和第 21 天时，其在上皮形成、表皮特征、血管化和毛囊形成等方面优于市售商品敷料。

（二）对齐排列的纤维网支架

尽管皮肤真皮中的纤维杂乱无章，但许多研究报道这些纤维的排列与朗格线有关。研究证明，朗格线具有解剖学基础，它描述了皮肤胶原纤维的排列方式和张力分布。一些研究探索使用对齐的纳米纤维支架来促进伤口愈合，虽然其促进伤口修复的效果不如随机支架显著，但对齐支架能够减少神经突触生长并促进皮肤细胞迁移。Patel 等通过将细胞外基质蛋白和生长因子固定到 PLLA 纳米纤维上，模拟天然基质原纤维的物理和生化特性。与随机取向的纳米纤维相比，排列的纳米纤维在伤口愈合过程中可显著诱导神经突生长并增强皮肤细胞迁移。此外，固定的生化因子与排列的纳米纤维发挥协同作用，进一步促进神经突生长，但对皮肤细胞迁移的影响较小。Kurpinski 等发现，对齐的 PLLA 纳米纤维由于孔的高开放性，促进了细胞的浸润和在结构中的迁移。总体而言，在皮肤伤口愈合的组织工程中，随机支架更加稳定。然而，对于受到单一方向应力的部分皮肤或对神经纤维修复要求较高的情况，具有对齐纳米纤维结构的支架可能具有优势。

（三）核壳结构的支架

核壳技术成为静电纺丝领域最有前途的技术之一，它是基于两种不同材料或物质的组合。这种结构的纤维具有不同材料的内层和外层，如被另一种材料包围的材料或被负载分散颗粒的基质包围的材料。这种设计旨在将药物、酶、生长因子或其他生物分子纳入纳米纤维内。它具有两个主要优点：①物质可以合并到内层中，免受环境因素（如通常用于静电纺丝技术的有机溶剂）的影响；②掺入的物质可以更受控和持续地从内层透过外壳层释放。

目前大量研究将核壳纳米纤维用于皮肤再生。JIn 等证明了由明胶（核心）/聚（L-乳酸）-b-聚（ε-己内酯）（PLLCL）和嵌入核心的表皮诱导培养基组成的纳米纤维支架促进了培养基的持续释放而非过快释放，并成功诱导脂肪干细胞分化为表皮谱系。高效的递送系统对于细胞疗法的成功至关重要。为了将细胞递送至动态器官，生物材料载体应在机械上匹配宿主组织的非线性弹性行为。Xu 等采用核/壳静电纺丝技术，由化学交联弹性体聚癸二酸甘油酯［poly（glycerol sebacate），PGS］（核）和热塑性 PLLA（壳）制成非线性弹性生物材料。机械测试证明其值与皮肤组织相当，体外和体内试验表明支架可促进肠神经嵴祖细胞的生长。

四、结论与展望

静电纺丝纳米纤维在皮肤再生方面受到科学界和医学界的高度关注。过去几年，静电纺丝纳米纤维在制造策略、材料选择和功能化等方面取得了重要进展。一系列的研究通过改进材料、复合生长因子、蛋白质和生物分子等更有效地模拟了皮肤组织的 ECM，赋予新型伤口敷料用于皮肤再生的巨大潜力。

可以预见，随着静电纺丝的不断发展，其在伤口愈合中的具体应用将取得以下进展，例如：①使用不同的沉积策略开发组合多层结构。②将不同技术与静电纺丝及不同静电纺丝方法相结合，以获得具有可调梯度、性质和功能的混合结构。结合不同的材料和纤维成分、不同的纤维直径和纳米/微米结构，以获得最合适的仿生结构和再生皮肤组织。③探索皮肤细胞（角质形成细胞和成纤维细胞）的细胞静电纺丝，以评估电场对细胞活力、增殖和基因表达的影响。将细胞整合到电纺纤维中将带来新一代皮肤替代品，并解决与电纺网相关的细胞渗透问题。④原位静电纺丝是一项有前途的技术，它提供了将静电纺丝纳米纤维直接沉积在伤口上的可能性，而不受伤口大小或深度的限制。这项技术带来了相当大的可能性，特别是其有望与前文提到的沉积多层结构、构建混合结构和细胞静电纺丝等策略相结合。

尽管在 3D 静电纺丝结构的制造方面取得了重大进展，但在模拟皮肤的解剖学和生理学方面仍然存在巨大的挑战，目前已开发的 3D 体外模型仍然逊色于生理的皮肤组织。

直到最近，测试电纺纳米纤维支架效果的临床前研究主要集中在啮齿动物体内模型的异种移植上。随着近年来原位静电纺丝装置商业化的进展，干预性临床试验也成功开展，该试验检验了纳米纤维在外部直接沉积用于治疗烧伤和伤口的效果。尽管如此，静电纺丝材料对于组织的长期毒性仍需要进一步评估。此外，数据共享的开放精神将加速已进行的大量研究向临床实践的过渡和成功转化。

总之，静电纺丝纳米纤维已被证明是一种创新技术，有能够为皮肤组织创伤提供先进的治疗潜力。

第二节　血管组织再生支架

一、血管组织简介

肺循环系统和体循环系统均由动脉、毛细血管和静脉组成。

毛细血管是最细的血管，直径为 5～10μm。这些微血管负责连接静脉和动脉，还能够在血液和周围组织之间交换水、氧气、二氧化碳和其他化学物质。无须额外的交换机制，单层内皮毛细血管壁允许气体和亲脂分子直接通过。静脉将血液从毛细血管输送到心脏，而动脉则将血液从心脏输送到身体各部位。由于静脉压力较低，血液的输送依赖于附近的肌肉结构。静脉中的瓣膜可防止血液回流。

与毛细血管不同，静脉壁和动脉壁分为三层：内膜、中膜和外膜（图 13-4）。内膜是血管壁的最内层，与血液直接接触。该层充当抗血栓屏障，使层流血液能够流过血管，并关系着血管张力，血小板活化、黏附、聚集及白细胞黏附。内膜由单层内皮细胞和内皮下层组成。内皮下层由Ⅳ型胶原蛋白和弹性蛋白组成。内膜中的 ECM 能够促进内皮细胞的扩散、增殖和生长。中膜包含多层平滑肌细胞，其基质由Ⅰ型和Ⅲ型胶原蛋白、弹性蛋白和蛋白聚糖组成。该层中的胶原蛋白束为血管提供刚性，而弹性蛋白则提供弹性。外膜充当保护层，由软结缔组织组成，主要含有Ⅰ型胶原蛋白、弹性蛋白、神经和成纤维细胞。胶原蛋白和弹性蛋白结构有助于增强血管的拉伸性能和弹性，同时防止血管破裂和脉动变形。

血管腔内的单层内皮细胞对于防止血液凝固、邻近组织的感染和炎症至关重要，对调节气体和分子的交换也起着关键作用。它还控制着向血管中层发出的信号，特别是中层的肌肉成分。血管壁中层的平滑肌细胞具有独特的收缩功能。当来自内皮细胞或细胞因子的信号刺激平滑肌细胞时，后者细胞以协调的方式扩张和收缩。随着血管内压力的变化，血管会相应地扩张和收缩。因此，ECM 的同心分层结构，内皮细胞和平滑肌细胞的空间组织和排列，以及细胞和 ECM 结构之间的相互作用都是设计组织工程血管时应考虑的重要因素。

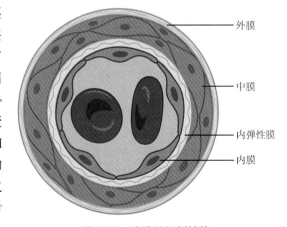

外膜

中膜

内弹性膜

内膜

图 13-4　动脉的解剖结构

二、血管损伤与治疗简介

随着世界人口老龄化，心血管疾病人数也相应增加。动脉粥样硬化是一种致命的疾病，会导致内膜层下形成斑块，减少血流可用的横截面积，从而导致流向斑块下游组织的血液减少。最终，需要心脏和外周搭桥手术解决血管堵塞，这需要一段供体血管。在蓝婴综合征中，婴儿的两个心室中只有一个功能正常，需要进行"Fontan 手术"。在"Fontan 手术"中，需要用工程化的血管连接右肺动脉和下腔静脉，以便脱氧的血液可以绕过心脏，直接流向肺部。同样，冠状动脉疾病和周围血管疾病通常需要更换受损的原生血管。目前这些移植的可用选择是自体移植物（如隐静脉）、同种异体移植物（供体／尸体）、异种移植物（如牛或猪肺动脉瓣导管）、人工假体或合成血管移植物。

虽然这些血管移植物在替代大直径（＞ 6mm）、高流量血管方面效果良好，但是它们不适用于小直径血管。对于小血管，合成的假体移植物会在几个月内被身体的免疫系统排斥。这种排斥是由顺应性不匹配等而导致的，从而继发血栓形成、动脉瘤和内膜增生等相关再闭塞问题。此外，由于缺乏组织供体或解剖变异，自体移植物和同种异体移植物的使用受到限制。对于异种移植物，由于使用强洗涤剂和脱细胞剂，该类移植物的寿命相对较短。例如，牛或猪移植物的使用寿命可能长达 15 年，特别对于儿科患者来说，这是一个主要问题，他们需要每隔 10 ～ 15 年更换一次新的植入物。其他问题包括对物理和机械性能的控制不佳、炎症和钙化等。

组织工程是创建新血管移植物的另一种方法。在这种方法中，细胞被接种或封装在由可生物降解的材料制成的支架中。在组织工程中，预计细胞会在材料降解的同时产生 ECM，从而逐渐形成预期的组织。在过去的几十年里，人们对组织工程血管移植物进行了广泛的研究，在实现与天然血管相似的组织工程血管移植物结构方面取得了重大进展。支架制造的主要方法包括基于分子自组装、水凝胶、溶剂浇铸 - 颗粒浸出技术、热致变相分离和静电纺丝工艺等方法。除其他因素外，可植入组织工程血管移植物的成功与否取决于模仿 ECM 的支架的开发。众所周知，在自然组织中，内皮细胞 M 是由直径 50 ～ 500nm 的结构蛋白和多糖组成的三维网络纤维。对于目前的静电纺丝技术，可以制造在此尺寸甚至更大范围内的纳米纤维支架，在模拟天然内皮细胞 M 的微环境方面具有巨大的潜力。

三、静电纺丝血管移植物的优点

模仿 ECM 是电纺血管移植物的优点之一。由于纳米纤维和互连孔产生的纳米形貌，支架可获得较大的表面积，可促进内皮形成且防止动脉血栓形成。研究证明，内皮细胞的附着和增殖在直径小于细胞直径（＜ 5μm）的纤维周围更好。另外，电纺支架的可控孔径和孔隙率允许平滑肌细胞在其间通过，有利于细胞扩散以促进细胞生长、迁移和再生。

除了为小直径血管移植物设计螺旋导流器来复制螺旋血流以避免血栓和粥样斑块形成外，电纺血管移植物的表面还可以通过蛋白质衬里、肝素掺入或表面修饰等方法，减少血栓和斑块形成，并促进内皮细胞生长。

静电纺丝技术可以根据不同的材料选择或灵活地修改生产技术和调整生产参数来设计复合支架，并可根据组织再生的需要来调整机械性能、材料降解和表面特性。

四、电纺血管移植物的设计参数

在生产电纺血管移植物时，必须充分了解设计参数，以便更好地模仿天然血管（表 13-1）。在过去的十年中，有许多关于电纺血管移植物的研究都集中在这些设计参数上。

表 13-1　部分天然血管的力学性质（平均值）

血管类型	弹性模量（MPa）	极限应力（MPa）	失效应变（%）	参考文献
隐静脉（圆周方向）	43	3	11	Donovan DL，1990
隐静脉（径向方向）	130	13	17	Donovan DL，1990
隐静脉（圆周方向）	4.2	1.8	242	Stekelenburg M，2009
隐静脉（径向方向）	23.7	6.3	83	Stekelenburg M，2009
隐静脉（圆周方向）	2.25	4	180	Soletti L，2009
左胸廓内动脉（圆周方向）	8	4.1	134	Stekelenburg M，2009
左胸廓内动脉（径向方向）	16.8	4.3	59	Stekelenburg M，2009
股动脉（圆周方向）	9～12	1～2	63～76	Yamada H，1970；Fung YC，1984

（一）纤维直径、孔径和孔隙率

孔径是血管移植物最重要的参数之一。合适的孔隙应允许平滑肌细胞通过，同时阻止血液渗漏。由于纳米纤维表面具有高孔隙率和小孔径，虽然是细胞附着的倾向对象，但这对平滑肌细胞扩散构成了障碍。为了克服这一挑战，研究者采用了多种技术在多层或单层血管移植物中实现高孔隙度。

控制电纺支架孔径的最有效方法之一是改变纤维直径。研究显示，随着聚合物溶液浓度的增加，纤维直径、孔径、孔隙率和孔互连性显著增加。一般来说，较粗的纤维导致较大的孔径和较高的孔隙率。较大的孔径可以在体内和体外条件下增强细胞侵袭和血管形成。当移植物的孔径范围在 0.8～8μm 时，可以允许细胞渗透来促进新血管形成。研究发现，与 0.02μm 孔径的结构相比，将 5μm 孔径的移植物植入大鼠皮下产生的血管结构几乎增加了 100 倍。

虽然很多研究都过分强调微孔需要利于平滑肌细胞的迁移，但是需要注意的是，纳米级孔径是内皮化的必要条件，其可阻碍血液渗漏且允许管腔上形成连续的单层内皮细胞，这在设计纤维直径时一定不能忽视。

（二）支架壁厚度

支架的壁厚作为尺寸特性也决定了血管移植物的机械特性和生物特性。如果其他参数保持不变，则血管的修复时间直接受支架壁厚影响。通过原料输入的喷头或收集平台的往复运动，可以在静电纺丝期间获得均匀的壁厚。除此之外，在生产后从芯轴移除部分原料得到管状移植物，也能够得到固定的内径。

Yalcin 等在设计电纺血管移植物时对天然动脉进行了组织学分析。所分析的天然动脉的壁厚沿其长度测量在 400～1000μm 范围内。此外，研究中还提供了有关天然血管结构特性的详细信息。显微图像显示，内皮细胞通过覆盖管腔表面的单层排列，而平滑肌细胞在中膜内组织成多个层。赋予血管弹性的弹性蛋白密集存在于内弹力层、中膜和外膜中。

研究发现，当壁厚范围在 400～1000μm 时，PCL 管的顺应性在（2%～4%）/mmHg 的范围内保持稳定。然而，较薄的 PCL 移植物在顺应性测量中表现出较大的不稳定性。此外，当壁厚从 200μm 增加到 1000μm 时，断裂压力值以线性方式从 0.6MPa 增加到 2.9MPa。研究者观察取自健康男性下肢和上肢的动脉导管直径、壁厚和管壁与管腔比（W∶L）。结果表明不同部位的动脉之间存在异质性。特别是小直径动脉比大直径动脉具有更高的 W∶L 比率。这种部位异质性可能会影响血管对刺激的反应性。

（三）纤维取向

纤维取向是设计血管移植物时的另一个重要参数。特别是在管状支架中，径向纤维取向对于增强平滑肌细胞扩散和提高对抗径向流体压力等是非常关键的。在内皮形成过程中，支架的形貌取向起着重要作用。与随机支架相比，接种在对齐支架上的内皮细胞具有更长的轴和更长的细胞骨架。此外，在对齐的支架中观察到更大的核长宽比，这可以增强细胞的生命活动，如增殖、活力和黏附，从而通过调节特定基因表达更好地形成连续的内皮层。与随机支架上的内皮细胞相比，在对齐支架上培养的内皮细胞表现出更好的黏附和扩张能力，可能是因为对齐的拓扑方向模仿了天然血管组织中对齐的胶原纤维。已经发现，对齐支架中的内皮细胞排布也在体内血流方向上更规则地对齐。通过比较不同纤维排列的 PCL 支架在体外试验中对血管再生的影响，对齐支架上的细胞表现出细长的形状，细胞周围大量表达钙黏蛋白，而随机支架中未发现对细胞形态或蛋白表达的影响。与细胞培养的静态条件相比，动态条件的结果表明，在 20dyn/cm² 和 40dyn/cm² 的剪切力下，与随机纤维相比，更多的细胞黏附到对齐纤维的表面。总而言之，种植在对齐支架上的内皮细胞看起来更像人体内的内皮细胞层，具有更高的抵抗血流、附着到基质并形成连续内皮层的能力。

五、不同材料的静电纺丝支架用于血管组织修复

静电纺丝血管移植物可以由不可生物降解的合成聚合物、可生物降解的合成聚合物、结构蛋白及其混合物制备。与天然聚合物相比，合成的可生物降解聚合物通常表现出更好的机械性能和高可制造性。PCL 和 PGA 等是美国食品药品监督管理局（FDA）批准用于人体临床的聚合物。

组织工程中使用的生物材料必须满足生物相容性的基本要求，生物相容性被定义为材料在机体的特定部位引起恰当的反应。为此，可生物降解和可生物再吸收的材料因其在再生过程中作为临时支架的内在潜力而被青睐。值得注意的是，可生物降解的聚合物不一定是可生物再吸收的，因为外来生物材料的降解产物不一定能完全从体内消除。Vert 将生物

降解定义为"由于细胞介导的现象而导致的材料降解，生物再吸收是通过自然途径从动物或人体中消除异物的过程"。在选择合适的材料以成功应用于血管移植物的组织工程时，材料的降解特性是需要考虑的重要标准。当支架开始降解并形成基质时，作用于新再生的细胞，刺激它们适当排列并进一步刺激组织再生。理想情况下，完全再生的机械和生物能力强的组织工程血管移植物需要支架完全降解，并具有良好的细胞组织和组织重塑。与细胞反应相结合的降解行为对于评估合适的细胞组织工程支架至关重要，并且应该进一步阐明机制。

然而，只有少数论文报道了纳米纤维降解副作用的详细评估，尤其是在体内。就静电纺丝技术而言，由于需要溶剂溶解原料来制造血管移植物，这个问题需要引起关注。细胞-基质阻抗传感是一种替代的细胞毒性评估技术，有助于这一相关主题的研究，允许连续监测细胞反应并实时评估细胞活力。

有研究者通过静电纺丝分别生产仅含胶原蛋白/弹性蛋白及含 45% 胶原蛋白、15% 弹性蛋白和 40% 可生物降解合成聚合物（PLLA、PLGA、PCL 和聚 L-丙交酯-己内酯）的混合物的小直径血管移植物。体外测试表明，PCL 支架在 28 天通畅水平方面是最佳的，但 PCL 混合物支架的机械强度最低。将平滑肌细胞接种在支架上，体外结果表明所有支架都具有生物相容性并促进细胞反应。PCL/弹性蛋白也被通过静电纺丝装置生产血管移植物。结果显示弹性蛋白含量的增加可促进细胞生长。另外，PCL 比率的增加导致更好的机械性能。P（LLA-CL70：30）被用于制作血管移植物，主要研究支架的长期细胞活力和降解。结果表明，聚 CL-丙交酯-co-ε-己内酯 P（LLA-CL）纳米纤维（平均纤维直径 580nm）的分子量在 60 天后急剧下降。230 天后，P（LLA-CL）纳米纤维将完全降解。PLGA 共聚物也被用于研究生产小直径血管移植物，并用干细胞对其进行了修饰。虽然体外试验表明该血管支架拥有足够的机械性能并更好地促进了细胞生长，但在将移植物植入犬体内后不久，就观察到动脉闭塞，这揭示了在血管移植物中使用 PLGA 可生物降解聚合物是困难的。有研究者使用 DMF：THF（1：1）和氯仿溶剂制造电纺 PCL 血管移植物，所得纤维直径分别为（0.8±0.2）μm 和（3.6±0.8）μm，然后将人脐静脉内皮细胞接种到支架上。尽管纳米级和微米级纤维都实现了足够的细胞黏附，但微米级纤维中的细胞活力更好。无细胞的可生物降解的双层弹性血管支架被设计制造，该移植物可稳定快速降解以生成新血管。该双层血管移植物由两种聚合物组成：PGS 内层和 PCL 外层。在大鼠腹主动脉介入移植该支架 3 个月后，随着聚合物支架的降解，由 PGS 和 PCL 组成的内外层在体内分别被内皮细胞和平滑肌细胞替代，同时合成了弹性蛋白、胶原蛋白和糖胺聚糖等基质结构，且获得了坚韧且高顺应性的机械性能，成功产生几乎不含异物的新动脉。

基于这些研究，PCL 支架的长期通畅水平优于 PLGA、PLLA 和聚 L-丙交酯-己内酯可生物降解支架，而 PCL 的机械强度最低，并且 PCL 血管移植物的顺应性高于商用人造血管。当 PCL 与结构蛋白一起使用时，提高了支架的机械强度，并且可使用不同的溶剂产生纳米级和微米级纤维，而微米级纤维实现了更好的细胞生长。机械强度提高的 PLA、PLLA 和 PLGA 聚合物在血管移植物设计中很受青睐，然而，这些聚合物在植入后表现出快速的生物降解和较差的长期通畅能力，因此当这些聚合物在结构中单独使用时，可能会造成阻塞。

六、结论与展望

由于血栓形成、内膜增生和顺应性不匹配，目前可用的假体移植物在用于替代小直径血管时局限性相当大，导致失败率很高。静电纺丝是一种很有前途的制造纳米纤维支架的方法，能够模仿天然 ECM 的形态特性。天然聚合物与合成聚合物的结合显示出显著的细胞行为改善，同时可以根据天然血管的机械性能调整移植物的机械性能。虽然部分电纺支架存在一些固有的局限性，如孔径不足、细胞附着和扩散不良，但可以通过使用各种制造后表面处理的方法来克服这些局限性，或者也可以使用多层结构或多纤维复合静电纺丝支架来改善性质。

近年来，人们对静电纺丝支架进行了广泛的研究。然而，通过静电纺丝制备人体植入式组织工程血管移植物尚未实现。只有少数研究尝试在动物中评估细胞接种的电纺支架或无细胞电纺支架，但没有一项研究进入临床试验。对现有文献的回顾表明，支架的机械性能通常以单轴拉伸或压缩机械性能来报告，如杨氏模量、极限拉伸强度和极限应变。然而，对于血管移植物的应用，支架的动态力学性能同样重要。因此，电纺支架和组织工程移植物的动态机械性能，包括爆破强度、动态柔量、动态弯曲、疲劳行为、断裂行为、松弛和蠕变，值得更多关注。目前，缺乏评估支架动态力学性能的有效手段也是阻碍静电纺丝血管支架走向临床很大的障碍。使用脉动流体流动回路模拟血管中实际血流的体外试验可用于在动物研究之前评估支架和组织工程血管移植物的性能，以最大限度地降低失败风险。计算多物理场模拟也可用于在体内测试之前测试出关键的物理表征。这些方向的研究将能够从广泛的生物材料中筛选出最有前途的材料。

综上所述，静电纺丝技术具有巨大的潜力，可以满足对组织工程血管移植物的要求。然而，该领域还需要进一步发展。组织工程是一个多学科领域，重要的是让具有先进生物材料、细胞生物学和机械转导等不同领域知识的研究人员参与进来，开发一种机械持久且功能可行的可移植到人体的组织工程血管移植物。

第三节　肌肉组织再生支架

一、平滑肌组织再生支架

平滑肌细胞是指构成平滑肌的组织。平滑肌即无纹肌的通称，是被视为较横纹肌原始的一种肌肉。平滑肌纤维可单独存在，但绝大部分是成束或成层分布的（图 13-5）。平滑肌分布于一些内脏器官，在器官内多平行排列，组成平滑肌束或层，构成管道或有腔器官的壁，如胃肠道、呼吸道、泌尿生殖道、血管和淋巴管的肌层。此外，平滑肌也存在于某些实质器官的被膜内。

平滑肌纤维呈长梭形，无横纹。它受自主神经支配，为不随意肌。该肌收缩缓慢、持久。平滑肌细胞有一个细胞核，呈长椭圆形或杆状，位于中央，收缩时核可扭曲呈螺旋形，核两端的肌质较丰富。平滑肌纤维大小不一，一般长 200μm，直径 8μm，其中小血管壁平滑肌短至 20μm，而妊娠子宫平滑肌可长达 500μm。

组织工程技术通常通过创建管状支架来修复平滑肌损伤。Wang 等通过静电纺丝技术开发了一种装载有平滑肌细胞的聚（L-丙交酯）/聚二甲基硅氧烷（PLLA/PDMS）管用于平滑肌组织再生。通过电镜观察和基因表达分析，他们发现种植在平行排列纤维上的平滑肌细胞发育成更健康的表型，具有梭形形状，即典型的收缩表型；而随机纤维上的平滑肌细胞形态为上皮样状，是典型的致病合成表型。Jia 等开发了用于血管再生的对齐和随机 PU/Coll 纳米纤维支架。与随机支架相比，对齐支架显示出更好的各向异性润湿表现、机械性能、细胞形态取向和促平

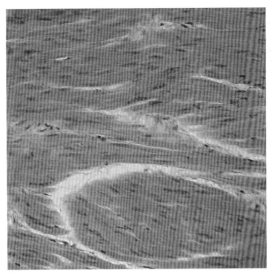

图 13-5　平滑肌组织切片

滑肌细胞活性的作用。Kobayashi 等也使用具有对齐纤维的定向支架来修复肠道并取得了良好的修复效果。总之，对于平滑肌修复，具有对齐纤维的支架被认为是首选。

二、骨骼肌组织再生支架

（一）骨骼肌组织及其损伤介绍

骨骼肌通过肌腱附着在骨骼上，是体内分布最广泛的肌肉。骨骼肌由大量具有收缩能力的纤维状肌细胞组成。致密结缔组织覆盖整个肌肉形成肌外膜，肌外膜延伸到肌肉内形成神经束膜，并将肌肉分成多个肌束。每根肌纤维外部的结缔组织称为肌内膜。骨骼肌是一种随意肌，可以产生轴向收缩，从而驱动关节运动（图 13-6）。骨骼肌含有约 75% 的水、20% 的蛋白质，以及矿物质、碳水化合物、盐和脂肪等其他成分。骨骼肌是具有神经的收缩性血管的结缔组织，其正常功能除了收缩，还包括呼吸、代谢控制、体温调节和能量储存。

骨骼肌细胞呈纤维状，不分支，有明显横纹，核很多，且都位于细胞膜下方。肌细胞内有许多沿细胞长轴平行排列的细丝状肌原纤维。每一肌原纤维都有相间排列的明带（I 带）及暗带（A 带）。明带染色较浅，而暗带染色较深。暗带中间有一条较明亮的线称 H 线。H 线的中部有一 M 线。明带中间有一条较暗的线称为 Z 线。两个 Z 线之间的区段称为一个肌节，长 1.5 ～ 2.5μm。肌肉组织的基本结构通过肌节的收缩产生力，肌节是使肌肉发挥收缩功能的基本单位。

骨骼肌在受伤或疾病后具有先天的再生潜力。对于轻伤，骨骼肌可以再生。然而，当面临严重的伤害和疾病时，骨骼肌无法自行愈合，导致功能丧失。骨骼肌的严重创伤性损伤是导致患者功能缺陷的原因。由于这些损伤的广泛发生及相关的社会经济影响，肌肉再生已成为科学和临床关注的话题。

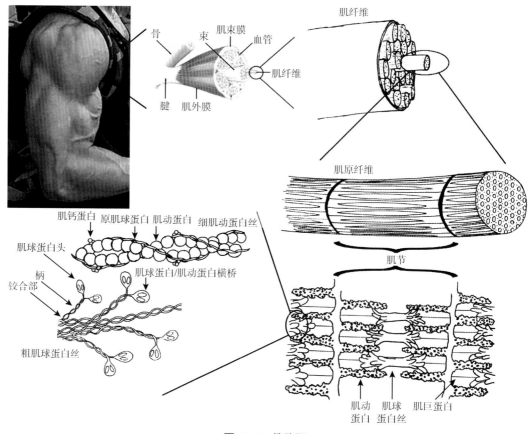

图 13-6 骨骼肌

组织工程是一种有前景的修复肌肉的方法。骨骼肌组织工程支架旨在复制细胞外基质的特性，如刚度、弹性和黏附力，使细胞能够存活、增殖和分化，从而重建肌肉结构。静电纺丝是一种强大且可扩展的生产方法，它可以制造具有大表面积和高孔隙率的微米或纳米纤维，这有利于促进细胞相互作用。

（二）不同材料的静电纺丝支架用于肌肉组织再生

静电纺丝已被广泛用于制造多种纳米纤维，这些纤维可制成用于骨骼肌再生的组织工程支架。支架的结构和组成决定了受损组织的细胞附着能力和生物学活动。各种天然聚合物（蚕丝、纤维蛋白、壳聚糖、胶原蛋白等）、合成聚合物（聚乳酸、聚乙醇酸、聚 ε-己内酯等）、复合材料（壳聚糖 /PVA、PCL/ 明胶 /PVA、氧化石墨烯 /PCL 等）已被用于制造电纺支架，以引导骨骼肌细胞的再生修复。大多数天然聚合物容易被细胞分泌的蛋白酶快速降解，从而导致生物聚合物降解和新组织的形成之间的速度不平衡。因此，支架必须具有更好的机械稳定性以保持其结构完整性，这与支架的缓慢稳定降解有关。与天然聚合物支架不同，合成支架往往具有更好的弹性模量，具有生物惰性并支持骨骼肌的收缩性。因此，可以开发使用天然 / 合成或合成 / 合成复合聚合物的新型生物材料来制造合适的骨骼肌组织工程修复支架。

1. 天然聚合物支架

支架是细胞黏附和促进组织再生的临时支撑物。理想支架的特征是生物相容性、生物活性、良好的机械稳定性、适当的孔隙率和可调节的降解速率。胶原蛋白、明胶、海藻酸盐、丝素蛋白、纤维素、透明质酸、壳聚糖和脱细胞 ECM 等天然聚合物可以用于制造高生物相容性的组织工程支架。特别是，胶原蛋白被广泛用作支架，因为它是许多组织（皮肤、骨骼、肌腱、韧带和其他结缔组织）的主要成分，其中也包括肌肉组织。I 型胶原蛋白为肌肉结缔组织的主要 ECM 成分之一，其在肌束膜中的平行排列为骨骼肌提供了刚性和抗拉强度。肌肉组织的弹性则主要是由分散在肌内膜和肌外膜中的螺旋形Ⅲ型胶原蛋白带来的。静电纺丝为模拟天然骨骼肌的纳米和微米级 ECM 结构铺平了道路。特别是，有序排列的单轴纳米纤维可指导成肌细胞排列并促进肌纤维成熟。Smoak 等开发了一种新型脱细胞细胞外基质（decellularized extracellular matrix，dECM）支架，用于骨骼肌的再生修复。他们使用低渗（10mmol/L tris-HCl）和高渗（50mmol/L tris-HCl 和 1.5mol/L NaCl）盐溶液对分离的大鼠肌肉组织进行脱细胞处理。脱细胞后，再将组织匀浆并冷冻干燥，之后使用有机溶剂溶解 dECM 粉末进行静电纺丝以制造随机和定向纳米纤维。然后，使用戊二醛的饱和蒸气交联所制造的纤维，通过通气过夜除去残留的戊二醛。未交联的随机和对齐纳米纤维的溶胀直径尺寸（增加至约 4.5μm）明显高于交联的随机和定向纳米纤维（< 3.5μm）。在膨胀阶段，观察到未交联和交联的随机纳米纤维支架的孔隙率分别为 85.6% 和 86%，未交联和交联的对齐纳米纤维支架的膨胀孔隙率分别为 85.7% 和 85.4%。与其他支架相比，未交联的对齐支架的拉伸特性（约 100kPa）与天然肌肉相似。但是，未交联纤维的降解速度比交联的随机和定向纤维更快，这表明交联支架赋予其结构长期稳定性。然而，该研究尚未评估所开发 dECM 支架的生物学潜力，包括细胞活力、增殖和肌源性分化等能力。天然聚合物具有多种优点，如促进生物相容性、可生物再吸收、能够模仿天然组织及引导细胞定向以支持组织再生等。然而，微生物污染、批次间差异导致的再现性问题、不同供体可能导致的排异反应、有限的可调性及稳定性、机械性能不足和降解性下降是天然聚合物在组织工程应用中的主要限制。因此，开发了含有天然和合成聚合物的复合支架，可能为组织工程应用提供了更好的功能。

2. 合成聚合物支架

PCL 是一种脂肪族半结晶合成聚合物，具有优异的生物相容性和生物降解性。由于其优异的化学、机械和生物可吸收特性，PCL 已被广泛用于通过静电纺丝制造骨骼肌组织支架。研究者开发了一种随机纤维取向的 PCL 电纺支架，研究其对干细胞肌源性分化的影响。在这项研究中，纤维直径为（4.04 ± 0.92）μm，并将人间充质干细胞接种在电纺 PCL 支架上，然后分别使用 1μmol/L、5μmol/L 和 10μmol/L 浓度的 5- 氮杂胞苷诱导 7 天、14 天、21 天和 28 天。5- 氮杂胞苷是一种 DNA 甲基化抑制剂，其还可触发干细胞肌向分化。在第 21 天，间充质干细胞在使用 5μmol/L 浓度 5- 氮杂胞苷诱导的 PCL 支架上比接种在组织培养板上表现出更好的肌生成：PCL 支架上的分化细胞表达更高的肌源性分化标志物，包括肌球蛋白重链 2、催产素等。

PLGA 是一种美国 FDA 批准的聚酯，是组织工程应用中广泛使用的聚合物之一。它是一种可生物降解和高生物相容性的聚合物，已在临床应用数十年，并具有可调整的降解特性以适应不同类型的组织工程应用。支架上的纤维拓扑方向在调节细胞行为中起着关键作用。研究者制备不同浓度的 PLGA（乳酸与乙醇酸的比例为 85 ：15）溶液（如 20%、30% 和 40%），用于静电纺丝制备 PLGA 电纺支架来评估纤维直径对骨骼肌再生的影响。其中 20%、30% 和 40% 浓度的 PLGA 对齐取向纳米纤维的直径分别（335 ± 154）nm、（1352 ± 225）nm 和（3013 ± 531）nm，弹性模量分别为（383 ± 53）MPa、（317 ± 67）MPa 和（371 ± 38）MPa。将 C2C12 细胞接种在这些各种纤维直径的支架上，研究发现较大纤维直径的支架（40% PLGA）3 天后细胞数量比小纤维直径支架（20% PLGA）增加 3.6 倍，7 天后较其增加 8.0 倍，这表明纤维直径的增加促进了细胞生长。此外，肌营养不良（dystrophin 蛋白缺陷）的 mdx 小鼠模型被移植原代成肌细胞或负载原代成肌细胞的电纺支架，以评估较大直径支架在肌肉再生中的作用。移植后第 21 天，在支架组中观察到 dystrophin 蛋白阳性的肌纤维网络形成。相反，用仅原代成肌细胞移植而没有负载支架的小鼠无法形成 dystrophin 蛋白阳性的肌纤维网络。

有研究者使用聚（3- 羟基丁酸酯）（poly-3-hydroxybutrate，PHB）和聚（3- 羟基丁酸酯）聚合物制造组织工程支架，实现了机械、形态、生化和压电特性的组合特性。PHB 是一种可生物降解、高生物相容性和生物可吸收的聚合物，但由于结晶度、疏水性和脆性的限制，其在软组织工程应用中存在局限性。但 PHB 可通过与其他常见聚合物结合克服这些限制，拓宽其在生物医学领域中的应用。在这项研究中，PHB 与聚（3- 羟基丁酸酯）的混合物为电纺支架提供了机械稳定性和弹性。PHB/ 聚（3- 羟基丁酸酯）的对齐和随机纳米纤维分别具有（891 ± 247）nm 和（951 ± 153）nm 的纤维直径，这与天然肌纤维的直径非常相似。对齐取向的 PHB/ 聚（3- 羟基丁酸酯）纳米纤维的拉伸强度和弹性模量［（8.5 ± 1.8）MPa；（378.2 ± 4.2）MPa］高于随机取向的 PHB/ 聚（3- 羟基丁酸酯）纳米纤维［（3.9 ± 1.0）MPa；（86.2 ± 10.6）MPa］。使用测压计评估随机和对齐取向的 PHB/ 聚（3- 羟基丁酸酯）支架的压电特性，对齐和随机取向的支架的压电常数分别为 5.3pC/N 和 5.0pC/N，这可能增强细胞肌向分化和成熟的能力。体外研究表明，接种在对齐和随机纤维取向的电纺 PHB/ 聚（3- 羟基丁酸酯）支架中的 C2C12 细胞在第 7 天显示出最高的活力。此外，与随机纤维相比，对齐纤维取向的 PHB/ 聚（3- 羟基丁酸酯）支架中形成了更规则且粗厚的肌原纤维结构。

3. 复合材料支架

合成聚合物支架很容易针对静电纺丝技术进行调整，但其疏水性、比天然组织更高的刚度及缺乏细胞结合位点等不良特性限制了这些合成聚合物在组织工程中的应用。此外，虽然天然衍生的聚合物具有更好的细胞相容性，但通常缺乏静电纺丝应用的可调性。而天然和合成聚合物的组合可以增强支架的机械稳定性、减慢降解速率并可促进肌修复再生。

壳聚糖是一种天然多糖，具有细胞相容性、增殖性、抗菌性和可调节降解特性。由于其特定的分子间和分子内相互作用，壳聚糖在酸性 pH 下呈刚性且黏度高。因此，壳聚糖由于黏度高而难以静电纺丝，聚合物链中离子基团的排斥也阻碍了连续均匀纤维的形成。为了克服这个问题，壳聚糖经常与其他聚合物共混以提高可纺性。然而，由于壳聚糖需要酸性溶剂溶解，这降低了壳聚糖纤维的细胞相容性。为了克服这些局限性，研究者利用静电纺丝开发了一种 PVA/ 壳聚糖复合纳米纤维支架，用于治疗骨骼肌损伤。降解实验显示支架稳定时间长达 8 小时，并在第 20 天观察到材料完全降解。当该支架在体外与人间充质干细胞共培养时，显示出高生物相容性。在抗生素存在下，向雄性新西兰白兔体内植入带有干细胞的该支架，结果显示在长达 2 周的时间内没有表现出炎症和免疫反应的增加。

弹性蛋白是结缔组织中另一种丰富的 ECM 成分。然而，弹性蛋白需要有机溶剂才能溶解，这会给支架带来细胞毒性。为了增强牛弹性蛋白的可纺性并促进 PCL 的生物相容性，研究者将牛弹性蛋白与 PCL 以 1：4 的比例混合，通过静电纺丝技术制备了弹性蛋白 / PCL 纳米纤维，并以仅适用 PCL 为原材料作为对照组。发现弹性蛋白 /PCL 纳米纤维的直径 [（269±84）nm] 小于 PCL 电纺纳米纤维的直径 [（451±62）nm]。此外，在弹性蛋白 / PCL 支架中观察到 50% 的对齐取向纳米纤维，而在 PCL 支架中仅观察到随机取向纳米纤维。力学性质方面，复合聚合物支架具有更高的杨氏模量和最大应力。体外研究显示复合支架组中具有较高的肌管形成和细胞增殖，表明该支架适用于肌肉组织工程。

PCL- Ⅰ型胶原蛋白 - 聚氧化乙烯（polyethylene oxide，PEO）复合物被用于静电纺丝制成纳米纤维支架。支架负载了成肌细胞和脂肪来源的间充质干细胞，并使用 25ng/ml 的生长因子分化因子 11 使共培养的细胞分化。结果显示，在第 7 天，细胞上结蛋白表达增加，这表明支架上共培养的细胞有效分化和肌管形成；在培养 14 天后，肌酸激酶（一种肌源分化标志物）和肌球蛋白重链的表达也显著增加。

三、制造电纺肌肉支架的新兴策略

为了模仿骨骼肌的天然结构，研究者已经进行了大量的研究工作，也产生了一些制造电纺肌肉支架的新兴策略。包括开发具有功能性导电特性的支架，为天然肌肉提供支撑结构和导电特性。3D 分层组织的支架为细胞黏附、增殖、分化和肌管形成提供了更好的条件。此外，支架上的微米级和纳米级结构等纳米拓扑结构设计可能在结构上模仿肌肉组织的天然结构。此外，对细胞进行电活性刺激能指导成肌细胞的排列并增强其分化、伸长、粗肌管形成和肌肉收缩，并可激活 MYOD1 转录因子、神经元一氧化氮合酶途径，促进肌肉功能恢复，防止肌肉萎缩。

ECM 蛋白含有 Arg-Gly-Asp（RGD）模体，它是整合素的细胞识别序列并能促进细胞黏附。Shin 等开发了用 RGD 肽功能化的 PLGA 电纺支架，以增强细胞黏附。他们将 RGD-M13 噬菌体表面表达的 RGD 肽（10mg/ml）与 PLGA 溶液混合，然后对该溶液进行静电纺丝，制备纤维直径为（200±30）nm 的随机取向的 RGD/PLGA 支架。

Basturkmen 等使用定制的计算机辅助旋转湿纺机器来制造对齐取向的 PCL- 银纳米线电纺纤维支架，用于调节 C2C12 细胞的活性。这种载有 PCL 复合纳米纤维的电活性银纳米线将银与 PCL 两种材料结合起来，为静电纺丝支架提供了导电性。研究者在接种细胞的 PCL- 银纳米线支架上评估了电刺激对细胞增殖的影响。使用脉冲发生器装置分别产生 1.5V 和 3V（1ms 持续时间和 3Hz 频率）的矩形脉冲序列，对支架进行电刺激，每天一次，每次 5 分钟，同时使用示波器即时跟踪输入和输出电压值。结果显示，与 PCL 支架相比，肌管在 1.5V 刺激的 PCL- 银纳米线纳米纤维上更为紧密且呈平行排列。因此，纤维方向和电刺激可能会促进成肌细胞的增殖和成熟。

四、总结与展望

　　肌肉仿生支架可以为肌肉细胞提供合适的微环境并促进其迁移、黏附和肌向分化。对于肌肉组织工程来说，支架修复的成功与否直接取决于能否提供模拟天然肌肉的分层对齐仿生环境。尽管有多种制造技术，但静电纺丝被认为是制造骨骼肌支架较为理想的技术，因为它易于重现细胞微环境的机械、物理、化学和生物特性。特别是，使用静电纺丝制造的对齐纳米纤维可以精确地模仿肌肉纤维的对齐方向，因此能够促进肌肉成熟。

　　目前，使用天然和合成聚合物制造电纺肌肉支架的相关研究已经广泛开展，事实证明这部分支架对促进肌肉修复再生有效。然而，要成功地将电纺支架应用于骨骼肌组织工程的临床转化，还需要解决各种工程和生物学的挑战。从生物学角度来看，人体肌肉组织拥有复杂的三维结构，具有分层排列、多种细胞类型和特定的各向异性模式。为了扩大临床应用，开发能更好模拟天然组织物理和生物特征的骨骼肌组织工程支架，仍然是一个需要克服的挑战。

参 考 文 献

Chi J，Wang M，Chen J，et al，2022. Topographic orientation of scaffolds for tissue regeneration：recent advances in biomaterial design and applications[J]. Biomimetics（Basel），7（3）：131.

Dias JR，Granja PL，Bártolo PJ，2016. Advances in electrospun skin substitutes[J]. Prog Mater Sci，84：314-334.

Ercolani E，Del Gaudio C，Bianco A，2015.Vascular tissue engineering of small-diameter blood vessels：reviewing the electrospinning approach[J]. J Tissue Eng Regen Me，9（8）：861-888.

Hasan A，Memic A，Annabi N，et al，2014. Electrospun scaffolds for tissue engineering of vascular grafts[J]. Acta Biomater，10（1）：11-25.

Pilehvar-Soltanahmadi Y，Akbarzadeh A，Moazzez-Lalaklo N，et al，2016. An update on clinical applications of electrospun nanofibers for skin bioengineering[J]. Artif Cells Nanomed Biotechnol，44（6）：1350-1364.

Politi S，Carotenuto F，Rinaldi A，et al，2020. Smart ECM-based electrospun biomaterials for skeletal muscle regeneration[J]. Nanomaterials（Basel），10（9）：1781.

Sundaramurthi D，Krishnan UM，Sethuraman S，2014. Electrospun nanofibers as scaffolds for skin tissue engineering[J]. Polymer Reviews，54（2）：348-376.

Thangadurai M，Ajith A，Budharaju H，et al，2022. Advances in electrospinning and 3D bioprinting strategies to enhance functional regeneration of skeletal muscle tissue[J]. Biomater Adv，142：213135.

Yalcin Enis I，Gok Sadikoglu T，2018. Design parameters for electrospun biodegradable vascular grafts[J]. J Ind Text，47（8）：2205-2227.

第十四章　合并肠瘘的腹腔开放创面保护

第一节　肠瘘概述

肠瘘（intestinal fistula）是一种外科病理状态，凡因各种原因所形成的肠道之间的异常交通、肠管与其他体内器官或肠道与体表之间的病理通道，皆称为肠瘘。肠瘘的处理既需要医务人员细心的观察及耐心的治疗，也考验外科工作者的基础知识与处理技巧。

一、肠瘘的原因

肠瘘发生的常见原因可分为以下4种情况。

1. 肠吻合口破裂

常见的吻合口破裂原因，除患者一般情况不良及吻合技术欠佳之外，局部组织供血不良、水肿、感染、局部张力过大，以及肠吻合口的远端梗阻未完全解除等也是常见的原因。

2. 分离肠粘连时的损伤

在分离粘连时损伤肠管、修补后发生肠瘘是肠瘘发生的另一个常见原因。有的病例在粘连分离时损伤浆肌层，由于水肿及血运障碍，术后出现肠瘘。故当粘连较重且累及的肠段不长时，可以切除粘连肠管，利用病理损害较轻的远近端进行肠吻合。这样既可避免因分解粘连所造成的肠管损伤，又有助于预防术后再次梗阻。

3. 继发于术中肠管切开减压

术中行肠管切开减压手术也可能导致肠瘘的发生。在手术中进行肠管穿刺或切开减压，一般很难达到有效的减压，因而不能完全消除手术操作中所遇到的困难，应严格掌握切开减压的适应证。

4. 继发于腹壁切口裂开

腹壁切口裂开、肠管外露、感染，或因张力缝线安置失当，或在更换腹腔开放创面敷料时损伤肠管，均可引起肠瘘。

二、肠瘘的分类

肠瘘可以从不同的角度进行分类，以下是常用的几种分类方法。

（1）按病因分类，肠瘘可分为损伤性、炎症性或肿瘤性等。

（2）按解剖部位分类，常根据瘘的原发部位命名，如空肠瘘、十二指肠瘘及回肠瘘等。十二指肠以下的小肠瘘亦可统称为肠系膜小肠瘘，对于空肠瘘，亦有人将其命名为高位小肠瘘；对于末端回肠瘘，则称之为低位小肠瘘。此种分类方法主要着眼于肠瘘可能引起的水电解质紊乱的性质及程度，以利于指导临床治疗。

（3）根据肠瘘与皮肤的位置关系，可将肠瘘分为复杂性肠瘘和单纯性肠瘘，其中复杂性肠瘘又被称为间接性肠瘘，单纯性肠瘘又被称为直接性肠瘘。一般情况下，瘘的初始阶段多为复杂性肠瘘，肠内容物往往聚集在腹腔内，通过引流管或突破皮肤后间接地引流到体外，这类肠瘘对患者的危害最大。

（4）根据瘘的形态可分为肠空气瘘（EAF）、唇状瘘及管状瘘（图14-1）。EAF常发生于腹腔开放后，由开放创面缺乏保护、肠管磨损导致。唇状瘘的肠黏膜部分外翻并与皮肤黏附在一起形成柱状 - 鳞状细胞融合，因外形呈唇状而得名，这种瘘常常不能自行愈合。管状瘘相比前两种类型肠瘘更为多见，腹腔开放患者也可能合并管状瘘。

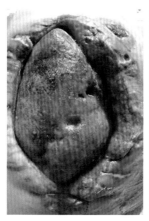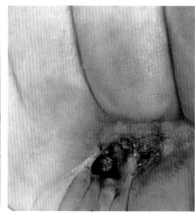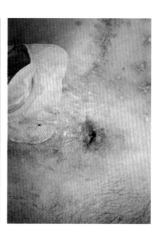

图 14-1　几种不同形态的肠瘘

（5）根据肠瘘发生在肠管的位置，可分为侧壁瘘与端瘘，如十二指肠残端瘘、十二指肠侧壁瘘。

（6）根据禁食后24小时内经瘘口流出肠的内容物容量，可分为高流量肠瘘（500ml及以上）及低流量肠瘘（小于500ml）。

（7）根据瘘的数目进行分类，可将肠瘘分为单发性肠瘘与多发性肠瘘。

总之，这些分类方法都是从一个侧面出发提出的分类方法，其目的均是通过对肠瘘进行评估以利于指导临床治疗。

三、肠瘘的临床表现

肠瘘发生后对机体的损伤主要由其位置、大小及原发疾病等情况决定。肠瘘最直接的临床表现为消化道内容物自体表瘘口流出，瘘口常难以自愈，瘘口周围皮肤受消化液侵蚀可出现糜烂及感染。早期即可出现腹膜炎或腹腔脓肿的症状，常表现为发热、腹胀或局限性压痛、反跳痛等。全身表现主要为因肠液大量丢失导致的脱水、酸中毒、营养不良等。严重肠瘘可引起一系列病理生理改变，主要包括内稳态失衡、营养不良、感染和器官功能障碍等，并且这些病理生理改变互相影响，形成恶性循环。

四、肠瘘的发生率与预后

肠瘘的发生率与预后取决于患者的基础疾病，以及治疗方法和手术技术的差异。有研究报道直肠癌低位前切除术后肠瘘的发生率为 19.2%，克罗恩病患者手术治疗后肠瘘的发生率高达 26.09%，而在一般情况下，肠瘘的发生率在 10% 左右。但由于其严重的并发症和后果，肠瘘的规范治疗非常重要。一些相关研究表明，在手术等原因导致的肠瘘中，有10% ～ 25% 的患者会死亡。

因此，对于肠瘘的预防和治疗，需要综合考虑各种因素，包括患者的整体健康状况、手术技术和术后护理等。对于已经发生肠瘘的患者，及时诊断和治疗是极为重要的，这有助于降低并发症的发生率和死亡率。同时，对于肠瘘的预防，也需要加强宣传和教育，提高公众对肠瘘的认识和重视程度。

第二节　肠瘘的治疗

一、肠瘘的阶段性治疗策略

由于肠瘘发生的原因不同及瘘的类型不同，机体所产生的内环境紊乱、营养不良、感染及器官功能障碍等病理生理改变也存在差异。因此，对肠瘘患者的治疗应根据肠瘘类型、不同疾病状态和时期、不同器官组织功能选择治疗方案。无论是否合并腹腔开放，肠瘘的治疗策略均可分为以下五个阶段。

第一阶段：评估阶段。在明确肠瘘的诊断后，应决定是采取保守治疗还是紧急手术治疗。保守治疗旨在进一步稳定患者基本情况，以应对后续的确定性手术。对于临床状况良好的早期肠瘘患者，若腹腔开放创面已形成冰冻腹，也可进行手术治疗。

第二阶段：稳定阶段。该阶段主要是开展肠外营养，维持水电解质平衡，维护有效的循环血容量。另一个目标是将漏出量减少到每天 500ml 以下。在这一阶段，应排除腹腔感染，如果发现腹腔感染，应使用滴水双套管充分冲洗引流。

第三阶段：封堵肠瘘促进自愈阶段。这一阶段患者的基本情况比较稳定，需进一步明确肠瘘形态，尝试对管状瘘进行封堵治疗，以促进自愈。此阶段可尝试给予肠内营养，恢复肠道稳态。

第四阶段：手术阶段。当腹腔开放患者生理状态恢复并形成冰冻腹时，若局部瘘管未愈合，或预测肠瘘无法自愈，可于腹腔开放创面行植皮手术，恢复腹壁皮肤结构以保护腹腔开放创面。

第五阶段：腹壁重建阶段。这一阶段的主要目的是恢复腹腔开放患者的腹壁生理结构。最理想的状态是关闭筋膜，如果筋膜无法封闭，可以应用生物或合成的补片加强腹壁结构，待新生肉芽组织形成后进行皮瓣移植。

二、肠瘘的治疗措施

（一）感染源控制

及时有效地控制传染源，清除感染的化脓性坏死组织，充分引流肠液可以尽可能避免毒素入血，预防发展为脓毒症。感染源控制不及时容易出现脓毒症。脓毒症出现时应首先考虑腹腔内病灶，在没有腹腔感染证据的情况下，感染源也可能来自腹腔外，如导管相关性感染等。如果在进行彻底的诊断性检查后仍不能确定病因，则应重新考虑腹腔内脓肿的可能性。

感染源控制的措施有超声/CT引导下穿刺引流、腹腔穿刺器辅助的穿刺引流（trocar-assisted percutaneous drainage，TA-PAD）等。超声引导下的穿刺操作简单，易于在床旁进行。TA-PAD置管引流创伤小，可留置双套管，有效避免脓液堵塞导管，出血、粘连等相关并发症发生率低。对于持续存在肠液外溢的肠瘘部位和腹腔内脓肿，可放置滴水双套管进行持续的冲洗引流，通过充分引流防止感染复发。

肠瘘患者治疗失败的主要原因是感染源控制失败。感染源控制后1～2天内，若出现进行性器官功能障碍，或在感染源控制后1周内器官功能障碍没有好转，或炎症在5～7天内没有明显减轻，则认为治疗失败。炎症征象主要表现为体温、白细胞、降钙素原、白细胞介素-6升高和影像学改变。如果上述检查未显示改善，而影像学检查结果显示腹部感染明显控制，则应考虑其他感染源。

（二）合理选用抗生素

药物治疗在肠瘘的治疗中也发挥着重要作用。在感染早期，可根据病原学分析和当地病原菌的流行病学特征，经验性使用广谱抗菌药物以覆盖所有可能的致病菌。当脓液/血培养和药物敏感性结果明确时，应采用降阶梯策略，调整广谱抗生素以进行针对性治疗。

肠瘘患者多有住院史甚至辗转多家医疗机构，因此在初始经验性用药时应注意考虑既往抗生素使用情况、既往药敏试验结果和转诊医院当地所检测的细菌耐药现状。根据《中国腹腔感染诊治指南（2019版）》的推荐意见，肠瘘合并的感染为医疗机构或医院获得性腹腔感染，其经验性用药若为单一用药，推荐选用亚胺培南-西司他丁、美罗培南、哌拉西林-他唑巴坦等；联合用药方案选用头孢吡肟、头孢他啶等三代头孢菌素联合硝基咪唑类药物。已有多项临床研究表明，甲硝唑、奥硝唑、吗啉硝唑等多种硝基咪唑类药物是治疗腹腔感染安全、有效的联合用药。

当肠瘘患者出现真菌感染的高危因素时，应尽早进行经验性抗真菌治疗，尤其是脓毒症休克的重症患者。腹腔真菌感染的高危因素包括既往腹部手术史、复发性消化道穿孔、上消化道穿孔、消化道吻合口瘘、广谱抗生素使用（超过72小时）、胰腺炎、全肠外营养、大面积烧伤、深静脉置管、ICU住院时间长、脓毒症、疾病严重程度高（APACHE Ⅱ≥25分）。糖尿病、心脏疾病、肾衰竭、免疫抑制和多部位定植念珠菌等合并症也是真菌感染的高危因素。关于是否需要经验性覆盖抗肠球菌，指南意见为医疗机构或医院获得性腹腔感染的经验性抗感染治疗中需要覆盖肠球菌。

关于抗生素疗程的确定，其前提是疾病感染源已得到有效的控制，可考虑用药7～10天。降钙素原、C反应蛋白、白细胞介素-6等指标可用于指导抗生素停药时间，但是关于肠瘘的临床研究仍然有限，应注意累积高质量的循证医学证据。

（三）营养支持治疗

患者出现肠瘘后，常因营养物质缺乏导致营养不良，不仅肌肉蛋白和内脏蛋白大量消耗，而且免疫功能也受到损伤，蛋白质合成不足可致激素、酶类合成减少，机体防御有害物质侵袭的能力削弱，对再次应激的反应能力大大降低。因此，肠瘘患者常伴随着营养不良，营养不良导致的病死率高达48%，营养状况与肠瘘患者的预后直接相关。

营养支持是肠瘘患者治疗过程中的基石，对于不同时期、不同病变部位、不同发病原因的肠瘘患者，其营养物质需要量及支持途径有所不同。积极的营养支持可改善机体营养状况，增强免疫力，为维护器官功能提供必需底物。

多中心研究结果显示合理的肠内营养可以提高腹腔开放患者筋膜关腹率、降低死亡率及并发症的发生。而在腹腔开放合并EAF的患者，由于肠管与腹壁的致密粘连，腹腔内呈冰冻状，因张力存在导致直接修补瘘口的成功率低。曾有报道在EAF瘘口处用纤维蛋白胶辅助固定脱细胞真皮基质覆盖，干湿敷料换药，控制感染后行皮片移植，成功治愈EAF，但之后未见其他相关报道。故目前认为EAF一般无法自行愈合，需要等待6个月以上再行确定性手术，因此实施并充分利用肠内营养在整个治疗过程中具有重要意义。肠内营养可以改善营养状况、促进肠蠕动功能恢复、维护肠黏膜屏障功能、减少肠道细菌易位，尤为关键的是肠内营养可以改善肠管质量，并有助于肠粘连的松解。对此，笔者团队建议结合肠液收集回输或者片堵法来减少肠液丢失，努力恢复肠内营养。

1. 肠瘘患者的早期营养支持

营养支持实施前首先应选择营养支持方式和途径，并确定能量及营养物质的需要量。肠瘘患者营养支持途径选择的主要依据如下：①病情是否允许经胃肠道进食，患者的胃肠道功能是否紊乱；②胃肠道的供给量是否可以满足患者需要；③患者有无肠外营养支持的禁忌；④营养支持时间的长短；⑤能否经外周静脉输注营养物质。

肠瘘发生的早期，由于大量肠液丢失，而又未得到合适的补充，机体易出现循环容量不足，且易合并电解质紊乱、酸碱失衡，常见的有脱水、低钠血症、低钾血症和代谢性酸中毒等。加之手术、外伤等应激和肠内容物漏至腹腔所致腹腔感染等因素，出现神经内分泌系统功能紊乱及细胞介质分泌增加，导致代谢亢进，所补充的营养物质因合成代谢降低而无法在体内合成大量所需蛋白质。此时期应以维持生命体征及酸碱、电解质平衡等内环境稳定为主。液体复苏及内环境基本稳定后，即可开始营养支持。一般说来，绝大多数肠瘘患者的治疗早期常采用肠外营养支持方式。目前，虽无Ⅰ类证据证实肠外营养可以提高肠瘘的愈合率，但是肠外营养在能量摄取、维持正氮平衡、减少肠瘘量及降低肠瘘患者死亡率等方面的作用已被许多研究所证实。具体指征为：①无法建立肠内营养支持途径；②高流量瘘；③不能耐受肠内营养。

肠外营养实施前，需要确定机体能量及营养物质的需要量，而肠瘘患者机体能量消耗的差异很大。以往的研究表明，对于病情稳定、无感染的肠瘘患者，机体的能量消耗值接近 Harris-Benedict 公式估算值。而对于合并腹腔感染或者多器官功能障碍的肠瘘患者，机体的能量消耗明显增加，其实际能量消耗测定值为 1.2 ～ 1.5 倍的 Harris-Benedict 公式估算值。实际上，对于肠瘘患者，提供充足而适当的热量十分重要。因为肠瘘患者通常需要较长时间的营养支持，适当的能量支持既可避免能量摄入不足造成的营养不良，也可防止因过度喂养引起的代谢不良反应。因此，临床上对于病情不稳定的危重症患者，建议采用间接测热法进行机体静息能量消耗的测定，并由此作为每日能量需要量的测算依据。在肠瘘发生的早期，应逐步增加营养物质的摄入量，避免过快达到目标需要量。因为在创伤、应激早期，机体存在"自身相噬"现象，过高的热量或过多营养底物的供给，不但无法加快合成代谢，反而加重了循环负担，不利于早期内稳态失衡的纠正，容易引起代谢紊乱，而且肠外营养时过高的能量摄入也可增加细菌易位的发生率。

2. 肠内营养在肠瘘患者中的应用

长期肠外营养不仅可造成代谢紊乱、肝功能损害、导管相关性感染、肠道功能障碍、肠道细菌易位等不良反应，而且其护理、监测复杂，价格昂贵。因此，一旦肠瘘患者血流动力学稳定、感染得到控制，漏出量稳定，应尽早恢复肠内营养。

肠瘘患者应用肠内营养的适应证：①腹腔感染已被控制，溢出的肠液已得到有效引流；②有足够长的肠段（＞ 75cm）可供消化吸收，可通过影像学检查、经瘘口肠道造影来评估是否有足够长度的肠段用于消化吸收，另外可通过检测血液中瓜氨酸的含量来评估肠道的功能；③肠内有足量的胆汁、胰液等消化液与营养物混合。相反，在肠瘘早期、合并腹腔感染、肠麻痹、肠梗阻时，则应禁用肠内营养。具体实施方法：①高位肠瘘可应用瘘以下的肠段，只要瘘的远端有 75cm 以上的肠段可供消化吸收，且无消化道梗阻存在，即可通过瘘口向远端置管进行肠内喂养；②低位小肠瘘、结肠瘘等则可应用瘘以上的肠段，即通过经胃或近端空肠进行肠内喂养，一般不会明显增加瘘的流量，因为在瘘口上方还存在足够长度的正常小肠，能充分吸收给予的营养物质；③如有胆汁、胰液的丢失，可收集起来进行回输，以减少消化液、电解质、有关消化酶及蛋白的丢失；④如能通过内堵的方法恢复消化道的连续性、控制肠液流出，则更有利于肠内营养的实施。因此，对于胃十二指肠瘘、低位肠瘘、管状瘘、唇状瘘，经内堵或外堵恢复肠道连续性后均可行肠内营养。临床研究发现，相同热量和蛋白质的肠内营养较肠外营养可更有效地改善肠瘘患者的营养状况。肠内营养具有符合生理、经济方便、促进肠蠕动、增进门静脉系统的血流及促进胃肠激素的释放等优点，更重要的是其保护了肠黏膜及其屏障功能，可刺激 IgA 分泌，减少肠道细菌易位和保护宿主免疫。

肠内营养的最佳途径是口服，对于结肠瘘、管状瘘、唇状瘘，若经处理后不再外漏，均可口服营养。但口服的依从性往往很差，对于不能口服的患者，可考虑管饲。临床上应根据肠内营养时间的长短及肠瘘部位等因素选择途径，常用的方法是通过鼻胃管、鼻十二指肠管、鼻空肠管、胃造口或直接经高位瘘置管等方法进行肠内喂养。肠内营养时间短的选用置管法，时间长的可选择造口法，低位肠瘘可选择置管法，而高位肠瘘则可选择瘘口下造口法，也可经瘘口向远端肠管置入喂养管。

（四）纠正水电解质失衡

在肠瘘发生初期，纠正水、电解质失衡的方法主要为抑制肠内液体的丢失及消化液收集回输。有证据表明，肠液漏出量、死亡率和自愈是影响预后的重要因素。减少肠内液体丢失的综合治疗方法包括禁食、给予全胃肠外营养和抑制外分泌的生长抑素类似物，这些物质可抑制大量肠道激素的释放，减少内脏和门静脉血流量。生长抑素治疗最初存在的问题是血浆半衰期短和"跳跃效应"，停药后会导致胰岛素、胰高血糖素和生长激素分泌增加，这些问题已被长效生长抑素类似物奥曲肽克服。奥曲肽现已广泛应用于肠瘘的管理。

消化液的收集回输是治疗肠瘘和其他相关疾病的重要手段。通过精密引流袋收集回输法、负压吸引瓶收集回输法及肠造口袋收集回输法，可以有效地收集并回输消化液，维持肠道的消化功能，减少肠源性感染的发生。

精密引流袋收集回输法主要应用于肝胆术后出现肠瘘的患者。通过将引流管体外出口与精密尿袋相连，并将引流袋悬挂在低于患者引流口 50 ~ 60cm 处，可以有效地收集消化液。每 1 ~ 2 小时将计量器中的消化液计量一次，并直接倒入储液袋中。在储液袋底端的开口处直接连接肠内营养泵管，按设定的速度共同输入空肠造口管或鼻肠管等。精密尿袋及回输管路每 24 小时更换一次，每 1 ~ 2 小时计量并回输。若患者因腹痛、腹胀、腹泻等因素不能按时、完全回输时，应及时弃去剩余的消化液，待引流出新鲜消化液后再次输入，每 2 ~ 3 天做一次消化液细菌培养。若消化液被细菌污染，则不予输入。

负压吸引瓶收集回输法也是治疗肠瘘的主要方法。具体实施步骤是取一个透明的玻璃瓶，加定做的橡胶瓶塞，并在瓶塞上开 3 个直径约为 0.5cm 的孔。第一根管插入瓶塞以下 3cm 处，与中心负压吸引管相连，在玻璃瓶内形成负压环境；第二根管插入瓶塞以下 6cm 处，与放置于患者肠瘘口的双套引流管相连，可随时将漏出的肠液主动吸至玻璃瓶内；第三根管的一端插入瓶塞底部，并保证在引出肠液面以下，另一端直接与肠内营养管相连，经过肠内营养输注泵，将瓶内经负压吸出的肠液与肠内营养液通过"Y"形管共同输入远端肠段。引流管应每天清洗和消毒一次，当引流消化液不能完全被回输时，应及时弃去。一般每 4 小时清洗消毒引流瓶一次。当吸出液颜色突然变化时，立即停止输注，及时处理。

对于不便于放置引流管的唇状瘘的治疗，可以采用肠造口袋收集回输法。具体实施方案是选择透明的造口袋，按造口护理要求贴于患者造口或瘘口处，除去造口袋出口处夹子，将引流管直接与造口袋开口处相连，并绑紧。然后剪断引流管，将其与肠内营养泵管前端通过转换接头连接，经过肠内营养液输注泵，将造口袋内流出的肠液与肠内营养液通过"Y"形管共同输入空肠造口管、回肠造口管或经瘘口直接置入的营养管。造口袋每天更换一次，每 4 小时用无菌等渗生理盐水彻底清洗袋内，输注管路每天更换消毒。

总之，消化液的收集回输是治疗肠瘘和其他相关疾病的重要手段之一。在使用这些方法时必须严格遵守卫生和安全规定，确保回输的消化液新鲜、无污染。同时根据患者的具体情况调整治疗方案也是非常重要的。

（五）促进肠瘘自愈

部分管状肠瘘患者可能会在充分引流、营养支持及窦道封堵等治疗后愈合，可免去再次手术的痛苦。促进管状瘘自愈的治疗手段主要包括负压冲洗引流、黏合剂封堵、OTSC（over-the-scope clip）、肠瘘支架和窦道栓等（图 14-2）。促进肠瘘自愈方法的选择主要取决于瘘口的大小、部位，引流通畅性及肠液漏出量等情况。部分病例的全身情况虽已日趋好转，但肠瘘仍不能自然闭合，探讨其原因，有下列几种情况：①瘘口较大，经各种方法处理仍不能闭合者；②在肠瘘的远端梗阻病变未能解除，使肠瘘难以闭合者；③有一些管状瘘，内瘘口与局部组织上皮融合，无法粘连封闭者；④存在异物或肠瘘属于特异性病理性瘘，难以闭合治愈者。

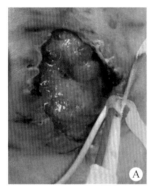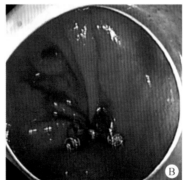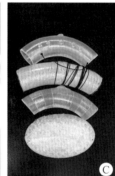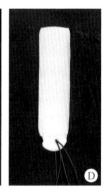

图 14-2　促进肠瘘自愈的治疗手段
A. 滴水双套管冲洗引流；B. 肠镜下夹闭；C. 3D 打印肠瘘支架；D. 窦道栓

封堵肠瘘的黏合剂目前已经发展为多种，包括生物纤维蛋白胶、猪小肠黏膜下层、快速硬化氨基酸溶液和富血小板纤维蛋白胶等。部分病例可以实现管状肠瘘的自愈，但其疗效还需要大型临床试验进一步证实。在管状肠瘘的各种治疗手段中，最佳策略是促进肠瘘的自愈，可免去患者再次手术的痛苦。

（六）手术

由于肠瘘是一种污染严重甚或腹腔内尚有感染的疾病，常需再次或多次手术，肠瘘处腹壁有较重的瘢痕，腹腔内广泛粘连，术后肠道功能恢复缓慢，切口易有愈合不良或感染，术后恢复的时间较一般手术更长。因此，肠瘘确定性手术的围术期一般为 4～6 周或更长。

1. 手术适应证

在经过 1～3 个月的一般治疗后，如肠瘘仍无闭合的趋势，应考虑进一步的治疗。以下条件可作为选择手术治疗的参考：

（1）患者全身情况稳定或已显著改善，体重已在恢复。

（2）患者的贫血及低蛋白血症已得到纠正。

（3）患者重要器官功能良好，无施行修复肠瘘手术的禁忌证。

（4）局部组织较好，炎症及水肿已消除。

（5）导致肠瘘的腹部原发病因已消除，局部急性炎症已得到基本控制，已形成稳定、局限的腹腔粘连者。

2. 手术原则

这类手术是一种没有固定术式的手术，应根据每个患者的具体情况来选择最佳的手术方法。手术原则是切除肠瘘及其周围的瘢痕肉芽组织，为瘘口修复或肠切除吻合创造良好的愈合条件。还应充分地考虑到修复失败的可能性，做出适当的安排，不至于使治疗陷入更加被动的局面，态度要积极而稳妥，手术的规模宜小不宜大。

3. 术前准备

在手术前应进行充分的术前准备，应包括以下内容。

（1）术前要做瘘液及切口部位的细菌培养，以便更合理地选用抗生素。

（2）对局部皮肤要进行妥善的准备，如有皮炎，必须进行治疗直至治愈，手术前数日采用物理及药物方法使周围皮肤保持洁净。

（3）肠道准备，彻底排除结肠粪便，便于术后管理，同时也有助于预防结肠损伤，万一在术中损伤结肠，由于肠道已经过充分的准备，也可以进行修补缝合。

（4）肠瘘发生后，瘘的远端肠管，特别是结肠，长时期处于功能静止状态，术前要注意到这一点，可通过灌肠等方法促进其功能恢复，这对于减少术后并发症可能是有益的。

4. 手术方式

过去多主张分期手术，即先将肠瘘旷置，建立正常的肠管通道；第 2 期再将肠瘘切除。在现代条件下，分期手术已较少采用，多主张 1 期手术，切除病变的肠管后同时进行修复或吻合。在皮肤准备时，可经瘘口分别向近、远端肠管插入导管，以便于辨别方向。应在距瘘口稍远一点处切开皮肤，一并切除附近的瘢痕组织。开腹后进行必要的探查是不可缺少的一个步骤。在分离受累肠段附近的粘连后，借助事先插入的导管找到近、远端肠袢并切断，暂时用止血钳夹住两个断端，随后切除肠瘘及部分肠管，再进行两个断端的端端吻合。在吻合口的附近应放置引流，以备失败时引流。对于那些有广泛肠粘连的病例，在松解粘连之后，可考虑施行肠排列手术，以预防肠梗阻的发生。肠排列的方法可根据术者的经验来选择，但编者认为先向肠内插入长导管，以后再进行排列比较安全。术后（或在手术前几天）开始静脉营养治疗，对保证吻合口的安全愈合有肯定的意义。

纵观外科医生对肠瘘的处理，可能存在 3 种倾向。在瘘的初期阶段，容易有急于求成的思想，故有不少患者在这一阶段多次手术，使病情更加复杂。在病情稳定后，可能产生放任自流的思想，未能采取有效的治疗方法促进肠瘘的闭合，拖延了治疗时间。在最后的手术治疗中，又易出现盲目乐观的情绪，对手术的困难及可能发生的问题估计不足，没有做好手术可能失败的思想准备，因而未能提出有效的预防措施。黎介寿院士将肠瘘的临床治疗简要地总结为"引""堵""修"，明确阐述了肠瘘在各个阶段的治疗关键点，但在整个治疗过程中，积极改善营养和控制感染源也是治疗的基石。

第三节　片　堵　法

肠空气瘘（enteroatmospheric fistula，EAF）是腹腔开放创面管理的难题。瘘一旦发生，肠道的连续性破坏，消化液丢失，就会引起机体内环境代谢紊乱、水分流失和营养不良；渗漏的肠液还会腐蚀、感染创面和腹腔，引起局部甚至全身感染乃至死亡。

EAF 的治疗是涵盖了引流、维持水电解质平衡、抗感染、营养支持和确定性手术等方面的综合治疗。双套管冲洗引流、负压封闭引流、胶堵和瘘口原位修补等是促进肠瘘自愈的常用方法，但是 EAF 自愈率较低，尤其是对于黏膜外翻的 EAF，上述肠瘘自愈疗法均无法有效控制瘘。

为解决腹腔开放创面并发的 EAF，临床医生尝试了多种封堵方案，用以恢复胃肠道的连续性，减少消化液的丢失，为确定性手术创造条件。国内外已开展的 EAF 封堵方法有经皮内镜胃造口管、硅胶瘘塞、婴儿奶瓶嘴、自膨胀金属支架、硅胶补片、3D/4D 打印肠瘘支架等。然而，大多数支架难以适应肠道瘘口处多变的弯曲结构，并且所用材料与机体组织力学性能存在明显差异，容易对肠道黏膜造成机械性损伤。随着 3D、4D 打印技术的飞速发展，利用 3D 打印技术定制的个体化肠瘘支架及可智能适应肠管形态的 4D 打印肠瘘支架有望成为应对 EAF 的有效治疗手段。

黎介寿院士于 20 世纪发明片堵法，即以硅胶补片恢复肠道连续性，成功封堵了肠皮肤瘘。借鉴黎院士的发明，片堵法也可用于控制 EAF 的肠液漏出。

一、片堵法的操作过程

片堵法使用的是薄层硅胶片，中间衬有聚丙烯网片，厚度约 0.1mm。柔性硅胶叠加聚丙烯网片的配置既可以保证堵片的弹性，在置于肠腔后还可以沿着肠腔壁舒展、支撑肠腔，起到临时恢复肠道连续性的作用。为了防止堵片在肠腔内的移位，可通过在堵片中间部位预先缝制缝线将堵片吊置于瘘口上方。

片堵前需要明确远端肠管的通畅性。如果远端有梗阻，近端瘘口的片堵可能诱发急性肠梗阻。放置堵片前需要明确瘘口两侧肠管的走行、肠腔的大小，并根据实际情况修剪堵片，使堵片能与瘘口两侧的肠腔内壁紧密贴附。吊置堵片时需要注意吊置的强度，防止强度过大引起肠管缺血，甚至造成肠管撕裂、形成新的肠瘘。

二、片堵法封堵瘘的效果

一项回顾 2008 年 1 月至 2013 年 12 月共 22 例腹腔开放后单发 EAF 的患者的研究显示，片堵 EAF 可有效阻断肠液外溢，肠内营养可得到顺利实施，最终这 22 例患者都接受了肠瘘切除加腹壁重建手术，均成功治愈。

当然，片堵法受限于硅胶补片无法与肠腔内的管状结构完全贴合的瓶颈问题，仍有极大的改进空间。补片材料的改进可能是未来研究的方向。

第四节 3D 打印及 3D 打印生物植入物

3D 打印技术，又称为增材制造技术，于 20 世纪 80 年代首次被提出，发展至今已经跨越了 40 年。近年来，与 3D 打印相关的多项关键技术被授予专利，为该技术的商业化铺平了道路，并开始为各个行业提供服务。在 21 世纪初，3D 打印经历了显著的增长和商业化，桌面级 3D 打印机变得广泛可用。在这一阶段，3D 打印材料也取得了相当大的进步，引入了用于医疗领域的生物相容性树脂、用于航空航天的高性能热塑性塑料和用于工业领域的金属粉末。2010 年以来，生物打印技术逐渐兴起，3D 打印技术打印的生物植入物在再生医学和器官修复方面展现了巨大的应用前景。

截至目前，3D 打印技术仍在迅速发展，研究人员和公司正在努力提高打印速度、精度、材料选择和可扩展性，令人振奋的成果不断涌现。随着研究和开发的不断进展，3D 打印将彻底改变制造和定制流程，在各个行业中发挥更为重要的作用。

一、3D 打印技术

3D 打印技术是一种基于数字 3D 模型，通过逐层添加材料来创建三维物体的过程。它允许直接生产复杂和定制的对象，而不需要传统的减法制造方法，如切割、钻孔或成型技术。3D 打印过程通常从使用计算机辅助设计软件创建或通过 3D 扫描技术获得所需对象的数字 3D 模型开始，再利用专门的切片软件将其切成无数薄层，并生成一组 G 代码指令，之后 3D 打印机读取 G 代码，按照指令一层层地在平台上构建对象。不同的 3D 打印技术利用不同的方式来层层构建对象，本部分将对主要的 3D 打印技术进行介绍。

1. 熔融沉积建模

熔融沉积建模（fused deposition modeling，FDM）是应用最广泛的 3D 打印技术之一，它的工作原理是通过加热喷嘴挤压热塑性丝材，使材料熔化，喷嘴沿 X、Y 和 Z 轴移动，根据 3D 模型的切片指令逐行逐层沉积熔融材料，以构建 3D 物体。FDM 支持多种热塑性材料，包括聚乳酸（polyactic acid，PLA）、丙烯腈（acrylonitrile，ABS）、聚对苯二甲酸乙二醇酯 -1, 4- 环己烷二甲醇酯 [poly(ethylene terephthalateco-1, 4-cylclohexylenedimethylene terephthalate），PETG]、热塑性聚氨酯（thermoplastic polyurethane，TPU）、尼龙、聚碳酸酯等。这些材料可以提供不同的性能，如强度、柔韧性、耐温性和耐化学性，使 FDM 适用于多种应用。FDM 打印机打印速度快，操作简单，并且尺寸多样，具有从小型台式机器到大规模的工业生产系统，使得其受众群体多样化，从个体爱好者、教育工作者到专业人士，都可以便捷地进行操作。但是，FDM 技术的打印分辨率有限，难以精确打印微小精细的结构，而且打印的结构体表面光洁度较低，需要在打印后进行打磨、喷漆等处理来改善表面光洁程度。

2. 直接墨水书写

直接墨水书写（direct ink writing，DIW）是一种基于挤出成型的 3D 打印技术，通过喷嘴挤出墨水或其他黏性材料，逐层创建复杂的结构或图案。DIW 适用于具有剪切稀释行为特性的黏弹性墨水的打印，可以直接创建具有复杂几何形状的物体，而不需要借助预制模具。DIW 打印结构的精度为几十到数百微米，这主要取决于使用针头的内径大小。另外，在一些墨水挤出后，可以采用一些额外的策略（如热处理、沉积池、紫外线辅助等）来实现快速固化，从而维持其打印形状。然而，DIW 打印速度有限，这可能会限制其大规模生产的效率，另外，其打印材料受限于具有剪切稀释行为的墨水，这限制了其通用性。

3. 立体光刻技术

立体光刻（stereo lithography，SL）技术是应用最早和最广泛的 3D 打印技术之一，它以液体光聚合树脂为墨水材料，用紫外线激光照射进行固化。在打印过程中，首先用液体光聚合树脂填充原料桶，可升降打印平台位于树脂下方，再在代码指令下用紫外线激光对树脂进行选择性固化，形成一层薄薄的固体层后，打印平台下降进行另一层的固化，如此层层叠加，最终形成所需的结构体。SL 技术具有高打印分辨率，可以高度精确地生产具有精细细节的复杂几何形状，打印的结构也具有光滑的表面。然而，SL 技术打印对象的体积有限，并且所使用的树脂材料难以应用于高承载和高应力领域。

4. 数字光处理

数字光处理（digital light processing，DLP）是一种常用的 3D 打印技术，与 SLA 技术有相似之处。在使用 DLP 技术的 3D 打印中，主要借助投影仪将液体光聚合物树脂选择性地暴露于紫外线下进行固化，一层固化完成后移动打印平台对下一层液体树脂进行固化，层层固化来形成所需的结构体。DLP 具有打印速度快、高分辨率打印、表面光洁度高、能够打印复杂的几何形状和精细的细节等优点。然而，它与 SLA 有一些共同的局限性，如后处理要求和某些所使用树脂的潜在脆性。

5. 激光选区烧结

激光选区烧结（selective laser sintering，SLS）是一种基于粉末材料的 3D 打印技术，可以用于创建功能和复杂的物体。在其打印过程中，首先将一层薄薄的粉末状材料均匀地撒在打印平台上，再使用高功率激光对材料进行选择性的烧结粘结，每一层烧结后再在上面铺上一层新的粉末状材料，层层烧结粘结，堆积成型，获得所需的结构体。SLS 可以实现高水平的打印精度，并且可使用的材料多样，包括各种聚合物（如尼龙、聚酰胺）和金属粉末等，允许生产具有不同机械性能、强度高、耐用的结构体。但 SLS 设备较为昂贵，限制了其广泛使用，并且由于烧结过程的限制，所打印结构体的表面略显粗糙，内部会存在一定程度的孔隙，在一些应用中需要进行额外的打磨及密封处理。

6. 激光选区熔化

激光选区熔化（selective laser melting，SLM）是在 SLS 的基础上发展而来，两者原理类似，都是使用高功率激光选择性地一层一层地熔化金属粉末。不同之处在于熔化程度的差异：SLS 部分熔化金属颗粒，而 SLM 则是完全熔化金属颗粒。SLM 实现了金属粉末颗粒的完全熔化，可以生产完全致密且坚固的金属零件。与 SLS 类似，SLM 的打印成本较高，打印的结构表面粗糙，并且 SLM 所使用的材料有限，在金属粉末的处理、储存过程中存在一定的危险。

7. 喷墨技术

喷墨（inkjet）技术以其打印高分辨率及多材料 3D 打印的能力而闻名，它通过移动喷墨式打印头，将液体光聚合物树脂的微小液滴喷射到打印平台上形成薄层，再用紫外线进行固化，层层喷射并固化，形成所需的结构体。喷墨技术打印分辨率高、打印速度快，所选择的材料多样，囊括刚性、柔性、透明和生物相容的光聚合材料，并且它可以实现多材料同时打印，允许创建具有不同颜色、材质或纹理的复杂结构体。然而，喷墨技术所使用的材料相对昂贵，影响打印的总体成本，并且可构建结构的体积较小。另外，由于材料是一层层喷射固化，各个层之间的黏合程度可能不够牢固，在一定程度上会影响打印结构的机械强度。

二、3D 打印生物植入物

针对组织器官的病变及缺陷而提供的供体组织器官仍存在短缺，这是医学领域的一个主要问题。针对此问题，临床医师采用了各式各样的生物植入物作为修复组织器官缺损的新方法。生物植入物是指含有生物成分、生物相容性良好的植入物，常被放置在人体内 30 天或更长时间。它可以用来更新、支持、复制或改善病理组织器官的功能，在组织器官的修复和替代方面有不可替代的作用。正确和经济地设计和生产生物医学植入物可以节省成本、提高护理质量、改善患者治疗效果并为医疗保健部门带来更可持续的未来，进而对社会产生积极影响。然而，利用传统的切割、铸造等方式难以制备形态复杂、满足个性化医疗服务需求的定制植入物。在这一背景下，3D 打印生物植入物迅速发展起来。

目前，FDM、挤出式打印、喷墨打印、SLM、SLA 等经典 3D 打印技术已成功实现骨植入物、心血管植入物、气管植入物和植入式手术器械等生物植入物的制造，许多 3D 打印植入物也已经投入到临床使用（图 14-3）。3D 打印植入物的应用场景主要包括以下三个方面：①制备符合组织器官缺损的定制植入物，促进患者的康复及预后；②制备含或不含细胞的多孔生物支架，应用于组织工程；③制备可实现药物递送的生物植入物，进一步促进组织器官的康复。

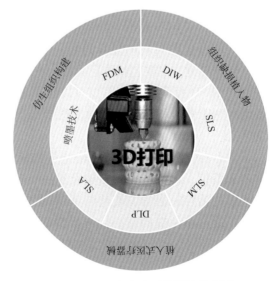

图 14-3　3D 打印在医学领域的应用

3D打印技术可以利用不同的生物材料（包括聚合物、金属、粉末和陶瓷）研发出具有优异性能的复杂结构，这是传统制造技术无法达到的。植入物主要对材料的生物相容性、降解性、强度、柔韧性和耐磨性提出了要求。3D打印植入物的制备中经常使用的材料有天然生物材料和人工生物材料。合成聚合物材料是最常见的材料之一，特别是TPU和PLA等热塑性聚合物，相对来说它们更容易打印，通常使用FDM技术进行打印，可以用于生成多种植入物。水凝胶是另一种常见的制备生物植入物的聚合物材料，被广泛用于活体组织和器官的3D打印。此外，铁合金、不锈钢、铝、钛、钴铬合金、金和铂等金属，也常用于制备关节置换、牙科植入物和起搏器等医疗植入器械。陶瓷材料也可用于3D打印牙种植体的制备，但这种应用相对较新。复合材料结合了两种或两种以上的材料，通常由基体和增强材料构成。复合材料的3D打印可以创建具有增强机械性能的植入物。根据不同的植入需求及3D打印机的类型，研究者应该选择合适的材料作为原材料。同时，随着技术的进步，新的材料和用途也在不断地发展，进一步发掘了3D打印用于生物植入物制备的潜力。

同时，利用3D打印设计的可生物降解的聚合物基多孔支架可用于构建仿细胞外基质结构，用以支持原生组织，有助于组织的再生和重建。通过结合生物活性分子或细胞，可以构建仿生组织，用于组织器官的重建，促进组织再生，在组织器官替代方面具有很好的应用前景。

在骨科领域，外部创伤可导致骨缺损，影响骨再生。使用自体移植物或同种异体移植物的治疗来修复骨缺损存在严重的局限性，局限性包括供体供应有限、供体部位发病率高、疾病传播和异物排斥等。为了克服这些局限性，3D打印骨支架可发挥不可或缺的治疗作用。由于对孔隙率、机械性能的要求较高，用于骨缺损修复的生物材料主要包括陶瓷、玻璃、金属、聚合物及复合材料。其中，用于骨修复的生物陶瓷和玻璃材料有钛白粉、45S5生物活性玻璃、羟基磷灰石等；金属材料多用于制备承重用骨科植入物，主要包括不锈钢、钛、镁及这些材料的合金；天然聚合物因其组成和结构与骨的ECM相似，被广泛用于骨植入物的制备，主要包括胶原蛋白、明胶、壳聚糖、海藻酸盐、透明质酸及这些材料的复合材料；合成聚合物材料由于其良好的机械性能被广泛用于骨支架的构建，主要包括聚己内酯（PCL）、PLA、聚乙二醇（PEG）、聚乙烯醇（PVA）等。利用3D打印技术，不仅可以定制适应骨缺损部位的植入物，而且可以很容易地制备出有利于营养和细胞流动的多孔结构及仿生的多层结构，进一步促进了骨缺损的功能性修复。

在心血管医学中，从复杂心血管疾病的辅助诊断和优化治疗，到外科和介入手术的规划和模拟，再到心血管支架及组织工程，3D打印都发挥了很大的应用价值。针对血管狭窄的治疗，血管支架起到了不可替代的治疗效果。随着制备技术的发展，3D打印提供了更经济便捷的新一代可生物降解支架制造方式。其中，SLM、FDM都被尝试用于血管支架的生产，所使用的材料包括PCL、PVA、热塑性共聚酯等聚合物材料。此外，在心血管组织工程中，3D打印策略允许使用模拟人类心脏组织的材料精确复制复杂的心脏解剖结构，被广泛用于生成功能性心血管组织，包括心肌、心脏组织贴片和心脏瓣膜等。

3D 打印技术在气管、皮肤等组织缺损及药物释放等方面的应用也被广泛探索。利用 3D 打印技术创建具有复杂几何形状的植入物，可以按需满足多种器官的修复要求，改善了植入物与组织器官的契合度，促进组织器官的康复，改善患者预后。

总而言之，3D 打印技术是医疗卫生行业的一个强大工具，在生物植入物的制备过程中展现了巨大的效能，使得复杂的生物植入物的制备成为可能，并且可以满足患者的个性化需求，在多个组织器官缺损的修复中起到了治疗效果，改善了机体预后。随着生物材料种类的丰富、3D 打印设备的改进、临床影像学的进步，3D 打印植入物将在临床医疗领域发挥不可或缺的治疗作用。

三、3D 打印在肠空气瘘支架中的应用

将 3D 打印技术引入肠瘘的封堵是一项划时代的进步。编者团队对该项工作的尝试始于以 FDM 技术制备的 TPU 支架，如图 14-4 所示。

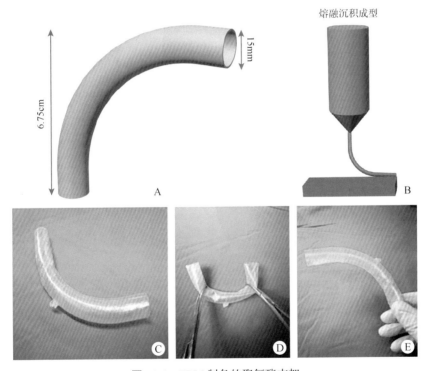

图 14-4 FDM 制备的聚氨酯支架
A. 肠空气瘘支架三维模型；B. 使用熔融沉积成型的肠空气瘘支架；C ～ E. 柔性肠空气瘘支架

已开展的临床研究显示该种 3D 打印 EAF 支架置入后患者肠液漏出量显著降低，肠内营养得以恢复，患者离床时间、运动时间持续增加，运动耐受时间也显著延长。由此可见，3D 打印 EAF 支架可明显改善 EAF 瘘口处肠液的漏出，并可促进患者恢复肠内营养和康复锻炼。哈佛大学麻省总医院创伤医学专家 Mendoza 教授正面肯定该方法，称其是肠瘘封堵技术发展的前沿及未来的方向。

第五节　3D 打印肠瘘支架封堵法

3D 打印肠瘘支架的制备方式分为两种：① FDM 打印模具浇注方式，利用 FDM 打印机打印肠瘘支架模具，随后用硅胶进行填充、成型、脱模操作，得到所需的肠瘘支架；② 3D 打印机直接打印方式，选取 FDM 打印机对肠瘘支架进行直接打印。

一、FDM 打印模具浇注肠瘘支架

该法制作流程如下：首先，根据患者的 CT 数据，利用三维建模软件设计出符合患者情况的个性化硅胶注塑肠道模具，并将其另存为 STL 格式文件。其次，使用切片软件将其切片生成 FDM 打印机的打印 G 代码。然后，使用 FDM 三维打印机打印肠瘘支架模具。最后，将打印好的模具进行硅胶灌注，制作出柔性肠瘘支架。工艺流程如图 14-5 所示。

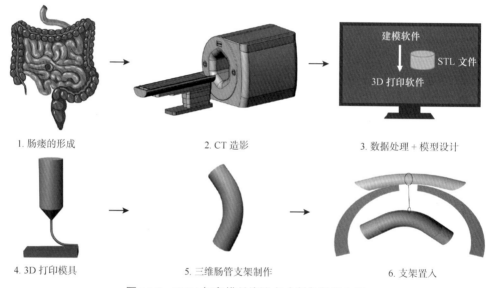

1. 肠瘘的形成　　2. CT 造影　　3. 数据处理 + 模型设计

4. 3D 打印模具　　5. 三维肠管支架制作　　6. 支架置入

图 14-5　FDM 打印模具浇注方式制备肠瘘支架

1. 模具制备

目前常用的肠瘘支架模具有两套：一套是可拆分多次灌注模具，另一套是一体化一次性模具。

可拆分多次灌注模具在设计时采用了肠管最常见的尺寸，使其可以用于大部分的肠瘘患者，设计得也最为精细，以便于临床应用。考虑到实际的临床状况，医护人员无法及时根据患者情况调整模具，所以一整套多角度多尺寸的模具也应设计备用，便于根据病患具体情况选用最合适的模具，及时进行打印及灌注。

一体化一次性模具则提供了一种个性化定制的思路，一个模具只使用一次也使患者更加放心。这种模具不但可以根据患者的肠瘘情况进行细微的调整，而且由于型腔和型芯均采用单层设计，打印速度也优于可拆分多次灌注模具。

图 14-6 至图 14-9 为可拆分多次灌注模具，因为该模具需要多次重复使用，所以设计时应考虑到多次使用产生的磨损，适当增加型腔的厚度，可将型腔厚度设置为 5mm。

在图 14-6 中，1 处是在前后外型腔配合之后，为方便用螺栓进行固定所预留的孔洞；2 处为导向定位系统中的一部分，与图 14-7 中的 1 处相吻合；3 处为导向定位系统的一部分，与图 14-7 中的 2 处相吻合；4 处为排气口。

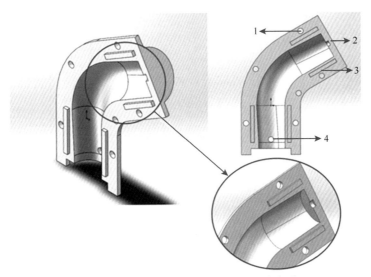

图 14-6 可多次使用注塑模具型腔后半部分

在图 14-7 中，1 处为浇口，此处采用了直接浇口，其突出的部分是为了在注塑时使注射器的顶端与型腔内壁齐平；2、3 处为导向定位系统的一部分，因为为凹面，为了在配合安装时能够更好地吻合，所以做了圆角处理。

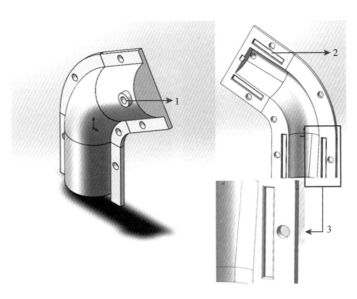

图 14-7 可多次使用注塑模具型腔前半部分

在图14-8中，1处为型芯的导向定位系统，与型腔吻合；2处为导向定位系统的一部分，其作用是与型腔最下部分多出来的部分进行吻合，达到导向定位作用；3处明显可见此部分是一个放样的凸台，此设计是为了使最终产品的外壁质量更好。

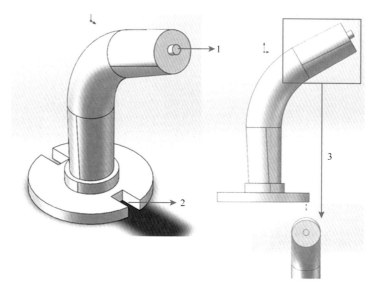

图 14-8　可多次使用注塑模具型芯

图 14-9 为型腔闭合时的状态，可见分型面在塑件外形最大轮廓处，有利于塑件的脱模。

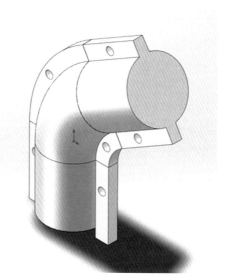

图 14-9　可多次使用注塑模具组合图

由于此套模具较少使用，简化了一些设计上的细节。图 14-10、图 14-11、图 14-12 为多角度、多尺寸的整套模具。共 3 种弯曲角度，分别为 150°、120°、90°，每种角度中有 3 种内半径，分别为 9mm、11mm、13mm。

一体化模具是一种新的模具设计思路。它相比传统的可拆卸模具所需要的材料更少，打印时间更短，在注塑时减少了装配的过程，降低了操作上的难度并减少了操作误差，可以使补片成型的精度更高。图 14-13 与图 14-14 为一体化一次性使用模具。该模具设计的预期是将型腔与型芯在能支持灌注的基础强度之上同时尽可能便于分离，在灌注之后可先将型腔去除，再将型芯去除，取出成型的补片。分为型腔与型芯两个部分设计。由于一体化的原因，型腔上去除了导向定位系统的设计。将冒口设计在整个型腔的正上方，可以更加准确地知道硅胶材料注满的时间。

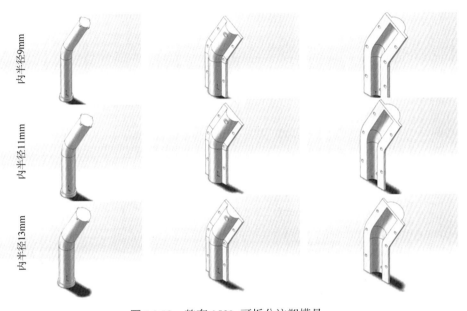

图 14-10　整套 150° 可拆分注塑模具

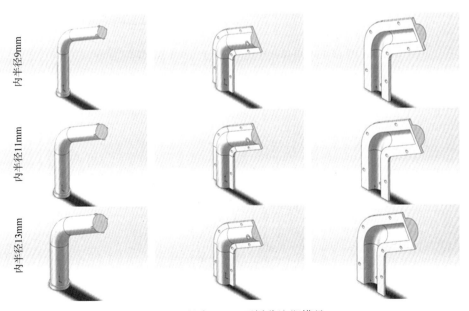

图 14-11　整套 120° 可拆分注塑模具

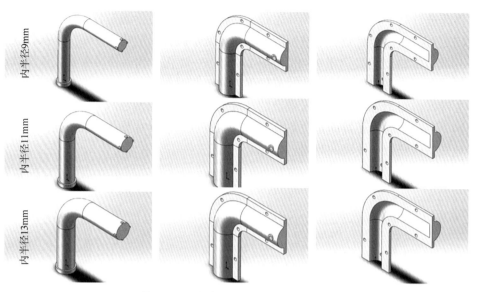

内半径9mm
内半径11mm
内半径13mm

图 14-12　整套 90° 可拆分注塑模具

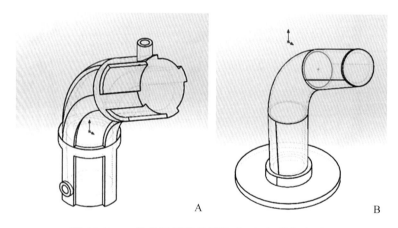

A

B

图 14-13　一体化注塑模具型腔（A）和型芯（B）

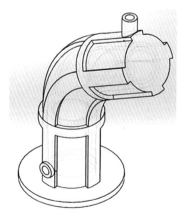

图 14-14　一体化注塑模具组合图

为了使型腔和型芯便于分离，将型腔与型芯设计为单层。设置型腔与型芯的厚度为0.7mm，为了使其强度达到灌注的标准，在表面增加了筋的设计，厚度设置为1.4mm。

2. 硅胶注塑

将设计好的模具打印出成品后，首先对硅胶原料进行调配，并分别对一体化模具与可拆分模具进行硅胶注塑，制成两种硅胶肠瘘支架，观察两种支架的成型情况。最后将支架消毒后应用到临床。

硅胶具有良好的生物相容性，对人体组织无刺激性、无毒性。硅胶还具有良好的理化特性，其理化特性的具体参数（红叶 E605#）如表 14-1 所示。

表 14-1 红叶 E605# 硅胶参数

型号	颜色	黏度(mPa·s)	邵氏 A 硬度	拉伸强度（MPa）	撕裂强度（kN/m）	伸长率（%）	混合比例（A：B）	25℃下固化时间（小时）
E605#	半透明	3000	5±2	3	8±2	400	1：1	3～4

注塑过程如下。

第 1 步原料准备：打开硅胶原料 E605A 与 E605B 的密封袋，置于桌面上，如图 14-15 所示。首先打开 E605A 原料的盖子，抽取 10ml E605A 原料并注入搅拌皿中，完成后盖好 E605A 原料的盖子。再打开 E605B 原料的盖子，使用另一只 10ml 注射器抽取 10ml E605B 原料，也注入刚才的搅拌皿中，将 E605B 原料的盖子也盖好。硅胶原料注入搅拌皿过程及结果如图 14-16 所示。

第 2 步搅拌硫化：使用搅拌棒将加入搅拌皿中的两种原料搅拌均匀。在搅拌过程中，将搅拌皿微微向一方倾斜，使搅拌更加充分。过 1 分钟换一个倾斜的方向。搅拌 5 分钟后，观察到硅胶材料颜色变白，停止搅拌。如图 14-17A 所示。

第 3 步去除气泡：将搅拌好的硅胶材料静置 10 分钟，等待其中的小气泡消失。如图 14-17B 所示。

第 4 步注塑：将搅拌皿微微倾斜，使硅胶材料流向一边，使用 10ml 注射器进行抽取。在抽取过程中会有气泡进入，此时将注射器头部朝上，轻轻敲击将气泡浮起，并推动注射器将其挤出，直至抽取 10ml 硅胶材料。在注塑一体化模具时，直接将注射器头部插入模具浇口，将硅胶材料缓慢注入，如图 14-18 所示。而在注塑可拆分模具时，要先将模具用螺栓固定好，再将注射器插入浇口，进行注塑，如图 14-19 所示。当观察到模具冒口有硅胶溢出时，用封堵塞将浇口堵住，静置 3 小时，等待硅胶材料凝固。

3. 脱模

一体化模具脱模时，将模具放于台虎钳上，旋转摇杆，稍作挤压，观察模具形变情况及有无裂痕。取下模具，将型腔剥离，留下成型的补片与型芯，如图 14-20 所示，再用手按压分离型芯，将被分离的型芯取出后即可得到成型的补片。

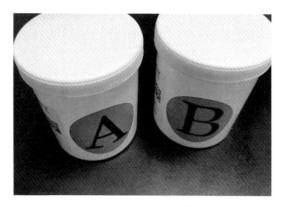

图 14-15　硅胶原料

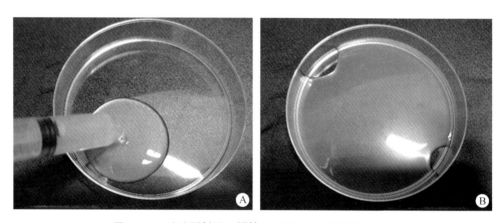

图 14-16　硅胶原料注入搅拌皿过程（A）及结果（B）

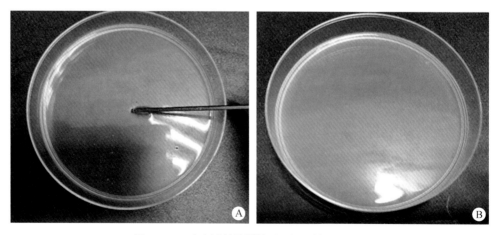

图 14-17　硅胶材料的搅拌（A）及静置（B）

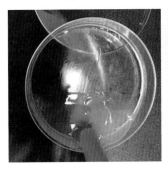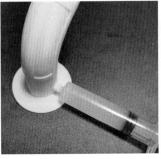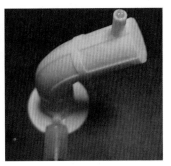

图 14-18 一体化模具注塑过程

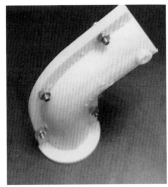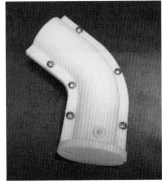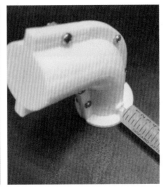

图 14-19 可拆分模具注塑过程

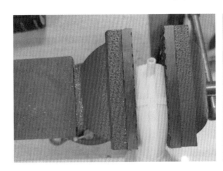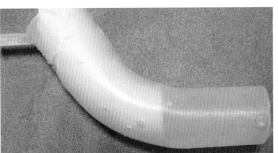

图 14-20 一体化模具脱模过程

可拆分模具在脱模时，首先将螺丝拆除，再将型腔取下，可得到型芯，如图 14-21 所示。再用美工刀将支架弯曲内部剖开，取下支架。

图 14-22 为可拆卸模具注塑制成的支架，没有明显的冒口形状的硅胶柱体，但最外侧有细微的突出。图 14-23 为一体化模具注塑制成的支架，其上方有冒口形状的硅胶柱体，在使用时需将其去除。

4. 临床应用

支架消毒杀菌后将其弯曲内部切开，外部缝上缝合线，将其放到肠瘘处。在体外使用一根硅胶管作为支撑，将缝合上支架的缝合线系在该硅胶管上，如图 14-24 所示。临床应用结果如图 14-25 所示。使用该肠瘘支架的患者肠液流出明显减少，护理工作量明显减少。

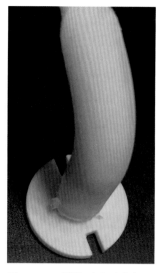

图 14-21　拆除型腔后支架包
　　　　　裹的型芯

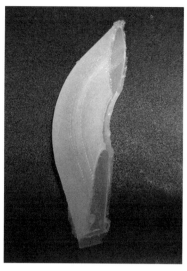

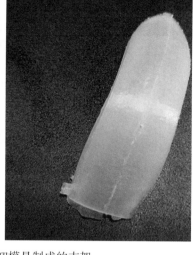

图 14-22　可拆卸模具制成的支架

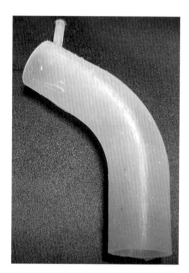

图 14-23　一体化模具制成的补片支架

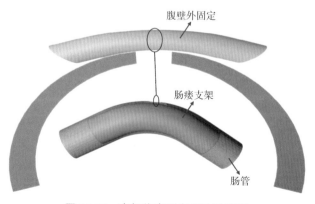

图 14-24　支架临床固定方法示意图

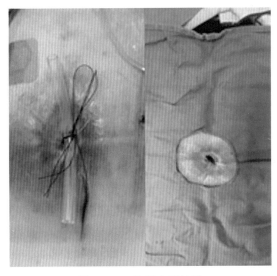

图 14-25 临床应用结果

二、FDM 直接成型方式

随着近些年来 FDM 打印技术在医疗健康领域的发展，FDM 打印技术与医学结合能够解决很多传统医学无法解决的难题，FDM 打印技术可直接制备柔性肠瘘支架。因此，利用 FDM 打印技术和生物相容性柔性材料打印个性化的柔性管状肠瘘支架，对于治疗肠瘘具有重要的意义。

（一）三轴 FDM 直接成型方式

三轴 FDM 打印直接成型的方式与模具浇筑的方式相比，具有直接制备个性化肠瘘支架、极大地缩短支架制备时间的优点。

目前，基于三轴 FDM 直接成型肠道支架的制作工艺如下：首先，根据患者的 CT 数据，利用三维建模软件设计出个性化肠瘘补片的三维模型，并将其保存为 STL 格式文件。然后，使用切片软件将其切片、生成适用于 FDM 打印机的 G 代码。最后，利用 FDM 三维打印机使用柔性 TPU 材料将肠瘘支架打印出来。工艺流程如图 14-26 所示。

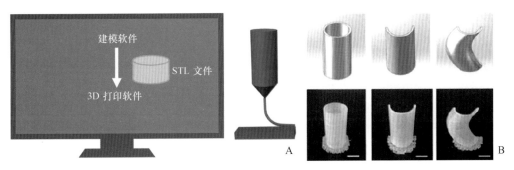

图 14-26 基于三轴 FDM 直接成型肠道补片制作工艺流程示意图

将肠瘘支架紫外线消毒，之后于患者床边进行操作，将肠瘘支架折叠后沿平行于肠道长轴方向通过瘘口置入，由于支架的弹性良好，置入后可以自行展开，有效封堵 EAF。再于瘘口外部利用穿过支架的缝线将支架固定于体外，使得支架紧贴于瘘口处的肠道上。支架置入后可以固定在原位，若瘘口处无肠内容物漏出，即判断为置入成功。后续对患者的伤口管理将得以简化，并且可以尝试恢复肠内营养，待患者肠瘘自愈或可进行确定性手术后即可取除支架。

（二）多轴 FDM 直接成型方式

三轴 FDM 直接成型肠瘘支架的方式虽然能够解决浇注方式制备肠瘘支架的很多弊端，但是传统三轴 FDM 打印技术在制备肠瘘补片时，存在着严重的"台阶效应"和支撑结构的问题，影响肠瘘支架的成型质量。目前，研究者主要从拓展传统三轴 FDM 打印机的自由度方面去改善 FDM 打印肠瘘补片的质量。多轴 3D 打印是通过向 3D 打印中引入更多的自由度来实现的，与传统三轴 3D 技术相比具有不需要添加支撑结构、最大限度地改善"台阶效应"、节省打印材料和显著提高打印效率等优点。

近年来，南京师范大学李宗安团队和上海大学的胡庆夕团队使用五轴 FDM 技术无支撑地打印了个性化的柔性 TPU 肠瘘支架（图 14-27）。目前，基于多轴 FDM 直接成型肠道

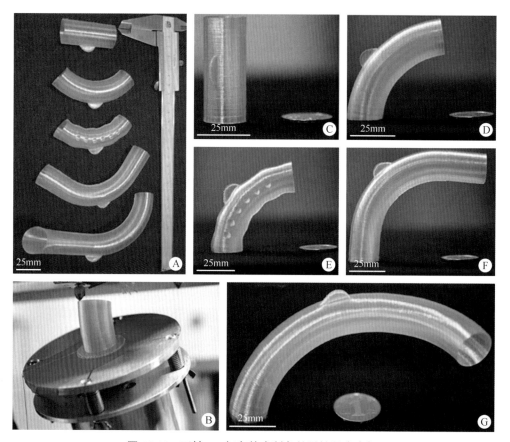

图 14-27　五轴 3D 打印技术制备的柔性肠瘘支架

A. 不同复杂度的肠瘘支架；B. 肠瘘支架的打印过程；C. 直管肠瘘支架；D. 单向变化的弯曲肠瘘支架；E. 带药槽的文波管状肠瘘支架；F. 由直管和弯管组合的肠瘘支架；G. 多向变化的弯曲肠瘘支架

补片的制作工艺如下：首先，根据患者的 CT 数据，利用三维建模软件设计出患者的个性化肠瘘支架的三维模型，并将其保存为 STL 格式文件。其次，提取肠瘘支架的骨架点数据，并根据骨架点数据生成肠瘘支架切平面。然后，利用生成好的切平面对肠瘘支架 STL 模型进行切片，并计算打印线段的挤出量和坐标变换后生成多轴打印的 G 代码。最后，利用多轴 FDM 打印机和柔性 TPU 材料直接制备成型的肠瘘支架。工艺流程如图 14-28 所示。

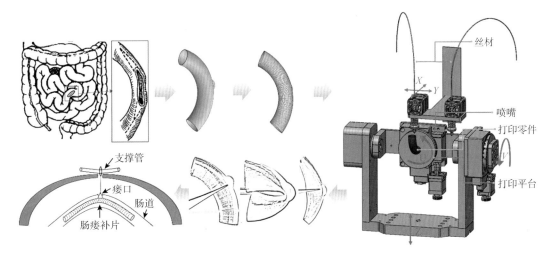

图 14-28　基于多轴 FDM 直接成型肠道支架制作工艺流程示意图

上述五轴 3D 打印方法虽然能够大幅度地减少"台阶效应"，实现无支撑打印，从而提高支架的表面质量。但是，该五轴 3D 打印技术制备的支架存在单材料补片支撑性与柔性两者不能兼顾的不足，无法满足生物力学的要求。为此，研究人员在五轴多材料 3D 打印机的基础上，制备一种分段结构肠瘘补片，对肠瘘补片的力学性能进行了优化。关于其设备、材料，详述如下。

1. 多轴 FDM 打印

为拓展传统 FDM 打印机热床平台的自由度，研究人员搭建了五轴 FDM 打印系统。如图 14-29 所示，通过向 FDM 打印机中引入 2 自由度的转台作为五轴 3D 打印机的热床平台，构成五轴 3D 打印机的整体结构。其中，X 轴和 Y 轴采用步进电机带动同步带运动，实现 X、Y 轴联动，控制喷嘴在水平面上运动；Z 轴直接影响每层的打印质量，并且 Z 轴上装载着较重的 2 自由度转台，为了保证 Z 轴的平稳运动，在设计中采用单丝杠带动 2 自由度热床平台上下移动，控制水平切片数据与打印喷嘴之间的垂直距离；U 轴和 V 轴分别是平行于 Y 轴和 XOZ 平面的旋转轴，采用蜗轮蜗杆传动，

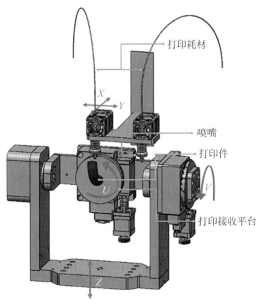

图 14-29　五轴 3D 打印实验平台结构示意图

减速比分别为 90 ：1 和 180 ：1，负责调整已打印肠瘘支架的位姿，用于接收处于水平位置即将打印的肠瘘支架；为了高效地挤出柔性材料，该五轴 3D 系统采用两套近端挤出机。

如图 14-30 所示，该打印机的整体尺寸为 800mm×800mm×1050mm（长 × 宽 × 高），喷嘴移动的范围为 300mm×300mm×220mm，圆形热床的直径为 150mm，U 轴的旋转范围为 ±180°，V 轴的旋转范围为 360°，X 轴和 Y 轴的运动精度为 0.01mm，Z 轴的移动精度为 0.005mm，U 轴和 V 轴的旋转精度为 0.025°，两个打印喷嘴的直径为 0.4mm，五轴 3D 打印机的具体参数如表 14-2 所示。

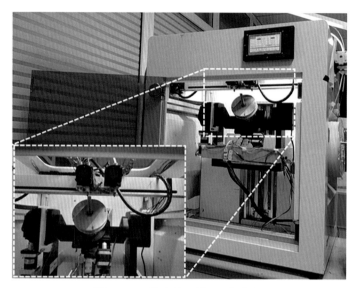

图 14-30　搭建的五轴 3D 打印机

表 14-2　五轴 3D 打印机的参数

技术参数	性能指标	技术参数	性能指标
整体尺寸	800mm×800mm×1050mm	X 轴和 Y 轴的运动精度	0.01mm
喷嘴有效移动范围	300mm×300mm×220mm	Z 轴运动精度	0.005mm
U 轴有效行程	±180°	U 轴和 V 轴的旋转精度	0.025°
V 轴有效行程	360°	喷嘴直径	0.4mm
最大打印速度	60mm/s	耗材直径	1.75mm

2. 打印材料

热塑性 TPU 弹性体属于特种合成橡胶，是一种 $(AB)_n$ 型的多嵌段共聚物。TPU 材料的结构如图 14-31 所示，其中 A 部分为软段，一般由高分子量的聚酯或聚醚构成，常温下处于高弹态；B 部分为硬段，一般由含 2 ～ 12 个碳原子的直链二醇构成，常温下处于玻璃态或结晶态，AB 链段间的化学结构是二异氰酸酯。软段和硬段交替排列，构成重复结构单元，可根据需要调控软硬段比例，从而调节 TPU 材料的硬度。由于硬段与软段在一定程度上热力学不相容，形成硬段和软段微区，从而产生微观相分离结构，使 TPU 既可保持一定硬度，又具有高强度、高韧性、耐磨、耐油等优异的综合性能，加工性能好，广泛应用于国防、医疗、食品等行业。

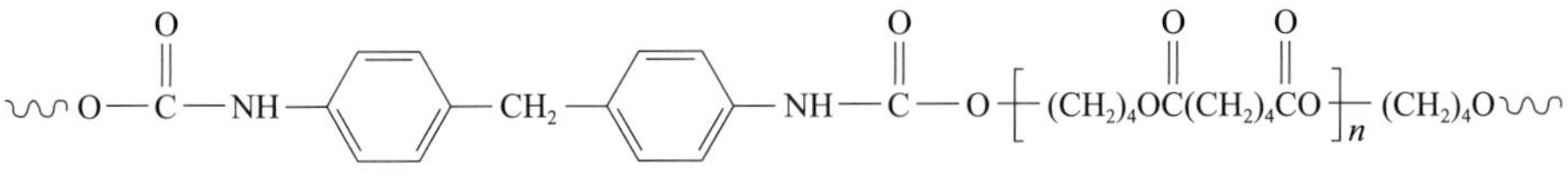

图 14-31 TPU 的化学结构

实验耗材选用中国深圳光华伟业股份有限公司的 TPU95A 和 TPU87A，其加工建议如表 14-3 所示。

表 14-3 TPU 材料的推荐加工参数

参数	TPU95A	TPU87A
打印温度（℃）	210 ～ 240	210 ～ 250
热床温度（℃）	40 ～ 60	40 ～ 60
密度（g/cm³）	1.43	1.12
硬度	95A	87A
断裂伸张率（%）	780	500
直径	1.75mm	1.75mm

3. 支架的影响因素

（1）中心层厚：将中心层厚定义为相邻切平面所对应的骨架点之间的欧氏距离。在传统 FDM 打印中，切片层厚对打印模型精度的影响很关键。为了探究打印层厚对五轴 3D 打印肠瘘支架表面质量的影响，设置挤出倍率 $K=0.08$mm/mm、材料为 TPU95A、打印温度为 195℃、热床温度为 50℃和打印速度为 10mm/s，打印中心层厚分别为 0.08mm、0.1mm、0.12mm 的相同规格的肠瘘支架（直径为 20mm、弯曲半径为 50mm 的 90°补片）。

为了研究中心层厚对肠瘘补片的表面质量的影响，从每个肠瘘补片外侧面的相同位置取 1cm² 大小的样品，如图 14-32A 所示。喷金后使用扫描电子显微镜（scanning electron microscope，SEM）观察这 3 种肠瘘补片的表面和截面，结果如图 14-32B 所示。由图 14-32 可知，在中心层厚（T）为 0.08 ～ 0.12mm 范围内，增加中心层厚，会改善肠瘘补片五轴 3D 打印的表面质量。

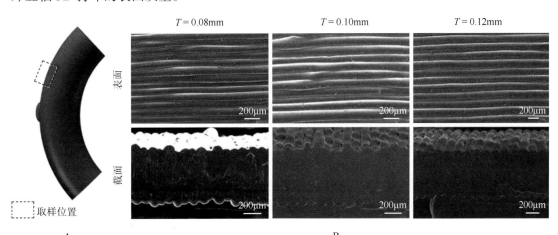

图 14-32 不同中心层厚肠瘘支架的扫描电镜图
A. 扫描电镜图取样的位置；B. 样品肠瘘支架的表面和截面扫描电镜图

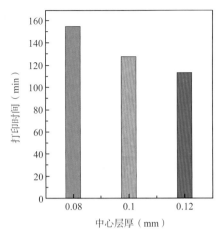

图 14-33 中心层厚不同的肠瘘支架所需的打印时间

中心层厚还可影响五轴 3D 打印肠瘘支架的打印时间，设置挤出倍率 $K=0.08$mm/mm、材料为 TPU95A、打印温度为 195℃、热床温度为 50℃和打印速度为 10mm/s，打印中心层厚分别为 0.08mm、0.1mm、0.12mm 的相同规格的肠瘘支架（直径为 20mm、弯曲半径为 50mm 的 90°补片）。这 3 个肠瘘补片支架所用的时间分别为 155 分钟、128 分钟、113 分钟，如图 14-33 所示。

由图 14-33 可知，在中心层厚为 0.08～0.12mm 的范围内，中心层厚越大，支架的打印时间越短。这是因为当中心层厚越大时，所产生的切片层数就越少，并且最终产生的五轴 3D 打印实验平台 G 代码的打印层数就越少，因此打印目标支架的时间就会越少。

（2）挤出倍率：传统的 3D 打印的切片是等层厚切片，在打印线段长度相同时，挤出倍率决定线段的挤出量，因此线段挤出量的好坏对模型的质量有着很大的影响。不同的是五轴 3D 打印是采用不等厚切片，在打印线段与打印接收平面所形成的梯形的面积相同时，挤出倍率对模型的质量有着很大的影响。

为了探究挤出倍率对五轴 3D 打印肠瘘支架质量和壁厚的影响规律，设置中心层厚为 0.10mm/mm、材料为 TPU95A、打印温度为 195℃、热床温度为 50℃和打印速度为 10mm/s 下，打印挤出倍率 K 分别为 0.06mm/mm²、0.07mm/mm²、0.08mm/mm²、0.09mm/mm²、0.10mm/mm² 的相同规格的肠瘘支架（直径为 20mm、弯曲半径为 50mm 的 90°补片）。从每个肠瘘支架的相同位置取面积为 1cm² 的样品，取样位置如图 14-32A 所示。使用 SEM 来观察这 5 种肠瘘支架的表面和截面，结果如图 14-34 所示，可见挤出倍率下具有调节肠瘘支架表面质量的能力，例如，挤出倍率为 $K=0.08$mm/mm² 的肠瘘支架具有良好的表面质量，挤出倍率 $K=0.06$mm/mm² 的支架和挤出倍率 $K=0.10$mm/mm² 的支架的表面质量差。

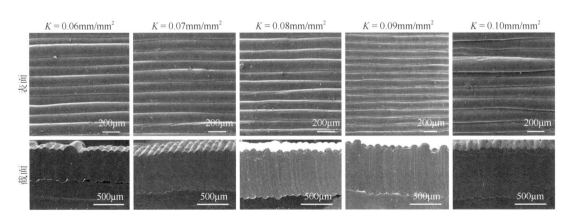

图 14-34 不同挤出倍率肠瘘支架的表面和截面扫描电镜图

取挤出倍率分别为 0.06mm/mm^2、0.07mm/mm^2、0.08mm/mm^2、0.09mm/mm^2、0.10mm/mm^2 的支架，使用游标卡尺对支架相同位置的壁厚进行测量，测得其壁厚分别为 0.6mm、0.7mm、0.8mm、0.9mm、0.10mm，如图 14-35 所示。结果显示，在挤出倍率处于 0.06 ～ 0.10mm 范围内时，挤出倍率和支架的壁厚成正比关系。

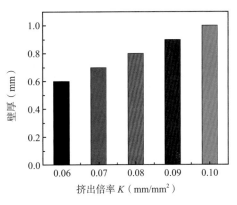

图 14-35 不同挤出倍率肠瘘支架的壁厚

挤出倍率和材料还可影响支架的力学性能。为了研究挤出倍率和材料对支架的径向和轴向力学性能的影响，首先使用 TPU95A 和 TPU87A 材料，在中心层厚为 0.10mm/mm、打印温度为 195℃、热床温度为 50℃ 和打印速度为 10mm/s 的条件下，制备挤出倍率分别为 0.06mm/mm^2、0.07mm/mm^2、0.08mm/mm^2、0.09mm/mm^2、0.10mm/mm^2 的相同规格的支架（直径为 20mm、弯曲半径为 50mm 的 90° 补片）。然后，在室温下使用万能拉力测试机以 10mm/min 的速度将支架分别从径向方向压缩形变 10mm 和从轴向方向压缩形变 18mm，压缩试验结果曲线如图 14-36 所示。

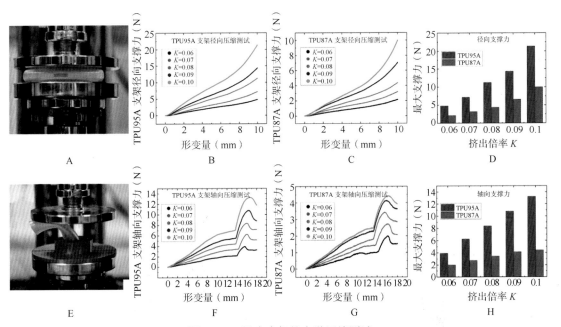

图 14-36 肠瘘支架的力学压缩测试

K 的单位为 mm/mm^2。A. 肠瘘支架的径向压缩测试；B. TPU95A 材料下不同挤出倍率的肠瘘支架的径向支撑力 - 形变曲线；C. TPU87A 材料下不同挤出倍率的肠瘘支架的径向支撑力 - 形变曲线；D. 在不同材料与挤出倍率下肠瘘支架的径向最大支撑力对比图；E. 肠瘘支架的轴向压缩测试；F. TPU95A 材料下不同挤出倍率的肠瘘支架的径向支撑力 - 形变曲线；G. TPU87A 材料下不同挤出倍率的肠瘘支架轴向支撑力 - 形变曲线；H. 不同材料肠瘘支架的轴向最大支撑力对比图

结果显示：由图 14-36B、C 可知，TPU95A（TPU87A）材料支架的径向支撑力与挤出倍率成正比关系，其支撑力范围为 4.8 ～ 21.3N（2.1 ～ 9.9N）。因此，通过适当增加目标肠瘘支架的挤出倍率，可提升其径向支撑能力。由图 14-36D 可知，在挤出倍率相同时，TPU95A 材料的肠瘘支架的径向支撑能力远大于 TPU87A 材料的径向支撑能力。例如，K=0.06mm/mm^2 时，TPU95A 材料的支架径向支撑力为 4.8N，而 TPU87A 材料的支架径向支撑力为 2.1N。因此，在打印时，使用 TPU95A 材料替代 TPU87A 材料能够显著提升肠瘘支架的径向支撑能力。如图 14-36F、G 可知，TPU95A（TPU87A）材料的轴向柔软性能与挤出倍率成反比关系，其支撑力范围为 3.9 ～ 13.2N（2.0 ～ 4.4N），因此，通过适当减少目标支架的挤出倍率，能够提升其轴向柔软性能。由图 14-36H 可知，在挤出倍率相同时，TPU87A 材料的轴向柔软性能远大于 TPU95A 材料的轴向柔软性能。例如，K=0.06mm/mm^2 时，TPU95A 材料的轴向支撑力为 3.9N，而 TPU87A 材料的轴向支撑力为 2.0N，因此，在肠瘘支架打印时，使用 TPU87A 材料替代 TPU95A 材料能够显著提升肠瘘支架的轴向柔软性能。

4. 五轴 3D 打印与传统三轴 3D 打印的对比测试

如图 14-37A 所示，传统三轴 3D 打印的切片算法主要采用等距平行平面对模型进行切片，以获得打印层的轮廓信息。但是，对于悬臂结构，传统三轴 3D 打印需要对悬空部分添加支撑结构，来保证悬空部分能够成型。因此，在传统 3D 打印切片时，需要将原始模型和支撑结构合并，然后再利用等距平行面对模型进行切片，这样，每片切片层都包括原始模型和支撑结构。

如图 14-37B 所示，在五轴切片算法中，利用包含模型结构信息的骨架点坐标生成模型的切平面。然后，利用切平面与模型相交求得每层的轮廓信息。为了实现对悬臂结构的无支撑打印，通过增加打印接收平台的自由度，实时调整已打印模型的位姿，使用已打印模型去接收正在打印的材料，进而实现模型的无支撑打印。

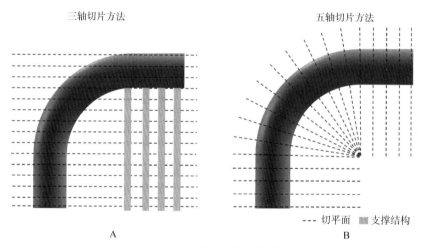

三轴切片方法 　　　　　　　　　　　　　五轴切片方法

--- 切平面　■ 支撑结构

A　　　　　　　　　　　　　　　　B

图 14-37 悬臂结构的切片策略

A. 传统三轴 3D 打印切片策略；B. 五轴 3D 打印切片策略

为了更好地展现五轴 3D 打印的技术优势，采用 TPU95A 材料对传统 FDM 工艺的 3D 打印和五轴 3D 打印进行同种模型的打印对比，并使用 SEM 对这两种方法所打印的模型进行微观结构的观察，结果如图 14-38 所示。由图 14-38A、B 可知，与传统三轴 3D 打印相比，五轴 3D 打印工艺能够实现肠瘘支架的无支撑打印，能够有效地解决传统三轴 3D 打印肠瘘支架时存在支撑结构的问题。由图 14-38C、D 可知，传统三轴 3D 打印技术制备的支架受到"台阶效应"的影响，在径向和轴向方向均存在打印线条排布不规整和肠瘘支架有漏洞的问题，而五轴 3D 打印可以极大地改善传统三轴 3D 打印"台阶效应"的影响，在径向和轴向方向的打印线条排布都很整齐，并且所制备支架很完整。

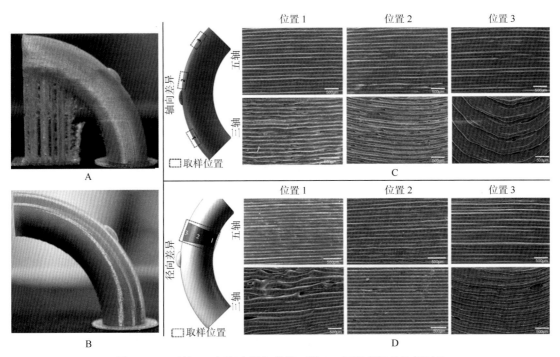

图 14-38　五轴 3D 打印支架与传统三轴 3D 打印支架的性能对比

A. 传统三轴 3D 打印的肠瘘支架；B. 五轴 3D 打印的肠瘘支架；C. 五轴 3D 打印肠瘘支架与传统三轴 3D 打印肠瘘支架在轴向的表面差异；D. 五轴 3D 打印肠瘘支架与传统三轴 3D 打印肠瘘支架在径向的表面差异

（三）分段结构肠瘘支架

肠瘘支架在植入肠道后需要能够径向地支撑起肠道，使得支架和肠道内壁紧密地贴合，从而起到阻止肠液渗漏的作用。因此，支架要能够提供足够的径向支撑力。同时，在支架植入时，由于肠道瘘口通常都比较小，需要将支架轴向弯折起来后再植入到肠道内。因此，为了能够轻松地植入支架，支架应该能够提供较小的轴向的支撑力。

1. 多挤出倍率分段结构肠瘘支架

根据挤出倍率对力学性能的影响可知，挤出倍率能够调节支架的径向和轴向的力学性能。因此，为了改善单挤出倍率肠瘘支架的力学性能，设计了一种基于 TPU95A 材料的多挤出倍率分段结构肠瘘支架，如图 14-39A 所示（直径为 20mm、弯曲半径为 50mm 的

90° 补片）。使用透明的 TPU95A 材料对该模型进行五轴 3D 打印，如图 14-39B 所示，挤出倍率 K=0.07mm/mm² 段的壁厚较薄，因此透光性较好，显示较多的黑背景，而挤出倍率 K=0.09mm/mm² 段壁厚较厚，因此透光性较差，显示较少的黑背景。图 14-39C 使用 SEM 对这 2 种挤出倍率的交界处进行微观显示，位置 2 的截面图清晰展示了这两种挤出倍率交界处的厚度差异。在室温下使用万能拉力测试机以 10mm/min 的速度将所制备的多挤出倍率分段结构支架分别从径向方向压缩形变 10mm、从轴向方向压缩形变 18mm，然后与挤出倍率为 K=0.07mm/mm² 的 TPU95A 材料支架和 K=0.09mm/mm² 的 TPU95A 材料支架的力学性能对比，结果如图 14-39D ～ G 所示。

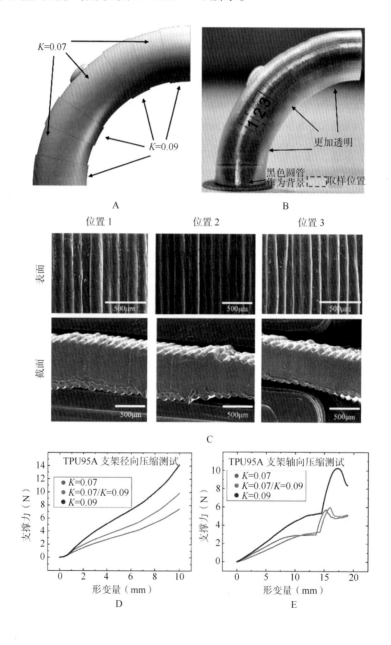

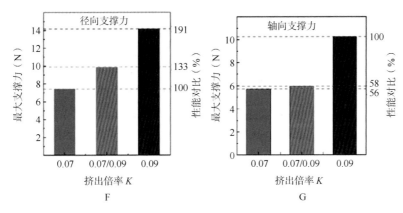

图 14-39　多挤出倍率分段结构肠瘘支架

K 的单位为 mm/mm²。A. 多挤出倍率分段结构肠瘘支架结构示意图；B. 打印成型的多挤出倍率分段结构肠瘘支架；C. 多挤出倍率分段结构肠瘘支架的两种挤出倍率交界处的表面和截面扫描电镜图；D. 多挤出倍率分段结构肠瘘补片径向压缩支撑力 - 形变曲线；E. 多挤出倍率分段结构肠瘘支架轴向支撑力 - 形变曲线；F. 多挤出倍率分段结构肠瘘支架的径向最大支撑力对比图；G. 多挤出倍率分段结构肠瘘支架的轴向最大支撑力对比图

结果表明：①与挤出倍率为 0.07mm/mm² 的支架相比，多挤出倍率分段结构能够大幅度地提高 K=0.07mm/mm² 支架的径向支撑力，最大支撑力能够从 7.44N 提高到 9.88N，提升幅度可达 33%。而且，多挤出倍率分段结构的轴向柔性与 K=0.07mm/mm² 支架轴向柔性相近，其最大轴向支撑力分别为 5.98N 和 5.72N。②与挤出倍率为 0.09mm/mm² 的肠瘘支架相比，多挤出倍率分段结构存在大幅度降低 0.09mm/mm² 支架径向支撑力的缺点，其最大径向支撑力从 14.18N 降低到 9.88N。但是，多挤出倍率分段结构能够大幅度提高 K=0.09mm/mm² 支架轴向柔性，其轴向最大支撑力分别为 5.98N 和 10.26N，降低幅度可达 42%。

2. 多材料分段结构肠瘘支架

根据材料对支架力学性能的影响可知，TPU87A 材料能够大幅度增强轴向的柔软性，TPU95A 材料能够大幅度增强径向的支撑能力。研究人员对单材料肠瘘补片进行了优化，设计了一种多材料分段结构肠瘘支架（直径为 20mm、弯曲半径为 50mm 的 90° 补片），如图 14-40A 所示。其中，TPU95A 材料段肠瘘支架负责提供较大的径向支撑力，TPU87A 材料段负责提供较好的轴向柔软性。

在挤出倍率 K=0.08mm/mm² 下，使用 TPU95A 和 TPU87A 材料对其进行了打印，如图 14-40B 所示。在室温下使用万能拉力测试机以 10mm/min 的速度将所制备的多材料分段结构支架分别从径向方向压缩形变 10mm、从轴向方向压缩形变 18mm，然后与挤出倍率为 K=0.08mm/mm² 的 TPU95A 材料和 K=0.08mm/mm² 的 TPU87A 材料的力学性能对比，结果如图 14-40D ～ G 所示。

结果显示：①多材料分段结构支架在 TPU95A 段和 TPU87A 段材料交界处连接良好。②与 TPU87A 材料相比，多材料分段结构的支架能够大幅度地提高 TPU87A 材料的径向支撑力，最大支撑力能够从 4.92N 提高到 7.17N，提升幅度可达 46%。而且，多材料分段结构段的轴向柔性与 TPU87A 肠瘘支架轴向柔性相近，其最大轴向支撑力分别为 3.43N 和 3.95N。③与 TPU95A 材料肠瘘支架相比，多材料分段结构存在大幅度降低 TPU95A 材料径向支撑力的缺点，其最大径向支撑力从 12.16N 降低到 7.17N。但是，多材料分段结构肠瘘支架能够大幅度提高 TPU95A 材料轴向柔性，其轴向最大支撑力分别为 3.95N 和 8.38N，降低幅度可达 53%。

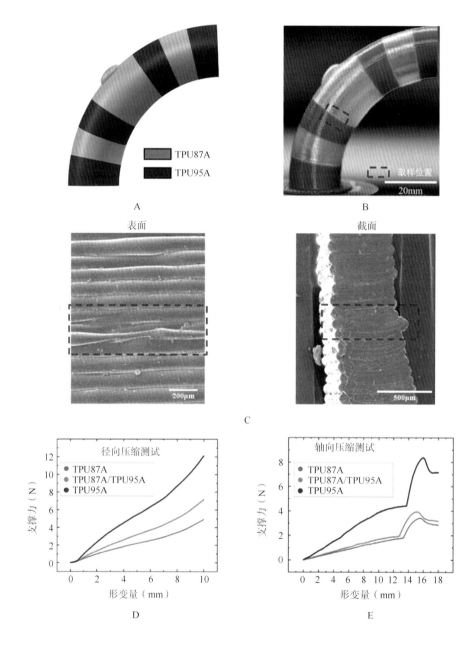

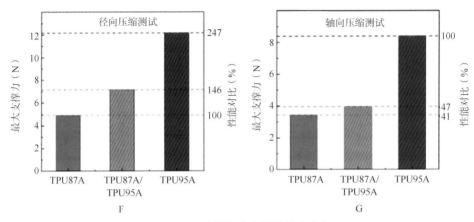

图 14-40 多材料分段结构肠瘘支架

A. 多材料分段结构肠瘘支架的结构示意图；B. 已打印的多材料分段结构肠瘘支架；C. 多材料分段结构肠瘘支架的两种材料交界处的表面和截面扫描电镜图；D. 多材料分段结构肠瘘支架径向压缩试验曲线；E. 多材料分段结构肠瘘支架轴向压缩试验曲线；F. 多材料分段结构肠瘘支架的径向最大支撑力对比图；G. 多材料分段结构肠瘘支架的轴向最大支撑力对比图

（四）复合肠瘘支架

上述分段结构虽然能够改善其轴向柔性，但是会降低支架的径向支撑性能。为了同时改善支架的轴向和径向力学性能，研究人员通过将多挤出倍率分段结构和多材料分段结构结合起来，设计了一种复合结构的肠瘘支架（直径为 20mm、弯曲半径为 50mm 的 90° 支架），如图 14-41 所示。其中 TPU95A 且 K=0.10mm/mm² 段负责提供较大的径向支撑力，TPU87A 且 K=0.06mm/mm² 段负责提供较好的轴向柔软性。

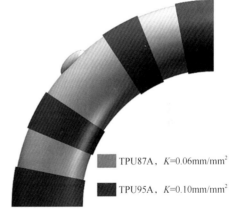

图 14-41 复合肠瘘支架的结构

1. 复合结构肠瘘支架的仿真

通过计算复合结构在径向和轴向被压缩变形时的应力分布，优化所设计的结构。研究人员采用 COMSOL Multiphysics5.6 软件的有限元分析方法计算复合结构的形变过程。计算时使用了固体力学中应力和应变之间的动量平衡方程，如式（14-1）所示。

$$0 = \nabla \cdot \left[\left(I + \nabla u \right) S \right]^T + F_V \tag{14-1}$$

式中，I 是等效张量；"∇"为梯度算符，是微积分中的一个算术符号；u 是时变位移场；S 是第二类 Piola-Kirchhoff 应力张量；F_V 是单位变形体积上的力。

有限元仿真分析中使用的模型和参数如表 14-4 所示，在肠瘘支架轴向压缩仿真时，支架模型的 Base₁ 面被固定在水平面上，然后施加一个垂直运动 S_1，将支架面 Face₁ 沿着垂直方向移动 25mm。在支架径向压缩仿真时，将肠瘘的 Base₂ 面固定在水平面上。然后，施加一个平面运动 S_2，使得肠瘘支架的 Face₂ 面向垂直方向移动 10mm，最终结果如

图 14-42 所示。

表 14-4 有限元仿真分析中使用的模型和参数

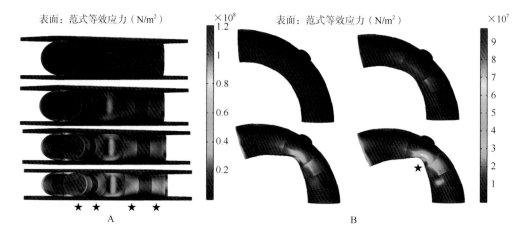

模型	参数	描述	值
■ TPU95A，K=0.10mm/mm² ▨ TPU87A，K=0.06mm/mm²	ρ_1	TPU95A 的密度	1430kg/m³
	ρ_2	TPU87A 的密度	1120kg/m³
	μ_1	TPU95A 的泊松比	0.40
	μ_2	TPU87A 的泊松比	0.42
	E_1	TPU95A 的杨氏模量	600MPa
	E_2	TPU95A 的杨氏模量	400MPa
	T_1	TPU95A 材料段壁厚	1.0mm
	T_2	TPU87A 材料段壁厚	0.6mm
	D	肠瘘布片的直径	20mm
	R	肠瘘支架的弯曲半径	50mm

图 14-42 复合结构肠瘘支架的径向和轴向压缩模拟

A. 肠瘘支架的径向压缩模拟；B. 肠瘘支架的轴向压缩模拟

仿真结果表明：所设计的复合结构的较高机械强度段承受径向压力，而其余段（特别是中心段）用于提供较好的柔软性。

2. 复合肠瘘支架的性能

如图 14-43A 所示，使用五轴 3D 打印系统分别制备了挤出倍率 K=0.08mm/mm² 的 TPU87A 材料的肠瘘支架、挤出倍率 K=0.08mm/mm² 的 TPU95A 材料、挤出倍率 K=0.08mm/mm² 的 TPU95A 材料和 TPU87A 材料分段结构的肠瘘支架，以及挤出倍率 K=0.10mm/mm² 的 TPU95A 材料段与挤出倍率 K=0.06mm/mm² 的 TPU87A 材料段构成的复合肠瘘支架。

（1）复合肠瘘支架的微观形态和支撑力：分别对复合肠瘘支架的材料分界处和其余肠瘘支架相同位置处进行取样，用 SEM 观察样品的表面和截面，结果如图 14-43B 所示。室温下使用万能拉力测试机将所制备的 4 种肠瘘支架以 10mm/min 的速度分别从径向方向压缩形变 10mm 和从轴向方向压缩形变 18mm，结果如图 14-43C 所示。

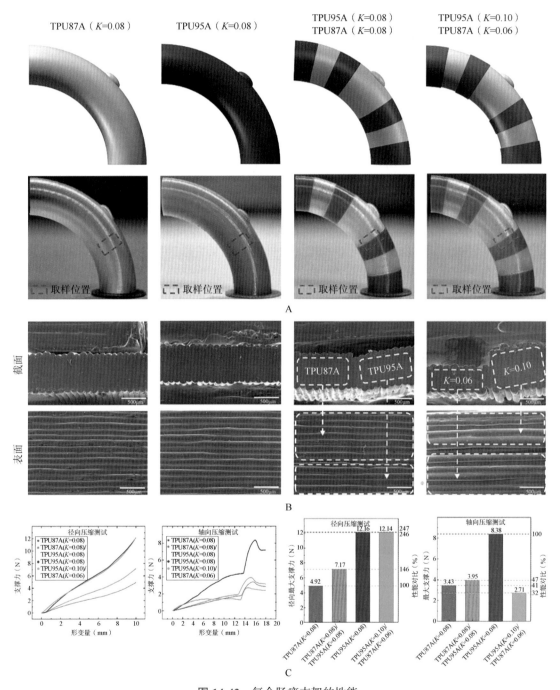

图 14-43 复合肠瘘支架的性能

K 的单位为 mm/mm²。A. 4 种肠瘘支架的结构与打印实物；B. 这 4 种肠瘘支架相同取样位置处表面和截面的扫描电镜图；C. 4 种肠瘘支架的径向压缩测试和轴向压缩测试对比图

结果显示：①由电镜图可知，该复合肠瘘支架在不同参数段交界处连接良好，并且连接处表面质量也比较好。②与挤出倍率为 0.08mm/mm^2 的 TPU87A 材料肠瘘支架相比，该复合结构的肠瘘支架能够大幅度地提高该 TPU87A 材料的径向支撑力，最大支撑力能够从 4.92N 提高到 12.12N，提升幅度可达 146%。而且，该复合结构段肠瘘支架的轴向柔性同时能够增强该 TPU87A 肠瘘支架轴向柔性，其最大轴向支撑力分别为 3.43N 和 2.71N。③与挤出倍率为 0.08mm/mm^2 的 TPU95A 材料相比，该复合结构肠瘘支架的径向支撑性能与该 TPU95A 材料肠瘘支架相近，其最大径向支撑力分别为 12.12N 和 12.16N。而且该复合结构肠瘘支架能够大幅度提高该 TPU95A 材料的轴向柔性，其轴向最大支撑力分别为 2.71N 和 8.38N，降低幅度可达 68%。

（2）复合肠瘘支架的疲劳测试：支架在植入肠道后会随着肠道的蠕动和患者的活动而发生形变。因此，为了检测复合肠瘘支架的抗疲劳能力，本小节通过五轴 3D 打印系统重新制备了如图 14-43A 所示的挤出倍率 $K=0.10$mm/mm^2 的 TPU95A 材料段与挤出倍率 $K=0.06$mm/mm^2 的 TPU87A 材料段复合的复合肠瘘支架。然后，在室温下，使用万能拉力测试机分别对其径向进行循环 500 次压缩 10mm 实验并对其轴向进行循环 500 次压缩 25mm 实验，压缩过程如图 14-44A、C 所示，整个压缩过程肠瘘支架的径向和轴向的力学性能如图 14-44B、D 所示。由图 14-44B、D 可知，该复合肠瘘支架在轴向和径向方向表现出了出色的耐用性和稳定性。

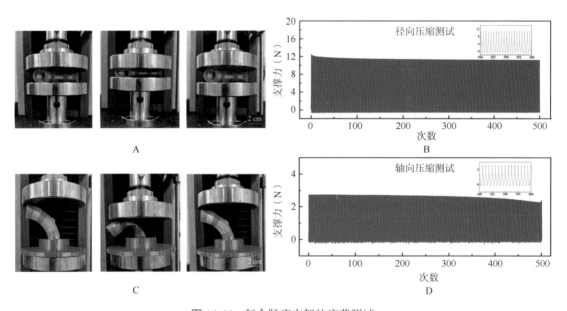

图 14-44　复合肠瘘支架的疲劳测试
A. 复合肠瘘支架径向压缩过程；B. 复合肠瘘支架经 500 次径向压缩处理的支撑力曲线；C. 复合肠瘘支架轴向压缩过程；D. 复合肠瘘支架经 500 次轴向压缩处理的支撑力曲线

（3）复合肠瘘支架的亲水性测试：亲水性指分子能够透过氢键和水形成短暂键结的物理性质。亲水性在材料表面为水分所润湿的性质是一种界面现象，润湿过程的实质是物质界面发生性质和能量的变化。当水分子之间的内聚力小于水分子与固体材料分子间的相互吸引力时，材料被水润湿，此种材料为亲水性的，称为亲水性材料；而水分子之间的内聚力大于水分子与材料分子间的吸引力时，材料表面不能被水所润湿，此种材料是疏水性的（或称憎水性），称为疏水性材料。

　　水分子与不同固体材料表面之间的相互作用是各不相同的。如图 14-45 所示，在水（液相）、材料（固相）与空气（气相）三相的交点处，沿水滴表面的切线与水和材料接触面所形成的夹角 θ 称为接触角，θ 角在 0°～180°，由 θ 角的大小可估计润湿程度。θ 角越小，润湿性越好。如 $\theta=0°$，材料完全润湿；$\theta < 90°$（如玻璃、混凝土及许多矿物表面），则材料为亲水性的；$\theta > 90°$（如水滴在石蜡、沥青表面），则材料为疏水性的；$\theta=180°$ 时，则材料为完全不润湿。

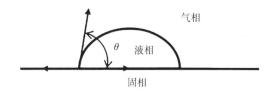

图 14-45　接触角示意图

　　为了研究复合肠瘘支架的亲水性能，使用五轴 3D 打印系统制备如图 14-46A 所示的挤出倍率为 0.10mm/mm² 的 TPU95A 材料段与挤出倍率为 0.06mm/mm² 的 TPU87A 材料段复合的肠瘘支架（直径为 20mm、弯曲半径为 50mm 的 90° 补片）。从图 14-46A 所示的 3 处位置取面积为 1cm² 的样品，使用圆环法测量这 3 个位置的内壁和外壁的接触角，结果如图 14-46B 所示。由图可知，复合肠瘘支架的内壁和外壁接触角在 80°～90°，因此，复合肠瘘支架属于亲水性较差的支架。

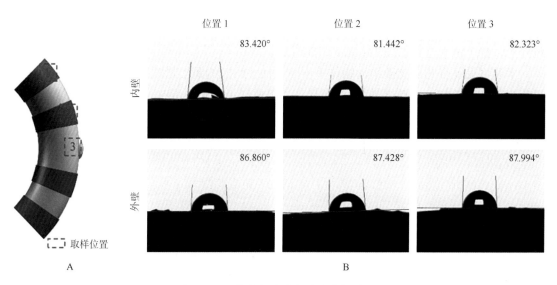

图 14-46　复合肠瘘支架的亲水性测试

A. 亲水性测试取样位置；B. 复合肠瘘支架取样处内壁和外壁的接触角

（4）复合肠瘘支架的细胞相容性测试：将小鼠成纤维细胞 L929 与肠瘘支架共培养，发现 TPU 复合肠瘘支架组和浸出液组与对照组具有相近的细胞存活率（98.5%）和细胞增殖能力（0.54）（图 14-47），因此，该 TPU 材料的复合肠瘘支架具有良好的生物相容性和细胞增殖能力。

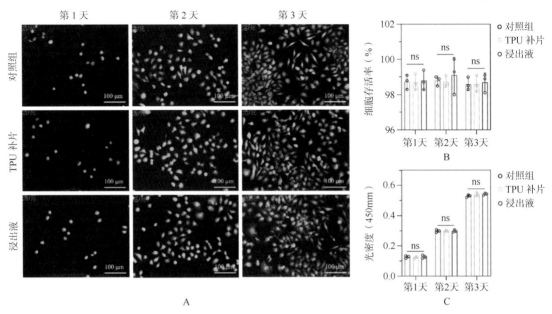

图 14-47　复合肠瘘支架的生物安全性

A. 与复合肠瘘支架或复合肠瘘支架浸出液共培养后的 L929 细胞的活 / 死染色。绿色：活细胞；红色：死细胞。B. 通过绿色细胞与所有染色细胞的比率计算的细胞存活率。C. 通过 CCK-8 检测的细胞增殖（ns，不显著）

3. 复合肠瘘支架封堵肠瘘的效果

选择新西兰兔建立肠瘘模型，将复合肠瘘支架轴向折叠后植入肠道，再将其吊在动物腹部上，整个植入过程如图 14-48A ～ D 所示。

术后可见复合肠瘘支架组动物体重不断增加，肠液的漏出量减少，肠道蠕动能力得到显著改善（图 14-48）。除此之外，复合肠瘘支架组血红蛋白和白蛋白等指标显著高于对照组，钾离子和钙离子等电解质维持平衡。

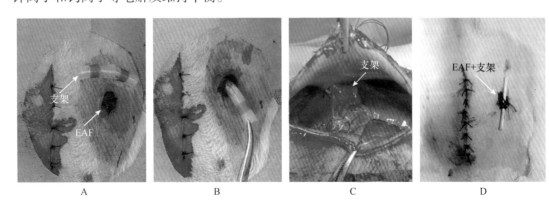

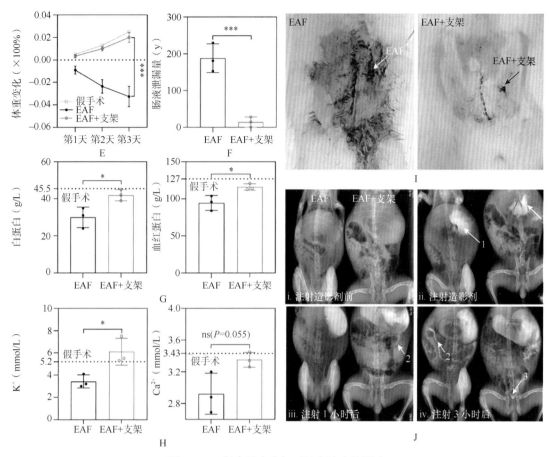

图 14-48　复合肠瘘支架对肠瘘治疗的影响

A～D. 复合肠瘘支架的植入过程。A. 支架植入的准备；B. 支架的植入；C. 从腹腔内视觉角度观察支架植入后的情况；D. 支架的固定。E～G. 用复合肠瘘支架治疗的 EAF 兔和使用传统方式治疗的 EAF 兔的比较。E. 体重变化；F. 肠液泄漏量；G. 白蛋白和血红蛋白的营养指标含量；H. 钾离子和钙离子的电解质指标含量；I. 伤口污染情况；J. 在使用复合肠瘘支架和使用传统法治疗的 EAF 兔中，通过使用连续的 X 线成像进行胃肠造影。1：胃部成像；2：小肠成像；3：结直肠成像

$*$，$P < 0.05$；$***$，$P < 0.001$；ns，不显著

三、3D 打印肠瘘支架的展望

3D 打印技术可以创建具有复杂几何形状的生物植入物，在临床影像学技术的帮助下可制备个体化肠瘘支架。在未来的研究中，3D 打印肠瘘支架还有一定的进步空间，需要多学科研究者的共同探索。首先，临床成像技术需要进一步精进，以实现对瘘口处的肠道数据的精确扫描；其次，更高精度的 3D 打印技术需要被开发，以制备更精细的肠瘘支架；再次，更多的生物材料需要被探索，降解性能亟须被考虑，在肠道环境中可以实现按需降解的肠瘘支架将更加吸引临床医生；最后，肠瘘支架的性能可以进一步升级，可对其进行涂层或其他设计，使其更利于肠上皮细胞的攀附，以期更进一步地促进肠瘘愈合。

3D 打印肠瘘支架的制备是一项极具探索性的课题，其有望彻底改变 EAF 的治疗现状，临床成像技术、3D 打印技术、材料及工艺的不断进步也将解锁更多的可能性。

第六节　4D 打印肠瘘支架封堵法

3D 打印激发了许多新材料和精细制造方法的创新，4D 打印由 3D 打印衍生而来，也引起了越来越多的关注。相对于 3D 打印而言，4D 打印多了一个"时间"维度，被定义为在特定的刺激（如光、热、磁场、电场、溶液、pH 或这些刺激的组合）下，3D 打印结构体随时间发生的形状、性能或功能上的改变。4D 打印由于其技术优势，已被广泛探索用于传感器、驱动器、软机器人、生物医学植入物、药物递送设备等的制造。

4D 打印克服了 3D 打印的局限，能构建动态结构。基于这一特性，4D 打印可以用来模拟活体组织的动态变换过程，并且可以促进动态仿生植入物的制备。4D 打印动态植入物可以经由预先设计响应特定的体内外刺激，随时间发生构象变化，进而贴合特定缺损部位的复杂形状，实现对缺损组织器官的智能修复，更进一步地促进组织康复。同时，4D 打印植入物在特定刺激下可呈现出体积的大小改变，这满足了微创外科手术小口径的入路需求，以小体积状态便捷地通过小口径创口植入，在植入后经刺激响应的形状恢复以贴合组织缺损形状。此外，通过设计 4D 动态结构，在进行刺激前呈现出的二维平面结构上可以获得均匀的细胞分布，进行一定的刺激后二维结构可以转变为复杂且不规则的三维结构体，并且这一动态转变过程更有利于细胞的定向、增殖及分化。基于此，含细胞的仿生组织或支架可被制备，在组织器官替代方面展现出很大的应用潜能。

一、4D 打印概述

（一）4D 打印技术

作为 3D 打印的衍生，4D 打印主要依赖 3D 打印的核心技术。因此，4D 打印技术主要分为三个类别：挤出式打印、光固化打印、喷墨打印。

（1）挤出式打印技术最为常用，主要包括 FDM 和 DIW。FDM 打印通过加热喷嘴熔化挤出热塑性丝材，逐层沉积堆叠得到 3D 结构体，所使用的材料主要有 TPU、PLA、ABS 和聚酰胺等，常被用于制备具有温度响应特性的 4D 医用植入物。FDM 制备工艺简单，打印速度快，但打印分辨率相对较低。DIW 是在压力作用下将剪切稀化墨水挤出喷嘴，逐层构造几何体，这一技术可以打印多种材料，主要为具有剪切稀释特性、光固性或热固性的液体墨水，利用微喷嘴可以实现高打印分辨率，并且可以进行多材料的打印。利用 DIW 打印刺激响应性材料，或者进行一定的设计，可以实现 4D 医用植入物的构造。

（2）光固化打印是另一种在生物医学领域常用的打印技术，主要包括 SLA、SLS、SLM 和 DLP 等。SLA 通过发射高功率激光将液体聚合物或树脂光固化交联形成固体状或凝胶状结构，它具有高打印分辨率，被广泛应用于聚合物材料的 4D 打印，以实现 4D 形变结构体的制造。DLP 使用紫外投影仪作为光源逐层诱导光固化，打印分辨率高，以形状响应材料为原料可以快速制备具有精细结构的 4D 结构体。SLS 及 SLM 是利用激光束作为光源扫描烧结粉末材料来创建结构体，常采用形状记忆合金及陶瓷作为构建 4D 结构的材料。

（3）喷墨打印技术通过将液体墨水喷涂在打印床上，再逐层进行紫外线固化形成所需结构，其具有高精度、低成本、可同时打印多种材料的优势，并且使得在构建携带单细胞或细胞团的水凝胶方面具有一定的优势，一些水凝胶本身具备一定的热响应、pH 响应、离子响应性溶胀行为，这使得喷墨打印成为一种有潜能的 4D 植入物的构造技术。

（二）4D 打印材料

4D 打印动态结构的构建主要依赖于 3D 打印技术及智能材料的应用，智能材料又被称为形状响应材料，主要包括形状记忆聚合物（shape memory polymer，SMP）、形状响应水凝胶、液晶弹性体（liquid crystal elastomer，LCE）、形状记忆合金（shape memory alloy，SMA）及其复合材料。它们具有可编程和自制动的能力，经由设计可以响应特定的刺激，如热、光、湿度或电信号等，触发整体结构或形状的变化。

1. SMP

SMP 指的是在暴露于外部刺激（如热、光等）的情况下保持临时形状并恢复其初始形状的智能聚合物（图 14-49）。SMP 具有两种不同的状态——临时形状（编程形状）和永久形状（原始形状），其关键特征是能够在这两种不同的状态之间经历可逆的相变。这种转变通常是由加热触发的，根据特定的 SMP 材料设计，也可以利用其他刺激触发，如光或电场。将 SMP 加热到玻璃转变温度（glass transition temperature，T_g）以上，它变得柔软和有延展性，可以变形成所需的临时形状。之后将其冷却到低于 T_g，临时形状则"冻结"到聚合物之中，使其保持住这一编程形状。当受到触发刺激（如加热）时，SMP 会经历相变，并恢复其原始形状，这种转变可以通过两种机制发生：热可逆相变或内部物理 / 机械变化。在热可逆相变的情况下，聚合物链或段在加热后恢复其原始构型，使得材料恢复其原始形状；在物理 / 机械变化的情况下，形状恢复是通过释放储存的应变能或材料内应力的松弛来实现的。根据这一特性，可以开发基于 SMP 的植入物用于微创外科手术，在其处于小体积的临时编程形状下植入，到达目标部位后进行刺激，触发其形变恢复至永久形状以贴合缺损组织的特定形状，这一过程可以很大程度地减轻植入物在创伤部位及植入路径上对组织的机械性损伤。SMP 具有形状记忆行为、良好的生物相容性及机械性能可调性，是临床应用中极具前途的材料。

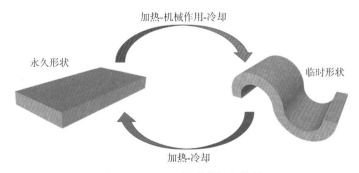

图 14-49 SMP 的形状记忆特性

2. 形状响应水凝胶

水凝胶是含有大量水和亲水性聚合物的三维交联网络,具有广泛的应用价值。它们具有生物相容性和无毒性,可以与生物系统相互作用且不会引发不良反应,并且其机械性能可调整,以模仿自然组织的柔软性和弹性,适用于组织工程和伤口愈合等领域。水凝胶还可以为组织工程和再生医学的应用提供仿 ECM 结构,可以支持细胞的生长和组织,为组织再生提供有利的环境。一些水凝胶表现出智能的刺激响应行为,在特定的刺激下会改变其物理性质,这种行为可以由温度、pH、光、电场或化学物质等因素触发。通过 4D 设计,水凝胶的响应行为和可调特性可以构造动态结构,实现可控的形状变化,用于医学植入、组织工程及药物递送等方面。

3. LCE

LCE 是一种结合了液晶和弹性体特性的智能材料。它具有形状记忆效应,在受到特定刺激时可以发生可逆的形状变化。LCE 的形状记忆效应包括两种状态:临时形状和永久形状。在处于永久形状时,对其施加应变或应力,并加热到编程温度以上可以进行编程,再冷却到编程温度以下,LCE 的分子链被锁定在应变结构中,可以有效地固定在临时形状;再将其加热至温度以上,材料的分子结构经历相变,结构恢复至编程前的永久形状。LCE 的形变过程是可逆的,可以多次重复,通过热刺激可以发生形变适应特定的组织结构或者输送药物,在组织工程、微创手术、药物递送等领域具有潜在的应用前景。

4. SMA

SMA 是具有形状记忆特性的金属材料,在温度变化下可以发生可逆形变并恢复至原始形状,这一形变过程主要归因于 SMA 的内部结构在热刺激下发生了奥氏体和马氏体之间的固相 - 固相转变。这种形状记忆效应、优良的生物相容性及超弹性行为使得 SMA 成为医疗领域的理想选择。

5. 其他材料

除了上述本身具有刺激响应性形变行为的材料外,其他多种活性、非活性或多组分材料也展现出用于 4D 动态结构体构建的潜能。例如,本身不具备刺激响应行为的弹性体,在其中添加活性组分(如微液室或者热膨胀微球),由于活性组分在热刺激下的相变,可以导致弹性体结构的体积改变。以此作为驱动层设计双层结构,被动层中不添加活性组分,双层之间差异性的体积变化可以诱导结构体发生自弯曲形变。由此可见,4D 形变植入物的设计也可以基于弹性体而达成,这为必要条件下制作具有更高韧性需求的植入物提供了支持。

(三)4D 打印形变机制

针对 4D 打印植入物而言,4D 形变过程依赖于内部及外部刺激,包括温度、溶剂、光、pH、电磁场、内部应力和多重刺激源等。

1. 温度触发形变

温度触发形变是 4D 打印结构体的典型编程过程,可以发生于热敏水凝胶、SMP、LCE 及 SMA 基结构体,通常是由在热刺激下分子结构的变化导致宏观的体积改变。最常见的热敏水凝胶是 PNIPAAm 水凝胶,它具有接近人体温的低临界溶解温度(low critical solution temperature，LCST），在环境温度低于 LCST 时，PNIPAAm 水凝胶亲水，呈现高度水化的膨胀状态；环境温度高于 LCST 时，PNIPAAm 水凝胶疏水，表现为脱水状态。这表现为 PNIPAAm 水凝胶在温度改变时，发生溶胀及脱水的体积改变，在组织工程应用方面可以提供独特的功能。此外，具有热响应性的 SMP 最受关注，已经成为 4D 打印植入物所使用的核心材料。通过设计出体温刺激响应的水凝胶或 SMP 基结构体，可以实现植入后在体原位发生形变而贴合缺损组织，具有很大的应用价值。此外，除了直接的热刺激可以诱导 SMP 基结构体的形变，间接的热刺激也可以诱导其 4D 形变。具体而言，一些材料如碳纳米管（carbon nano tube，CNT）、聚多巴胺（PDA）、金属纳米粒子等具有光热转换效应，通过在 SMP 基前体墨水中添加这些材料，可以将近红外光或其他类型光刺激能量转变成热能，从而诱导结构体的 4D 形变，这一措施使得结构体具备热、光双重刺激响应行为，也使得非接触式刺激诱导形变成为可能，在 SMP 基植入物植入体内后，体外利用光刺激也可以触发植入物的 4D 形变，这进一步拓展了 4D 打印植入物的体内应用场景。

2. 溶剂触发形变

水凝胶是亲水性聚合物的三维网络，可以吸收和保留大量的水。在溶剂触发的形状变形过程中，水凝胶会随着周围溶剂环境的变化而发生体积改变。当暴露于可以与聚合物链相互作用的溶剂中时，水凝胶膨胀或收缩，引起形状变化。这种反应主要是由水凝胶和溶剂之间的渗透压差决定的。水凝胶的溶胀性能取决于内部网络的交联密度及亲水性质，均匀交联的水凝胶表现为各向同性的溶胀变化，具备不同内部结构的水凝胶由于各向异性的溶胀行为，可以表现出溶剂诱导的自折叠或自弯曲形变。基于此原理，多种双层自弯曲水凝胶被设计用于组织支架的制备，双层水凝胶可以由具有不同溶胀性能的不同墨水分别构成，也可以由具备不同交联密度的同种墨水构成。此外，单层水凝胶结构照射方向上交联光的衰减使得水凝胶在光照射路径上形成交联密度梯度，从而导致在溶剂中各向异性的溶胀行为，促使单层结构发生自弯曲、自卷曲形变。溶剂作为 4D 打印植入物的刺激条件是可取的，因为水分是人体最主要的组成成分，经此设计，植入物可以响应体内水环境，发生自适应性形变，显示出很大的应用前景。

3. pH 触发形变

pH 响应型水凝胶也通常用于 4D 结构的构建，这主要是由于水凝胶中带电单元在分子水平上的静电斥力而导致的 pH 依赖性溶胀行为。当环境的 pH 发生改变时，水凝胶的溶胀行为发生改变，借此可以设计出双层水凝胶结构，响应环境中的 H^+ 或 OH^- 发生自卷曲形变。同时，响应 pH、实现被封装药物可控释放的 4D 结构也可以被构造。

4. 磁场触发形变

磁响应材料是一类可以利用磁场控制和驱动的智能材料，可以实现远程无接触式磁刺激响应，在生物医学领域引起了广泛研究。常见的磁响应结构为在聚合物基体中嵌入磁性颗粒，如磁性氧化铁（Fe_3O_4）颗粒，在其外部施加磁场可以驱动其发生可逆的形变，这是由于在磁场中，材料内的磁性颗粒会顺应磁力线排列，从而引起材料内部应力或应变的变化，导致形状的改变。通过控制磁场的强度、方向和持续时间，可以精确地操纵结构体的形变行为，借此可以创建出可控可编程形变的 4D 结构，在生物医学领域具有很大的应用价值。

5. 光触发形变

光触发 4D 形变主要分为两种模式，一种是前面提到的间接光响应形变，即通过在 SMP 基前体墨水中添加具有光热转变效应的粒子，在光刺激下可诱导结构发生光致热再到热致形变。另一种是直接光响应形变，如将光响应基团接枝到聚合物网络上，可以实现特定波长光线照射下的形状变换。在光驱动 4D 形变的探索中，由于近红外光具备更好的生物相容性及组织穿透能力，更加适用于 4D 打印植入物的形变驱动。

6. 内部应力触发形变

结构体内的内应力可以诱导其 4D 形状变换，这一过程通常依赖于结构内部以应力形式存储及释放能量的机制。利用外部机械力或者其他类型刺激（如热、压力、磁场等），可以使得材料编程为所需的形状，这一步骤使得内应力储存或固定在结构体内；通过激活触发机制可以释放内部应力，从而启动形状变形过程，这种触发机制可以是温度的变化、热、光、电等外部刺激的应用或多种因素的组合；当触发机制被激活时，材料发生相变或结构重构，导致储存的内应力释放，这种释放的应力促使材料恢复到其原始的、预变形的形状或转变成新的所需形状。利用这一机制，可以构建 4D 双层结构，由驱动层储存内应力，在特定刺激条件下，驱动层和被动层之间的内应力差异可以诱导结构体发生自弯曲或自卷曲形变，由此触发的形变过程为创建可控及可编程 4D 形变结构体提供了途径，为医疗植入物或设备的制造提供了新思路。

（四）4D 打印的医学应用

4D 打印技术在开发和制造具有增强功能和适应性的医疗植入物方面具有巨大的潜力。它可以根据患者的个体化要求实现特异性植入物的构建，依据缺损部位的影像学信息，利用具有刺激响应特性的形状记忆材料或结构，进行 4D 设计构建的 4D 打印植入物可以适应并符合患者个体化的组织器官缺损解剖要求，以提供更好的契合度，实现无缝修复，进一步地改善患者预后。4D 动态植入物表现出时间依赖性的动态行为，通过 4D 编程设计，可以在特定的体外或体内刺激下发生形态变化，实现对缺损部位的无缝修补，促进细胞黏附，支持邻近组织的再生，在骨、气管、心脏、神经、皮肤等组织缺损方面都具有很大的应用价值。通过 4D 生物打印负载细胞的生物墨水，打印的结构可以响应特定的刺激发生形状或特性的改变，促进细胞的增殖、分化，这允许细胞和生物材料的精确定位，促进仿生物组织（如软骨样组织或血管化组织等）的生成，对组织器官的再生及重建具有很大意义，在组织工程领域具有一定的应用前景。

此外，4D 打印的生物植入物可以结合药物递送能力，整合对特定刺激（如 pH、温度或酶活性）有反应的材料，设计成负载或包裹药物的植入物，可以在精确的时间间隔或对特定的生理信号做出反应，实现治疗药物的可控释放，以控制炎症，促进靶向治疗和组织修复，减少额外干预的需要。

4D 打印技术在医疗植入物中的应用为个性化、自适应性和功能性植入物的制备提供了巨大的可能性。4D 打印技术为功能性和响应性组织结构的开发开辟了新的途径，4D 打印植入物具有刺激响应性的动态行为和适应周围环境的能力，可以更好地模仿天然组织的复杂性和功能，提高了临床治疗效果，为组织工程提供了新的方向。通过结合刺激响应性材料、药物递送能力及与周围环境相互作用的能力，4D 打印的医疗植入物可以改善患者的治疗效果，增强植入物的性能，并彻底改变植入式医疗设备领域。

二、4D 打印肠瘘支架

（一）4D 打印肠瘘支架的设计方案

4D 打印技术由于其技术优势，在肠瘘支架的制备方面有一定的前景。肠道呈现出形态各异的弯曲结构，对植入物的形态提出了一定的要求；EAF 的瘘口大小不一，且瘘口周围肠道多存在水肿，常规支架在通过瘘口进行置入时容易对瘘口处肠道造成机械性损伤，因此很有必要设计出一款以小体积状态通过瘘口植入、植入后自行展开贴合肠道形状的支架。在这种背景下，4D 打印动态支架显示出很大的应用优势。

在材料的选择方面，侧重于材料的生物相容性、机械性能、抗肠液消化性能，因此水凝胶、SMP、LCE 及弹性体等都具有一定的应用可能性。在刺激条件的选择方面，基于肠道的生理环境，体内刺激，如体温、体液、pH 可以作为驱动刺激。另外，光、磁、外部热源等外部刺激也可以作为驱动刺激，在体外远程给予刺激，可以在支架置入后触发其形状变化过程。

在 4D 打印程序化设计方面，由于肠道的弯曲形状，支架应为自弯曲或自卷曲形态。因此，具有形状记忆性能的单材料设计方案可以实现这一要求，通过制备温度刺激响应的 SMP 基支架，将其永久形状设定为贴合特定瘘口处肠道弯曲的形状，再将其程序化编程为小体积的临时形状，通过瘘口置入后利用体温或外部热源刺激，使其恢复为永久形状，然后可以对肠道瘘口处进行无缝封堵；在 SMP 基支架的初始墨水中添加 PDA、CNT、金属纳米粒子等光热转换粒子，可以制备出远程光刺激响应的肠瘘支架，在植入后利用体外特定光刺激可以驱动其形变。

此外，双层结构设计也是 4D 打印中常用的一种自弯曲或自卷曲结构的制备方式，构建在特定刺激下发生各向异性体积改变的双层结构是构建自弯曲肠瘘支架的一个潜在方式。以双层结构在溶剂环境中的溶胀差异为设计原则，将水凝胶作为墨水组分，构建存在溶胀差异的双层结构，可以生成响应肠液刺激的自弯曲结构，但水凝胶溶胀后机械性能将大大降低，所以这一方式存在一定的局限性；以材料内部应力驱动动态形变为设计原则，将存储内应力的结构作为驱动层，在特定刺激下，驱动层释放内部应力，以驱动整体结构发生自弯曲或自卷曲形变，对肠空气瘘进行无缝贴合封堵。

（二）4D 打印肠瘘支架的应用

以内部应力驱动 4D 形变为设计原理，编者团队设计了一种 4D 打印双层水凝胶支架用于 EAF 的封堵。该双层水凝胶支架以丙烯酰胺 - 丙烯酸 / 纤维素纳米晶体（acrylamide-acrylic acid/cellulose nanocrystal，AAm-AAc/CNC）为墨水，通过在预拉伸的第一层水凝胶中引入 Fe^{3+}，与 AAc 的羧基形成可逆配位以储存预应力，作为驱动层；将双层结构在乳酸钠溶液中浸泡后暴露于紫外线下，可使驱动层内部的可逆金属配位网络解离，预拉伸存储的预应力得以释放，宏观上表现为驱动层水凝胶的体积收缩，导致双层结构之间差异性体积变化，实现整体结构的 4D 自弯曲形变。通过对驱动层预拉伸长度的定量控制，可以对后续自弯曲形变进行编程，以获得具有不同弯曲程度的肠瘘支架，示意图见图 14-50。

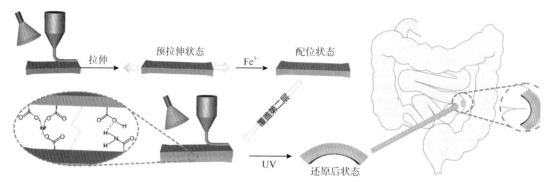

图 14-50　4D 打印水凝胶支架制备过程示意图

应用流程主要分为 4 个步骤。①获得 EAF 的基本情况：先通过造影、CT 成像评估瘘，包括瘘口处肠管弯曲程度及肠道管径；② 4D 打印支架制备：根据瘘的基本情况，对支架进行预编程设计，保证其在刺激后发生的响应性自弯曲形变可以贴合瘘口处的肠道弯曲程度；③支架置入：将支架以小体积状态通过瘘口置入，以最大程度减少对肠管的机械性损伤；④触发形变：体外进行紫外线刺激，触发支架的形变，发生自弯曲形变的肠瘘支架可以贴合肠管的弯曲程度，实现对 EAF 的无缝封堵。

4D 打印水凝胶支架具有良好的生物相容性、力学性能和抗消化性能，能够应用于肠道环境。将驱动层预拉伸至不同程度以储存不同大小的应变，经由此编程设计，可以定量控制支架的自弯曲形变程度。因此，根据瘘口处肠道的不同弯曲程度，双层水凝胶可以按需进行编程设计，实现对 EAF 的自适应性无缝封堵。在体外模拟 EAF 的模型中，4D 打印水凝胶支架贴合肠管模型的弯曲程度，展现了优良的封堵效果。由于该水凝胶支架尚未获得医疗许可，仅在兔 EAF 模型中进行体内置入效果的观察。结果显示，4D 打印支架可以贴合肠管的弯曲程度，大大减少了肠液的漏出，并且显著改善了兔的营养状态，具有很好的临床应用前景。

三、4D 打印肠瘘支架的展望

4D 打印技术为个性化医疗提供了巨大的可能性，创造动态适应、自修复和与周围组织相互作用的植入物的能力为植入式医疗设备的创新开辟了新的途径。4D 打印突破了 3D 打印只能制备静态植入物的局限，允许创建出动态植入物，可以匹配患者个性化的解剖要求，提供更好的贴合度，实现对缺损组织的自适应修复。由于肠道时刻处于动态运动状态，并且具有形态各异的弯曲构造，4D 打印肠瘘支架可以在置入后自适应肠道的弯曲结构，实现对肠空气瘘的无缝封堵，显示出巨大的应用前景。然而，目前 4D 打印仍处于起步阶段，4D 打印肠瘘支架是否更利于肠上皮细胞的生长及其对 EAF 修复的机制学作用仍需进一步探索，以促进 4D 打印肠瘘支架的临床转化。

第七节 预制水凝胶封堵肠空气瘘

水凝胶材料是一种具有高度可控性的物质，可以进行形状适应性变化或在液体状态下注入体内，然后在体温下迅速凝固，形成稳定的凝胶。这种材料具有优异的黏附性和可塑性，可以在体内形成一个可靠的屏障，阻止消化道内容物通过瘘口外溢。此外，凝胶材料还可以为 EAF 瘘口周围组织提供支撑和保护，促进瘘口的愈合和修复。

水凝胶用于肠瘘的临时封堵具有许多优势。首先，它是一种非侵入性的治疗方法，避免了传统手术的切口和创伤。其次，凝胶材料可以快速有效地封堵肠瘘，减少了消化道内容物外溢所带来的并发症和痛苦。此外，凝胶材料的可控性和可调控的降解速率使得治疗过程更加个性化和安全。水凝胶材料的选择是关键的一步。理想的材料应具有生物相容性和生物降解性，以避免对患者产生不良反应，并且可以逐渐降解和吸收，不需要额外的手术去除。

本节将重点介绍预制水凝胶材料在 EAF 临时封堵中的应用，探讨其在胃肠道修复和再生方面的潜力，并展望未来的研究方向。通过对水凝胶材料的深入研究和应用，有望为肠瘘的治疗提供新的解决方案，提高患者的生活质量。

一、预制水凝胶的分类

预制水凝胶是事先制造好的水凝胶制品，通常是固态或干燥的形态。它们在制造过程中已经预先加入了所需的化学成分，并通过特定的工艺进行加工和固化，以达到特定的性能和用途要求。预制水凝胶可以采用不同的形状和尺寸，如片状、颗粒状、块状或形状复杂的产品。预制水凝胶已在许多应用领域得到广泛使用。例如，在建筑工程中，预制水凝胶常用作保温材料、隔音材料和防潮材料，以提高建筑物的能效和舒适性。在食品包装领域，预制水凝胶袋可以作为湿度调节剂，延长食品的保鲜期。此外，预制水凝胶还可以用于医疗领域的敷料、药物缓释系统和化妆品等。

在选择预制水凝胶的材料时，需要考虑其生物相容性、黏附性、机械性能和降解性能等因素。目前，常用的预制水凝胶材料包括天然聚合物和合成聚合物。天然聚合物是从天然来源提取的聚合物，具有良好的生物相容性和生物降解性。常用的天然聚合物包括多糖类（如纤维素、海藻酸盐）、胶原蛋白和其他生物聚合物。这些天然聚合物可以通过交联反应形成预制水凝胶，具有良好的黏附性和生物相容性。合成聚合物是通过化学合成得到的聚合物，具有可调控的物理性质和化学性质，如 PCL、PEG、PLA 等。这些合成聚合物可以通过交联反应形成预制水凝胶，具有良好的机械性能和降解性能。

预制水凝胶的黏附性是封堵肠瘘的关键因素。黏附机制主要包括物理黏附和化学黏附两种方式。物理黏附是指预制水凝胶与组织表面之间的物理相互作用，如静电相互作用、范德瓦耳斯力和毛细作用等。物理黏附的优势在于黏附强度高，但缺点是黏附时间短、易受湿润环境的影响。化学黏附是指预制水凝胶与组织表面之间的化学反应，如共价键形成、氢键形成和离子键形成等。化学黏附的优势在于黏附稳定，但缺点是黏附强度较低。

采用预制水凝胶封堵肠瘘的策略主要有贴片型和填塞型两种。贴片型预制水凝胶是将预制的水凝胶贴片直接贴附在 EAF 瘘口上，通过贴片的材料和结构，形成一个物理屏障，阻止肠液流出。填塞型预制水凝胶封堵是将预制的水凝胶填塞到管状瘘的瘘管内，适用于管状肠瘘的封堵，通过水凝胶的膨胀和黏附性质，形成一个密封的隔离层，防止肠液流出，将在下一章中详细介绍。本章主要介绍贴片型预制水凝胶。

二、贴片型预制水凝胶的制备方法和黏附机制

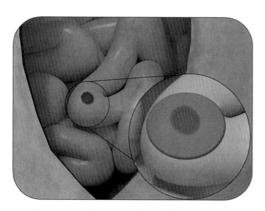

图 14-51　贴片型水凝胶封堵肠瘘示意图

贴片型预制水凝胶是一种由水凝胶材料制成的贴片，其具有良好的黏附性和封堵性能。贴片型预制水凝胶的原理是通过将贴片直接贴附在瘘的部位，形成一个密封层，阻止肠内容物漏出（图 14-51）。贴片型预制水凝胶的材料具有良好的生物相容性和生物降解性，可以在体内逐渐降解并促进伤口的愈合。

制备贴片型预制水凝胶的方法多种多样，常见的方法包括溶液浇铸法、模板法和 3D 打印法。溶液浇铸法是最常用的制备方法之一，其步骤包括将水凝胶材料溶解在溶剂中，然后将溶液倒入模具中，待其凝固后取出贴片。模板法是一种通过模板的形状来制备贴片的方法，可以根据需要设计不同形状和尺寸的贴片。3D 打印法是一种新兴的制备方法，可以根据患者的具体情况进行个性化设计和制备。

用贴片型水凝胶封堵肠瘘时需要在短时间内立即黏附。贴片型水凝胶常采用干性交联机制，以去除界面水，促进后续的交联。当与湿表面接触时，由生物聚合物立即吸收界面水并使自身膨胀，在短时间内通过氢键进行临时黏附，随后，NHS 酯基和组织表面的伯胺基之间的共价黏附使其黏附在人体组织上。同时，通过调节生物聚合物组分可控制网络的降解和力学性能。此外，通过贻贝和章鱼等生物的启发，各种用于湿性组织黏附的水凝胶贴片不断被开发。

有研究报道了一种水凝胶形成的双层黏附微针贴片，其由可膨胀的贻贝黏附蛋白、透明质酸凝聚壳和一个与界面交联的不可膨胀的丝素核心组成，结合了贻贝的化学黏附和微针的物理结构锚定。表面微形貌和贻贝黏附蛋白固有的强黏附力协同作用，通过膨胀介导的机械连锁和不同的物理、化学相互作用，在湿的和动态的生物表面上施加实质性的黏附力，成功封堵了直径 5mm 的大鼠回肠缺损，维持超过 7 天，并加速黏膜下层再生血管生成和小淋巴滤泡毛囊。缝合对照组显示大量肉芽组织和持续的炎症，水凝胶贴片组具备优秀的伤口愈合能力。

三、贴片型预制水凝胶的应用

贴片型预制水凝胶在临床上具有广阔的应用前景。首先，贴片型预制水凝胶可以用于 EAF 的封堵，有效阻止肠内容物漏出，减少术后并发症的发生。其次，贴片型预制水凝胶可以促进伤口的愈合，加速康复。同时，贴片型预制水凝胶还可以根据患者的具体情况进行个性化设计和制备，提高治疗效果。此外，贴片型预制水凝胶还可以预防并监测胃肠道吻合口渗漏。

应用贴片型预制水凝胶封堵肠瘘具有以下几个优势。首先，它是一种非侵入性的治疗方法，相对于传统手术而言，风险较低。其次，贴片预制水凝胶使用简单，操作时间短，患者恢复快。此外，这种方法不需要大面积的创伤，对患者的身体伤害较小。最重要的是，贴片预制水凝胶能够有效地封堵肠瘘，帮助患者恢复正常的肠道功能。

贴片型预制水凝胶封堵肠瘘也存在许多挑战，首先，操作前需要精准定位，对于深部的瘘，常需要超声或内镜等设备辅助定位。其次，贴片的黏附性往往是单次性的，对临床操作要求较高，相应的多次黏附、易剥离水凝胶贴片也是目前研究的热点。同时，需要建立一套客观的评估指标，以评估贴片型预制水凝胶封堵肠瘘的远期治疗效果。尽管贴片型预制水凝胶损伤较小，但是仍然存在一定的安全性风险和并发症。例如，在贴片应用过程中，可能会发生贴片脱落、感染、出血等情况及对周围其他组织黏附而造成的损伤。

在大多数情况下，开放手术可完成贴片或降解缓慢的水凝胶的强湿性黏附。然而，这些材料可能导致异物反应和轻微的炎症，可能不适用于微创手术。对于适用于内镜或腹腔镜操作的水凝胶贴片，其复杂的步骤增加了额外的技术困难，并延长了手术的时间，使其不利于大的伤口的治疗。

传统黏合剂的一个主要临床问题是由于不加区分的黏附而出现非预期的组织粘连，这会导致慢性疼痛、肠梗阻和不孕症等严重后果。为了克服这一困难，科学家开始研究具有单面黏附能力的各向异性黏附水凝胶。一种带负电荷的含羧基水凝胶可以通过单侧浸渍法与阳离子低聚糖梯度络合，形成在双面不对称黏附的水凝胶贴片。

贴片型预制水凝胶封堵肠瘘的治疗效果因个体差异而有所不同。一些动物实验表明，这种治疗方法在病情稳定后能够成功封堵肠瘘，并且症状得到了明显改善。然而，由于该技术仍处于发展阶段，仍需进一步的研究和长期随访观察来评估其长期疗效和安全性。

第八节 纤维蛋白胶封堵管状肠外瘘

肠瘘是腹部外科的难题。腹腔开放患者一旦发生肠瘘，会进一步加重感染、出血和水电解质失衡，而这些问题又会增强器官功能损害，导致多器官功能衰竭。同时，由于营养摄入、消化和吸收受到不同程度的影响，患者很容易出现营养不良。并发症之间相互影响，形成恶性循环，导致合并肠瘘的腹腔开放患者病死率极高。

确定性手术是闭合肠瘘最有效的方法，但手术创伤较大，对于腹腔开放的患者来说，可能无法承受手术的打击。然而，对于部分肠瘘患者来说，在充分引流、营养支持和胶堵等治疗下，肠瘘可能会自愈。在临床实践中，主要通过引流、封堵或夹闭窦道的方法，隔离肠液与瘘口周围组织，改善瘘口周围的炎症和感染情况，促进局部肉芽组织的修复。

纤维蛋白胶作为一种封堵剂，已被用于促进肠瘘的早期愈合。纤维蛋白黏合剂最早被用作止血剂，用于肠瘘的治疗是"组织工程"理念在医学领域的延伸应用。纤维蛋白胶模拟血液凝固级联反应的终末阶段，形成凝胶状纤维蛋白凝块，可使伤口止血、愈合，达到止血和黏合的效果。

在欧美和日本，商品化纤维蛋白胶上市已经有 30 余年。利用单人份血制备的有Vivostat@ 和 CryoSeel@45，异体同源血如 Tissucol/Tisseel@ 等尚未进入中国；商品胶多由多人份血浆混合制得，存在导致排斥反应及传播病毒的风险。国内销售的生物蛋白胶多为动物源性，牛或猪来源的凝血酶可能诱导人体产生抗体，存在诱发过敏反应的风险。

自体纤维蛋白胶和自体富血小板血浆等血液制品来源于患者自体，不仅生物相容性更佳，无异种异体排斥反应，更可克服病毒感染和过敏反应的发生；添加的纤溶酶抑制剂能够有效延长纤维蛋白胶体内存在时间。自体纤维蛋白胶的另一优势在于成分灵活，可添加血小板、干细胞或基因修饰后的干细胞等促进组织愈合的成分，亦可加入纳米银等具有抗菌活性的物质，多种成分协同作用，促进组织快速愈合，临床应用前景广阔。此外，由于纤维蛋白胶在体内易被组织中的纤维溶解酶消化，快速降解，自体胶中可添加氨甲环酸、抑肽酶等纤溶酶抑制剂，延缓或抑制凝胶的降解。

一、纤维蛋白胶的成分与作用机制

纤维蛋白胶是由数种源自人或动物的血浆蛋白组成的具有止血和黏合作用的复合制剂，主要由纤维蛋白原和凝血酶组成，其主要成分是黏合蛋白（高浓度纤维蛋白原、纤维连接蛋白、凝血因子XIII）、凝血酶和氯化钙（图 14-52）。浓缩纤维蛋白原通过与凝血酶和钙混合，纤维蛋白原转化为纤维蛋白，纤维蛋白单体非共价端并排排列，形成支链纤维蛋白链；一个三维纤维蛋白网络即纤维蛋白凝块就形成了。

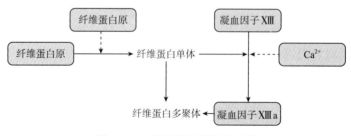

图 14-52 纤维蛋白胶形成过程

纤维蛋白胶的成分天然，因此具有良好的组织相容性，无毒副作用，使用后可逐渐被组织吸收。通常用于术中术野渗血及小静脉出血的局部止血；封闭缺损组织；防止组织粘连，促进创伤愈合。目前已广泛用于许多外科领域。纤维蛋白胶的作用机制是模拟血液凝固级联反应的终末阶段，即通过凝血酶激活纤维蛋白原形成具有黏合性的凝胶状纤维蛋白凝块，从而止血、使伤口愈合，达到止血和黏合的效果。黏合过程可在数秒钟内完成，且于数日内被组织吸收，并对局部组织有促使生长和恢复修补的作用。

纤维蛋白胶已广泛应用于心胸外科、神经外科、眼科、骨科、普通外科、组织工程等领域。纤维蛋白胶的三维立体结构为细胞增殖提供了良好的支架；此外，还可作为载体，把药物和各种有治疗作用的活性物质传递到身体内外的几乎任何位置。

二、纤维蛋白胶的制备方法

医用纤维蛋白胶通常由两部分组成，其中一部分含有纤维蛋白原和凝血因子XIII，另一部分含有凝血酶，两者混合时发生凝血级联反应。纤维蛋白原的制备方法有冷沉淀法、硫酸铵沉淀法、乙醇沉淀法及聚乙二醇沉淀法等。化学制备法虽然耗时短，纤维蛋白原分子间黏合力强，但是终产品的浓度不确定。尽管冷沉淀法需经历多次冷冻—复苏的环节，且制备耗时较长，但是不含任何外源性添加物的优势使其成为最经典的制备方法。

冷沉淀是从血浆中浓缩纤维蛋白原的标准方法。40ml的新鲜冷冻血浆通常会产生大约2ml的冷沉淀形式的浓缩纤维蛋白原和凝血因子XIII。全血先离心，倒出血浆上清液，然后将血浆上清液置于–80℃的冰箱中至少12小时。血浆在4℃下解冻几个小时，然后再次离心，分离残留的黄色或白色沉淀是含有浓缩纤维蛋白原和凝血因子XIII的冷沉淀。

硫酸铵沉淀法是另一种获得纤维蛋白原的方法。利用硫酸铵从患者的血浆中沉淀出纤维蛋白原。这种制备过程比冷沉淀法更困难，但硫酸铵沉淀产生更高浓度的纤维蛋白原，比冷沉淀衍生的纤维蛋白胶具有更大的黏合强度。纤维蛋白胶黏剂强度的有效性在很大程度上取决于纤维蛋白原的浓度。然而，使用上述方法，制备的纤维蛋白原浓度是可变的。目前国内商用的纤维蛋白胶多为动物来源的，其另一组分往往由凝血酶和钙离子等物质组成。

凝血酶通常是动物来源的，从动物肺中提取，在纤维蛋白原成分后应用。多从凝血酶原转化而来，转化的方法为使用二价阳离子、胰酶等，利用促凝血酶原激酶纯化。凝血酶原多从富含凝血酶原的复合物中分级分离，色谱纯化。用于制备纤维蛋白胶的凝血酶浓度为500～1000U/ml。氯化钙是纤维蛋白单体聚合的重要成分。商业凝血酶溶液中含有少量的氯化钙，但不添加外源性氯化钙，并不会产生不良反应或治疗效果下降。因此，尚不清楚是否必须在纤维蛋白胶制剂中添加外源性氯化钙。加入抗纤维蛋白酶和氨基己酸可以降低纤维蛋白聚合物的降解速度。

制备、储存和运输纤维蛋白胶组件的操作都应进行无菌处理，溶液应在层流环境中制备。临时复合纤维蛋白胶成分应通过常规培养评估微生物生长。浓缩的纤维蛋白原可以在–80℃下储存2个月，甚至可能长达1年。它可以在4℃下保存3～4天，但在室温下应该在4小时内使用。

三、纤维蛋白胶封堵肠瘘的治疗流程

为达到理想的治疗效果，肠瘘患者应先控制感染，再行纤维蛋白胶封堵术。封堵前，应尽量将窦道用刮匙搔刮彻底清创，窦道壁尽可能新鲜，尽可能填充所有的窦道腔，不留残腔。喷涂纤维蛋白胶通常借助双联注射器，可能会推出过量的生物胶并溢出目标区域。而纤维蛋白胶成胶的过程是放热反应，且这一反应会在成胶后持续较长时间，多余的凝胶放出的热量可能会引起周边创面细胞损伤，造成凝胶被机体排斥。因此，推荐注射生物蛋白胶后修剪多余的凝胶。

因纤维蛋白胶的主要成分为蛋白质，与乙醇、碘和重金属接触会引起蛋白质变性，因此，应避免与上述物质接触，术后仅用高渗生理盐水（10%）纱布外敷创面即可。高渗生理盐水（10%）纱布联合上层叠加的干纱布还可有效吸收成胶过程放出的热量，促进创面的愈合。纤维蛋白胶封堵肠瘘的治疗效果确切，适用范围较广。实施纤维蛋白胶封堵管状瘘后应避免剧烈活动、连续观察创面，根据肠液漏出情况评估是否需要二次封堵。

四、纤维蛋白胶封堵肠瘘的临床效果

纤维蛋白胶是非手术封堵肠外瘘的治疗手段之一。有临床研究发现，应用纤维蛋白胶治疗肠外瘘可显著缩短病程，肠外瘘一旦进入稳定期，即可采用纤维蛋白胶封堵以加速肠瘘愈合，缩短住院时间。在一项病例对照研究中，纤维蛋白胶治疗组肠瘘闭合时间明显短于保守对照组。Lippert 回顾了 1996～2002 年内镜辅助下使用 Tissucol Duo S$^{@}$ 封堵胃肠道外瘘和术后吻合口瘘的 57 例病例，经单次或反复治疗，总体愈合率达 50.9%（29/57），其中 33.3%（19/57）的患者一次治疗成功，肯定了内镜下纤维蛋白胶治疗肠瘘的有效性。

编者团队前期开展的一项前瞻性非随机队列研究发现，通过自体来源的纤维蛋白胶封堵治疗后，管状肠外瘘在 28 天的闭合率明显高于对照组，肠瘘闭合的平均时间显著缩短，进一步通过匹配纤维蛋白胶组和对照组的各项指标后仍然发现经纤维蛋白胶封堵治疗的管状肠外瘘所需要的闭合时间显著缩短，随访未发现纤维蛋白胶制备或应用相关的严重不良事件。纤维蛋白胶可安全有效地促进低流量管状瘘闭合。

促进愈合的机制方面，从肠瘘外瘘口注入的纤维蛋白胶自内瘘口堵至外瘘口，可防止肠液外溢。更重要的是窦道内的纤维蛋白块可促进成纤维细胞增殖，最终促进瘘口愈合，窦道内的纤维蛋白凝块为迁移的成纤维细胞和内皮细胞提供生物支架，可能加快细胞整合的进程。但是，关于商品化纤维蛋白胶的临床研究显示窦道内填充的生物材料不能诱导宿主细胞整合和血管新生，同时，其存在潜在的过敏反应和病毒传播的风险。

第九节　富血小板血浆封堵管状肠外瘘

虽然商品化的纤维蛋白胶已普及使用，但异体来源的纤维蛋白胶仍可能携带细小病毒 B19 和阮病毒等热稳定病原体，使用动物来源的商品黏合剂则可能导致过敏反应。自体来源富血小板血浆排除了传播病毒和致过敏反应的风险；同时，其还含有高浓度的多种生长因子，可能能够加速肠瘘的愈合；此外，自体富血小板血浆的治疗无异物反应，局部炎症反应轻。

一、富血小板血浆的成分与作用机制

血小板是巨核细胞的细胞质碎片，形成于骨髓，直径约 2μm。它们含有 30 多种生物活性蛋白，其中许多在止血或组织愈合中起着重要作用。血小板积极分泌的 7 种基本蛋白生长因子启动了所有的伤口愈合过程。富血小板血浆还包括血液中 3 种已知的作为细胞黏附分子的蛋白质：纤维蛋白、纤维连接蛋白和玻璃体连接蛋白。激活导致血小板中的颗粒融合到细胞膜上（也称为脱颗粒），其中分泌蛋白（如血小板衍化生长因子、转化生长因子 -β 等）通过添加组蛋白和碳水化合物侧链转化为生物活性状态。然后活性蛋白被分泌，包括间充质干细胞、成骨细胞、成纤维细胞、内皮细胞和表皮细胞等靶细胞的跨膜受体结合。

这些激动剂结合跨膜受体后激活细胞内信号蛋白，导致基因序列的表达，指导细胞增殖、基质形成、类骨胶原生成、胶原合成等，从而促进组织修复和组织再生。这些生长因子的分泌在血小板激活 10 分钟后开始活跃。有研究提出，5ml 的富血小板血浆（血小板计数大于 10 万 /ml）可以有效促进骨和软组织愈合。

关于自体富血小板血浆用于管状肠外瘘封堵治疗的研究显示，自体富血小板血浆可有效、安全地促进肠外瘘闭合，缩短低流量瘘闭合所需时间。自体富血小板血浆为肠外瘘非手术治疗提供了一种可行的治疗手段。

二、富血小板血浆的制备方法

富血小板血浆的生物学效应指基于血小板的生物学特性和其在伤口愈合中的重要作用。血小板是一种富含生长因子和细胞因子的细胞碎片，它们在伤口愈合过程中发挥着重要的调节和促进作用。通过提取患者自身血液中的富含血小板的血浆，可以获得高浓度的生长因子和细胞因子，为伤口的修复和再生提供有力支持。

（1）采集前准备：在进行自体富血小板血浆制备之前，需要进行一些准备步骤。首先，对患者进行全面的身体检查、血液检测和病史调查，排除任何潜在的感染和疾病风险，并确保其适合接受自体富血小板血浆封堵治疗。

（2）血样采集：在应用前至少 1 天，从患者自身的静脉血液中采集 50 ~ 100ml 的血液，用柠檬酸钠抗凝，以防止使用前血小板活化。一般情况下，采集的血液量是根据患者的体重、血小板浓度和身体情况来确定的。

（3）离心分离：将采集到的血液通过物理离心分离血液组分。利用血液中不同成分的密度差异通过离心力将其分离开来，获取富含血小板的血浆。

（4）富集血小板：为了进一步提高富血小板血浆的血小板浓度，将分离得到的富含血小板的血浆进行富集处理。通过特定的离心参数和时间来实现，进一步浓缩血小板，使其达到理想的治疗水平。

（5）血浆收集：经过富集处理后，需要注意对富血小板血浆的保存和储存条件，以确保其活性成分的稳定性，如 24 小时内应用，可将其保存在 -20℃环境中。

在完全封闭的机器中采用双循环冷沉淀法制备富血小板血浆，可以有效避免制备过程中的污染，因此，采用自动化的富血小板血浆制备装置已成为临床制备富血小板血浆的主流方法。自动化的富血小板血浆制备由采血和分离两个步骤组成。其采用两种标准四倍包装系统，采用柠檬酸磷酸葡萄糖抗凝剂抗凝，在 1000g 和室温下离心 6min。通过这种方式，大部分血小板仍留在血浆部分。通过血浆提取器，将富血小板血浆转移到特定的袋中，红细胞收集在其他袋中，如有需要可再输给患者。采集后应尽快使用。

三、富血小板血浆封堵肠瘘的治疗流程

患者在胶堵治疗的前一天借助窦道造影明确窦道长度、走行，调整双套管的最佳位置及最适型号，确保双套管的内侧管口接近内瘘口，更换型号小于现用型号的新双套管。通过塑料管壁与窦道壁的摩擦，刺激窦道壁肉芽组织的新生。胶堵前至少提前 30 分钟关闭双套管的冲洗水，只连接负压吸引器保持窦道干燥；拔出双套管，清理窦道及皮肤外瘘口，为胶堵的无菌操作做准备。

应用富血小板血浆封堵治疗前，将 -20℃ 保存的富血小板血浆和凝血酶在 37℃ 水浴中解冻，将氨基甲基苯甲酸和氯化钙加入凝血酶中，富血小板血浆和凝血酶的比例为 10：1。两个组件分别放置在一个带有远端混合装置的双注射器系统中。根据双套管长度估计实际窦道长度，从而决定 Y 形延长管伸入窦道内的深度，或者在瘘管内镜的辅助下直视窦道壁、内瘘口。将双联注射器与 Y 形延长管连接，同时推出两组分至使用部位，缓慢抽出导管，在瘘管注射约 1ml 的纤维蛋白胶，等待蛋白胶形成后，用高渗生理盐水浸湿纱布，敷于皮肤外瘘口，以促进外瘘口皮肤收缩，上层覆盖干纱布。术后观察皮肤外瘘口有无消化液溢出、皮肤愈合情况，择期恢复肠内营养，并行影像学检查判断内瘘口愈合情况，必要时再次封堵。

四、富血小板血浆封堵肠瘘的治疗效果

富血小板血浆封堵作为一种新兴的肠瘘治疗方法，其疗效的实现与其独特的治疗机制密切相关。富血小板血浆中富含生长因子、细胞因子和血小板活化因子等生物活性物质，这些物质能够促进组织修复与再生，促进血管新生和纤维组织生成，从而实现管状肠外瘘的封堵和愈合。富血小板血浆中的生长因子能够刺激细胞增殖和分化，促进血管内皮细胞的增生和血管生成，从而改善血液循环，加速瘘口的愈合。此外，富血小板血浆中的细胞因子和血小板活化因子能够激活炎症反应，吸引和激活修复细胞，促进瘘口周围的纤维组织生成，加强瘘口的封堵效果。

一项使用富血小板血浆结合冻干凝血酶粉治疗复杂肠瘘的病例报告中指出：一名右上腹壁肠外瘘并伴有发热的患者经过使用富血小板血浆结合冻干凝血酶粉成功封堵了瘘口，有效促进瘘口闭合、缩短愈合时间。

根据已有的研究数据，富血小板血浆封堵管状肠外瘘的疗效取决于多个因素，包括瘘管的位置、大小和形态，以及患者的整体健康状况等。有些研究表明，上消化道瘘由于瘘量大和营养不良，自愈的可能性低，在一些瘘管较小且瘘口具备一定收缩能力的情况下，自体富血小板血浆封堵可能会取得较好的效果。这种疗法对低流量管状瘘具有较好的疗效，

但需要注意的是，效果因个体差异而异。瘘口的愈合可分为完全愈合和部分愈合两种情况，完全愈合表示瘘口完全封堵，不再有渗液，部分愈合表示瘘口的渗液减少，仍存在一定程度的瘘管，这部分患者可能需要多次治疗。

纤维蛋白胶和富血小板血浆是封堵肠瘘、促进自愈的有效手段。特别是富含血小板的血液制品，由于其富含血小板生长因子、细胞因子和其他重要的生物活性成分，可以有效促进创面愈合和组织再生，同时制备过程相对简单，医生可以根据患者的具体情况和治疗需求调整制备参数，以提高治疗的便捷性和可操作性。但血制品相关的封堵剂机械性能相对较差、降解快，常需反复多次封堵，以提高封堵治疗的有效性。随着组织工程和组织修复理念在肠瘘治疗领域的延伸，多项研究开发了具有抗消化、黏附及搭载细胞功能的水凝胶生物材料，以期有效促进管状肠外瘘的自愈。

第十节　填塞型预制水凝胶封堵管状肠外瘘

填塞型预制水凝胶作为一种新型的肠瘘临时封堵方法，具有广阔的应用前景。与传统的封堵材料相比，预制水凝胶具有更好的生物相容性和黏附性，可以更好地与肠道组织结合，并形成一个稳定的屏障。预制水凝胶还具有良好的可降解性和吸水性，可以逐渐降解和吸收，减少对局部组织的刺激。通过调整预制水凝胶的成分和比例，可以获得不同的凝胶特性和性能。例如，添加生物活性物质（如生长因子等）可以促进肠瘘的愈合和修复过程。此外，还有研究探索了不同的制备方法和工艺，以提高预制水凝胶的稳定性和可控性。

一、填塞型预制水凝胶封堵肠瘘的机制

填塞型预制水凝胶封堵肠瘘是通过将特殊设计的水凝胶填塞物置于肠瘘窦道中以阻止消化道内容物的漏出来实现的。水凝胶是一种具有高度吸水性和黏附性的材料，能够在接触水分后迅速膨胀形成凝胶状物质。因此，将预制的水凝胶填充到肠瘘窦道内，可以有效地封堵异常通道，阻止消化道内容物的漏出。这种填塞型预制水凝胶通常具有良好的生物相容性和可吸收性，可以在一定时间内逐渐分解和吸收，从而促进肠瘘的愈合。

该型水凝胶封堵肠瘘的机制主要包括物理封堵和生物修复两个方面。物理封堵是指水凝胶材料填塞到瘘管窦道内，形成物理屏障，阻止消化道内容物的渗漏。生物修复是指水凝胶材料为肠黏膜修复提供支撑，同时水凝胶材料中的生物活性成分可以促进肠瘘口的愈合和组织再生，加速肠瘘的闭合和修复过程。填塞型预制水凝胶的双重机制使其在肠瘘治疗中具有独特的优势和应用前景。

二、填塞型预制水凝胶封堵肠瘘的操作流程

操作前需进行充分的评估，需要通过影像学、内镜和临床探查确定肠瘘的位置和大小，然后依据瘘口实际情况选择合适尺寸的预制水凝胶。在水凝胶接触到体液后，它会迅速膨

胀形成凝胶状物质，填充肠瘘口，并与周围组织黏附在一起。

填塞型预制水凝胶封堵肠瘘的应用途径主要包括内镜下封堵和外科手术封堵两种方式。内镜下封堵是指将填塞型预制水凝胶通过内镜抓持器械直接将其放入肠瘘部位，实现封堵效果。这种方法具有创伤小、恢复快的优点，适用于一些较小的肠瘘。外科手术封堵是指通过腹腔开放创面或手术切口将填塞型预制水凝胶植入肠瘘部位，实现封堵效果。这种方法适用于一些较大和复杂的肠瘘，但需要较长的恢复时间和较高的手术风险。

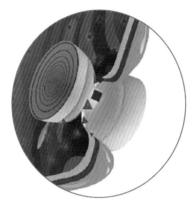

图 14-53 双蘑菇头水凝胶封堵肠瘘

有研究报道将双重网络水凝胶制成多层洋葱状的蘑菇头形状，用于内镜下消化道缺损的封堵。这种设计使得预制水凝胶在应用时可以像蘑菇一样被压缩和扩展，以适应内镜操作及缺损形状（图 14-53）。双重网络结构使得水凝胶具有优异的机械性能和可调控的药物负载能力。同时，水凝胶的外表面增加了硅纳米颗粒涂层，以增强水凝胶与胃壁的黏附力。这种涂层能够使水凝胶快速而牢固地黏附在损伤部位，实现有效的封堵效果。这种填塞型预制水凝胶材料可以在肠瘘部位形成物理屏障，阻止消化道内容物的外漏，并且具有药物负载能力，可以促进缺损的愈合和修复过程。

封堵后应进行严密的监测，确保凝胶材料的封堵效果，并及时采取必要的措施。但水凝胶材料用于管状肠外瘘的临时封堵还存在一些挑战和限制。首先，凝胶材料的长期稳定性和安全性需要进一步的研究和验证。其次，肠瘘封堵后的愈合和修复是一个复杂的过程，可能受到多种因素的影响，如患者的整体健康状况和肠道的恢复能力。进一步的研究将有助于深入理解水凝胶材料在管状肠外瘘治疗中的作用机制和效果评估。

三、填塞型预制水凝胶封堵肠瘘的效果

预制水凝胶的封堵效果是评价其治疗肠瘘能力的重要指标。封堵效果主要包括黏附强度、黏附时间和封堵成功率等方面。黏附强度是指预制水凝胶与组织表面之间的黏附力量，直接影响封堵效果的稳定性。黏附时间是指预制水凝胶与组织表面之间的黏附持续时间，直接影响封堵效果的持久性。黏附强度和时间可以通过调整预制水凝胶的降解速率和交联机制来实现。封堵成功率是指预制水凝胶成功封堵肠瘘的比例，直接反映了其治疗肠瘘的能力。

填塞型预制水凝胶封堵肠瘘方法的优点主要体现在以下几个方面。第一，该方法操作简单，可避免手术切除肠管，减少了手术创伤和术后并发症的风险。第二，填塞型预制水凝胶具有良好的生物相容性，不会引起免疫反应和排斥反应。第三，水凝胶的填塞性能使其能够有效地封堵肠瘘口，防止消化道内容物的泄漏，减少并发症的发生。填塞型预制水凝胶可以根据肠瘘的大小和形状进行定制，提高了治疗的个体化程度，以确保最佳的治疗效果。此外，这种技术还可以减少手术风险和并发症的发生。

当然，填塞型预制水凝胶封堵肠瘘也有一些限制和注意事项。第一，它适用于一些特定类型和位置的肠瘘，而对于其他类型的肠瘘可能不太适用。第二，水凝胶的膨胀性能可

能导致肠瘘口的堵塞不完全，需要进行多次封堵操作。第三，水凝胶的黏附性可能会对周围组织产生一定的损伤，需要进一步研究减少黏附性对组织的影响。填塞型预制水凝胶封堵肠瘘的方法在临床应用中还需要更多的研究和验证，以确保其安全性和有效性。

第十一节　可注射水凝胶封堵管状肠外瘘

可注射水凝胶是一种具有自愈合或原位成胶能力的材料，能够在注射到体内后形成稳定的凝胶结构。这种水凝胶同时具有良好的生物相容性和生物降解性，可以在体内长时间存在，并逐渐被机体吸收代谢，已被证实可用于管状肠外瘘的治疗。

可注射水凝胶在瘘管形成稳定凝胶后可以作为封堵管状肠外瘘的物理屏障，阻止肠道内容物。可注射水凝胶还可以搭载抗菌物质、药物或细胞，通过注射将其直接送到瘘口处，原位释放后可以有效地抑制感染，增强局部组织修复能力，促进肠瘘的愈合。

可注射水凝胶作为一种新型的治疗手段，对于肠瘘的治疗具有巨大的潜力。它们可以通过一个狭窄的注射器以局部靶向和微创的方式使用，而不需要侵入性手术。注射水凝胶由于其黏弹性和扩散特性，可以通过多种方式促进组织再生，从简单的机械支持、时空控制的细胞或治疗药物的传递，到宿主细胞的局部招募和调节以促进组织再生。

一、可注射水凝胶的设计策略

可注射水凝胶是一种原位形成的材料，体内注射后可在所需的位置完成从溶胶到凝胶的转变或在挤压形变后在原位快速愈合。这种能力使可注射的水凝胶具有重要价值，尤其是在生物医学应用中，因为它提供了一种不需要手术就能植入水凝胶的方法。在将可流动的溶液或具有剪切稀化的凝胶物质注入活体后，这些材料在所需的位置形成不可流动的半固态凝胶。在原位形成后，水凝胶需要发挥向周围环境释放有效载荷或吸引活性物质进入其网络的作用。

化学交联的可注射水凝胶具有相对较高的力学性能，但需要有毒的小分子作为交联剂。近年来，不使用小分子交联剂的化学交联注射水凝胶也被开发出来，显著提高了化学交联注射水凝胶在生物医学应用中的安全性。要想成功地用于实际，需要仔细考虑可注射水凝胶的一些特性，而所有这些特性都与构建聚合物的结构密切相关。第一，力学性能是最重要的，增加交联度和增加聚合物骨架的相互作用（如氢键和静电相互作用）是常用的提高力学性能的方式。第二，应考虑组织黏附，可通过引入官能团（如双硫键、多巴胺等）或是通过形成氢键来改善。第三，生物相容性是生物医学应用的先决条件，主要受凝胶组成的影响。

水凝胶的自愈合、可注射和稳定性是一个复杂的平衡系统，需要仔细权衡。一方面，交联的强度和密度对于形成机械稳定的水凝胶至关重要。另一方面，水凝胶的自愈合和可注射在很大程度上取决于交联的可逆性。因此，自愈合可注射水凝胶的化学设计是通过利用非共价相互作用、动态共价键或其组合来实现的。而原位成型的可注射水凝胶往往要求具有一定黏滞系数，同时可以快速成胶，通常通过温度、酸碱度及紫外线等外源性刺激后形成凝胶状态。

生物降解性是生物医学应用的可注射水凝胶设计中一个非常值得关注的问题，它与可水解基团（如酯基、碳酸基、肽基等）的数量高度相关。几种类型的合成或天然聚合物已被证明是生物可降解的水凝胶的良好候选材料。合成聚合物在化学结构设计和物理性质控制方面具有更大的灵活性和可能性，而天然聚合物具有更好的生物相容性和更低的成本。

可注射水凝胶的生物降解率需要符合实际应用的需求，因为它会影响有效载荷的释放率和水凝胶的力学性能。调节水凝胶生物降解率的方法主要有 3 种。第 1 种是控制聚合物的化学结构和组成，这是生物降解率的一个主要因素。第 2 种是改变物理因素，如聚合物的浓度。第 3 种是调节生物相容性，生物相容性也是在设计可注射水凝胶时必须考虑的一个关键因素。除了降解前的生物相容性外，还需要考虑降解后水凝胶（许多不同的降解产物的混合物）的生物相容性。

（一）原位成形的可注射水凝胶

聚酯是目前应用最广泛的一种可生物降解聚合物。自 1997 年第一个关于可生物降解和可注射水凝胶的研究被报道以来，以 PEG 为亲水性嵌段的温度响应两亲性共聚物被广泛用于制备生物可降解和可注射的水凝胶。将开环聚合技术和 PEG 作为引发剂，可以很好地控制这种两亲性嵌段共聚物的分子量。但这些聚合物及其相应的水凝胶仍然存在问题。例如，部分物质聚合时只能通过阶梯加成聚合合成，导致聚合物结构不精确，分子量分布广泛。

聚氨酯（polyurethane，PU）因其良好的力学性能和生物相容性而被广泛应用于多种生物医学领域。一般来说，PU 是以二异氰酸酯和二醇为单体加成聚合而成的，通过改变两种单体的摩尔比可以对其分子量和摩尔比进行控制。PU 基团之间的氢键有利于增加不同聚合物链之间的相互作用，从而提高所产生的水凝胶的力学性能。然而，PU 基团是不可生物降解的，因此必须使用含有酯键或碳酸酯键的单体来合成生物可降解的 PU。此外，用于PU 合成的二异氰酸酯连接体的长度一般较长，导致聚合物链中官能团的密度难以增加。

合成多肽是另一类重要的生物可降解聚合物，只有在特定酶的存在下才能降解。多肽溶液的热敏行为可以通过改变多肽的分子量和侧基来调整。多肽基共聚物的形状也会影响其在类似聚合度下的热敏感性。由于多肽在没有酶的情况下不能降解，其溶液的稳定性远远高于聚酯溶液。此外，用于合成多肽的环开孔聚合可以精确控制多肽的结构和聚合程度。然而，多肽的脱保护需要大量的含胺分子，可能会导致聚合物骨架的断裂，这是多肽的主要缺点。

天然聚合物具有良好的生物相容性和成本低等优点，但对其功能化相对困难。生物多糖（如壳聚糖、透明质酸、海藻酸盐、纤维素等）是用于制造可注射水凝胶的最常用材料。明胶、蚕丝蛋白及聚氨基酸等多肽也是制备天然聚合物基可注射水凝胶的良好候选材料。由于多肽是具有一级和二级结构的生物活性大分子，其活性经过功能化或修饰可能发生变化。多肽往往只能在温和的环境条件下使用，这使得蛋白质比其他聚合物更难处理。

原位成形的可注射水凝胶通常都是通过预制聚合物溶液的原位物理或化学交联制备

的。可注射性是决定可注射水凝胶是否适合实际应用的一个关键特性。理想的可注射水凝胶需要在室温下以适当黏度的水溶液或分散体出现，以便从注射针注射，即使周围环境在一定范围内变化也能保持稳定。聚合物溶液的黏度是一种可注射水凝胶的重要参数，在材料设计中有时被忽略。当黏度过高时，注射可能会扩散，也可能存在针头堵塞的问题。然而，当黏度过低时，材料可能会在凝胶化之前流入周围不需要的组织。在体内注射后，快速的凝胶转变和强烈的组织黏附是成功应用的关键。

（二）自愈性可注射水凝胶

自愈通常是指材料各种功能的恢复，但在可注射的水凝胶中，它主要是指部分流态化后的力学性能的恢复。为了符合自愈可注射的性能，水凝胶应具有3个关键标准：屈服应力、可挤出性及机械性能的快速恢复，如流动后的黏弹性或屈服应力。旋转流变学常用于表征自愈合注射水凝胶的自愈性和可注射性。

水凝胶可在注射后借助外界刺激进行机械增强，使其超出固有的自愈合能力，如通过体内环境温度或酸碱度的变化来加强水凝胶的机械强度，或通过紫外线、磁场或电场进行局部加热或硬化。这种刺激反应性也可以通过应用刺激时的振荡时间扫描来捕获其机械强度的变化。

可注射水凝胶的自愈合、注射和机械稳定性是一个复杂的平衡。一方面，交联的强度和密度对于形成机械稳定的水凝胶至关重要。另一方面，水凝胶的自愈合和注射能力在很大程度上取决于交联的可逆性。因此，自愈合可注射水凝胶的化学设计是通过利用静电作用、疏水作用及氢键作用力等非共价作用和席夫碱反应、硫醇-二硫醚交换反应和第尔斯-阿尔德反应等动态共价作用来实现的。

许多相互作用类型（特别是非共价相互作用）是大多数材料所固有的。例如，自组装的多肽或蛋白质基于氢键、疏水力和静电力等相互作用的组合，形成超分子的水凝胶。尽管一种相互作用类型可能是水凝胶形成背后的驱动力，但这些系统的特性需要整体考量所涉及的其他相互作用。例如，阴离子和阳离子明胶之间的吸引静电力被用于水凝胶的形成。然而，在高离子浓度下，静电相互作用为主要作用力，而其他相互作用，如疏水力和范德瓦耳斯力，在决定水凝胶的性质方面也发挥着重要的作用。

用于生物医学应用的自愈性可注射水凝胶需要满足多项设计标准。最重要的是，水凝胶的可逆交联使其可以顺利进行注射。同时，这些水凝胶应该在原位物理稳定，以避免过早解体，并允许时空控制水凝胶的完整性和封装治疗药物的释放。在设计自愈合可注射水凝胶时，需要仔细平衡可注射性和自愈合能力与物理稳定性和完整性之间的平衡。此外，根据应用场景，匹配合适的时间尺度来定制自愈合动力学也是具有挑战性的。

二、可注射水凝胶封堵肠瘘的效果

自愈性可注射水凝胶可以模拟细胞外基质，是细胞递送的良好载体。有研究报道，通过将脂肪来源的干细胞装载至机械破碎的纳米纤维-水凝胶复合材料中，形成一种可注射的、可生物降解的细胞递送肠瘘封堵剂。动物实验发现其能够有效地填充各种大小和形状的瘘管，与标准的手术治疗相比，水凝胶细胞封堵剂具有更高的愈合率，可显著减少局部炎症，改善组织再生，是一种很有前途的肠瘘治疗方法。

用于管状肠外瘘的可注射水凝胶的主要优点是其可以通过细针以微创的方式进行封堵，以促进肠瘘的自愈，使患者避免进行手术治疗，水凝胶材料可以根据应用场景通过化学修饰改善自身特性，以适用于个体治疗。在过去的十年中，可注射水凝胶的再生能力已从提供简单的机械支持、封装和时空控制的治疗药物或细胞的释放，发展至能够实现一系列功能的功能和响应性材料，以适应不同再生阶段的需求。目前，最大的挑战是仍需进一步的临床前和临床研究来证实这些结果，并最终将其转化为安全有效的治疗方案。

参 考 文 献

董志家，王小新，管航，等，2020. 基于 3D 打印的注塑模随形冷却水路优化设计 [J]. 现代塑料加工应用，32（4）：48-51.

贺永，高庆，刘安，等，2019. 生物 3D 打印 —— 从形似到神似 [J]. 浙江大学学报（工学版），53（3）：407-419.

黄金健，2019. 仿肠瘘微流控芯片筛选一种抗消化水凝胶用于肠瘘封堵 [D]. 南京：东南大学.

蒋运罡，黄金健，刘野，等，2021. 3D 打印肠瘘支架封堵肠空气瘘的疗效分析 [J]. 中华胃肠外科杂志，24（10）：904-909.

刘翀，徐铭恩，王玲，等，2017. 基于 3D 打印细胞培养支架内部血管通道的模拟与构建 [J]. 中国生物医学工程学报，36（1）：67-74.

任建安，2018. 腹腔开放创面的早期保护 [J]. 医学研究生学报，31（7）：688-691.

王革非，任建安，吴秀文，等，2016. 肠腔隔绝技术在肠空气瘘的应用 [J]. 创伤外科杂志，18（12）：764-766.

王玲，方奥，申皓，等，2018. 3D 打印的发展前沿 —— 类脑组织打印 [J]. 机械工程学报，54（1）：197-204.

吴国豪，谈善军，2021. 胃肠外科病人围手术期全程营养管理中国专家共识（2021 版）[J]. 中国实用外科杂志，41（10）：1111-1125.

吴秀文，2013. 自体纤维蛋白胶封堵消化道瘘的疗效与机制研究 [D]. 南京：南京大学.

吴秀文，任建安，2020. 中国腹腔感染诊治指南（2019 版）[J]. 中国实用外科杂志，40（1）：1-16.

叶向红，江方正，彭南海，等，2014. 重症肠瘘病人早期肠内营养结合消化液回输的管理 [J]. 肠外与肠内营养，21（3）：189-192.

张春声，李海燕，徐如祥，等，2020. 生物 3D 打印在神经外科领域中的研究进展 [J]. 中华神经创伤外科电子杂志，6（1）：57-60.

Bertsch P，Diba M，Mooney DJ，et al，2023. Self-healing injectable hydrogels for tissue regeneration[J]. Chem Rev，123（2）：834-873.

Crafts TD，Ellsperman SE，Wannemuehler TJ，et al，2017. Three-dimensional printing and its applications in otorhinolaryngology-head and neck surgery[J]. Otolaryngol Head Neck Surg，156（6）：999-1010.

D'Haens G，Rieder F，Feagan BG，et al，2022. Challenges in the Pathophysiology，Diagnosis，and Management of Intestinal Fibrosis in Inflammatory Bowel Disease[J]. Gastroenterology，162（1）：26-31.

Dhurat R，Sukesh M，2014. Principles and methods of preparation of platelet-rich plasma：a review and author's perspective[J]. J Cutan Aesthet Surg，7（4）：189-197.

He C，Liu K，Zhao Z，et al，2023. Platelet-rich plasma combined with lyophilizing thrombin powder for the treatment of complicated enterocutaneous fistula：a case report[J]. Front Surg，10：1252045.

Ho D，Squelch A，Sun ZH，2017. Modelling of aortic aneurysm and aortic dissection through 3D printing[J]. J Med Radiat Sci，64（1）：10-17.

Hu X，Grinstaff MW，2023. Advances in hydrogel adhesives for gastrointestinal wound closure and repair[J]. Gels，9（4）：282.

Huang JJ，Ren JA，Wang GF，et al，2017. 3D-printed "fistula stent" designed for management of enterocutaneous fistula：an advanced strategy[J]. World J Gastroenterol，23（41）：7489-7494.

Li L，Yao ZC，Parian A，et al，2023. A nanofiber-hydrogel composite improves tissue repair in a rat model of Crohn's disease perianal fistulas[J]. Sci Adv，9（1）：eade1067.

Li Y，Yang HY，Lee DS，2022. Biodegradable and injectable hydrogels in biomedical applications[J]. Biomacromolecules，23（3）：609-618.

Li Z，Tang Y，Wang P，et al，2021. Diagnosis and Treatment of Retroperitoneal Infection[J]. Surg Infect （Larchmt），2（5）：477-484.

Liu S，Luan Z，Wang T，et al，2023. Endoscopy deliverable and mushroom-cap-inspired hyperboloid-shaped drug-laden bioadhesive hydrogel for stomach perforation repair[J]. ACS Nano，17（1）：111-126.

Matthiessen P，Hallböök O，Rutegard J，et al，2007. Defunctioning Stoma reduces symptomatic anastomotic leakage after low anterior resection of the rectum for cancer[J]. Ann Surg，246（2）：207-214.

Mazuski JE，Tessier JM，May AK，et al，2017. The surgical infection society revised guidelines on the management of intra-abdominal infection[J]. Surg Infect（Larchmt），18（1）：1-76.

Mendoza AE，2019. The difficult abdominal wound：management tips[J]. Current Trauma Reports，5（1）：6-11.

Peng QH，Wang YF，He MQ，et al，2015. Clinical literature review of 1858 Crohn's disease cases requiring surgery in China[J]. World J Gastroenterol，21（15）：4735-4743.

Qu G，Huang J，Li Z，et al，2022. 4D-printed bilayer hydrogel with adjustable bending degree for enteroatmospheric fistula closure[J]. Mater Today Bio，16：100363.

Rebibo L，Wacrenier A，Thiebault H，et al，2017. Combined endoscopic and surgical covered stent placement：a new tailored treatment for enteroatmospheric fistula in patients with terminal ileostomy[J]. Endoscopy，49（S01）：E35-E36.

Sartelli M，Chichom-Mefire A，Labricciosa FM，et al，2017. The management of intra-abdominal infections from a global perspective：2017 WSES guidelines for management of intra-abdominal infections[J]. World J Emerg Surg，12：36.

Thompson DF，Letassy NA，Thompson GD，1988. Fibrin glue：a review of its preparation, efficacy, and adverse effects as a topical hemostat[J]. Drug Intell Clin Pharm，22（12）：946-952.

Tian Y，Xu B，Yu G，et al，2017. Comorbidity and the risk of anastomotic leak in Chinese patients with colorectal cancer undergoing colorectal surgery[J]. Int J Colorectal Dis，32（7）：947-953.

Wainstein DE，Tüngler V，Ravazzola C，et al，2011. Management of external small bowel fistulae：Challenges and controversies confronting the general surgeon[J]. Int J Surg，9（3）：198-203.

Wang G，Ren J，Liu S，et al，2013. "Fistula patch"：making the treatment of enteroatmospheric fistulae in the open abdomen easier[J]. J Trauma Acute Care Surg，74（4）：1175-1177.

Wang J，Huang J，Li Z，et al，2023. Whole model path planning-guided multi-axis and multi-material printing of high-performance intestinal implantable stent[J]. Adv Healthc Mater，12（29）：e2301313.

Wang Y，Cui H，Esworthy T，et al，2022. Emerging 4D printing strategies for next-generation tissue regeneration and medical devices[J]. Adv Mater，34（20）：2109198.

Wu J，Yuk H，Sarrafian TL，et al，2022. An off-the-shelf bioadhesive patch for sutureless repair of gastrointestinal defects[J]. Sci Transl Med，14（630）：eabh2857.

Xu ZY，Ren HJ，Huang JJ，et al，2019. Application of a 3D-printed "fistula stent" in plugging entero-atmospheric fistula with open abdomen：a case report[J]. World J Gastroenterol，25（14）：1775-1782.

Xue YT，Chen MY，Cao JS，et al，2023. Adhesive cryogel particles for bridging confined and irregular tissue defects[J]. Mil Med Res，10（1）：15.

Zheng Y，Shariati K，Ghovvati M，et al，2023. Hemostatic patch with ultra-strengthened mechanical properties for efficient adhesion to wet surfaces[J]. Biomaterials，301：122240.

第十五章　腹腔开放模型

第一节　腹腔开放模型常用动物的选择与管理

在制备腹腔开放动物模型时,选择合适的实验动物是确保研究结果准确和可靠的关键。常见的用于该模型的实验动物选择包括小鼠、大鼠、兔和猪,不同的实验动物具有不同的生理特点和解剖结构,本节将对此展开介绍。

一、小鼠的生物学特性、选择应用及饲养管理

(一)小鼠的生物学特性

1. 行为学特点

(1)天性温顺,易受惊,不耐受环境温度变化:小鼠通常不主动咬人,但雌鼠哺乳期或雄鼠打斗时攻击性较强。小鼠喜静,偏好阴暗的环境,昼伏夜出,傍晚和黎明尤其活跃。不耐饥饿。

(2)社会群居性:雌雄小鼠需分开饲养,非同窝的雄鼠群居时易互相斗殴。

2. 解剖学特点

(1)上下颌各 2 个门齿、6 个臼齿,门齿会持续生长,需要通过磨牙来维持其长度。

(2)小鼠尾部血管明显,背腹部均有一条静脉,左右各分布一条动脉。

(3)口腔有分散的舌扁桃体,门齿后接近中线部位有一对唾液腺乳头。食管细且长,总长约 2cm。小鼠的胃容量较小,功能薄弱,因此实验中小鼠的灌胃剂量应控制在 1.0ml 以内。小肠可分为十二指肠、空肠和回肠。盲肠不发达,肠内可自主合成维生素 C,有胆囊。肝脏分为左、右、中、尾四叶,行使分泌胆汁、调节血糖、中和毒物等功能。胰腺分泌胰液(图 15-1)。

(4)雌性小鼠有 "Y" 形双角子宫;乳腺发达,共 5 对。成年雄鼠的阴囊明显。幼鼠或仔鼠的性别首先可通过外生殖器与肛门的距离来判定,距离近者为雌鼠,远者为雄鼠。其次,雌鼠的肛门和生殖器之间有一无毛小沟,而雄鼠该部位则覆盖毛发。

3. 生理学特点

(1)体型小:小鼠寿命 2～3 年,新生小鼠体重仅 1.5g,体长约 2cm。成年雌、雄小鼠体重分别为 18～40g、20～49g;一般体长 10～15cm。

(2)体温与能量代谢:最适环境温度为 21～25℃。在寒冷环境中小鼠会出现不发抖

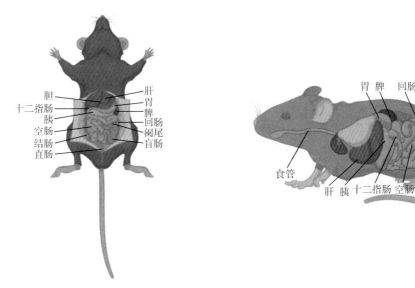

图 15-1　小鼠解剖结构

产热；当环境温度升高时，小鼠只能依靠体温变化实现代偿，因此环境温度升至 37℃ 时小鼠就会开始死亡。

（3）泌尿：尿量少，一次仅排尿 1 ～ 2 滴，尿液中含蛋白质和肌酐。

（4）生殖：小鼠 6 ～ 7 周龄时达到性成熟，性周期长 4 ～ 5 天，妊娠期持续 19 ～ 21 天，哺乳期 20 ～ 22 天。每胎产仔 8 ～ 15 只，一年共可产仔 6 ～ 10 胎。生育期为 1 年。小鼠是全年多次发情动物，阴道黏膜在发情期的各个阶段表现出不同特征，可经由阴道涂片判断。雌鼠交配 10 ～ 12 小时后在阴道口形成白色的阴道栓，标志其成功受孕。雌鼠分娩后 14 ～ 24 小时内可出现发情，并能交配受孕（产后发情现象）。

（5）正常小鼠生理值：见表 15-1。

表 15-1　正常小鼠生理值

项目	数值	项目	数值
寿命（年）	2 ～ 3	总血量（ml/100g）	7.78（4.9 ～ 12.1）
妊娠期（天）	19 ～ 21	红细胞数（×10⁶/ml）	9.3（7.7 ～ 12.5）
性周期（天）	4 ～ 5	血红蛋白（g/100ml）	14.8（10 ～ 19）
饮水要求量（ml/d）	4 ～ 7	白细胞数（×10³/ml）	8.0（6 ～ 12）
排尿量（ml/d）	1 ～ 3	中性粒细胞（%）	17.9（6.7 ～ 37.2）
体温（℃）	38（37 ～ 39）	嗜酸性粒细胞（%）	2.1（0.9 ～ 3.8）
呼吸频率（次/分）	163（84 ～ 230）	嗜碱性粒细胞（%）	0.5（0 ～ 1.5）
呼吸量（ml/min）	24（11 ～ 36）	淋巴细胞（%）	69（63 ～ 75）
心率（次/分）	625（470 ～ 780）	单核细胞（%）	1.2（0.7 ～ 2.6）
收缩压（kPa）	15.07（12.67 ～ 16.67）	血小板数（×10³/ml）	600（100 ～ 1000）
舒张压（kPa）	10.80（8.93 ～ 12.0）		

（二）小鼠的生产繁殖与日常管理

1. 生产繁殖

种鼠要求生长发育良好，健壮有活力，皮毛有光泽，尾部血管明显，外生殖器无异常。繁殖笼需要建立繁殖卡。常用繁殖方法包括以下2种。

（1）长期同居法：1雌1雄同居，雌鼠分娩后数小时后可再进行交配并受孕。

（2）定期同居法：1雄6雌为一个繁殖单元，每周向雄鼠笼中投放1只雌鼠。雌鼠按顺序与雄鼠同居，受孕后放入单笼饲养。

2. 日常管理

保证充足饮水，每周需添加饲料3～4次，至少更换2次垫料。

二、大鼠的生物学特性、选择应用及饲养管理

（一）大鼠的生物学特性

1. 一般特性

（1）昼伏夜出，喜静。杂食性动物。

（2）喜啃咬，性情温顺，抗病力强。需注意哺乳期母鼠性格较敏感，可出现主动攻击行为。

（3）嗅觉灵敏，空气卫生条件长期较差时易出现肺炎。

（4）对噪声敏感，噪声可致大鼠内分泌紊乱、性功能减退、出现食仔现象，甚至死亡。光照强弱不当则会严重影响其繁殖。

（5）对湿度要求严格，适宜湿度为50%～65%。大鼠在环境湿度低于40%时易患环尾病或出现食仔现象。

（6）大鼠的爪垫上分布有少量汗腺，主要散热器官是尾巴。处于高温环境时，大鼠的体温调节高度依赖唾液分泌，因此一旦唾液腺不能正常发挥功能，大鼠极易中暑死亡。

2. 解剖学特点

（1）门齿终生生长，需要频繁磨损来维持其恒定。

（2）食管与十二指肠距离很近。胃里的一道褶皱在收缩过程中会堵塞贲门口，导致大鼠无法呕吐。肠道较短，盲肠较大，具有一定的消化功能。胰腺分布于十二指肠和胃弯曲处。肝脏包含6叶，具有强大的再生能力。大鼠胆囊缺如，肝脏各叶的胆管汇聚为胆总管，开口于十二指肠乳突（图15-2）。

（3）右肾相较于左肾更靠近头侧，呈蚕豆形。米粒大小的肾上腺位于肾脏前端。

（4）雌性大鼠有"Y"形双角子宫，共6对乳头。雌鼠外生殖器和肛门间的距离较近，乳头明显；雄鼠的外生殖器和肛门距离较远，乳头不明显。

3. 生理学特点

（1）大鼠生长速度快，具有较强的繁殖能力。新生大鼠体重5.5～10g，成年大鼠雄性体重为300～600g，雌性为250～500g。雌、雄鼠性成熟节点分别为2.5月龄和2月龄。大鼠妊娠期持续19～23天，每胎产仔6～14只。

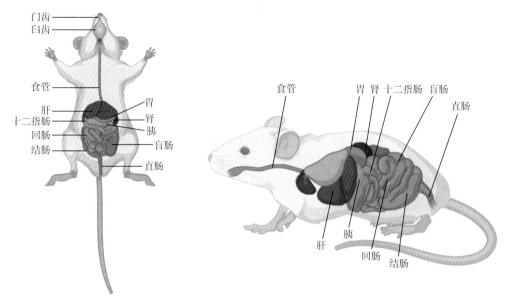

图 15-2 大鼠的解剖结构

（2）成年雌鼠的阴道黏膜在发情周期不同阶段中呈现不同特征，可借助阴道涂片法观察阴道上皮细胞。

（3）大鼠生理学参数见表 15-2。

表 15-2 大鼠生理学参数

项目	数值	项目	数值
染色体（条）	42	血细胞比容值（%）	46（39～53）
妊娠期（天）	21	红细胞体积（μl）	55（52～58）
寿命（年）	2～3	白细胞数（×10^3/ml）	14（5～25）
体温（℃）	38.2（37.8～38.7）	中性粒细胞（%）	22（9～34）
呼吸频率（次/分）	85（66～114）	嗜酸性粒细胞（%）	2.2（0～6.0）
呼吸量（ml/min）	73（50～101）	嗜碱性粒细胞（%）	0.5（0～5.0）
心率（次/分）	352（260～450）	淋巴细胞（%）	73（65～84）
血压（kPa）	13.07（10.93～16.00）	单核细胞（%）	2.3（0～5.0）
总血量（ml/100g）	6.41（5.75～6.99）	血小板数（×10^3/ml）	1240（1100～1380）
红细胞数（×10^6/ml）	8.9（7.2～9.6）	血红蛋白（g/100ml 血液）	14.8（12.0～17.5）

（二）大鼠生产繁殖和日常管理

1. 生产繁殖

雄鼠 90 日龄、雌鼠 80 日龄时交配成功率最高。交配后雌鼠的阴道口会形成特殊的阴栓，经过 12～24 小时可自动脱落。大鼠分娩以夜间居多，孕鼠临产前常频繁休整产窝。分娩结束后 12～24 小时雌鼠再次发情，这一时期雌鼠的受孕概率高。雌鼠一般可以哺乳 8～10 只仔鼠，带仔少于 8 只者可哺育其他产窝多余的仔鼠。

常用配种繁殖方法包括：

（1）长期同居交配法：1雌1雄长期同居，并利用雌鼠产后发情的特点，使其在哺乳期内继续受孕，每月可产1胎。

（2）循环交配法：雄鼠和雌鼠以（1：4）～（1：2）的数量比编作一个繁殖单元。雌鼠受孕后单独饲养，至仔鼠离乳重新放回原笼交配。应用该配种方式需定期观测繁殖效率和雄鼠活力，若其体质下降，要及时更换。

2. 日常管理

饲养环境应保持安静。一般每周换窝2～3次。保持环境温度在20～26℃，相对湿度40%～70%。

大鼠每吃1g饲料需饮2ml水。垫料应每周更换2次。

三、家兔的生物学特性、选择应用及饲养管理

（一）家兔的生物学特性

1. 一般特性

（1）听觉、嗅觉灵敏，易受惊。偏好栖息于清洁干燥处。

（2）群居生活，好斗。偏好干燥环境，因汗腺不发达，不耐高温。环境温度达30℃以上或湿度过高时，母兔易出现减食、流产现象及拒绝哺乳的行为。

（3）昼伏夜出，白天多处于睡眠状态。

（4）家兔3周龄时开始出现食粪行为，是一种正常生理现象。其粪便有两种：一种为褐色粒状，表面粗糙，量大、干燥；另一种为黑色念珠状，表面细腻，量少、质软。家兔排出软粪时会将其吃掉。

2. 解剖学特点

（1）家兔眼球大，虹膜内的色素细胞决定其眼球颜色。白色家兔的虹膜内色素缺如，因此透出血管内的血色，眼球呈红色。

（2）家兔胸腔中央的纵隔连接顶壁、底壁及后壁，将胸腔分为互不相通的左右两个部分。

（3）单胃动物。兔肠较长（图15-3），约为体长的8倍，肠的摆动幅度较大，用药物抑制时效果不明显；肠壁薄。胆总管明显，易于识别，壶腹部位于十二指肠表面，其组织纤细，需谨慎操作。回肠与盲肠连接处膨大，形成一厚壁圆囊，称为圆小囊，是家兔特有的结构；其内部含大量淋巴组织，黏膜分泌碱性液体以中和微生物产生的酸性物质，促进消化吸收。

3. 生理学特点

（1）家兔为恒温动物，正常体温为38.5～39.5℃，对致热物质敏感。高温环境下，家兔散热方式主要为浅快呼吸和耳部血管扩张。

（2）家兔存在两种换毛现象。一种是年龄性换毛，

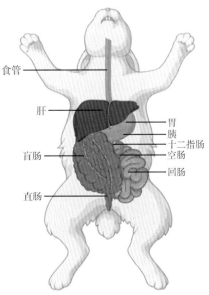

图 15-3　家兔的解剖结构

即仔兔出生 100 天后首次脱换乳毛，130 ～ 190 天第二次换毛，标志着发育成熟。另一种是季节性换毛，发生于每年春秋季，换毛时家兔抗病力弱，应注意防护。

（3）雌性家兔 5 ～ 8 月龄、雄性 7 ～ 8 月龄达到性成熟。家兔为刺激性排卵动物，一年四季均可繁殖；若发情期内未进行交配则不排卵。家兔妊娠期持续 30 ～ 33 天，每胎产仔 4 ～ 10 只，哺乳期 40 ～ 45 天，生育年龄 5 ～ 6 年。

（4）可合成阿托品酯酶。

（5）家兔生理学参数见表 15-3。

表 15-3　家兔生理学参数

项目	数值	项目	数值
染色体（条）	44	循环血量（ml/kg 体重）	59 ± 2.3
妊娠期（天）	21	红细胞数（$\times 10^4$/ml）	5.7（4.5 ～ 7.0）
寿命（年）	8	血红蛋白（g/100ml 血液）	11.9（8 ～ 15）
体温（℃）	39.0（38.5 ～ 39.5）	白细胞数（$\times 10^3$/ml）	9.0（6.0 ～ 13.0）
呼吸频率（次 / 分）	51（38 ～ 60）	血小板数（$\times 10^4$/ml）	28 ± 2
通气率（ml/min）	1070（800 ～ 1140）	血液 pH	7.58
潮气量（ml）	21.0（19.3 ～ 24.6）	血浆比重	1.024 ～ 1.037
心率（次 / 分）	258 ± 2.8	红细胞比重	1.090
血压（kPa）	14.67（12.67 ～ 17.33）		

（二）家兔的生产繁殖和日常管理

1. 生产繁殖

种公兔要求生长发育良好，体型适中；有活力，性欲旺盛。单独饲养。雄兔每交配 2 天应休息 1 天。母兔产前产后必须保证充足的清洁饮水，避免因口渴而出现食仔现象。

家兔在出生至断乳的阶段称为仔兔。仔兔各器官尚未发育完全，生命力脆弱。断乳至 3 月龄者为幼兔，这一时期家兔快速生长，但消化功能和神经调节功能尚未发育完全，抵抗力弱。从 3 月龄到初配的家兔为育成兔，这一阶段家兔代谢旺盛，采食量大，需供给充足的蛋白质。雌雄家兔需要分笼饲养，防止其过早交配。

2. 日常管理

保证纤维素和水供应，定时定量、少喂勤添。要严格控制对幼兔的给料量，避免幼兔过量采食。饲养时尽量保持环境安静。饲养室适宜温度为 16 ～ 28℃，相对湿度为 40% ～ 70%。

四、猪的生物学特性、选择应用及饲养管理

（一）猪的生物学特性

1. 一般特性

（1）杂食性动物，食量大，消化速度快。天性温驯，群居，嗅觉灵敏。

（2）具有翻拱天性。对外界温、湿度变化敏感。

（3）猪具有与人类高度相似的心血管系统、消化系统、皮肤，其营养需求、骨骼发育情况及矿物质代谢等同样与人类似（表 15-4、表 15-5）。

表 15-4　人类与 3 月龄小型猪皮肤结构厚度的比较（mm）

皮肤结构	人类	小型猪
皮肤	2.0（0.5～3.0）	1.3～1.5
表皮	0.07～0.17	0.06～0.07
真皮	1.7～2.0	0.93～1.7
基底细胞层所处的深度	0.07	0.03～0.07
表皮和真皮厚度的比例	1：24	1：24

表 15-5　小型猪和人类器官重量比值

器官	小型猪（50kg）	人（70kg）
脾脏	0.15	0.21
胰脏	0.12	0.10
睾丸	0.65	0.45
眼	0.27	0.43
甲状腺	0.618	0.029
肾上腺	0.006	0.29
其他器官	8.3	9.4

（4）寿命：小型猪寿命最长可达 27 年，平均 16 年。

2. 解剖学特点

（1）门齿和犬齿的齿冠尖锐，臼齿齿冠有台面，上有横纹。吻突、唾液腺发达。

（2）肺、肝均分 5 叶，单胃，消化器官发达（图 15-4）。

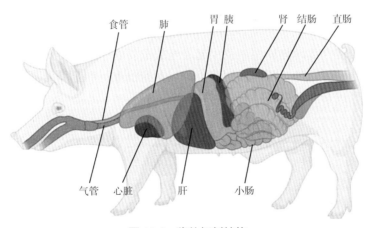

图 15-4　猪的解剖结构

3. 生理学特点

（1）消化特点：唾液腺分泌淀粉酶，胃分泌多种不同的消化酶。胆囊浓缩胆汁的能力较弱。盲肠内分布有大量微生物，在消化中发挥重要作用。

（2）繁殖特点：雌性猪 4 ~ 8 月龄时达到性成熟，雄性猪稍晚，为 6 ~ 10 月龄。全年多发情动物，性周期持续 16 ~ 30 天，发情期 1 ~ 4 天，妊娠期 109 ~ 120 天。发情后 25 ~ 35 小时排卵，因此发情后 10 ~ 25 小时为最适交配期。

（3）生理指标：成年小型猪体重约为 30kg（6 月龄）。其他生理学参数见表 15-6。

表 15-6　小型猪的生理学参数

项目	数值	项目	数值
呼吸频率（次 / 分）	12 ~ 18	红细胞数（$\times 10^{12}$/L）	6.4
心率（次 / 分）	55.60	白细胞数（$\times 10^9$/L）	7.5 ~ 16.8
收缩压（kPa）	22.5（19.2 ~ 24.7）	血红蛋白（g/L）	100 ~ 160
舒张压（kPa）	14.4（13.1 ~ 16.0）	血小板数（$\times 10^8$/L）	2.4
循环血量（ml/kg 体重）	59 ± 2.3		

（二）小型猪生产繁殖和日常管理

1. 生产繁殖

公母繁殖用猪需分开饲养，每只公猪可配 5 ~ 7 只母猪。仔猪断乳后约 1 周母猪会再度发情，要适时配种。妊娠母猪产前进入产房，单圈饲养。

2. 日常管理

可使用混合饲料或固形饲料，保障充足饮水供给。实验用小型猪在每天采食量超过 1kg 时应开始限食。保持清洁卫生的环境，注意防寒、防暑，每天更换垫草 1 次。定期进行必要预防注射及驱虫。小型猪多采用围栏饲养。室内最少 8 小时低度光照，新生仔猪需保暖，24 小时光照。

第二节　腹腔开放动物模型的术前准备

术前准备在腹腔开放动物模型制备中起着至关重要的作用，涉及一系列的步骤和考虑因素。除上述动物选择以外，还包括饲养条件、术前检查、麻醉和无菌操作等方面，以确保手术过程的顺利进行并保障动物的福利和安全。

1. 饲养条件

在术前准备过程中，饲养条件的管理对于动物的健康和手术效果至关重要。动物应在适宜的环境中饲养，包括恒温、恒湿和充足的通风。饮食应符合营养需求，并保证饮用水的清洁和充足。此外，要定期检查动物的健康状况，包括体重、毛色、精神状态和排泄物等，以确保动物的健康和实验的可靠性。

2. 术前检查

术前检查是准备腹腔开放动物模型的重要步骤之一。在手术前，应对动物进行全面的体格检查，包括心肺功能、肌肉骨骼状况和皮肤完整性等方面的评估。特别是对于老年动物，还应进行血液生化指标的检测，以评估其器官功能和全身代谢状态。通过术前检查，可以筛选出不适合手术的动物，减少手术风险和不必要的伤害。

3. 麻醉

麻醉是确保动物在手术期间没有疼痛感受并保持稳定状态的关键步骤。常用的麻醉方法包括静脉麻醉和气管插管麻醉。静脉麻醉是指将药物注射到动物的静脉中，使动物迅速进入麻醉状态。这种方法通常使用的药物有巴比妥类药物（如地西泮）和麻醉药（如异氟烷）。静脉麻醉具有迅速起效、调控容易和恢复迅速的优点，适用于较短时间的手术。气管插管麻醉是指通过将气管插管导管插入动物的气管，使动物呼吸和麻醉状态得到控制。这种方法常用的药物有吗啡和异氟烷。气管插管麻醉可提供更深的麻醉水平和更好的呼吸控制，适用于较长时间或复杂的手术。在选择麻醉药物时，需要考虑多个因素，包括动物的种类、用药剂量、麻醉深度的需要及麻醉药物的副作用。应该根据所用的动物模型和研究目的选择适当的麻醉方法和药物，以确保动物在手术期间安全无痛苦，并在麻醉过程中密切监测动物的生命体征。

4. 术前动物及操作准备

在进行腹腔开放动物造模前，需要进行一系列的术前准备步骤，以确保手术的安全和成功进行。第一步，剃毛。在手术区域周围剃毛，以便于手术切口的准确定位和操作。剃毛应该尽量保持干燥，防止切口区域的感染。第二步，消毒。在手术区域进行彻底的消毒，以减少术后感染的风险。常用的消毒剂包括碘酒和酒精。第三步，固定。在手术前对动物进行固定，以防止手术过程中的不必要的移动，可以使用适当的固定器材，如手术台、固定夹等。这些术前准备的步骤对于手术的顺利进行至关重要，它们有助于减少感染风险、提供清晰的手术视野，并确保动物在手术期间的舒适和安全。

5. 无菌操作

无菌操作是制备模型过程中应时刻注意的关键点。手术器械、手术台面、手术服和手术场所等都必须经过严格的无菌处理，以防止感染和交叉感染的发生。术前无菌操作包括消毒和戴无菌手套、面罩和帽子等。手术器械要经过高温高压灭菌或化学消毒处理，确保无菌状态。手术台面和手术区域要进行彻底的清洁和消毒，以减少细菌和病原体的存在。此外，手术人员需要正确戴无菌手套、面罩和帽子，并采取适当的姿势和操作技巧，以避免污染手术区域。

总的来说，腹腔开放动物模型制备的术前准备是确保手术成功和动物福利的重要环节。通过合理的动物选择、良好的饲养条件、全面的术前检查、科学的麻醉方法和严格的无菌操作，可以保证手术的可靠性和结果的准确性，并最大程度地减少动物的痛苦和损伤。在进行腹腔开放动物模型制备之前，研究人员应充分了解和掌握术前准备的原则和技巧，以确保实验的科学性和伦理性，为科研工作的顺利进行提供有力的支持。

第三节 腹腔开放动物模型的构建步骤及评价

一、动物造模步骤

1. 腹腔开放步骤

根据前面提到的麻醉方法和术前准备步骤，使动物进入麻醉状态并准备手术区域。选择合适的切口位置，通常位于腹部中线的下部。确保切口位置足够大，以便进行器官检查和操作。使用手术刀进行切口，逐层切开皮肤和腹肌，直到进入腹腔。在切开肌肉时要小心，以避免伤及内脏器官。使用手术镊子和剪刀进行腹腔探查，检查和操作内脏器官。根据手术目的，可能需要修复组织、移除肿瘤或进行其他相应的操作。在操作过程中，必要时使用缝合针和缝线进行出血控制，同时使用吸引器清除手术区域的血液和其他液体。在手术完成后，根据需要使用缝线和缝合针对切口进行逐层缝合。确保缝合牢固且无张力，以促进切口愈合。术后提供适当的护理，包括监测动物的恢复情况、给予合适的镇痛药物以减轻疼痛，并确保动物在术后恢复期间保持舒适和安全。

2. 造模材料的选择

造模材料的选择与应用是在医学和生物科学领域中使用临时关腹材料进行研究和治疗的重要方面。下面将解释选择适合的临时关腹材料的原则，并讨论临时关腹材料的置入和固定方法。

选择适合的临时关腹材料的原则包括以下因素。①生物相容性：临时关腹材料应具有良好的生物相容性，即能够与生物体的组织相容并且不会引起明显的免疫反应。这可以减少临时关腹材料引起的排斥反应及其他不良反应，促进临时关腹材料与周围组织的良好结合。②功能性：临时关腹材料应具有所需的功能特性，以满足特定的应用需求。例如，对于软组织修复，材料应具有足够的柔韧性和伸缩性，以适应组织的运动和生理功能。③可调节性：临时关腹材料应具有可调节性，以便在置入后进行必要的调整和修复。这可以通过材料的可塑性或可剪切性来实现，以适应不同的患者和病情。

临时关腹材料置入和固定方法可以包括以下几种。①缝合：这是一种常见的方法，使用缝线将临时关腹材料缝合到周围组织中。缝合可以通过手工或使用缝合器具来完成。这种方法适用于包括组织修复材料等在内的许多不同类型的植入物。②黏合：在某些情况下，可以使用生物黏合剂将临时关腹材料黏合到周围组织中。生物黏合剂可以提供快速和可靠的固定，减少手术时间和创伤。然而，选择合适的黏合剂需要考虑材料的生物相容性和黏附强度等因素。③夹持：通过使用夹具或卡扣等器械将临时关腹材料夹持到周围组织中，以提供稳定性和固定。

在选择和应用临时关腹材料及固定方法时，需要根据具体的医疗需求和手术要求进行综合评估和决策。此外，还应考虑材料的耐久性、可降解性和长期效果等因素，以确保临时关腹材料的稳定性和可靠性。对于临时关腹材料的选择和使用，应由经验丰富的医疗专业人员进行操作，并遵循相关的安全和伦理准则。

3. 造模术后处理

造模术后处理是确保造模成功的重要环节。以下是一些与术后护理和观察相关的重要事项。

（1）伤口清洁和包扎：术后伤口的清洁是预防感染的关键。使用适当的无菌溶液或消毒剂轻柔清洁伤口，并确保伤口干燥。根据需要更换干净的敷料，并注意保持伤口区域干燥和清洁。

（2）疼痛管理：手术后动物可能会出现疼痛不适。适当的疼痛管理对于动物的舒适和恢复至关重要。可以使用合适的镇痛药物来缓解动物的疼痛。

（3）体温监测：手术过后，监测动物的体温变化是必要的。异常的体温可以指示潜在的感染或其他并发症。使用适当的体温计定期测量动物的体温，并与正常范围进行比较。

（4）伤口愈合观察：定期观察伤口的愈合进程是必要的。注意任何异常的肿胀、红肿、渗液或分泌物等症状。如果发现异常情况，根据需要采取进一步的处理。

（5）使用抗生素：在某些情况下，建议使用抗生素来预防感染。遵循兽医的建议使用抗生素，并按照指示完成疗程。同时，避免滥用抗生素，以减少耐药性的风险。

（6）环境和饮食管理：为动物提供舒适和干净的环境，避免环境因素对伤口愈合的不利影响。此外，提供适当的饮食和营养支持，以促进动物的康复。

4. 造模术后主要观察指标

（1）手术参数

1）手术时间：该参数用于衡量手术过程的持续时间，能够据此判断手术的复杂程度，并有助于评估手术技术的效率。

2）出血量：手术过程中出血量的测量对于评估潜在的并发症及评估手术对动物血液动力稳定性的影响至关重要。

3）创伤程度：指手术干预引起的组织损伤程度。评估创伤程度有助于研究人员了解手术过程引起的生理应激水平及其对动物恢复的影响。

（2）生理指标

1）血压：监测血压提供了动物的心血管功能和整体血液动力稳定性的信息。偏离正常血压范围可能表明心血管并发症的存在。

2）心率：心率的测量有助于评估动物的心脏功能，并提供有关心血管系统自主调节的信息。

3）呼吸频率：监测呼吸频率可以评估动物的肺功能，并评估手术对通气的影响。

（3）疼痛指标

1）行为变化：观察动物行为的变化，如活动减少、姿势改变或发出叫声，可能表明疼痛或痛苦的存在。

2）面部表情：评估面部表情，如面部扭曲或眼部收缩，可以提供关于动物疼痛体验的有价值线索。

3）活动水平：监测动物的活动水平有助于评估其运动能力，并评估疼痛或不适是否限制了其活动。

（4）伤口愈合指标

1）伤口红肿：伤口周围的红肿可能表明炎症和潜在感染的存在。

2）肿胀：伤口处的肿胀可能暗示炎症反应或伤口愈合受损。

3）渗液：异常渗液的存在，如脓液或过多的体液，可能表明感染或伤口愈合不良。

4）感染迹象：观察感染迹象，如增加的红肿、温度升高或脓液的存在，这对于评估手术部位感染的发展至关重要。

（5）器官功能指标

1）肠功能：评价肠功能指标，如营养状态、排便情况、肠道菌群、肠道黏膜屏障等，可以了解肠道健康状况及腹腔开放模型对肠道生理的影响。

2）肝功能：评估肝功能指标，如血清肝酶和胆红素水平，可以了解肝脏健康状况及腹腔开放模型对肝脏生理的影响。

3）肾功能：监测肌酐和尿量等指标有助于评估肾功能，并评估模型对肾脏健康的潜在影响。

4）炎症标志物：测量全身炎症标志物，如 C 反应蛋白（C-reactive protein，CRP）或促炎细胞因子，有助于了解腹腔开放模型引起的炎症反应及其对器官功能的影响。

（6）病理指标

1）尸检：进行尸检可以全面评估腹腔开放模型对腹部器官的病理变化，有助于了解模型对器官结构和功能的影响。

2）组织学分析：对组织样本进行组织学检查可提供有关细胞变化、炎症、纤维化和其他病理改变的详细信息，对于了解腹腔开放模型的诱导作用非常重要。

3）通过考虑这些观察指标及其意义，研究人员可以有效评估腹腔开放动物模型，了解其对生理的影响，并评估治疗干预或药物开发策略的疗效。

二、腹腔开放模型评价

腹腔开放模型的建立有助于模拟和观察在开放腹腔状态下发生的病理生理变化、脏器功能受损、代谢改变等。这有助于加深对腹腔开放发展机制的理解，评估不同治疗策略的有效性，并为临床实践提供基础。

首先，通过腹腔开放动物模型实施病理生理研究：腹腔开放模型为研究人员提供了模拟腹腔开放发展过程的机会。通过模型，可以观察和研究腹腔压力升高对脏器功能、血流动力学和呼吸功能的影响。这有助于深入了解腹腔开放的病理生理机制，并为开发新的治疗策略提供基础。

其次，通过腹腔开放动物模型开展治疗策略研究：腹腔开放模型可用于评估不同治疗策略的有效性和安全性。例如，研究人员可以比较不同的暂时性腹腔关闭技术，如负压伤口治疗（negative pressure wound treatment，NPWT）、真空辅助闭合网状关闭和组成分离术的效果。这有助于指导临床实践，优化腹腔开放患者的治疗方案。

最后，通过腹腔开放动物模型进行新技术和器械评估：腹腔开放模型为评估新的技术和器械在腹腔开放管理中的应用提供了平台。例如，研究人员可以测试新型负压伤口治疗系统的效果、比较不同种类的腹壁缺损修复补片的效能等。这有助于改进和发展腹腔开放管理的相关技术和装置。

腹腔开放模型的应用对于提高对腹腔开放的理解及优化相关治疗策略具有重要意义。然而，值得注意的是，这些模型是在动物实验中进行的，存在一定的局限性。因此，结果在应用于临床前需要进一步验证和研究。同时，临床实践中的个体差异和其他因素也需要考虑，以制订最佳的治疗方案。

综上，建立腹腔开放模型为研究和理解该疾病提供了工具和平台。通过模拟腹腔开放及使用暂时性腹腔关闭技术进行治疗，可以更好地了解该疾病的发病机制、病理生理变化及相应的治疗策略。这有助于医生和研究人员进一步改进和优化治疗方法，提高患者的生存率和康复质量。

第四节　大鼠腹腔开放动物模型制备方法与评价

（一）术前准备

清洁级雄性 Sprague-Dawley（SD）大鼠 18 只，鼠龄 10 ～ 15 周，体重（451.06±13.40）g，普通饲料适应性喂养 2 周，大鼠实验前禁食 12 小时，自由饮水。腹腔动物模型主要通过以单纯聚丙烯网片临时关腹建立，如图 15-5 所示。

（二）动物造模步骤

（1）麻醉：10% 水合氯醛（0.5ml/100g）腹腔注射麻醉大鼠，待麻醉满意后，将大鼠固定于手术台上，备皮，于腹部正中部位做大小为 2cm×2cm 正方形切口标记，碘伏消毒，铺巾。

（2）构建腹壁全层缺损：沿标记切开皮肤，逐层进腹后切除腹壁全层，制备 2cm×2cm 大小腹壁缺损，术野彻底止血（图 15-5A）。

（3）缝合固定网片：为防止腹壁回缩、实现临时关腹，用 4-0 蚕丝线将与符合缺损大小的聚丙烯网片全层单纯间断缝合于腹壁缺损边缘，边距 1 ～ 1.5mm，针距 3.0 ～ 4.0mm，并用碘伏再次消毒（图 15-5B）。

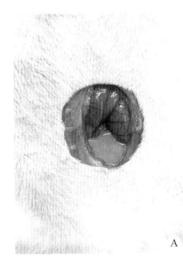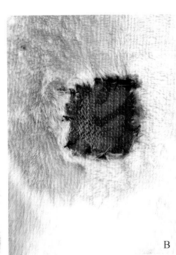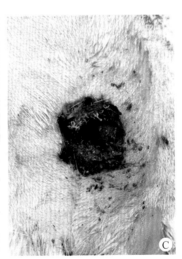

图 15-5　大鼠腹腔开放造模步骤

A. 腹部全层缺损；B. 单纯聚丙烯网片临时关腹；C. 大鼠术后 7 天腹部缺损部位形态

（4）术后处理：大鼠单笼饲养，术后连续 3 天肌内注射青霉素（每只 8 万 U，0.1ml）抗感染，术后密切观察。

（三）主要观察指标

（1）大鼠一般情况，包括大鼠生命体征、精神状态、饮食、排便、活动。

（2）大体观察：有无切口感染、肠道磨损、肠管粘连、有无瘘、窦道形成等，并记录
KATADA 粘连评分。

（3）于术后第 6 天进行肠道造影，观察肠道畅通情况。

（4）于术后第 7 天取补片及周围组织，将其置于 10% 中性福尔马林溶液中固定过夜，
分别行苏木素 - 伊红（HE）染色、Masson 染色。观察组织生理病理学变化，并进行组织
学评分。

（四）统计学处理

采用 SPSS 22.0 统计软件分析，符合正态分布的计量资料以均数 ± 标准差（$\bar{x} \pm s$）
表示，组间比较先采用 One-way ANOVA 检验，计数资料用率表示，组间比较采用 χ^2 检验
或者 Fisher 精确检验。以 $P < 0.05$ 表示差异有统计学意义。

（五）模型评价

1. 一般情况

大鼠术后第 1、2 天，精神状况欠佳，食欲减弱，粪便稍少，活动明显减少，之后逐渐恢
复，皆存活。

2. 大体形态变化

与术后第 1 天相比（图 15-5A），术后第 7 天可见造模组腹腔开放部位出现明显肠内
容物外溢，网片表面有毛发、玉米垫料、肠内容物等异物粘连且有一侧出现缺损，缺损部
位及周围皮肤潮湿，污染严重（图 15-5C）；从大鼠腹部左侧"U"形打开腹腔后，肉眼
可见大网膜、肠道组织均粘连于聚丙烯网片并出现明显的肠梗阻，粘连评分平均数为 9 分。
此外，造模组腹部出现肠管破损，腹壁缺损处可见明显肠内容物的溢出，污染创面。切断
肠管后，可见肠内容物呈稀水样改变，未见疝
及皮下血肿形成。

3. 影像学变化

腹部 X 线片可见造模组存在造影剂通畅
不佳、远端肠道梗阻，该结果与大体观察结果
一致（图 15-6）。

4. 组织病理学变化

提取大鼠腹壁新生组织部位，进行组织
学相关染色，染色结果如图 15-7 所示。HE 染
色结果可见网片呈部分吸收的模糊的圆形结
构，网片周围可见纤维增生包绕，炎症细胞浸
润，以巨噬细胞、淋巴细胞、浆细胞、嗜酸性
细胞为主。并伴随肉芽组织和新生血管生成

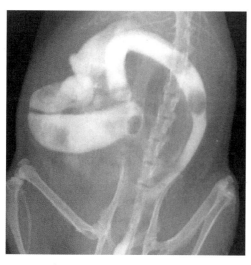

图 15-6　大鼠腹腔开放造模术后第 7 天腹部造影

（图 15-7A）。Masson 染色结果显示了造模组网片周围胶原纤维沉积情况，造模组 7 天后具有一定胶原纤维沉积，且胶原容积分数为 15.72%（图 15-7B）。

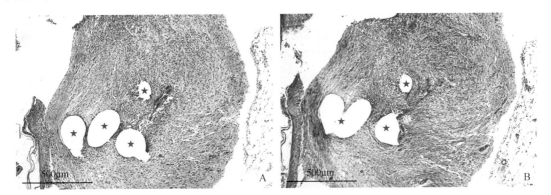

图 15-7　大鼠腹腔开放部位 HE 染色和 Masson 染色
A. HE 染色结果；B. Masson 染色结果；红色五角星为聚丙烯网片碎片

（六）讨论

本研究采用单纯聚丙烯网片临床关腹构建大鼠腹腔开放动物模型，通过评估构建方法的可重复性和生存率，以及大鼠术后的一般情况、大体形态变化，聚丙烯网片与腹腔脏器粘连情况，网片周围腹壁组织的纤维增生、炎症反应、血管生成、肉芽组织生成、胶原沉积等组织学变化等指标，证实该种方法可成功建立腹腔开放动物模型。该模型基本模拟了腹腔开放的病理生理变化，可为后续开展研究机制及治疗提供实验基础，值得借鉴利用。例如，腹腔开放模型可应用于研究腹腔开放的病理生理学和评估这种复杂创面的潜在治疗方法；可以研究腹腔开放对免疫系统反应的影响、腹腔内高压的发生及感染的可能性。该模型还可用于评估潜在治疗方法，如创面敷料、负压创面疗法及其他干预措施在促进创面愈合和预防感染方面的有效性。可用于评估多种治疗方法的有效性等。总之，腹腔开放大鼠模型的应用为研究腹腔开放的病理生理学和评估这种复杂创面的潜在治疗提供了一个有价值的工具。使用该模型可以更好地理解腹部开放的潜在机制，并有助于确定最有效和安全的治疗方案。

此外，其他一些潜在的治疗方法也在大鼠腹腔开放模型中进行了评估，包括 NPWT、VAC 和不同类型的创面敷料。负压治疗是指对创面施加负压，以促进创面愈合和预防感染。在大鼠腹腔开放模型中，NPWT 已被证明可有效减少腹腔内高压的发生，促进创面愈合，并降低感染风险。VAC 疗法类似于 NPWT，包括对创面施加负压以促进创面愈合和预防感染。在大鼠腹腔开放模型中，VAC 疗法已被证明可有效减少腹腔内高压的发生，促进创面愈合，并降低感染风险。在大鼠腹腔开放模型中也对不同类型的创面敷料进行了评价，包括水凝胶敷料和银敷料。水凝胶敷料已被证明在促进创面愈合、减轻炎症和预防感染方面有效。载银敷料也被证明在预防感染和促进创面愈合方面有效。总之，大鼠腹腔开放模型为评估这种复杂创面的潜在治疗提供了一个有价值的工具。在该模型中使用不同的治疗方法，有助于识别最有效、最安全的腹腔开放患者治疗方案。

大鼠腹腔开放模型是用于创面护理研究的动物模型之一。其他常用的动物模型包括小鼠、兔、猪和非人灵长类动物。每种模型都有其优势和局限性，模型的选择取决于具体的研究问题。与其他动物模型相比，腹腔开放大鼠模型具有诸多优势。大鼠体型较小，易于操作，是创面护理研究的方便模型。大鼠腹腔开放模型还具有快速愈合的过程，可以在相对较短的时间内对创面愈合进行评估。此外，与大型动物模型相比，大鼠模型的维护成本更低，所需空间更小，这可能是资源有限的研究人员的一个重要考虑因素。然而，腹腔开放大鼠模型也存在局限性。大鼠的解剖和生理学与人类不同，这可能限制了研究结果在人类患者中的普遍适用性。此外，大鼠对治疗的反应可能与人类不同，这可能进一步限制了研究结果的适用性。

　　总的来说，动物模型的选择取决于具体的研究问题和可供研究人员使用的资源。尽管大鼠腹腔开放模型有其优势和局限性，但它仍然是研究腹腔开放的病理生理学和评估这种复杂创面的潜在治疗方法的有用工具。

参 考 文 献

郝光荣，2002. 实验动物学［M］. 上海：第二军医大学出版社.

卢耀增，1996. 实验动物学［M］. 北京医科大学中国协和医科大学联合出版社.

南开大学实验动物解剖学编写组，1979. 实验动物解剖学［M］. 北京：人民教育出版社.

施新猷，2000. 现代医学实验动物学［M］. 北京：人民军医出版社.

Adams S，Pacharinsak C，2015. Mouse anesthesia and analgesia［J］. Curr Protoc Mouse Biol，5（1）：51-63.

Aydin C，Aytekin FO，Yenisey C，et al，2008. The effect of different temporary abdominal closure techniques on fascial wound healing and postoperative adhesions in experimental secondary peritonitis［J］. Langenbecks Arch Surg，393（1）：67-73.

Davis JA，2008. Mouse and rat anesthesia and analgesia［J］. Curr Protoc Neurosci，Appendix 4：Appendix4B.

Droc G，Grigorescu B，Grigoroiu M，et al，2009. Anesthesia for experimental surgery in swine［J］. Chirurgia（Bucur），104（3）：259-265.

Gregson R，Greenhalgh S，Cox B，et al，2021. Feeding management before gastrointestinal studies in pigs［J］. Lab Anim，55（2）：177-180.

Nair A，Morsy MA，Jacob S，2018. Dose translation between laboratory animals and human in preclinical and clinical phases of drug development［J］. Drug Dev Res，79（8）：373-382.

Ozgok Y，2015. Planning and designing of an ideal animal laboratory set up for surgical training［J］. Curr Opin Urol，25（2）：175-181.

Ren J，Yuan Y，Zhao Y，et al，2014. Open abdomen treatment for septic patients with gastrointestinal fistula：from fistula control to definitive closure［J］. Am Surg，80（4）：339-347.

Slade DA，Carlson GL，2013. Takedown of enterocutaneous fistula and complex abdominal wall reconstruction［J］. Surg Clin North Am，93（5）：1163-1183.

Yuan Y，Ren J，Zhang W，et al，2011. The effect of different temporary abdominal closure materials on the growth of granulation tissue after the open abdomen［J］. J Trauma，71（4）：961-965.

Zaporozhets AA，2011. Causes of the appearance of abdominal adhesions after primary aseptic operations on the gastrointestinal tract and the method of their prophylactics［J］. Vestn Khir Im I I Grek，170（2）：14-20.

第十六章 腹腔开放创面保护典型病例

病例一 醛化黄原胶在腹腔开放创面保护中的应用

(一)一般资料

患者王某,男,51岁,既往体健。患者2021年5月21日在劳作时不慎被重物挤压腹部,感剧烈腹痛,就诊于当地医院,查CT示"腹主动脉损伤",介入下行"腹主动脉-右侧髂总动脉损伤支架置入术",术后予禁食、补液等治疗,复查CT示"小肠肠管广泛扩张、积液,右下腹小肠肠管密度增高",考虑"肠系膜渗出改变,腹腔积血、盆腔积血,$L_{3,4}$左侧横突骨折"。患者病情较重,治疗后无明显好转,转入上级医院,予灌肠、生长抑素抑制肠液分泌、无创呼吸机辅助呼吸等,查CT示腹主动脉-髂总动脉支架置入术后,肠系膜动脉未见明显异常,双肾周渗出改变,部分小肠肠管明显扩张、积液,局部见液平面,提示肠梗阻,肠系膜脂肪间隙模糊,考虑渗出改变,腹、盆腔积液。治疗过程中患者腹痛、腹胀无明显好转,肠鸣音不能闻及,出现便血,体温最高40℃,予亚胺培南-西司他丁联合替考拉宁加强抗感染,体温逐渐下降,腹内压持续保持在20mmHg,腹痛腹胀仍未好转。为求进一步治疗,就诊于笔者所在医院。

(二)相关检查

体格检查可见:腹部膨隆,腹式呼吸存在,下腹部见瘀斑范围约6cm×7cm。

颈胸部CT:右肺上叶及中叶炎症,两侧胸腔积液;腹盆腔感染并下腹腔及盆腔内脓肿形成,需结合临床除外肠穿孔;腹主动脉及双侧髂总动脉支架置入;胃管置入。

血常规:白细胞计数$7.8×10^9$/L,中性粒细胞百分比83.2%,淋巴细胞百分比83.6%,红细胞计数$3.08×10^{12}$/L,血小板计数$295×10^9$/L,C反应蛋白146.1mg/L。

血生化测定:降钙素原1.15μg/L,白细胞介素-6 51.77ng/L,总胆红素46.0μmol/L,白蛋白39.7g/L,尿素7.8mmol/L,肌酐56.6μmol/L。

(三)诊断及治疗

患者腹腔脓肿考虑为血肿继发感染,不排除存在肠穿孔等问题。患者入院时感染指标高,且腹部CT提示脓肿较前变大,手术指征明确,遂于2021年6月2日在全身麻醉下行剖腹探查术,术中发现小肠广泛扩张积气积液,盆腔广泛粘连,部分大网膜及小肠粘连于腹腔及盆腔壁。钝性及锐性结合分离粘连,发现盆腔脓肿形成,脓液呈粪样,伴有恶臭

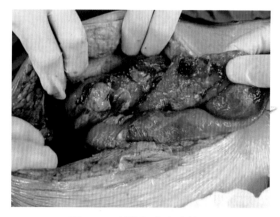

图 16-1　剖腹探查术中情况

（图 16-1）。同时伴有长约 30cm 的小肠坏死，始于距回盲部 20cm 处。行"肠粘连松解术 + 腹腔冲洗引流 + 部分小肠切除术 + 小肠近端造口远端插管造口术"，双侧盆腔各留置一根双套管。考虑患者腹腔压力大，强行关闭会导致压力进一步升高，决定行腹腔开放疗法。

术后予以禁食、抑酸、抗感染、肠外营养支持及双套管持续冲洗引流等治疗。腹腔开放创面予醛化黄原胶保护（图 16-2），表面覆盖负压封闭引流装置临时关闭腹腔。

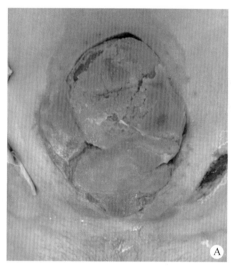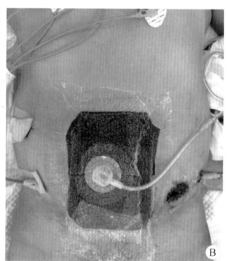

图 16-2　腹腔开放创面保护

A. 黄原胶敷料用于腹腔开放创面保护；B. 负压封闭引流装置临时关闭腹腔

术后患者小肠造口逐渐恢复排气排便，创面肉芽逐渐新鲜，无肠空气瘘发生，全身感染控制良好，双套管引流通畅。腹内压逐渐降低，腹内压于 2021 年 6 月 9 日降至正常水平，并于 6 月 11 日开始恢复肠内营养。经过体能锻炼，患者达到手术标准，2021 年 6 月 16 日行"头皮取皮 + 游离皮肤移植术"，术后恢复良好，肠内营养耐受，进一步行康复治疗。2021 年 12 月 29 日为接受确定性关腹手术再次转入笔者所在医院，腹部正中区域可见植皮区域大小为 16cm×10cm，存在腹壁切口疝，左下腹见回肠造口在位（图 16-3）。

2021 年 1 月 5 日患者在全身麻醉下行"腹腔粘连松解 + 肠切除吻合术 + 腹壁缺损修补术"（图 16-4），取百得塞补片置于腹直肌外鞘及腹外斜肌腱膜之前，间断缝合补片与腹外斜肌外侧缘，缝皮。

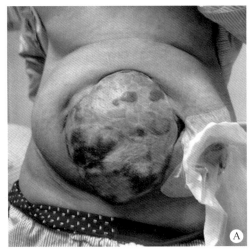
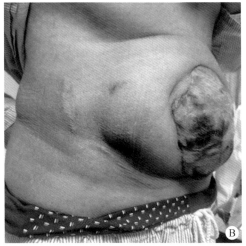

图 16-3 腹部开放创面植皮术后

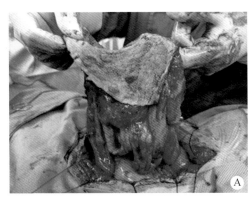
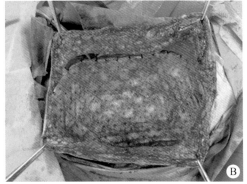

图 16-4 百得塞补片修补腹壁缺损术中

腹壁重建术后予禁食、抑酸、抗感染、补液及双套管冲洗等治疗。加强吹气球、下地活动锻炼，之后患者排气排便可，双套管冲洗水清，逐步恢复肠内营养，拔除双套管，预后佳。

病例二 壳聚糖敷料在腹腔开放创面保护中的应用

（一）一般资料

患者徐某，男，年龄 58 岁。2020 年 9 月 2 日清晨剧烈运动后出现下腹部隐痛，未予重视。当日夜间腹痛加重就诊于当地医院，超声检查怀疑急性阑尾炎，2020 年 9 月 3 日下午急诊行剖腹探查术，术中见乙状结肠穿孔，冲洗后予以切除乙状结肠并行远端封闭、近端造口术。术后患者出现发热，2020 年 9 月 5 日出现血压下降、心率增快等脓毒症休克表现及低氧血症等急性呼吸窘迫综合征（acute respiratory distress syndrome，ARDS）表现，予以升压药、呼吸支持等积极治疗后，患者稍好转。2020 年 9 月 13 日患者再次发热，痰培养提示多重耐药鲍曼不动杆菌感染。2020 年 9 月 15 日转入安徽省立医院 ICU，切口一直未愈合，于 2020 年 9 月 19 日行切口重新清创缝合，术后再次出现 ARDS，予以呼吸支持、抗感染（亚胺培南、替加环素、万古霉素、更昔洛韦）、补充白蛋白等对症支持治疗。之后患者一般情况较差，仍反复发热，切口出现坏死、脱机困难。2020 年 9 月 30 日以肺部感染、腹腔感染、营养不良、贫血、乙状结肠切除 + 远端封闭 + 近端造口术转入笔者所在医院。

（二）相关检查

体格检查见腹部平坦，腹部正中可见约 25cm 未愈合切口，由铁丝减张线缝合切口，切口周围呈发黑坏死状，内填充纱布；左侧腹部可见一造口外接造口袋，右侧腹部上下各见一个橡胶管。未见肠形及蠕动波，无瘢痕（图 16-5A）。

入院后行胸部 X 线平片检查提示：①右侧少许气胸，右肺压缩约 10%；②两肺炎症，两侧胸腔积液。胸腹部 CT 检查提示：①气管切开插管术后改变；颈部散在小淋巴结；②右侧气胸，肺组织压缩约 25%；③两肺多发炎症，双侧少量胸腔积液；④乙状结肠穿孔术后，腹腔开放，腹盆腔多发渗出并置入引流管，腹壁软组织水肿。

（三）诊断及治疗

入院后完善相关检查，明确患者存在腹部感染、肺部感染，给予禁食、抑酸、抑制消化液及肠外营养支持等治疗。更换腹腔引流管为腹腔双套管冲洗引流。腹部创面给予局部清创，依据腹腔开放创面的形态，对聚丙烯网片和壳聚糖敷料进行裁剪。先在创面及腹腔内容物表面覆盖敷料，确保两者充分接触，避免聚丙烯网片直接与腹腔内容物接触，从而保护创面（图 16-5）。后沿创面边缘缝合聚丙烯网片，实现一期临时关腹。引流管用蝴蝶型胶带固定。给予气管切开术，呼吸机辅助呼吸；患者痰液较多，经纤维支气管镜吸痰，加强患者肺部功能锻炼；后患者感染较前明显控制，逐步恢复肠内营养治疗。腹腔开放创面除覆盖壳聚糖敷料外，定期行创面清创，清除坏死组织，促进创面愈合，为后期尽早进行消化道和腹壁重建提供支撑。

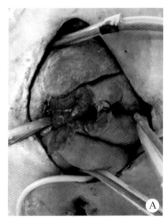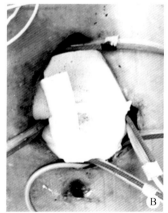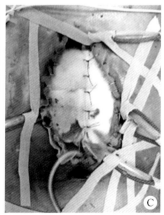

图 16-5　壳聚糖敷料应用于腹腔开放创面

A. 腹腔开放创面形态；B. 壳聚糖敷料覆盖开放创面表面；C. 聚丙烯网片缝合开放边缘

经过数周治疗，腹腔开放创面有明显改善。创面床清洁、颗粒化，无感染征象，创面缩小，患者自诉疼痛减轻。2021 年 4 月 21 日行结肠造口还纳术、腹壁层次分离＋腹壁缺损修补术等确定性手术。术后患者恢复通便通气，实现腹壁完整重建。

在腹腔开放创面管理中，壳聚糖敷料可有效促进创面愈合，预防感染，是一种有前景的治疗策略。与其他创面治疗方案相比，壳聚糖敷料相对便宜且易于使用。它还具有可生物降解的优势，减少了敷料的频繁更换，并有效减少创面污染。然而，壳聚糖敷料的使用也存在一定的局限性。例如，由于壳聚糖大部分来自甲壳类动物，壳聚糖敷料可能不适合对贝类过敏的患者。此外，还需要进一步的研究充分评估壳聚糖敷料的有效性和安全性。

综上所述，本病例提示壳聚糖敷料可作为腹腔开放患者创面保护的有效选择，敷料能有效促进创面愈合，预防感染。

病例三　3D 打印肠瘘支架在腹腔开放创面保护中的应用

（一）一般资料

患者张某，男，59 岁。2022 年 3 月开始反复出现左侧腹股沟区包块，手法可回纳，无压痛。2022 年 5 月 30 日患者自行回纳左侧腹股沟区包块，突发腹部疼痛，疼痛剧烈不能耐受，就诊于浙江省台州医院，CT 检查提示左侧腹股沟嵌顿疝，腹盆腔游离气体，考虑空腔脏器穿孔（降结肠？）。急诊行剖腹探查，术中诊断"乙状结肠部分破裂"，急诊行"乙状结肠部分切除术、乙状结肠造口术、左侧腹股沟斜疝修补术"。术中发现小肠管及系膜水肿严重，乙状结肠处约 1cm 大小穿孔，分别切除穿孔上下缘约 3cm，远端闭合，近端造口，4 号线封闭左腹股沟斜疝内环口。腹腔压力极高，关腹困难，缝合后张力大。术后予以肠外营养支持、加强抗感染治疗（亚胺培南 - 西司他丁钠 500mg，静脉滴注，每 6h 一次）、抑酸、生长抑素、芒硝外敷等对症治疗。2022 年 6 月 6 日患者从 ICU 进入普通病房，剧烈咳嗽后出现切口裂开，部分肠管外露，再次急诊行"剖腹探查＋回肠造口术＋切口缝合术"。术中见小肠系膜及小肠水肿明显，组织水肿严重，腹腔压力仍高，难以关腹，行末端回肠双腔造口，切口双重减张缝合关腹。术后予以肠外营养支持、加强抗感染（亚胺培南 - 西司他丁钠联合利奈唑胺、氟康唑抗真菌）、抑酸、生长抑素、芒硝外敷、加强切口换药等对症治疗。患者切口裂开、腹腔开放、肠管外露破裂、肠空气瘘形成，病情严重。2022 年 6 月 25 日转入中国人民解放军东部战区总医院，切口可见大量肠液样液体渗出，体温高，小便未见明显异常，造口可见暗红色血性液体排出，体重减轻约 10kg。行专科查体时，可见腹部膨隆，中腹部切口裂开，20cm×9cm，小肠黏膜外翻，肠管连续性中断，左下腹 1 结肠造口在位。右下腹末端回肠双腔造口。

（二）相关检查

CT 和窦道造影证实肠空气瘘（EAF）存在，探查腹腔开放创面发现瘘口位于小肠吻合处（图 16-6）。

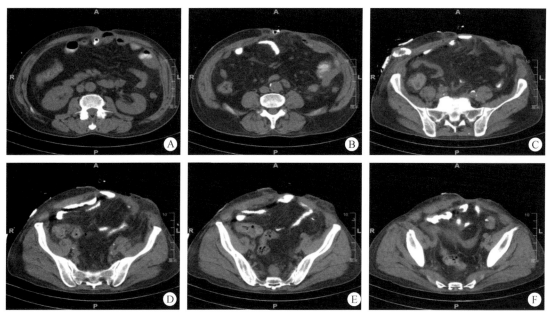

图 16-6　患者腹部 CT 影像

（三）诊断及治疗

入院后，患者存在四大问题需要解决，包括"肠瘘、肠管连续性中断""腹腔感染、腹腔开放""肠液丢失、营养不良"及"体能不佳"。给予抗感染、抑酸、抑制消化液分泌、肠外营养及双套管引流等治疗。瘘口每日排出约 2500ml 的液体，并持续侵蚀周围组织和切口，使得肠瘘自愈变得困难。

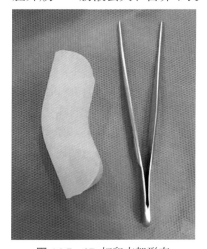

图 16-7　3D 打印支架形态

为了恢复肠道连续性，恢复肠内营养并尽早进行确定性手术，编者团队采用了一种新的方法来阻断肠液流出，即以"3D 打印肠瘘支架"封堵肠空气瘘。通过体格检查结合腹部 CT、窦道造影确定瘘口方向、肠管走行及肠管直径，并利用 SolidWorks 软件构建一个具有小突起和完整管壁的空心弯曲管支架模型。该模型以 STL 格式保存，并可供 3D 打印机识别和制造。在材料选择方面，选用热塑性聚氨酯（TPU）来制作支架（图 16-7）。该材料具备较高韧性和良好的柔韧性，生物相容性佳，在医学器械领域得到广泛应用。

3D 打印肠管支架成功植入肠道，并造影证实其与肠道走向相符合，肠道无阻塞，造影剂可通过支架（图 16-8）。为避免移位，使用悬吊法固定支架。植入后，患者的肠液漏出量明显减少，大便次数和量增加，肠内营养耐受良好。

植入后 7 天，患者无发热征象，无明显感染，全身情况好转，冰冻腹形成，双套管在位且引流通畅。考虑到患者身体状况良好，肠瘘处于封堵状态，可行腹腔开放创面植皮术。植皮后 10 天，创面在瘘口周围已经有颗粒形成，瘘口也逐渐缩小。随后患者经 4 月余鼻饲肠内营养支持、双套管冲洗引流及肠液收集回输、功能锻炼等对症治疗，腹壁切口愈合

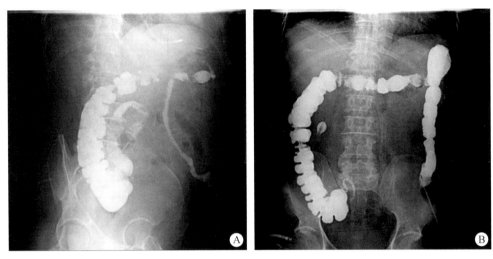

图 16-8 肠瘘支架置入前与置入后腹部 X 线变化
A. 支架置入前；B. 支架置入后

尚可、营养状态较前明显改善。于 2022 年 11 月 2 日行"小肠部分切除小肠侧端吻合术""回肠造口切除小肠侧侧吻合术""结肠切口切除降结肠结肠侧侧吻合术""腹壁缺损修补术"等肠瘘确定性手术重建消化道。术后 2 周，患者裸露的腹腔已成功关闭，并逐步恢复肠内营养支持治疗，预后良好（图 16-9）。

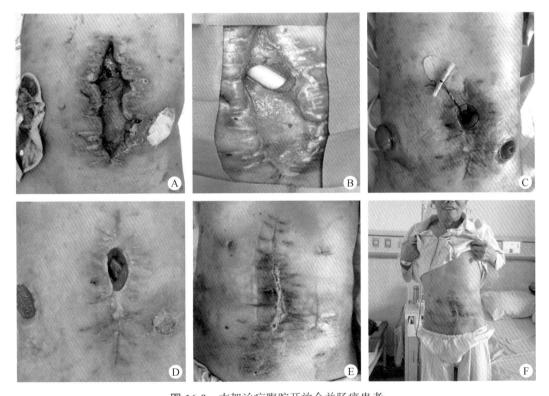

图 16-9 支架治疗腹腔开放合并肠瘘患者
A. 腹腔开放合并肠瘘；B. 支架置入；C. 支架置入后悬吊固定；D. 支架置入后期；E. 确定性手术后腹腔关闭；F. 患者腹壁重建恢复良好

在本病例报告中，笔者团队设计并应用了一种 3D 打印技术制备的空心、弯曲的肠瘘支架。该支架可用于早期肠空气瘘封堵，并与既往报道的硅胶补片有所不同。3D 打印的支架可有效封堵瘘口，恢复肠道连续性，为肠内营养的恢复创造条件。与肠液收集回输相比，该法可明显提高患者确定性手术前的生活质量，增加活动量。同时，它还具备与先进的 3D 生物打印技术相结合的潜力。然而，该种支架也存在不足，如当肠管与腹壁粘连或冰冻腹创面形成时，可能会导致支架与肠道不适应，支架也存在增加肠空气瘘大小、降低瘘自发闭合率风险等问题。